Atlas of Facial Skin Diseases

面部皮肤病诊疗图谱

韩永智　陆　原　主编

SPM 南方传媒　广东科技出版社
全国优秀出版社
广　州

图书在版编目（CIP）数据

面部皮肤病诊疗图谱 / 韩永智，陆原主编. —广州：
广东科技出版社，2024.9
　ISBN 978-7-5359-8310-7

　Ⅰ.①面…　Ⅱ.①韩…　②陆…　Ⅲ.①面部疾病－皮
肤病－诊疗－图谱　Ⅳ.①R751-64

中国国家版本馆CIP数据核字（2024）第071844号

面部皮肤病诊疗图谱
Mianbu Pifubing Zhenliao Tupu

出　版　人：严奉强
策划编辑：黎青青
责任编辑：黎青青　贾亦非
装帧设计：友间文化
责任校对：李云柯　廖婷婷
责任印制：彭海波
出版发行：广东科技出版社
　　　　　（广州市环市东路水荫路11号　邮政编码：510075）
销售热线：020-37607413
https://www.gdstp.com.cn
E-mail：gdkjbw@nfcb.com.cn
经　　　销：广东新华发行集团股份有限公司
印　　　刷：广州市彩源印刷有限公司
　　　　　（广州市黄埔区百合三路8号　邮政编码：510700）
规　　　格：889 mm×1 194 mm　1/16　印张21　字数505千
版　　　次：2024年9月第1版
　　　　　　2024年9月第1次印刷
定　　　价：198.00元

如发现因印装质量问题影响阅读，请与广东科技出版社印制室联系调换（电话：020-37607272）。

主编简介

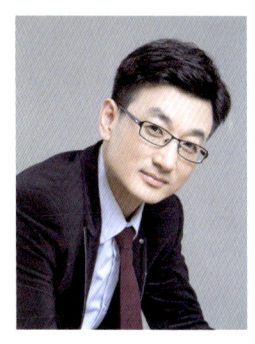

韩永智

广东省人民医院皮肤科副主任医师，临床医学博士

中国转化医学联盟理事

中国中西医结合学会皮肤性病专业委员会特应性皮炎学组委员

广东省转化医学学会皮肤病学与皮肤美容分会主任委员

广东省医学美容学会皮肤美容分会副主任委员

广东省医学会变态反应学分会委员

广东省医学会皮肤性病学分会过敏学组委员

广东省医师协会皮肤科医师分会皮肤病理专业组委员

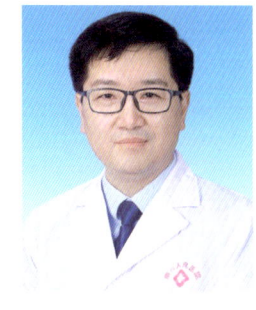

陆 原

华中科技大学协和深圳医院（南山医院）皮肤科主任医师，博士

深圳大学医学院硕士研究生导师、深圳大学物理与光电工程学院客座教授

中国皮肤科学学术联盟委员

中国医疗保健国际交流促进会皮肤医学分会皮肤影像学组委员

中国整形美容协会海峡两岸分会常务委员、毛发移植学组副组长

广东省转化医学学会皮肤病学与皮肤美容分会副主任委员

广东省健康中国研究会皮肤科专业委员会副主任委员

广东省医学美容学会常务委员

广东省医学会皮肤性病学分会免疫学组委员

广东省中西医结合学会医学美容专业委员会常务委员

广东省中西医结合学会皮肤性病专业委员会常务委员

深圳市健康管理协会皮肤科专业委员会副主任委员

深圳市中医药学会皮肤病专业委员会副主任委员

编委会

罗　娟　中山大学附属第五医院

王小坡　中国医学科学院皮肤病医院

马　寒　中山大学附属第五医院

谢晓萍　汕头大学医学院第一附属医院

麦思恩　中山大学附属第五医院

徐天华　华中科技大学协和深圳医院

莫　友　广州市第一人民医院

薛　丹　广东省人民医院

屈晓莺　中国人民解放军空降兵部队医院

薛汝增　南方医科大学皮肤病医院

冉　艺　重庆大学附属涪陵医院

阳　芳　深圳市人民医院

佘秋云　广州医科大学第一附属医院

杨桂兰　深圳市福田区第二人民医院

施　为　中南大学湘雅医院

冶海花　青海省人民医院

万建勋　广东省人民医院

张　晶　中国人民解放军中部战区总医院

王翠彦　惠州市中心人民医院

赵　云　武汉长江航运总医院

王红燕　广东省人民医院

郑　松　中国医科大学附属第一医院

王　明　华中科技大学协和深圳医院

钟　萍　华中科技大学协和深圳医院

王　霞　华中科技大学协和深圳医院

参编人员（按姓氏拼音排序）

柴　宝　华中科技大学协和深圳医院

秦桂芝　深圳市龙华区中心医院

陈　茜　华中科技大学协和深圳医院

石丽君　惠州市皮肤病医院

戴丝淇　南方医科大学南方医院白云分院

宋书仪　深圳南山区医疗集团总部

何泰龙　中山大学附属第五医院

唐鹏跃　深圳市儿童医院

何　雯　华中科技大学协和深圳医院

王　鹏　华中科技大学协和深圳医院

胡　检　深圳宝安区人民医院

王卫亮　阳江市人民医院

黄丹仪　中山大学附属第五医院

王小珍　晋中市中医院

黄　显　华中科技大学协和深圳医院

魏　芬　华中科技大学协和深圳医院

黄羽航　华中科技大学协和深圳医院

肖国荣　华中科技大学协和深圳医院

金易凡　华中科技大学同济医学院附属协和医院

谢　倩　深圳市第二人民医院

许嘉璐　华中科技大学协和深圳医院

李建建　中山大学附属第五医院

杨　丽　中山大学附属第五医院

廖晓凡　华中科技大学协和深圳医院

杨　璐　中山大学附属第五医院

刘建中　深圳市儿童医院

易礼平　华中科技大学协和深圳医院

刘兰婷　华中科技大学协和深圳医院

于雅洁　中山大学附属第五医院

吕艳思　深圳大学总医院

张　燕　太原市中医医院

缪永锐　中山大学附属第五医院

朱思虹　深圳市儿童医院

随着生活水平的提高，人们对美的追求日趋强烈，面部皮肤病的发病率呈上升趋势，这严重影响了患者的生活质量。但由于专业认知的局限性和商业利益的介入，治疗手段良莠不齐，出现了很多美容后的医源性损害。此外，面部皮肤的影响因素非常复杂，它容易受到化学、物理等多种因素的影响，疾病常表现多变且特征不典型，这也是容易误诊误治的原因之一。因此，一本关于面部皮肤疾病的专业书籍对广大医生和患者来说极为重要。

在社会对面部皮肤病诊疗的需求不断高涨，以及目前国内缺少针对面部皮肤病的专业书籍的双重背景下，韩永智教授组织专家编写了本书，分析面部皮肤病的成因、症状、治疗方法及预防措施，为患者提供科学有效的指导。本书主要介绍了临床常见的皮肤疾病，包括特发于面部的皮肤病、面部具有特征性表现的皮肤病、面部皮疹容易误诊的系统性皮肤病，以及某些少见的面部皮肤病。所选专业理论知识均来源于公开出版的专业期刊和书籍。

本书重点突出、深入浅出地剖析了面部皮肤病常见临床案例，以帮助读者更好理解面部皮肤病的诊治思路，可满足不同层次读者的需求。需要注意的是，面部皮肤病作为常见的皮肤问题，可能由多种因素引起，如环境因素、遗传因素、生活习惯等，在并发症表现上均有所不同。因此，请在专业医生的指导下参考本书进行治疗。

衷心希望本书有助于治疗皮肤疾患，提高患者生活质量。同时期望本书经过实践的考核，能继续完善和提高，成为优秀的皮肤病学专业书籍。

中国转化医学联盟主席

中国医药生物技术协会转化医学分会会长

广东省转化医学学会理事长

浙江省细胞生物学学会理事长

河南大学（全职）特聘教授

河南大学基础医学院院长

李继承

序 二

Preface 2

准确的诊断是合理治疗的前提和基础，无论是皮肤疾病还是皮肤美容概莫能外。

近年来随着生活水平的提高，大家对面部皮肤病的治疗，包括皮肤美容的需求日趋强烈，美容诊所、美容院如雨后春笋般出现，但随之也出现了许多皮肤继发损伤，其中相当一部分原因是我们临床医生、美容从业人员对面部皮肤病的认识有所欠缺，导致诊断不准确、治疗不合理。

面部皮肤由于长时间暴露于外界，容易受到化妆品、护肤品、日光、搔抓等多种因素的影响，如面癣等很多常见皮肤病的面部皮疹会呈现出不典型特征，这极易引起误诊或漏诊。与此同时，也有多种皮肤病恰恰会在面部出现高度特征性和提示性的皮疹，如红斑狼疮、颜面播散性粟粒狼疮、类脂蛋白沉积症等。此外，还有很多皮肤病以面部为主要发病部位，如痤疮。因此，熟练掌握面部皮肤病的特点，是皮肤科医生必备的基本功。

韩永智主任、陆原主任联合国内众多优秀的中青年医生，历时三年，编写了这本《面部皮肤病诊疗图谱》，它的问世恰逢其时，填补了国内此类专著的空缺。书中收集了大量的疾病照片，很多病例都配有多张不同形态的临床图片，既涵盖面部常见皮肤病，也包括临床较为罕见的病例。无论是面部的特征性皮疹，还是非典型的面部皮疹，均有收录。同时，每一个病种都配有简明扼要的文字描述，言简意赅且重点突出。

本书的编写人员中，不少是我熟悉的学生和同行，他们都是扎根于临床一线、专注于疾病诊疗的中青年医生，具有很深的临床造诣。从本书的编撰中即可见到他们对临床工作的专注和热情。无论是照片的筛选，还是文字的撰写，都体现出他们对所涉疾病临床特征和研究进展的精准把握。

感谢韩永智主任、陆原主任及所有编写人员为我国皮肤科学所做的工作！我相信，本书必将有助于提高相关从业者对面部皮肤病的诊疗水平，推荐皮肤科医生、医美从业人员可将本书作为案头工具书保存，也推荐全科医生、基层医务人员和所有的爱美人士通过本图谱学习面部皮肤病的专业知识。

中国医学科学院皮肤病医院

孙建方

　　皮肤科学领域与其他临床学科领域一样，要造就一名成熟的、能从容应对各种临床问题的优秀医生，非得经过十几年甚至二三十年的淬炼不可。这一过程不但需要个人坚定的心态和聪慧的才思，还需要对事业的执着追求、丰富的临床历练和漫长的时间沉淀。陆原、韩永智教授就是这样一批优秀的中青年学者。他们与我认识多年，堪称是不辞辛苦、尽心尽责、孜孜不倦的求索者，有颇深的临床造诣和丰富的教学经验，尤其在少见、疑难皮肤病的诊治方面积累了较为丰富的经验。他们与我多次合作，为我编撰《现代皮肤科学》《现代性病学》《皮肤性病诊断与鉴别诊断》等论著提供了大量精美又极其珍贵、少见的临床照片。此次，他们组织国内多家医院的中青年医生，历经三年，数易其稿，编写了这本《面部皮肤病诊疗图谱》，填补了国内的空白。

　　皮肤病以皮肤黏膜为"舞台"展示于外表，但它又不仅仅局限于"表面"，而是可能与全身各系统的疾病广泛联系。皮肤科学研究的疾病多达3000多种，其临床表现各异，形态、色泽千变万化，初涉皮肤科临床的年轻医生常眼花缭乱，难以做出诊疗决策。即使是经验丰富的医生穷其一生也未必能悉数亲见、亲诊。因此，迫切需要一些直观且归纳总结性的图谱来为医生们指点迷津。

　　过去，有些皮肤病被认为是可治可不治的小毛病，但随着人民生活水平的提高，人们日益重视生活质量，对皮肤病的治疗要求也变得迫切，医学的快速发展也使得某些疾病的治疗有了更好的效果。这也对皮肤科医生提出了新的要求：不断学习、不懈追求、顺应时代需求，来帮助患者、求美者进行科学、精准的诊治。

　　为了使广大皮肤科医生掌握面部皮肤的常见病、多发病，以及一些疑难、少见甚至罕见病，以陆原、韩永智教授为核心的团队结合多年的临床经验，整理总结长期以来积累的临床资料，编写了这本图谱。图谱精选高清典型照片，并融入精要的文字说明，以期达到看图识病的目的。值得一提的是，图谱首次收录了诸多疑难、少见的面部皮肤病。

　　本书可供广大皮肤科、医学美容科、全科和基层医生参考、学习，同时也可作为医学生、进修生，以及其他专业医务工作者的参考书和工具书。希望本书能帮助各相关学科的同道提升专业水平、开阔视野。

　　在此，我向陆原、韩永智教授及所有编者同仁祝贺，并向全国广大皮肤科、医学美容科、全科和基层医生们推荐此书。

广东医科大学附属医院

吴志华

前 言

Foreword

这是一本关于"面子"的书。

随着经济的发展和人民生活水平的提高，人们对美的关注度越来越高。白嫩光滑、富有弹性的面部皮肤成为大家的共同追求。作为人体美学的重要组成部分，面部皮肤不仅具有生理功能，也被赋予了重要的社会功能。

美的基础是健康！然而，形形色色的皮肤病不仅给我们带来身体的不适，也让我们失去了拥抱美的机会，不仅影响了生活、工作、学习，也破坏了我们自信、乐观的心境和幸福感。

相对于其他部位的皮肤，面部皮肤更容易受到外界因素的干扰，因此，面部皮肤病的表现不仅多种多样，而且经常表现出非典型的皮疹形态，但是检查、检测手段却很有限，出于对美容方面的顾虑，皮肤病理等损伤性检查往往难以被患者接受……以上种种原因，导致面部皮肤病的误诊、误治屡屡发生。临床上经常可以见到颜面播散性粟粒狼疮被误诊为"痤疮"，玫瑰痤疮长期被误诊为"过敏性皮炎"，面癣被当作"面部皮炎"误治……

因此，作为皮肤科医生，我们有责任在繁复多变的面部皮疹中去总结和寻找疾病的规律与特征。而人们对面部美容的迫切需求，也促使皮肤科医生对面部皮肤病给予更多的关注。

我国皮肤科学在不断取得显著的进步，目前已出版了诸多图谱或图文并茂的书籍，但专注于面部损害的专著尚阙如。皮肤科医生、医美从业人员，以及其他临床学科的医生、广大基层医务人员都对获取面部皮肤病的专业知识充满渴望。因此，我们组织国内多家医院的专家学者集体编写了这本《面部皮肤病诊疗图谱》，期望它能对提高我国面部皮肤病的诊疗水平有所助益。

参与本书的编写人员近90人，医院40余家，从组织编写到书稿完成耗时3年余。编者均为皮肤科界优秀的中青年专家，他们对相关领域的研究充满热情，有着孜孜以求的探索精神。

本书收录了460余幅照片，都是从全国多家医院专家提供的照片中精心挑选而来。除了常见病、多发病外，还包括了许多少见和疑难病例，病种多达240余种。许多病种都收录了多张典型或非典型的临床照片，期望能够多角度展示疾病的皮疹特征。每个病种都配以言简意赅的文字说明，最后再由编者结合个人的临床经验，对疾病特征和临床关注要点作出简要总结，展示在"编者的话"部分。

但由于编者众多，又来自不同单位，因此在写作风格和照片摄制上有所差异。由于编者水平和客观条件所限，部分少见、罕见的疾病照片尚非"精品"，对疾病的理解也未臻炉火纯青，书中难免有所疏漏，请各位读者斧正。

我们期待未来能团结全国更多的专家，搜集更多、更好的临床照片，进一步完善疾病图谱，让本书再版时能以更精美、更新颖、更完善的面貌呈献给读者。

本书可满足不同层次读者的需求，既适用于医学生、基层医生的教学和培训，也适用于公立或私立医院的皮肤科、医学美容科、整形美容科、全科医学，以及所有美容从业人员和对面部皮肤病有兴趣的人员学习、提升。

在此衷心感谢吴志华、孙建方二位前辈，感谢本书的特约编委黄长征、陈浩二位教授，他们一以贯之地严谨、细致、耐心，在百忙之中提出了专业、中肯的意见，并提供了大量珍贵照片。

感谢参与本书编写的所有老师，他们付出了辛劳和智慧，奉献了高质量的文字和照片。

感谢我们的家人，承担了大量额外的压力和家庭琐事，让我们能专心致力于书籍的编撰。

也衷心感谢患者朋友们，是你们为医生提供了机会和挑战，没有你们的理解和宽容，我们的医术就无法成长和精进，也无法帮助到更多的患者。你们的康复和微笑是我们前行的动力！

相信本书一定会受到致力于面部损容性疾病诊治的同道的欢迎。希望同行们在阅读本书时能够发现问题、查找纰漏，并及时反馈给编者，以便我们日后改进提高。

2024年4月

目录
Contents

第二十九章 性传播疾病

第一章

CHAPTER 1

病毒性皮肤病

第一节 单纯疱疹
herpes simplex

一、发病机制

单纯疱疹由单纯疱疹病毒（HSV）感染引起，主要由HSV-1所致，但70%的新生儿患者为经产道感染HSV-2所致。

二、临床特征

1. 典型皮损

为红斑基础上迅速出现的粟粒大小的簇集性薄壁水疱，继而糜烂、结痂、愈合。面部单纯疱疹好发于皮肤黏膜交界处，如口角、唇缘等部位，常在同一区域反复发作。

2. 特殊类型

（1）新生儿单纯疱疹：常于出生后5～7天发病，出现全身播散的感染者病情凶险。

（2）卡波西（Kaposi）水痘样疹：又名疱疹样湿疹，表现为皮炎湿疹皮损处突然发生的脐窝状水疱或脓疱，严重者可泛发全身，并伴发热等全身症状。

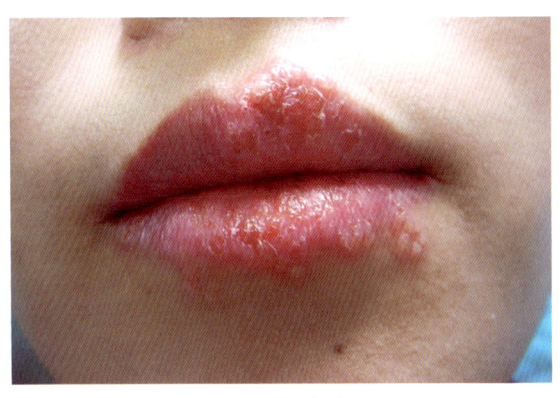

单纯疱疹（1）
（陆原提供）

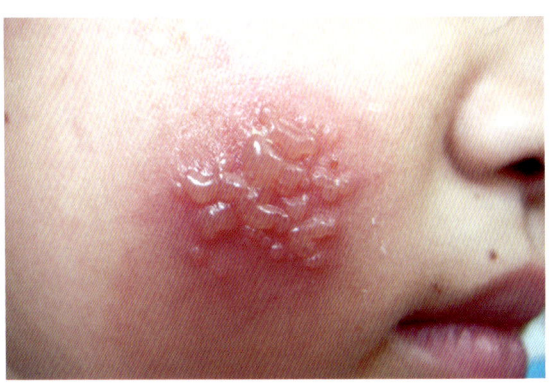

单纯疱疹（2）
（陆原提供）

三、诊断与鉴别诊断

1. 诊断依据

根据反复在皮肤、黏膜交界处发生的簇集状水疱且病程较短可诊断。

2. 鉴别诊断

（1）带状疱疹：水疱沿外周神经走向单侧分布，常伴神经痛。

（2）水痘：多发丘疱疹，散在，无群集性特征，起病急，常伴发热，是经飞沫传染的疾病。

（3）手足口病：常表现为口腔黏膜、手足部位出现斑丘疹及疱疹。有群体性、流行性特点。

四、治疗

本病以局部治疗为主，以抗病毒、收敛、干燥及防治继发感染为原则。少数严重患者需给予系统抗病毒治疗，常用药物为阿昔洛韦、伐昔洛韦、泛昔洛韦等。

—— 编者的话

群集性水疱是本病典型的临床特征，面部单纯疱疹最好发于口鼻周围皮肤，常常在免疫力降低时反复发生。本病有自限性，大多症状轻微，少数免疫力低下人群或继发于皮炎湿疹的单纯疱疹感染患者，病情较重，需积极治疗。

林丽虹编 路涛校

第二节　带状疱疹
herpes zoster

一、发病机制

带状疱疹是由水痘–带状疱疹病毒（VZV）感染所致。初次感染表现为水痘，愈后病毒潜伏在神经节中，当机体免疫力降低时，病毒再次激活，沿神经轴索到达皮肤，引发带状疱疹。

二、临床特征

1. 典型皮损

为群集性丘疱疹、水疱，沿神经节段呈带状分布，大多伴有神经痛。

2. 面部带状疱疹

临床表现以三叉神经不同分支受累为主，皮损位于单侧额面部。

（1）累及额支常合并眼炎，重者可失明；上颌支受累时，悬雍垂、扁桃体也可出现水疱。

（2）下颌支受累时，舌前、颊黏膜等处可出现水疱。

（3）累及面神经、听神经时，外耳道或鼓膜可出现水疱，并可伴有耳鸣耳聋、眩晕恶心及患侧面瘫、舌前2/3处味觉消失等症状，

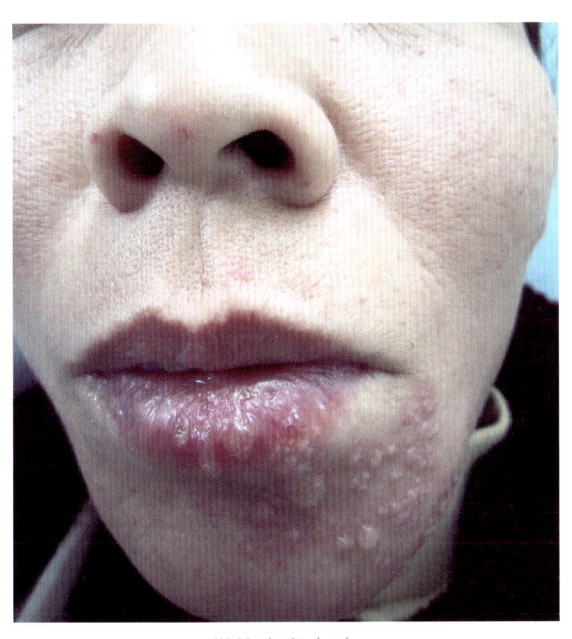

带状疱疹（1）
（陆原提供）

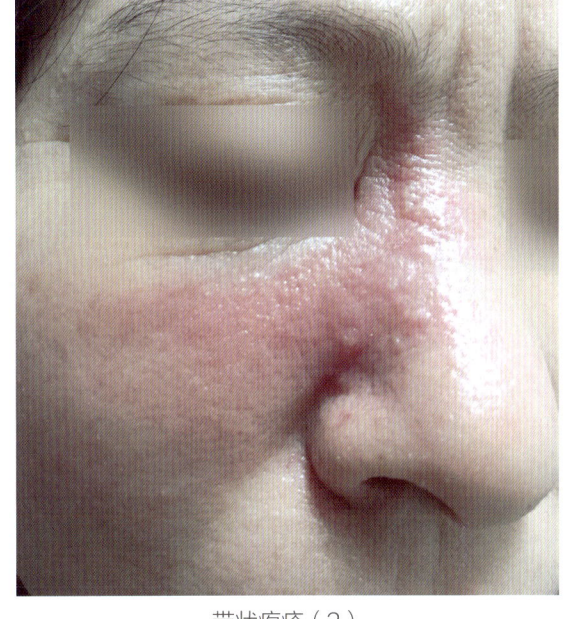

带状疱疹（2）
（陆原提供）

由此组成的面瘫、耳痛和外耳道疱疹三联征又称拉姆齐·亨特（Ramsay Hunt）综合征。

三、诊断与鉴别诊断

1. 诊断依据

根据单侧沿神经分布的成簇水疱并伴有神经痛的典型临床表现可诊断。

2. 鉴别诊断

（1）单纯疱疹：好发于皮肤黏膜交界处，不伴有神经痛，无带状分布特点。

（2）无疹型带状疱疹常需与偏头痛、神经痛、胸膜炎、心绞痛、胆囊炎、尿路结石等以疼痛为表现的疾病鉴别。

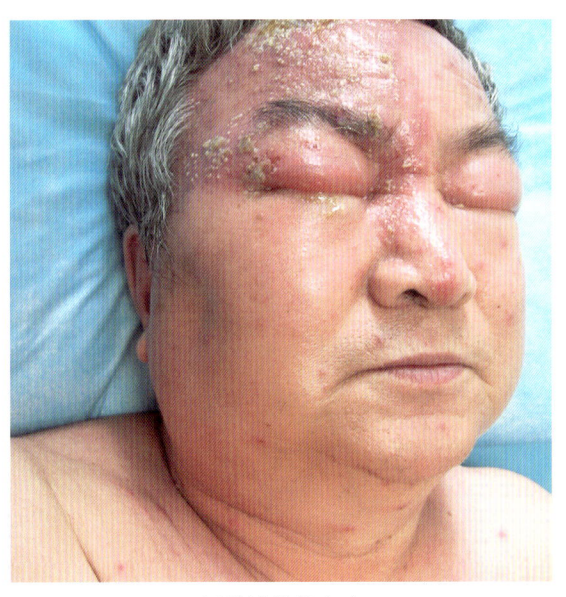

泛发性带状疱疹
（陆原提供）

四、治疗

以抗病毒、止痛、防止并发症为主。

（1）早期（＜72小时）、足量抗病毒治疗可缩短病程并减少后遗神经痛，药物推荐阿昔洛韦、伐昔洛韦、泛昔洛韦等。

（2）神经痛可选择合适的止痛药物对症治疗，小剂量三环类抗抑郁药对疼痛有明显效果，可选用加巴喷丁、普瑞巴林等。

（3）外用治疗以对症处理和预防感染为主。

─── 编者的话 ───

　　沿神经节段呈带状分布的群集性丘疱疹，并伴神经痛是本病的典型特征，面部因累及神经分支的不同，可伴有相应部位器官的症状，比如眼炎、面瘫等。本病有自限性，但神经痛是最常见的后遗症。缩短病程、减少神经痛是主要治疗目标。72小时内足量抗病毒治疗和控制疼痛是主要治疗手段。易感人群可接种重组带状疱疹疫苗。

林丽虹编　路涛校

第三节　疣
verruca

一、发病机制

　　疣是由人乳头状瘤病毒（HPV）感染皮肤黏膜所引起的良性赘生物。

二、临床特征

　　常根据临床形态或发生部位命名，发生于面部的疣常包括以下3种。

　　（1）扁平疣：为扁平隆起性丘疹，芝麻至黄豆大小，可孤立、密集、融合或线状排列。面部及手背为最常见发病部位。

　　（2）寻常疣：为高出皮面的丘疹，表面粗糙或呈乳头瘤样增生，角化明显。

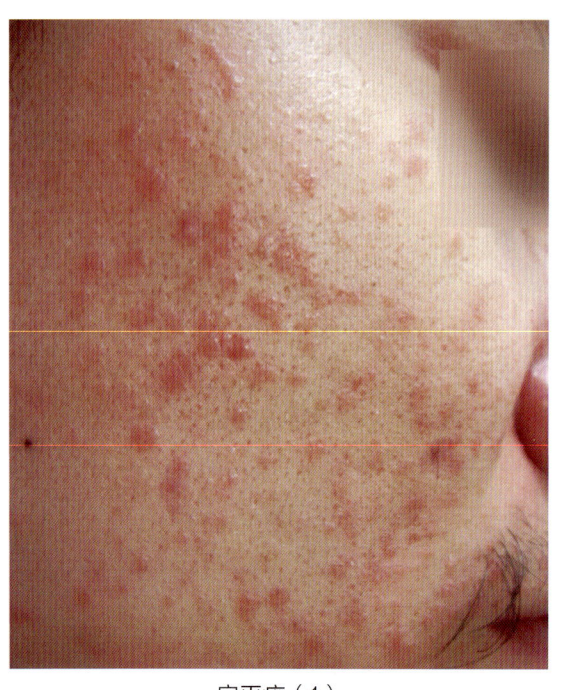

扁平疣（1）
（陆原提供）

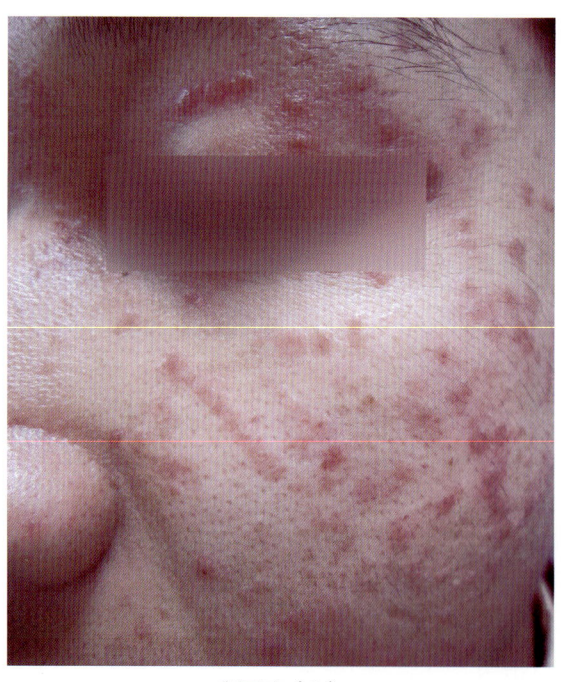

扁平疣（2）
（陆原提供）

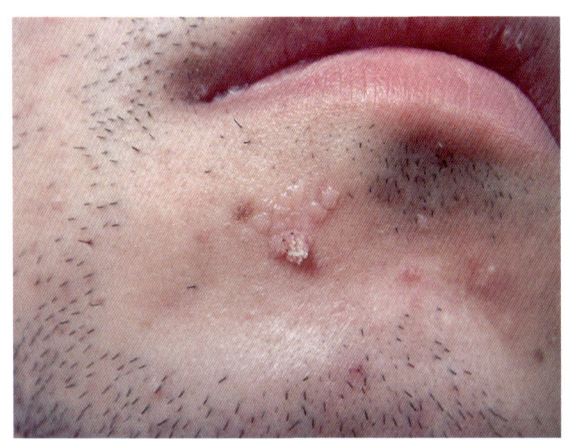

寻常疣（1）
（陆原提供）

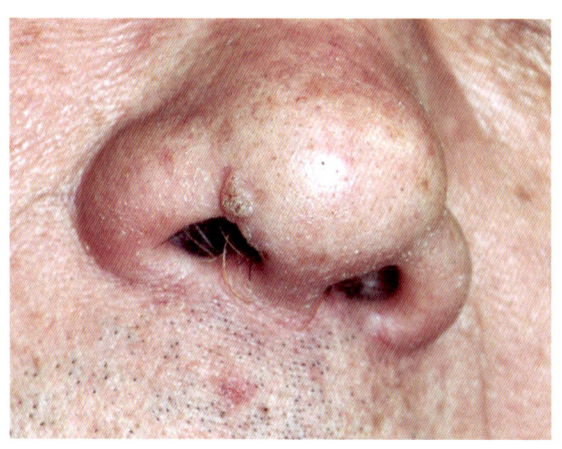

寻常疣（2）
（刘仲荣提供）

（3）丝状疣：为寻常疣的特殊类型，多表现为单发的丝状突起赘生物，尖端角化。

三、诊断与鉴别诊断

1. 诊断依据

本病主要依靠典型临床表现诊断，少数情况可借助病理、人乳头状瘤病毒脱氧核糖核酸（HPV DNA）检查确定诊断。

2. 鉴别诊断

（1）脂溢性角化病：常见于中老年人面部，表面粗糙，可见油腻性痂皮或裂纹。

（2）汗管瘤：多见于眼周部位，为扁平状或半球状丘疹，表面可有蜡样光泽。

四、治疗

（1）物理疗法：可快速去除疣体，包括二氧化碳（CO_2）激光、液氮冷冻、高频电刀、电离子及微波等治疗。

（2）药物疗法：可局部外用维A酸乳膏、5-氟尿嘧啶乳膏、5%咪喹莫特乳膏等治疗。

编者的话

本病对患者的健康不会造成较大威胁，但会影响面部美观，部分患者的皮疹可自然消退。选用CO_2激光、液氮冷冻等物理疗法有效率高，但应注意治疗深度及患者个体之间的差异，避免遗留瘢痕的风险。

林丽虹编　路涛校

第四节 传染性软疣
molluscum contagiosum

一、发病机制

传染性软疣由传染性软疣病毒（MCV）感染引起，主要通过直接接触传染。

二、临床特征

（1）典型皮损为灰色或珍珠色、表面有蜡样光泽的半球形丘疹，中心可有脐凹，内含乳白色干酪样物质（软疣小体）。

（2）好发于儿童、性活跃人群和免疫功能低下者。皮损可发生于体表任何部位，偶可累及面部。

三、诊断与鉴别诊断

1. 诊断依据

可根据典型临床表现确诊，必要时结合病理检查。

2. 鉴别诊断

（1）幼年性黄色肉芽肿：为黄色或黄红色、隆出皮面的圆形或椭圆形丘疹和结节，多见于面部及躯干。

（2）扁平疣：扁平丘疹，无蜡样光泽和脐凹，无软疣小体。

（3）角化棘皮瘤：与较大的传染性软疣鉴别，老年人多见。表现为半球形结节，质地较硬，中央凹陷呈火山口样，常常单发。

四、治疗

可采用钳夹、刮除、冷冻、CO_2激光等局部物理疗法去除疣体。

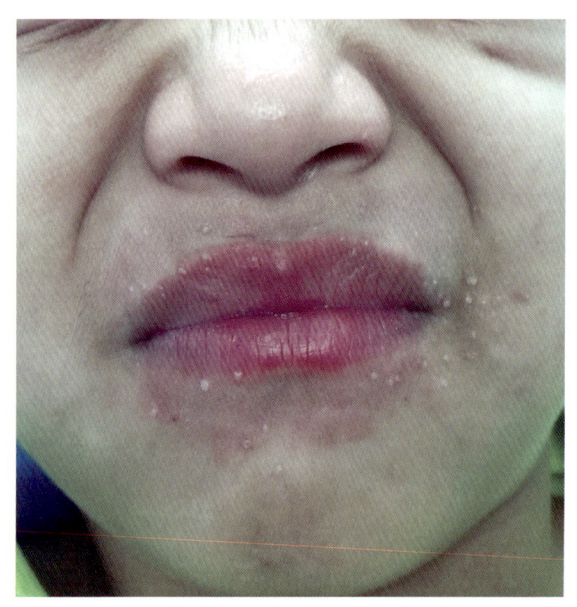

传染性软疣（1）
（陆原提供）

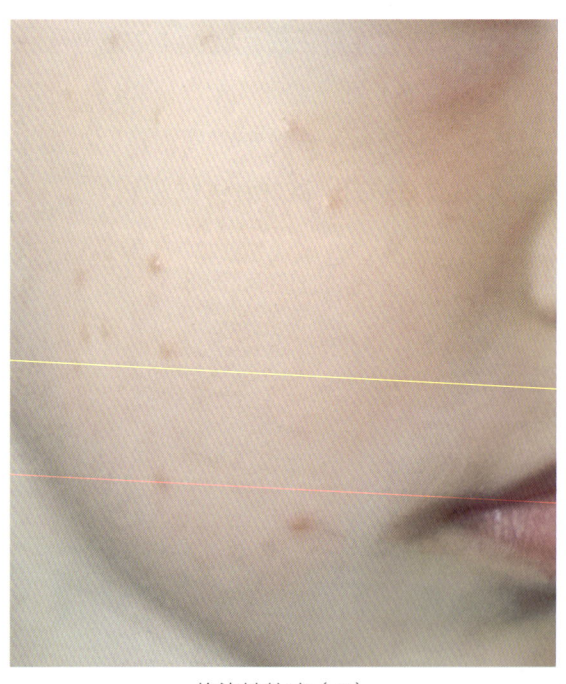

传染性软疣（2）
（陆原提供）

—— 编者的话 ——

传染性软疣的特点是蜡样光泽的半球形丘疹，可见软疣小体。大多依据典型临床表现可确诊，皮疹形态不典型者，应注意鉴别诊断。

本病虽是自限性疾病，但由于具有传染性及能自身接种，建议尽早积极治疗，首选刮除等物理疗法，重点是将软疣小体彻底清除。

谢晓萍编　路涛校

第五节　水痘
varicella

一、发病机制

水痘由水痘-带状疱疹病毒感染引起，主要通过呼吸道传播。

二、临床特征

（1）典型皮损为多发性丘疱疹，周围有红晕，水疱孤立不群集，呈向心性分布。部分水疱可干燥结痂，呈现新旧皮损共存的特点。

（2）好发于儿童，先有低热等前驱症状，继而从头面部开始出现丘疱疹。

三、诊断与鉴别诊断

1. 诊断依据

根据以下典型表现即可诊断：向心性分布的丘疱疹，周围红晕，急性起病，常伴有发热。

2. 鉴别诊断

（1）丘疹性荨麻疹：常由昆虫叮咬引起，发生于面部、颈部、四肢暴露部位，呈散在风团样丘疹、丘疱疹，瘙痒剧烈。

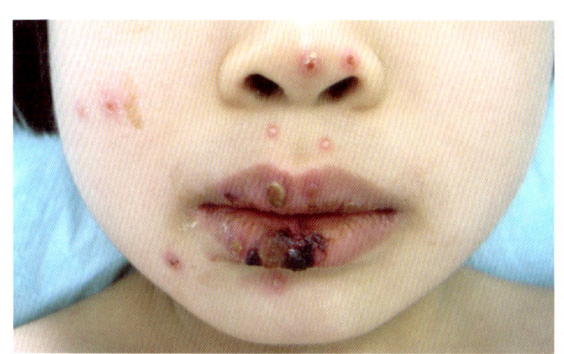

水痘（1）
（陆原提供）

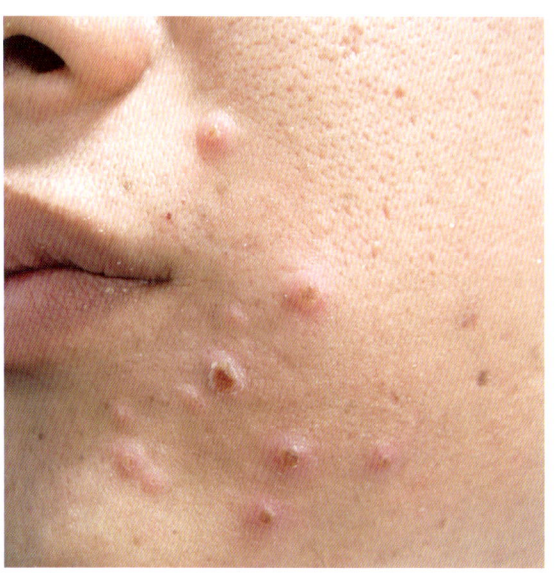

水痘（2）
（陆原提供）

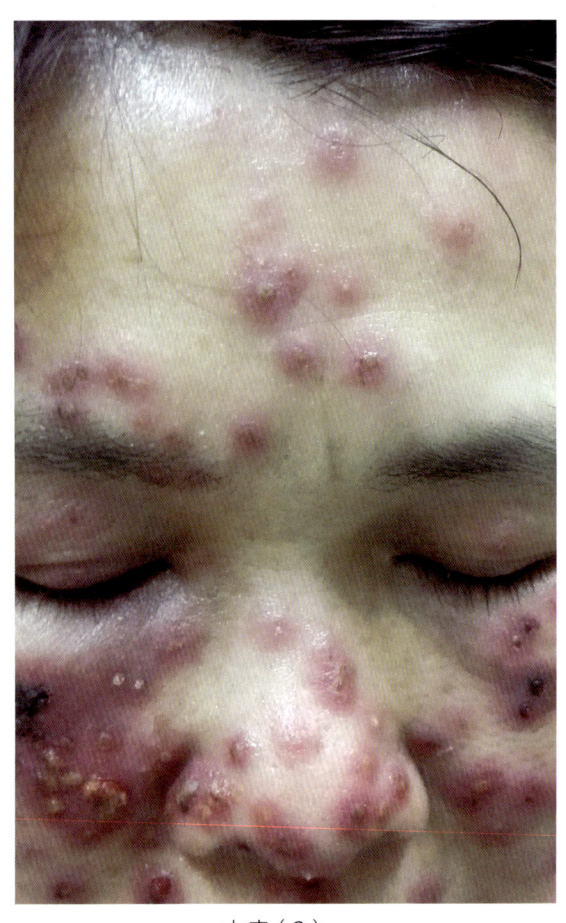

水痘（3）
（韩永智提供）

（2）播散型带状疱疹：也是由水痘-带状疱疹病毒引起，在典型带状分布的疱疹之外，出现多个跨神经区域的散在疱疹。

四、治疗

使用系统性抗病毒药物，如阿昔洛韦、伐昔洛韦等进行早期治疗可缩短病程。外用治疗以减轻瘙痒、预防感染为主，可用炉甘石洗剂或外用抗菌药物。

—— 编者的话 ——

水痘是由水痘-带状疱疹病毒感染引起，主要通过呼吸道飞沫传播，属于自限性疾病。急性起病，分批出现的丘疱疹，周围红晕，向心性分布可明确诊断。治疗以隔离、抗病毒及对症支持治疗为主。免疫力低下及成人水痘常常症状较重，容易出现并发症，要早期积极治疗。

刘瑞敏编　路涛校

第六节　麻疹
measles

一、发病机制

麻疹是由麻疹病毒感染引起的急性传染病，主要经飞沫传播。

二、临床特征

（1）典型皮损为红色斑丘疹，大小及形态不一，可孤立散在，也可融合成片，疹间皮肤正常。皮疹通常始于面部，2～4天内从上往下蔓延全身。

（2）其他症状：常伴有发热、上呼吸道卡他、畏光流泪、结膜炎等症状。

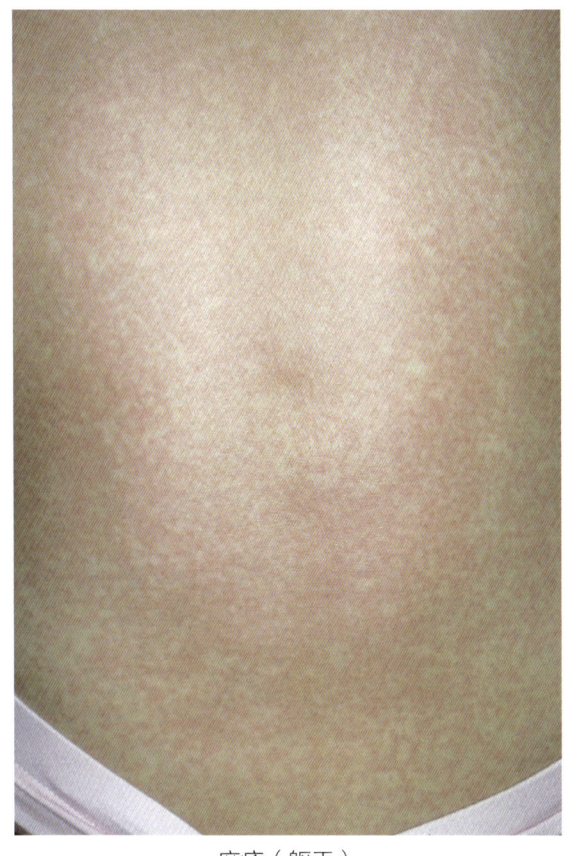

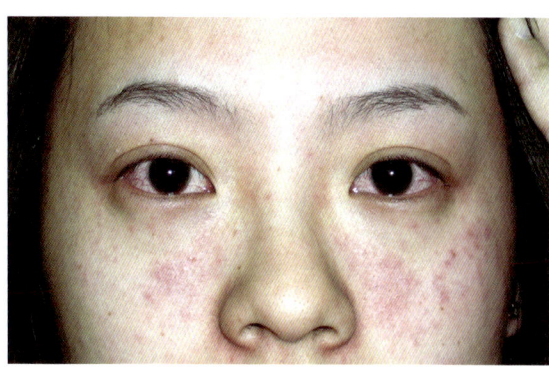

麻疹（面部和眼结膜充血）
（黄长征提供）

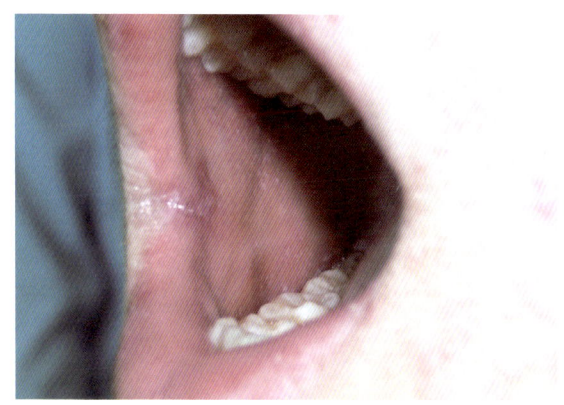

麻疹（躯干）
（黄长征提供）

麻疹［（口腔黏膜科氏（Koplik）斑）
（黄长征提供）

三、诊断与鉴别诊断

1. 诊断依据

根据典型临床表现，结合流行病史可以诊断。

2. 鉴别诊断

（1）风疹：皮疹也呈全身的淡红色斑疹、斑丘疹，无麻疹黏膜斑，发热到出疹时间短，仅1~2天。

（2）幼儿急疹：好发于0.5~2岁婴幼儿，热退后出疹，皮疹可似麻疹，但患儿一般情况良好，无结膜炎、咽峡炎等症状。

（3）猩红热：皮疹特点为在弥漫性充血潮红基础上出现鸡皮样丘疹。血常规见中性粒细胞明显增多。

四、治疗

本病尚无特殊疗法，以控制体温、营养支持等对症治疗为主要手段。

—— 编者的话 ——

麻疹是由麻疹病毒感染引起的呼吸道传染病，有高热、呼吸道卡他症状、鼻结膜炎、麻疹黏膜斑等前驱症状，皮疹呈单一的红色斑丘疹，通常始于面部，渐及全身，临床上需与其他出疹性疾病相鉴别。

刘瑞敏编　路涛校

第七节 Kaposi水痘样疹
Kaposi varicelliform eruption

一、发病机制

Kaposi水痘样疹是在原有炎症性皮肤病基础上感染单纯疱疹病毒引起。

二、临床特征

在原有炎症性皮肤病（多为特应性皮炎、湿疹）的基础上，突然发生疱疹，疱顶呈脐窝状凹陷，伴有糜烂及结痂。可伴有发热等症状。

三、诊断与鉴别诊断

1. 诊断依据

在原有炎症性皮肤病基础上突然发生脐窝状疱疹，伴有发热、淋巴结肿大等症状可以诊断。

2. 鉴别诊断

主要需与原有炎症性皮肤病加重相鉴别，后者表现为原有皮损的单纯加重，无典型的脐

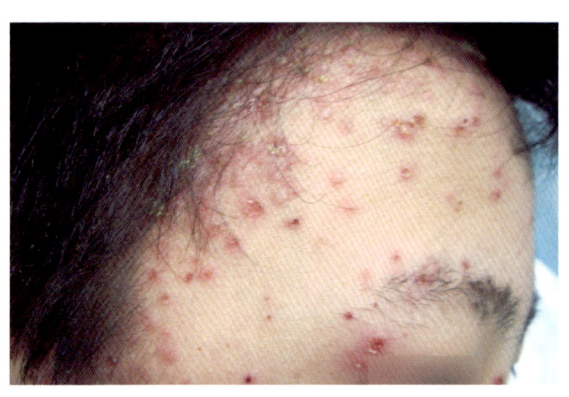

Kaposi水痘样疹（2）
（陆原提供）

窝状凹陷性水疱。

四、治疗

（1）系统抗病毒治疗：阿昔洛韦、伐昔洛韦等。

（2）外用治疗：以消炎、收敛、抗病毒、防止继发细菌感染为原则，可选用0.1%乳酸依沙吖啶溶液、3%硼酸溶液湿敷，或者抗生素药膏外用。

—— 编者的话 ——

Kaposi水痘样疹是炎症性皮肤病继发疱疹病毒感染而致，表现为在原有皮肤病的基础上突然发生多数疱疹，可伴发热、淋巴结肿大等，需要与原有炎症性皮肤病加重或继发细菌感染相鉴别。本病要及早进行抗病毒治疗，外用处理以干燥收敛、预防感染为原则，根据皮疹情况个性化选择外用剂型。在病毒感染控制的基础上积极治疗原发皮肤病。

刘瑞敏编　路涛校

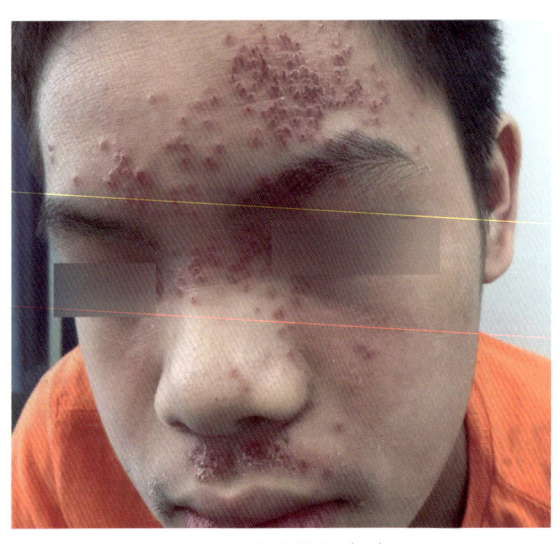

Kaposi水痘样疹（1）
（关杨提供）

第八节 疣状表皮发育不良
epidermodysplasia verruciformis

一、发病机制

疣状表皮发育不良是一种遗传性疾病。患者因遗传缺陷对HPV易感，从而在皮肤黏膜出现HPV感染导致的临床症状。

二、临床特征

（1）典型形态分为扁平疣样和花斑癣样。部分患者可同时出现两种皮疹形态。

（2）好发于头面部、手背、前臂、躯干上部等曝光部位，也可泛发全身。

面部是本病好发部位，常表现为多发性扁平疣改变（扁平疣型），也可表现为鳞屑性斑片，类似花斑糠疹外观（花斑癣型）。

三、诊断与鉴别诊断

1. 诊断依据

根据家族史、皮疹特点、慢性病程可诊断，必要时可结合病理检查进一步明确诊断。

2. 鉴别诊断

（1）疣状肢端角化症：皮疹主要发生于手足背及肘膝部位，呈扁平角化过度丘疹。

（2）扁平疣：疣状表皮发育不良有家族史，且皮疹更泛发。

（3）花斑癣：皮疹类似，但以胸背部常见，夏季好发，冬季减轻，无家族史，真菌检查阳性。

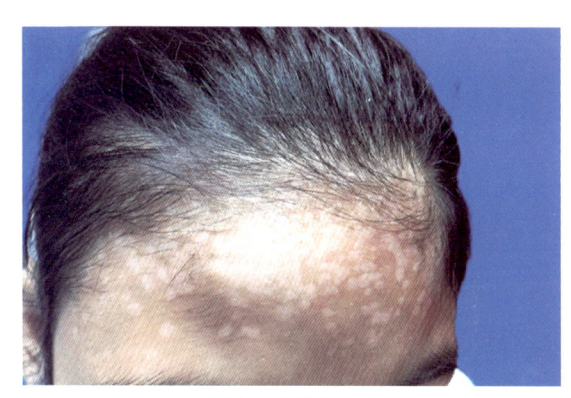

疣状表皮发育不良
（薛汝增提供）

四、治疗

（1）药物疗法：局部外用或口服维A酸类药物，外用5-氟尿嘧啶乳膏等。

（2）物理疗法：采用CO_2激光、液氮冷冻、高频电刀、电离子治疗及微波治疗等物理疗法治疗。

（3）癌变者需手术切除治疗。

—— 编者的话

本病皮疹与扁平疣和花斑癣极易混淆，家族史、病程是重要的鉴别线索。目前尚无特殊有效的治疗手段，口服阿维A有效，但治疗机制不明，且无法控制复发。曝光部位皮损易癌变，注意避免日光暴晒。

林丽虹编　路涛校

第九节 儿童丘疹性肢端皮炎
infantile papular acrodermatitis

一、发病机制

本病可能与乙型肝炎病毒（HBV）感染有关。

二、临床特征

好发于儿童，2~6岁居多。皮疹为红色或淡褐色针头至绿豆大的平顶丘疹。好发于四肢，手足背始发，可波及面颈、臀部，躯干一般无皮疹。自觉症状不明显，可有低热及浅表淋巴结肿大、肝脾肿大、急性肝炎等。病程自限，2~8周可自然消退。

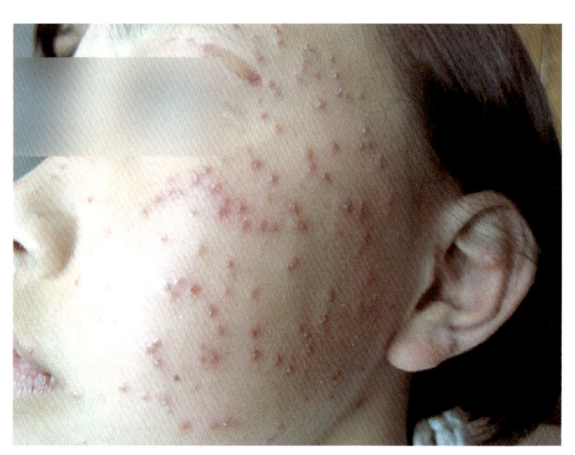

儿童丘疹性肢端皮炎
（杨桂兰提供）

三、治疗

治疗以对症处理为主，注意积极处理伴发的乙型肝炎。

—— 编者的话 ——

本病相对少见，对于相对特征性的皮疹、特殊部位的皮疹可结合乙肝病毒检测来协助诊断。

陆原编　韩永智校

第十节 猴痘
mpox virus

一、发病机制

猴痘是由猴痘病毒感染导致的一种人兽共患传染病。直接接触（包括性接触）、呼吸道飞沫等途径可传播。患病动物和患者是主要传染源，男男性接触感染较多。

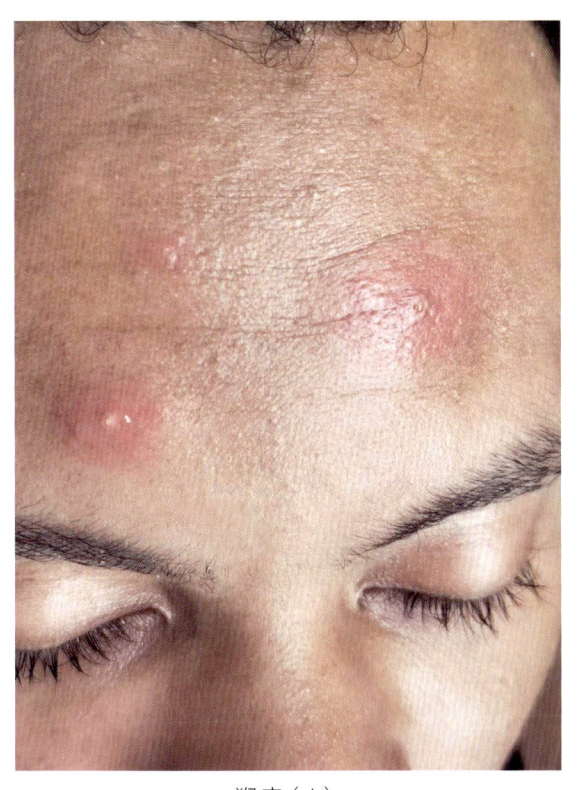

猴痘（1）
（陆原提供）

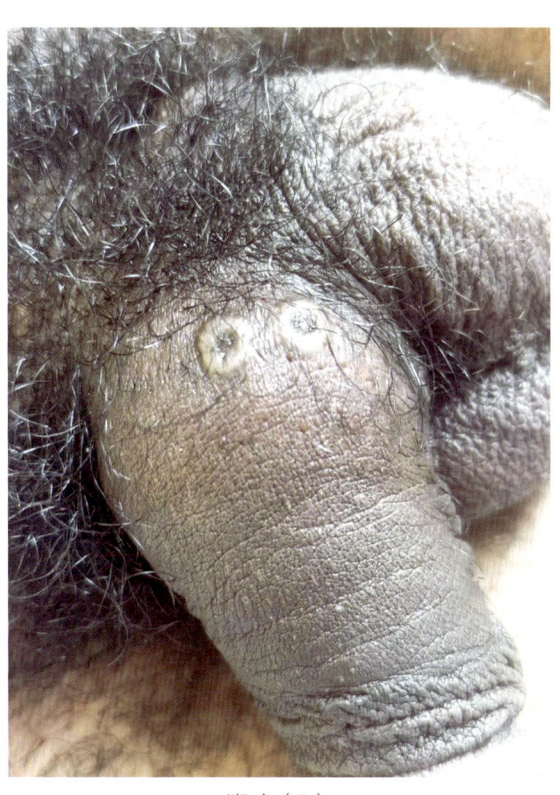

猴痘（2）
（陆原提供）

二、临床特征

（1）全身症状：潜伏期5～21天。出疹前1～2天常出现全身淋巴结肿大，伴发热、畏寒、肌肉痛等。

（2）典型皮损：皮疹多于发热后1～3天出现。常从头面部开始，扩散至躯干、四肢，表现为球形的水疱、脓疱。疱壁坚实，直径为0.5～1 cm，后期干燥结痂，遗留瘢痕可持续数年。最常见于面部，其次为手足掌。

本病为自限性疾病，大多于2～6周内自愈。某些患者病情严重，病死率为1%～10%。

三、诊断与鉴别诊断

1、诊断依据

根据潜在感染史、典型临床表现、病原学检测可确诊。

2、鉴别诊断

（1）水痘：人群聚集发病，多见于儿童。为在红斑基础上散在分布的水疱、丘疹、结痂，面部及躯干多发。

（2）生殖器疱疹：为生殖器部位的簇集性丘疱疹，常反复发作，消退后不留瘢痕。

四、治疗

目前尚无特效疗法。处理原则是隔离患者，防治皮肤继发感染。

—— 编者的话

猴痘在中国常见于男男性接触群体，如果临床医生接诊到面部有水痘样皮疹，同时外阴有特征性皮疹、有男男性接触史的病例，须高度怀疑此病。

陆原编　韩永智校

第二章
CHAPTER 2
细菌性皮肤病

第一节　脓疱疮
impetigo

一、发病机制

脓疱疮又称黄水疮，是一种化脓性、传染性皮肤病，常由金黄色葡萄球菌或链球菌感染引起。

二、临床特征

（1）临床表现为在红斑的基础上发生薄壁的脓疱、糜烂、渗液、蜜黄色痂，好发于面部、口周、鼻周、耳郭、四肢等暴露部位，可向周边皮肤蔓延扩展。一般无全身症状。

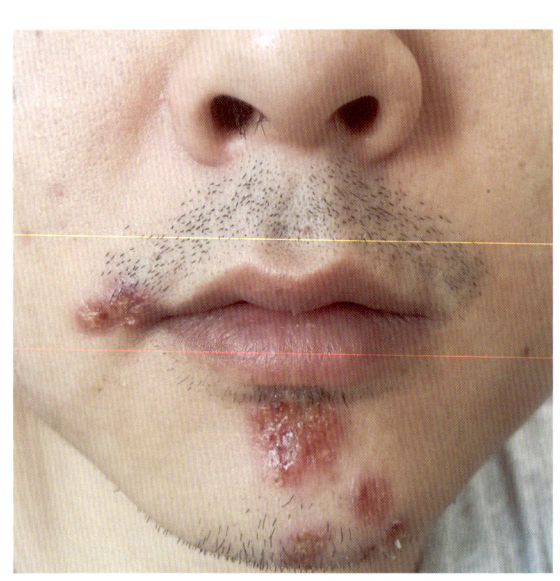

脓疱疮（1）
（陆原提供）

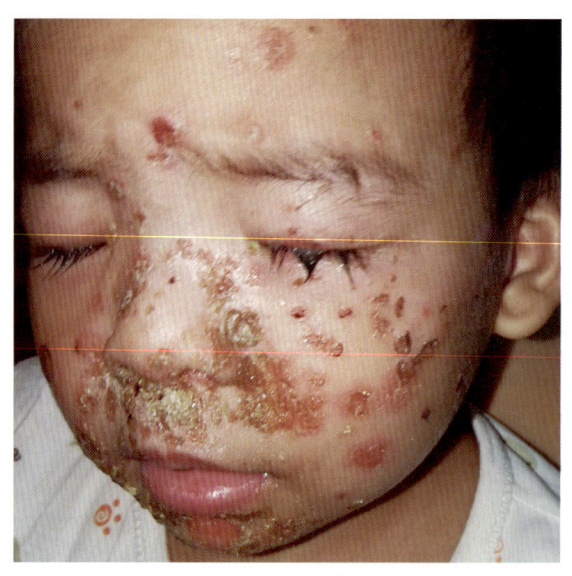

脓疱疮（2）
（韩永智提供）

（2）大疱性亚型：脓疱大而松弛，呈半月状积脓现象，是本型特征。

（3）本病好发于夏、秋季，以2～6岁儿童多见，可互相传染。

三、诊断与鉴别诊断

1. 诊断依据

根据暴露部位典型皮疹、幼儿多见、夏季好发等典型表现，结合疱液、脓痂中分离出的致病菌可诊断。

2. 鉴别诊断

（1）单纯疱疹：发生在口周、鼻周皮肤黏膜交界处，为簇集的小水疱，常反复发作。

（2）口周湿疹：口周红斑、糜烂、渗出、瘙痒，继发细菌感染时可出现脓疱，细菌检查阳性。

四、治疗

（1）全身治疗：皮损广泛或伴有发热等全身症状者，根据药敏试验给予敏感抗生素5～10天治疗。

（2）局部治疗：清洁局部创面，外用莫匹罗星、夫西地酸或复方多粘菌素B软膏等。

—— 编者的话 ——

卫生状况不好的患儿面部、四肢暴露部位出现脓疱、糜烂、黄痂，应高度怀疑本病。本病治疗不难，皮疹局限者，可仅采用外用治疗；病情较重者给予抗革兰氏阳性球菌的抗生素口服或者静脉治疗，建议用药前留取标本做细菌培养+药敏试验。叮嘱患者避免接触传染。

陈信生编　韩永智校

第二节　毛囊炎、疖和痈
folliculitis，furuncle，carbuncle

一、发病机制

细菌感染引起的单个毛囊化脓性炎症称为毛囊炎；单个毛囊及毛周围化脓性炎症称为疖；多个相邻毛囊及毛周围化脓性炎症相互融合则称为痈。

二、临床特征

1. 毛囊炎

呈与毛囊口一致的红色丘脓疱疹，约1周

痊愈。亦有反复发作者。

2. 疖

初起急性、圆形、有触痛毛囊性丘疹，后形成痛性结节，中央坏死、破溃、流脓。发生于面部的疖，特别是在鼻孔、上唇三角区部位，由于淋巴管和血管网丰富，有引起血栓性静脉炎、败血症、脑脓肿等风险。

3. 痈

初起为炎症性浸润性硬块，红肿热痛，

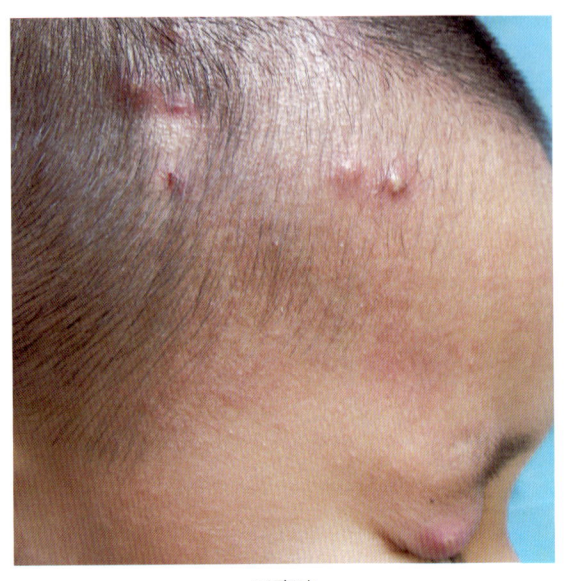

毛囊炎
（陆原提供）

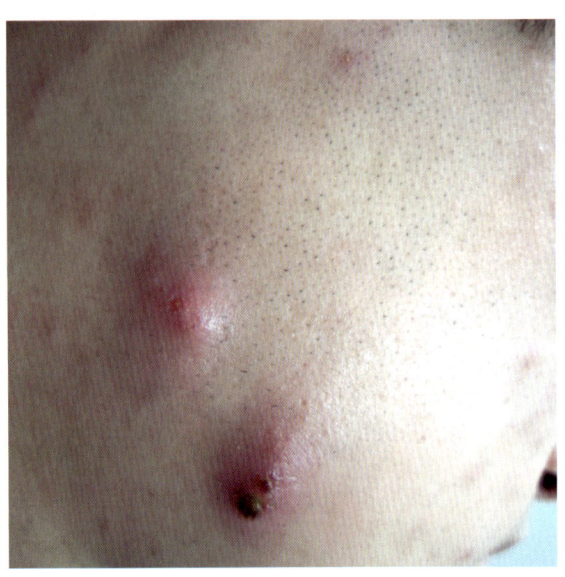

疖
（陆原提供）

直径可达3～10 cm，5～7天化脓坏死，可见多个脓头，呈马蜂窝状。好发于颈部、背部、臀部、大腿肌肉丰厚部位。初起有发热等全身症状，部分破溃后形成深大溃疡，严重者可继发菌血症、败血症。

三、诊断与鉴别诊断

1. 诊断依据

根据典型临床表现及脓液的培养结果可诊断。

2. 鉴别诊断

（1）面部毛囊炎与痤疮：痤疮可有粉刺、炎性丘疹、脓疱、结节或囊肿等多形态皮疹，必具有粉刺。

（2）疖与蜂窝织炎：蜂窝织炎呈弥漫性红肿、斑块，边界不清，表面无多个脓头。

四、治疗

（1）单个毛囊炎可外搽莫匹罗星、夫西地酸或复方多粘菌素B软膏等。多发性毛囊炎

可酌情选择抗生素口服。

（2）发生于面部及鼻部的疖，应予抗生素口服，局部外搽莫匹罗星、夫西地酸或复方多粘菌素B软膏等治疗。脓成予局部清创和切开引流。切忌挤压。

（3）痈：根据药敏试验结果及早系统使用抗生素及局部热敷等治疗，脓成及早切开排脓。

— 编者的话 —

发生于面部的毛囊炎常易与痤疮相混淆，痤疮基本皮损为微粉刺，而毛囊炎没有粉刺表现。痈与蜂窝织炎临床也易混淆，痈有蜂窝状脓头。发生在面部的毛囊炎和疖，特别是三角区域的切忌挤压。对于皮损较多、病灶较大患者，提倡早期、足量进行系统抗生素治疗，以覆盖阳性菌的抗生素作为经验用药，或待药敏试验结果调整抗生素。对于痈，主张尽早切开排脓并系统性给予足量抗生素治疗。

陈信生编 韩永智校

第三节　丹毒
erysipelas

一、发病机制

丹毒为浅表网状淋巴管炎，常由溶血性链球菌经皮肤或黏膜感染所致。

二、临床特征

发病急骤，常先有发热、寒战等全身症状，典型表现为边界清楚的红色斑片，局部皮温升高、肿胀疼痛。下肢腿足最为多见，其次是颜面。严重者可出现水疱大疱、出血性坏死，甚至菌血症等。

三、诊断与鉴别诊断

1. 诊断依据

面部或其他部位界线清楚的水肿性红斑，皮温高，触之疼痛，伴有寒战、高热。血常规白细胞、中性粒细胞常升高。

2. 鉴别诊断

（1）接触性皮炎：有接触史，无红肿热痛等局部急性症状。

（2）蜂窝织炎：皮色紫红，红肿显著，边界不清，炎症部位深在。

四、治疗

推荐系统性抗生素治疗，首选青霉素或第一代头孢类抗生素，疗程10～14天。青霉素过敏者可选红霉素或克林霉素。

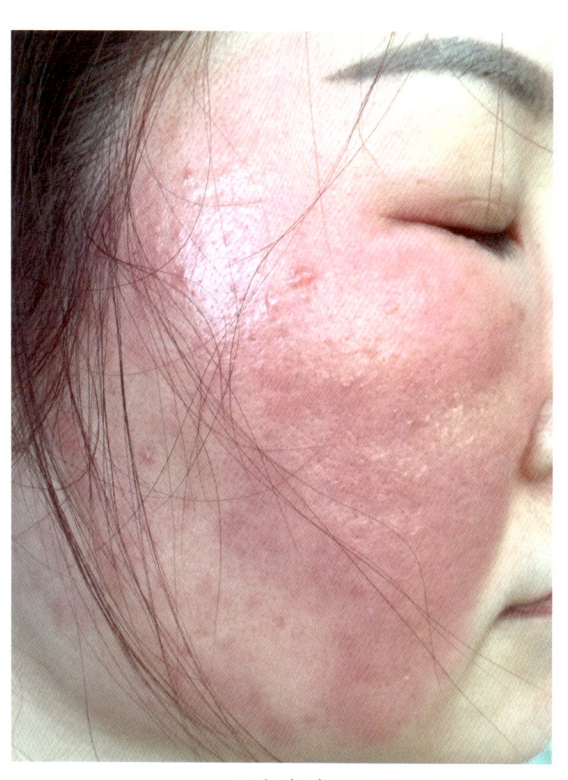

丹毒（1）
（陆原提供）

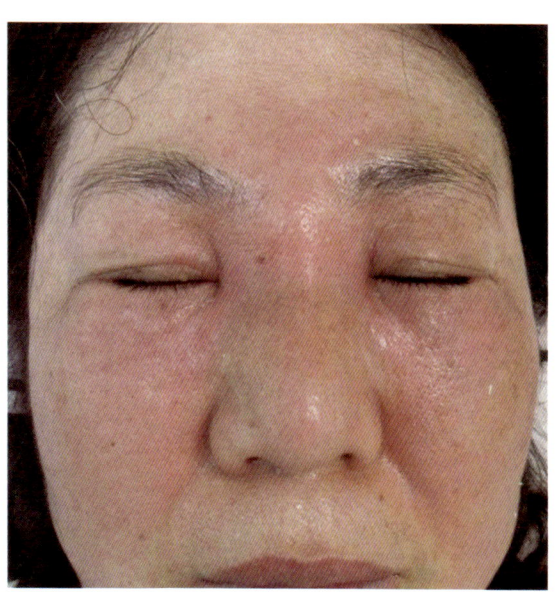

丹毒（2）
（陈信生提供）

— 编者的话 —

小腿部丹毒相对容易诊断，发生于面部的丹毒常易被误诊或延迟诊断，面部丹毒若未能及时治疗，可能发生严重并发症。急性皮肤浅层出现红肿热痛，要首先考虑丹毒的可能性，及早、足量、足疗程使用抗生素是治疗的关键。

陈信生编　韩永智校

第四节　蜂窝织炎
cellulitis

一、发病机制

蜂窝织炎常由化脓性链球菌或金黄色葡萄球菌感染引起，为真皮深层和皮下组织弥漫性化脓性炎症。

二、临床特征

（1）局限性红斑、肿胀、疼痛、皮温高，边界不清，有显著的凹陷性水肿，常伴有高热、寒战等全身症状。好发于头颈部及四肢。

（2）眶周蜂窝织炎多由局部外伤或筛窦炎引起，表现为眼眶周围组织潮红、肿胀，细菌容易扩散至眼眶内及中枢神经系统。

（3）口底、颌下和颈部的急性蜂窝织炎，可引起喉头水肿或气管压迫，引起呼吸困难甚至窒息，炎症有时还可蔓延到纵隔。

三、诊断与鉴别诊断

1. 诊断依据

局部呈红肿、疼痛、浸润，边界不清，可软化、破溃，常伴有发热、恶寒等全身症状。

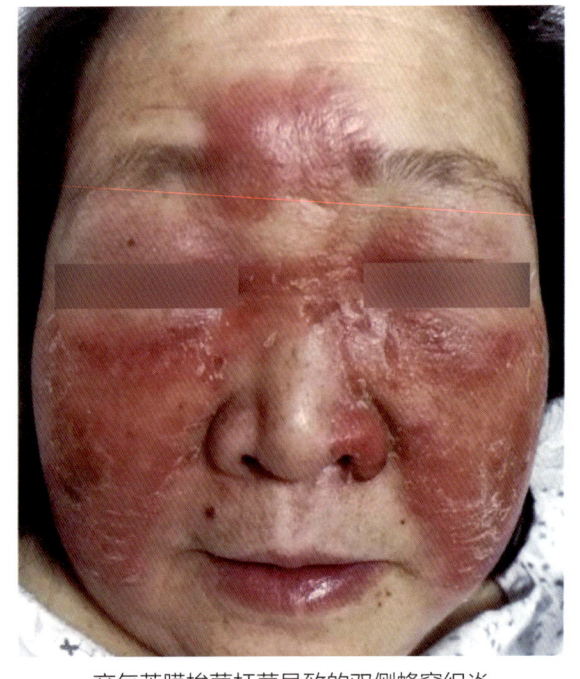

产气荚膜梭菌杆菌导致的双侧蜂窝织炎
（杨桂兰提供）

2. 鉴别诊断

（1）痈：早期表现类似蜂窝织炎外观，但边界清楚，表面可形成多个脓栓。

（2）丹毒：病变处呈片状红斑，边界清楚，炎症较蜂窝织炎表浅。

（3）接触性皮炎：有接触过敏史，接触

部位出现红斑、水疱，边界明显，瘙痒，无寒战、发热。

和鼻窦情况。

四、治疗

（1）系统给予敏感抗生素治疗10～14天。当局部脓肿形成后，要切开引流或负压引流。

（2）发生于面部的蜂窝织炎，特别是眼眶周围蜂窝织炎，尽早行计算机体层成像（CT）或磁共振成像（MRI）检查，了解眼窝

第五节　寻常狼疮
lupus vulgaris

一、发病机制

寻常狼疮是结核分枝杆菌所致的慢性皮肤病，是皮肤结核中最常见的亚型。可由血行播散或外源接种引起。

二、临床特征

（1）原发损害为狼疮结节，表现为针头至黄豆大的棕红色结节，质地柔软。玻片压诊呈苹果酱色，用探针稍加用力即可刺入贯通（探针贯通现象）。

（2）狼疮结节可融合成斑块，部分吸收遗留萎缩性瘢痕；也可破溃形成溃疡。

（3）本病好发于面部，尤以鼻与颊部最常见，可造成局部组织破坏，形成软腭穿孔、鼻中隔破坏等毁形现象。

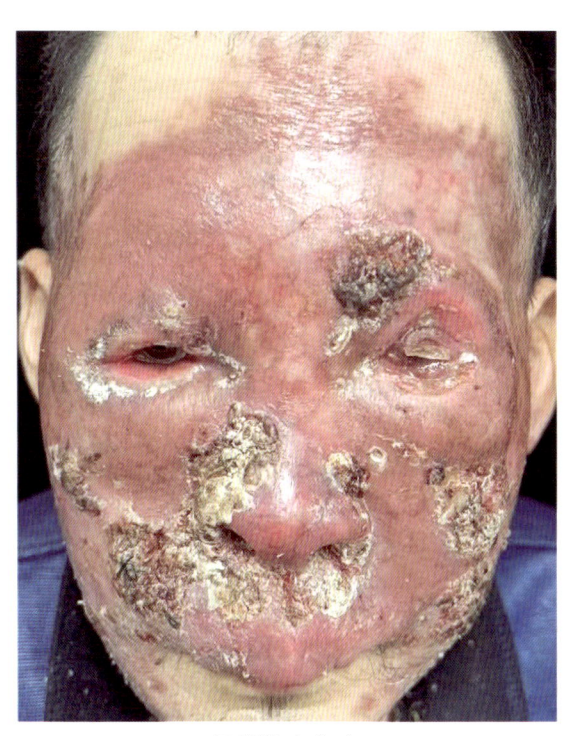

寻常狼疮（1）
（牛旭平提供）

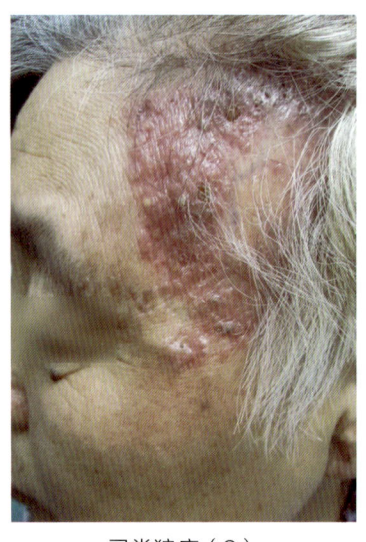
寻常狼疮（2）
〔关杨提供〕

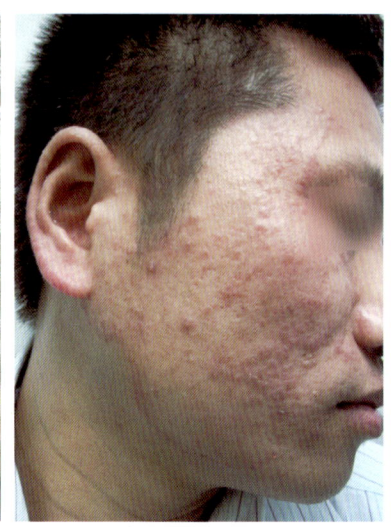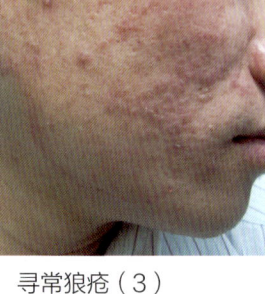
寻常狼疮（3）
〔陆原提供〕

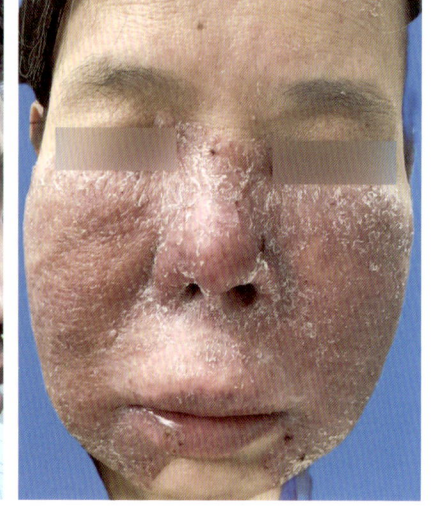
寻常狼疮（4）
〔施为提供〕

三、诊断与鉴别诊断

1. 诊断依据

慢性病程，根据典型的狼疮结节形成斑块、瘢痕、溃疡，组织病理学检查见结核肉芽肿改变可以确诊。

2. 鉴别诊断

（1）盘状红斑狼疮：常对称分布，为不规则暗红色斑片，表皮萎缩，黏着性毛囊角栓，无典型狼疮结节，组织病理学检查无结核肉芽肿。

（2）麻风：部分表现为面部结节或斑块，但无典型狼疮结节，可见周围浅神经粗大，结合组织病理学等检查可鉴别。

（3）面部皮下组织真菌感染：也可出现慢性肉芽肿性斑块、结节、溃疡，组织病理学及病原学检查可助鉴别。

四、治疗

采用标准抗结核方案。

编者的话

本病重点在于及时诊断，对于面部的结节、斑块伴萎缩性瘢痕、溃疡等皮损，迁延不愈时应考虑本病。根据典型的棕红色狼疮结节、组织病理学及结核分枝杆菌方面的检查可明确诊断。

陈信生编 韩永智校

第六节　麻风
leprosy

一、发病机制

麻风是由麻风杆菌引起的一种慢性接触性传染病，主要侵犯皮肤黏膜和周围神经。

二、临床特征

（1）麻风的皮肤表现多样，可表现为色素减退斑、斑疹、丘疹、斑块、结节等多种形态，常伴有周围神经损伤症状或者触及浅表神经粗大。晚期可造成骨质吸收、肢体畸形挛缩等后遗症。

（2）本病面部的皮疹可表现为干燥性浅色斑、环状红斑、局部干燥闭汗、毳毛脱落；也可表现为丘疹、斑块、皮肤瘤样改变等。较有特征性的面部皮疹包括狮面、眉毛脱落、鞍鼻、眶上神经粗大，但大多见于瘤型或偏瘤型麻风。

三、诊断与鉴别诊断

1. 诊断依据

皮损伴明显感觉丧失，周围神经粗大伴有相应功能障碍，结合皮损涂片查抗酸杆菌、组织病理学检查进行诊断。

2. 鉴别诊断

（1）单纯糠疹：面部的麻风浅色斑常有局部干燥闭汗、毳毛脱落、感觉减退表现。单纯糠疹多见于少年儿童，春夏多发，自觉症状轻微。

（2）红斑狼疮：面部的麻风表现为环状红斑或对称性斑片时需与红斑狼疮鉴别，皮疹

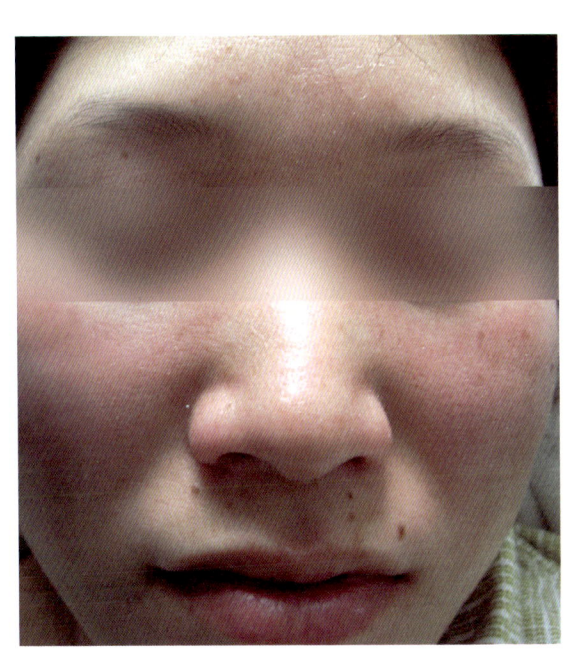

麻风（1）
（陆原提供）

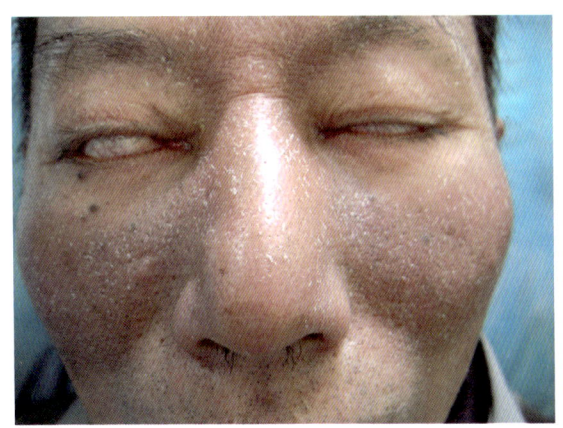

麻风（2）
（陆原提供）

边界不清伴有感觉减退，结合实验室检查有助于麻风诊断。

（3）皮肤淋巴瘤：常需借助病理与实验室检查等，与麻风瘤型改变相鉴别。

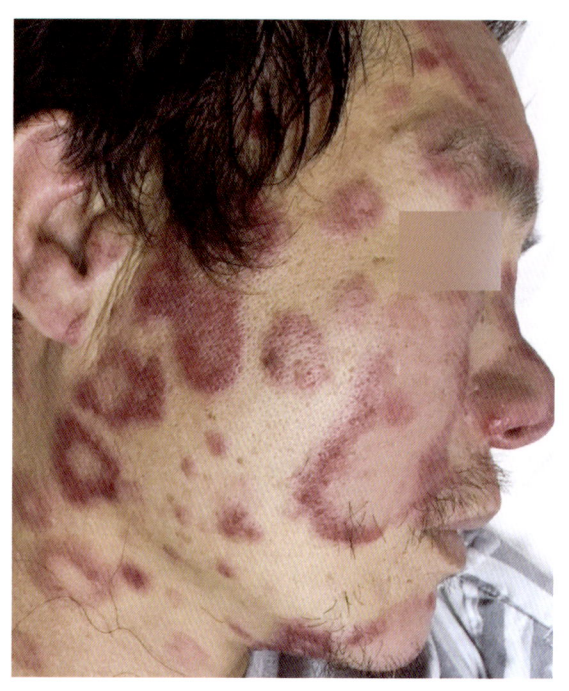

麻风反应
（韩永智提供）

四、治疗

本病确诊后需转介到各地的麻风防治单位治疗，采用世界卫生组织（WHO）联合治疗方案。

── 编者的话 ──

麻风在我国仍有散发病例。因为麻风皮损形态多样，容易误诊、漏诊。面部也是麻风皮损的好发部位。对于形态特殊、诊断不确定的慢性皮损要考虑本病的可能性，进一步检查是否有局部感觉减退、脱毛闭汗、浅表神经粗大等异常，并结合其他部位的皮损特征、病理和麻风杆菌检查等明确诊断。国内学者总结了麻风十大临床线索口诀：生疮生癣，不痛不痒；红斑白斑，麻木闭汗；虎口无肉，手指弯曲；吊脚跛行，歪嘴兔眼；眉毛脱落，面如酒醉；手足起泡，不知痛痒；四肢筋痛（神经），疼痛难忍；足底溃烂，久治不愈；面部结节，耳垂肥大；长期接触，勿忘检查。

陈信生编　韩永智校

第七节　须疮
sycosis

一、发病机制

须疮是发生于男子胡须部位的化脓性毛囊炎，其致病菌为葡萄球菌。疲劳、精神紧张可能为其发病诱因。

二、临床特征

典型皮疹为毛囊性炎性丘疹或脓疱，位于男子胡须部位，可散在或簇集，反复发作。部分患者须疮相互融合，向周边缓慢扩展，中央形成萎缩性瘢痕，称为狼疮样须疮。

三、诊断与鉴别诊断

1. 诊断依据

男子胡须部位发生反复发作的化脓性毛囊

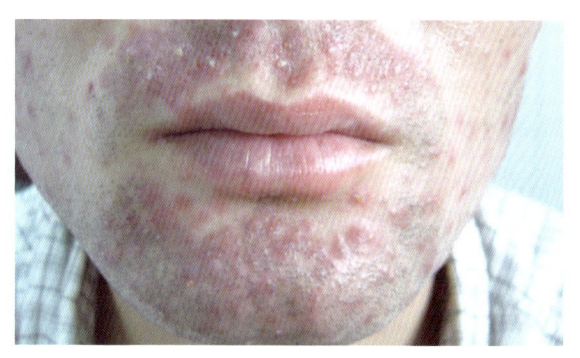

须疮
（陆原提供）

炎，据此可以诊断。

2. 鉴别诊断

（1）须癣：常发生于下颌及颊部，表现为多数丘疹脓疱、红斑斑块，炎症浸润明显，胡须折断或松动，真菌检查阳性。

（2）寻常狼疮：有典型狼疮结节，形成斑块、溃疡和瘢痕，慢性不愈，病理可助诊断。

（3）须部假性毛囊炎：剃须时将毛端穿透入毛囊或卷曲于皮内引起的异物反应，多见于颈部两侧和下颌角弓处，停止剃须4～6周可消退。

四、治疗

局部清洁消毒，应用抗菌软膏，如莫匹罗星、夫西地酸软膏等。必要时可选用敏感抗生素口服治疗。

—— 编者的话 ——

本病即为发生于男性胡须部位的毛囊炎，容易反复发作，注意和须癣鉴别。大多局部用药治疗即可。

陈信生编　韩永智校

第八节　猩红热
scarlet fever

一、发病机制

本病是由A组β型溶血性链球菌所致的急性传染病，传染源主要是患者及带菌者。皮损由链球菌产生的红疹毒素引起。

二、临床特征

（1）皮损表现为全身弥漫性细小红斑。在肘窝、腋窝等皱褶处出现深红色瘀点状线条（Pastia线）。红色草莓舌。

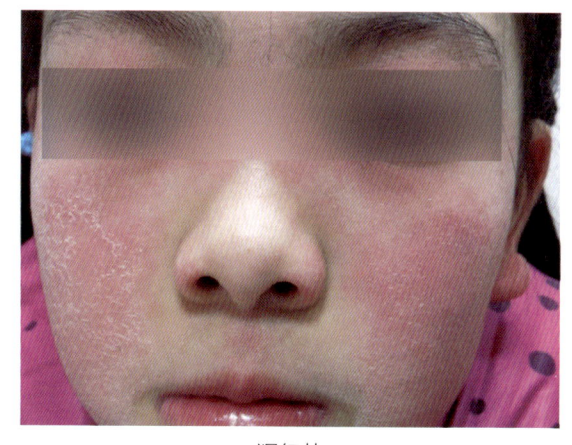

猩红热
（黄长征提供）

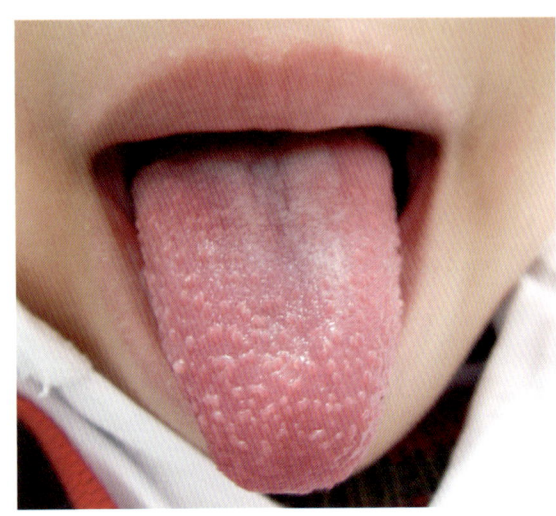

猩红热（草莓舌）

（陆原提供）

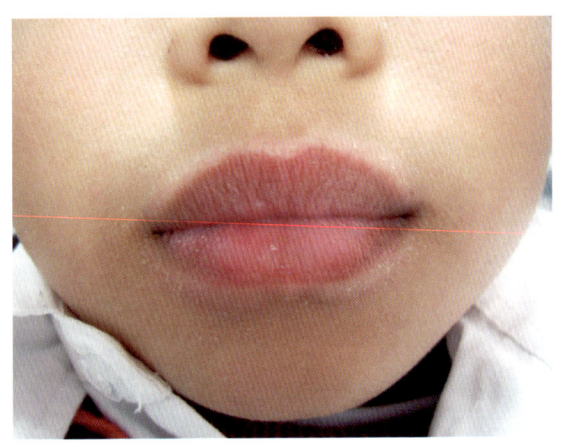

猩红热（环口苍白圈）

（陆原提供）

（2）主要累及儿童，多发生于冬、春季。常伴有高热、扁桃体炎。

（3）两颊及额部皮肤充血潮红，但无皮疹。口鼻周围可见环口苍白圈。

三、诊断与鉴别诊断

1. 诊断依据

有接触史，急性发病，出现发热、急性咽喉炎及全身弥漫性鲜红斑疹、草莓舌等临床表现，结合外周血白细胞升高，咽部分离出 β 型溶血性链球菌可诊断。

2. 鉴别诊断

（1）麻疹：特征皮疹为斑丘疹，皮疹间有正常皮肤，伴有上呼吸道卡他症状、畏光等。

（2）药疹：起病前有可疑服药史，无咽峡及草莓舌改变，发热等中毒症状较轻。

四、治疗

首选青霉素类药物，疗程10～14天，青霉素过敏者可选用一代头孢、大环内酯类抗生素。

—— 编者的话 ——

本病以全身弥漫性红色细小斑疹、草莓舌、面部皮肤潮红，伴发热、扁桃体炎和外周血白细胞升高为特征。治疗首选青霉素，足疗程治疗可预防风湿热的发生。皮疹可随病情好转自行消退，早期予炉甘石洗剂对症处理即可。

陈信生编　韩永智校

第九节　葡萄球菌烫伤样皮肤综合征
staphylococcal scalded skin syndrome，SSSS

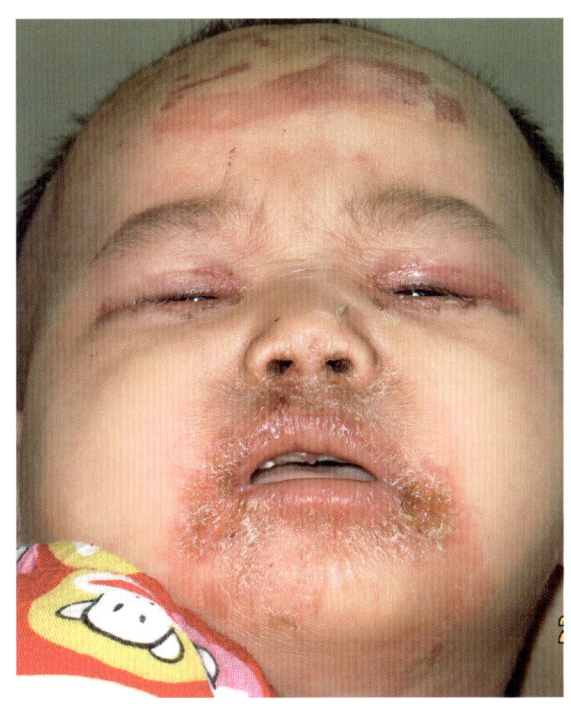

SSSS
（黄长征提供）

一、发病机制

葡萄球菌烫伤样皮肤综合征（SSSS）是一种浅表性剥脱性皮肤病，由金黄色葡萄球菌的剥脱毒素经血液播散引起，最常见于新生儿和年幼儿童。

二、临床特征

（1）突然发热、皮肤触痛。在红斑基础上出现皮肤浅表剥脱，尼氏征阳性，可迅速蔓延全身。

（2）面部特征性改变为口周及眼周结痂和出现放射状裂纹。

三、诊断与鉴别诊断

1. 诊断依据

根据婴儿或儿童急性发热，在皮肤红斑基础上发生大片浅层剥脱等临床表现及细菌培养结果可诊断。

2. 鉴别诊断

（1）新生儿脓疱疮：皮疹以松弛性脓疱为主。

（2）中毒性表皮坏死松解症（TEN）：多为药物引起，常见于成人，表皮全层坏死剥脱，呈烫伤样外观，常伴口腔黏膜损害。

四、治疗

（1）全身治疗：及早应用敏感抗生素，可明显改善病情。

（2）局部治疗：选择无刺激，有收敛、消炎及杀菌作用的外用药物即可。

―― 编者的话 ――

本病多发于婴儿、儿童，发病急，进展快，以红斑基础上的浅层皮肤剥脱为特征，面部口周放射状裂纹有特征性。患儿可有电解质紊乱，以及合并菌血症、败血症的风险。及早使用抗生素是治疗重点。

陈信生编　韩永智校

第三章
CHAPTER 3
真菌性皮肤病

第一节　面癣
tinea faciale

一、发病机制

面癣由皮肤癣菌感染引起，致病菌多为红色毛癣菌。

二、临床特征

典型皮疹为面部的环形斑块，有活动性边缘，界线清楚，常单侧分布。因外用药物、洗

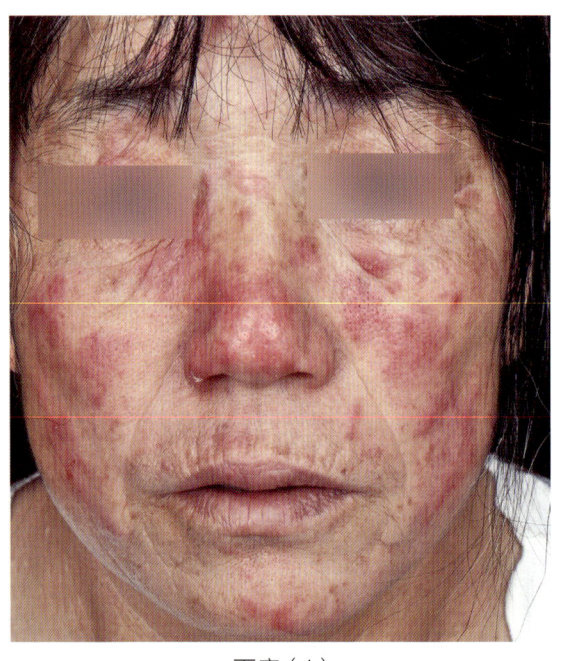

面癣（1）
（李文提供）

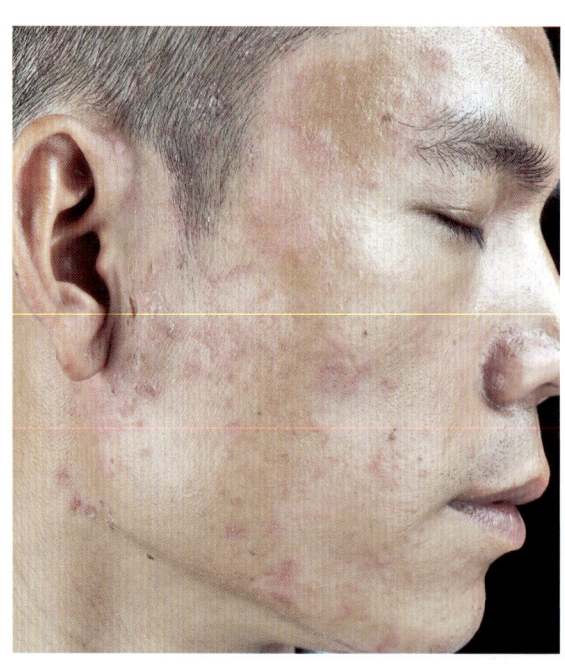

面癣（2）
（李文提供）

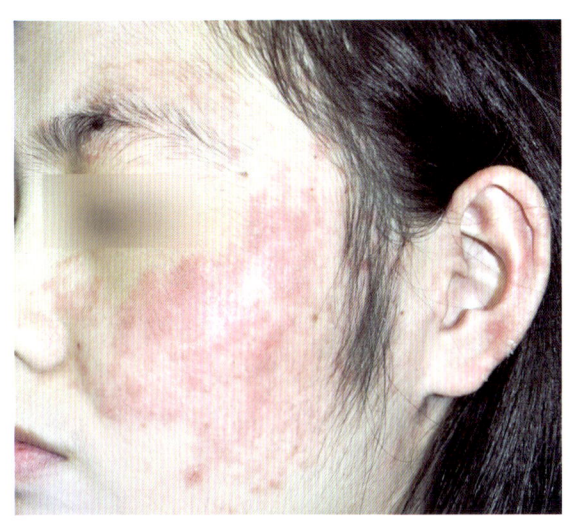

面癣（3）
（刘仲荣提供）

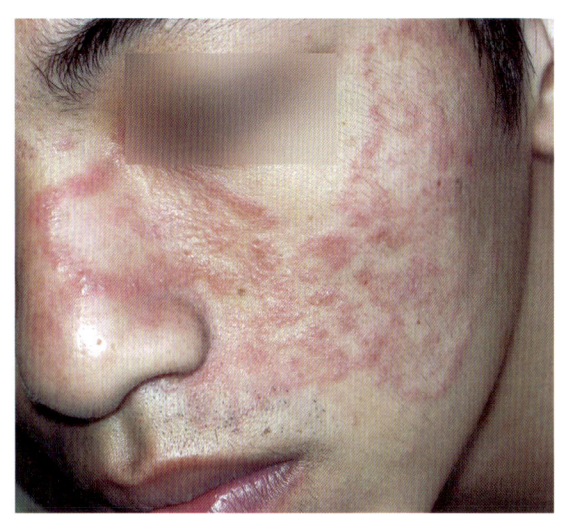

面癣（4）
（刘仲荣提供）

脸频繁等原因，皮损边缘常常变得模糊而难以辨认。

三、诊断与鉴别诊断

1. 诊断依据

发生在面部的边缘清晰的环形斑片，真菌学检查阳性。

2. 鉴别诊断

（1）接触性皮炎：发病前有明确的接触史，皮损部位及范围与接触物接触部位一致，边界非常鲜明。

（2）脂溢性皮炎：好发于皮脂溢出部位，表现为暗红色斑片，其上覆盖油腻的鳞屑或痂皮，边缘不清。

（3）亚急性皮肤型红斑狼疮（SCLE）：面部环状红斑常多发、对称性分布，真菌学检查和自身免疫指标检测有助鉴别诊断。

四、治疗

（1）外用治疗为主：可选择多种抗真菌药物的外用制剂，比如联苯苄唑、益康唑、特比萘芬等。

（2）系统治疗：通常选用伊曲康唑，或者特比萘芬口服。

—— 编者的话 ——

面癣属于体癣的范畴，因此皮疹表现完全符合体癣的典型特征，但由于面部清洁比较频繁，以及不规范使用外用药物等多种原因，面癣的环形红斑经常边缘模糊难以辨认，表面鳞屑也不明显，极易误诊、漏诊。真菌学检查对本病诊断有重要意义。治疗以外用为主，少数严重或者效果不佳的患者可予口服抗真菌药物治疗。

井文娟编　路涛校

第二节　花斑糠疹
pityriasis versicolor

一、发病机制

花斑糠疹又称花斑癣、汗斑，是由马拉色菌感染表皮角质层引起的一种浅表真菌病。

二、临床特征

（1）皮肤见圆形或不规则形的斑疹，大小、形状不一，白色（色素减退）或褐色（色素沉着），表面有糠秕状鳞屑。

（2）多发于夏季，最常见于前胸、后背、肩部，也可发生于上臂及面颈部。

三、诊断与鉴别诊断

1. 诊断依据

好发部位见圆形或不规则形的灰白色、黄棕色、淡褐色鳞屑型斑疹，夏季发作，真菌镜检见马拉色菌。

2. 鉴别诊断

（1）白癜风：皮损为色素脱失斑，常为乳白色，表面光滑，边界清楚。

（2）白色糠疹：儿童多见，为面部浅色斑片，表面有细碎鳞屑。真菌检查阴性。

（3）贫血痣：出生后或不久发生，为单侧分布或局限在某一部位，单个或多个圆形或不规则形边界清楚的淡白色斑。

（4）玫瑰糠疹：皮损好发于躯干和四肢近端，为大小不等的玫瑰色斑片，其上有糠秕状鳞屑。

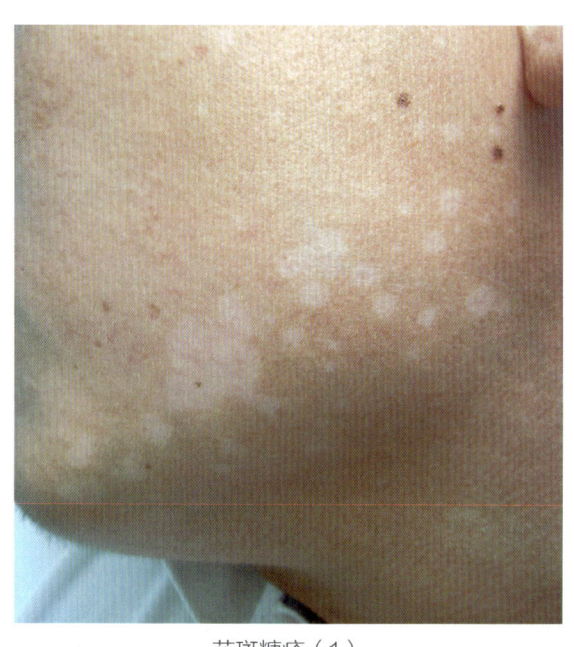

花斑糠疹（1）
（陆原提供）

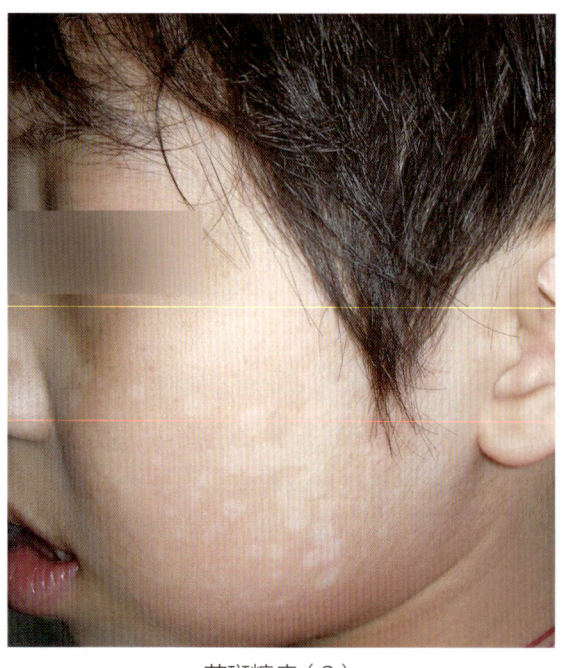

花斑糠疹（2）
（刘仲荣提供）

四、治疗

（1）外用治疗：首选酮康唑或者其他抗真菌药物外用制剂，也可使用二硫化硒洗剂等。

（2）系统治疗：口服伊曲康唑，每天1次，每次200 mg，连续2周。

─── 编者的话 ───

花斑糠疹由马拉色菌感染所致。马拉色菌属于亲脂性真菌，因此皮疹好发于青壮年男性皮脂腺丰富的部位，也可见于面部。皮疹为界线清楚的斑片，白色或褐色，表面覆以糠秕状鳞屑，夏季湿热环境好发。

井文娟编　路涛校

第三节　马拉色菌毛囊炎
malassezia folliculitis

一、发病机制

马拉色菌毛囊炎是由球形马拉色菌感染所致的一种真菌性毛囊炎。

二、临床特征

典型皮疹为毛囊性半球状红色丘疹，疹形单一。好发于皮脂腺丰富的部位，如胸背、肩部，也可发生于面部。夏季多见。

三、诊断与鉴别诊断

1. 诊断依据

好发部位见多个半球形毛囊性炎性丘疹，夏季多见。真菌检查阳性有助诊断。

2. 鉴别诊断

（1）细菌性毛囊炎：为与毛囊口一致的红色尖顶的丘脓疱疹。

（2）寻常痤疮：好发于面部及胸背部，皮损以粉刺、丘疹、脓疱、结节等多形性为特点。

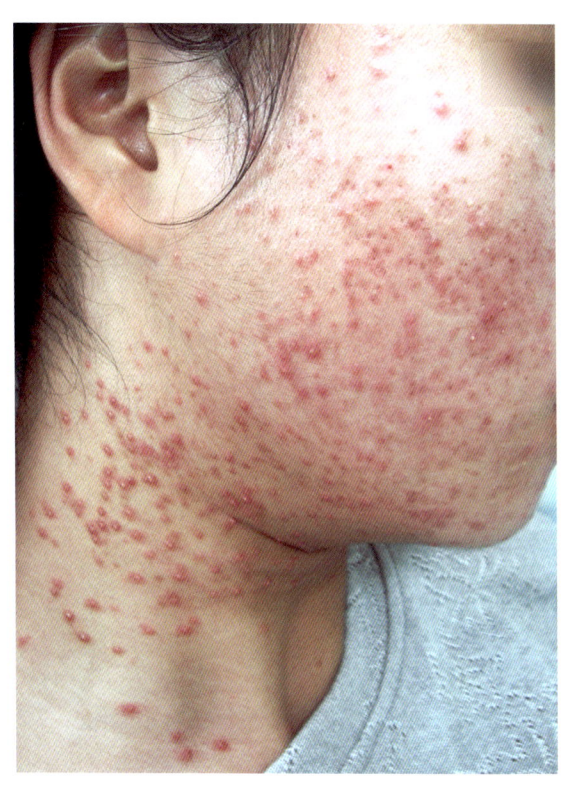

马拉色菌毛囊炎
（陆原提供）

四、治疗

（1）外用治疗：酮康唑或者其他抗真菌药物外用制剂。

（2）系统治疗：伊曲康唑、氟康唑口服2～4周。

第四节 Majocchi肉芽肿
Majocchi's granuloma

一、发病机制

Majocchi肉芽肿又称皮肤癣菌肉芽肿、结节性肉芽肿性毛囊周围炎，是皮肤癣菌累及深层毛囊及真皮的深在性化脓性肉芽肿。以红色毛癣菌感染最为常见。易感因素包括剃除腿毛、外用皮质类固醇及免疫功能受损。

二、临床特征

一般发生于头皮和须部之外的部位，特征为深部毛囊和真皮受累。

1. 皮下结节型

紫红色结节，可融合成斑块，多发生于免疫功能受损的宿主。

2. 毛囊周围炎型

光滑皮肤上的深在性脓疱、丘疹，多发生于免疫正常人群，继发于外伤后。

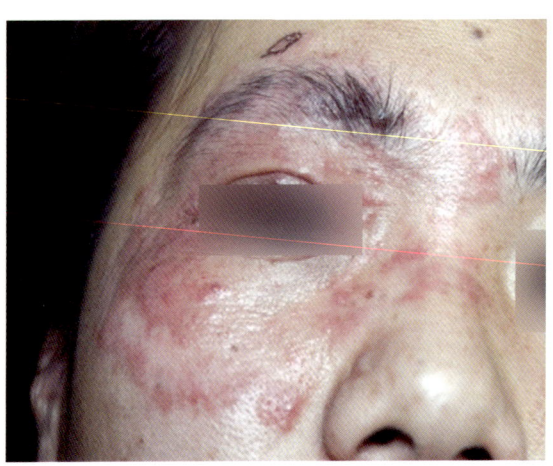

Majocchi肉芽肿（1）（石膏样毛癣菌引起）
（薛汝增提供）

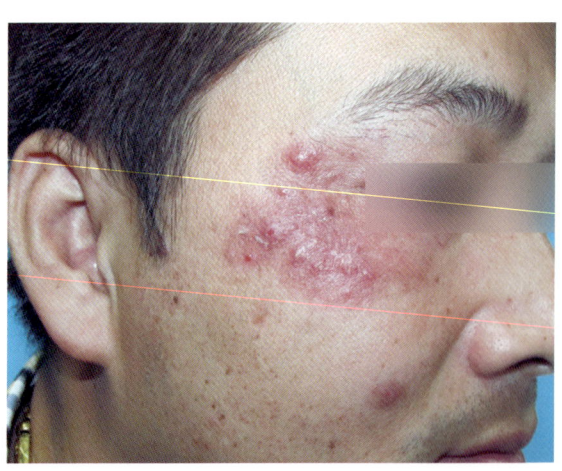

Majocchi肉芽肿（2）
（黄长征提供）

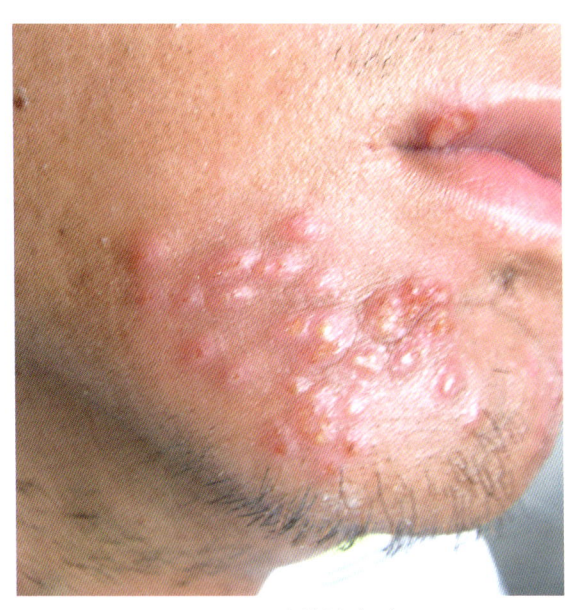

Majocchi肉芽肿（3）
（陆原提供）

三、诊断与鉴别诊断

1. 诊断依据

根据临床表现，结合组织真菌检测和组织病理学检查可诊断。

2. 鉴别诊断

（1）毛囊炎、疖：为浅的丘脓疱疹，有红肿热痛，由革兰氏阳性菌感染引起。

（2）颜面播散性粟粒狼疮：为颜面部慢性黄红色丘疹和结节，眼睑下方呈线状排列，无明显自觉症状。组织病理学表现为结核样肉芽肿。

（3）其他慢性感染：如孢子丝菌病、皮肤着色真菌病、分枝杆菌感染等，需借助组织病理学和微生物学检测协助鉴别。

四、治疗

推荐口服抗真菌药物至少4～8周。

—— 编者的话 ——

皮肤癣菌感染通常局限于角质层，但在局部长时间外用强效糖皮质激素、系统免疫抑制或外伤如剃毛或刺伤等情况下，皮肤癣菌累及真皮浅层或毛囊深部会引起肉芽肿性反应。本病易误诊，临床对可疑患者应及时进行组织病理学和真菌检查。

韩永智编　陆原校

第五节　孢子丝菌病
sporotrichosis

一、发病机制

孢子丝菌病是一种由双相型真菌属孢子丝菌侵入人体皮肤及皮下组织，以及邻近淋巴结引起的亚急性至慢性感染。最常见致病菌是申克孢子丝菌。本病多累及免疫功能低下的患者。

二、临床特征

（1）皮肤孢子丝菌病好发于面部、颈部、四肢等暴露部位，起病前多有外伤史。

（2）典型皮损表现为红色或暗红色炎性丘疹、结节，逐渐增大形成溃疡、肉芽肿样改

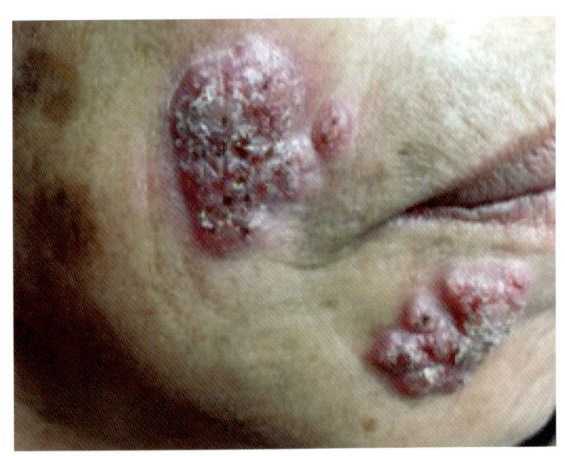

孢子丝菌病（1）
（薛汝增提供）

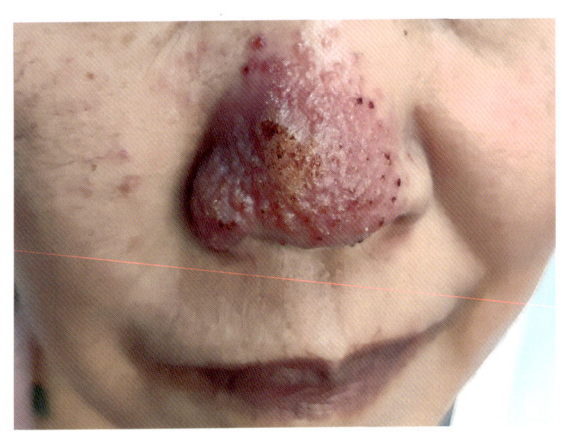

孢子丝菌病（2）
（党林提供）

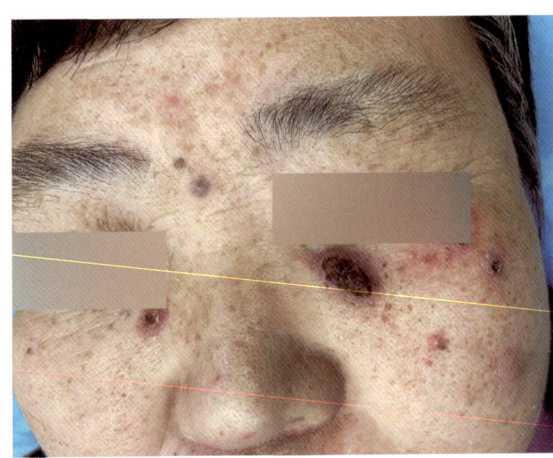

孢子丝菌病（3）
（郑松提供）

变等。单发或沿淋巴管呈串珠样排列（淋巴管型）。面部常见单发皮损（固定型）。

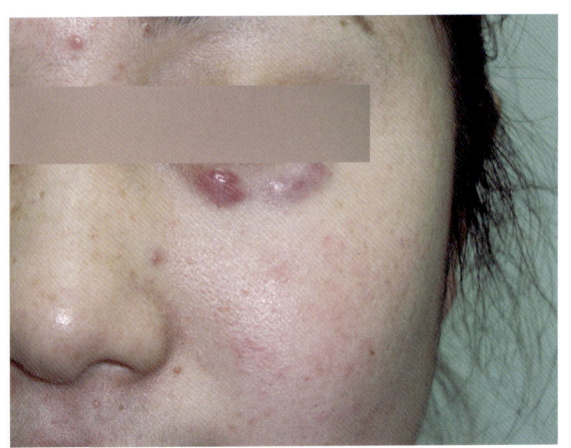

孢子丝菌病（4）
（陈兴平提供）

三、诊断与鉴别诊断

1. 诊断依据

根据典型皮肤表现，结合外伤史等病史可诊断。皮肤组织病理学检查和真菌培养有诊断意义。

2. 鉴别诊断

皮肤非典型分枝杆菌感染、皮肤结核、淋巴瘤、上皮样肉瘤等多种感染性或非感染性肉芽肿疾病均需要与本病鉴别，皮肤组织病理学和病原学检查可助明确诊断。

四、治疗

（1）抗真菌药物伊曲康唑口服3～6个月。

（2）饱和碘化钾溶液口服。

—— 编者的话 ——

皮肤孢子丝菌病愈后可形成瘢痕，发生于面部可引起毁容，因此早期诊断、早期治疗十分重要。外伤后出现肉芽肿样结节或溃疡应考虑本病可能，及时的组织病理学检查和真菌培养可明确诊断。本病局部治疗效果欠佳，固定型和淋巴管型推荐伊曲康唑口服治疗。碘化钾溶液口服治疗有效，但应注意潜在不良反应。

陈燕霞编　路涛校

第六节 隐球菌病
cryptococcosis

一、发病机制

新型隐球菌是一种机会致病真菌，在免疫功能低下的个体中，可被吸入引起肺部感染，再通过血液播散至神经、骨骼和皮肤。免疫功能正常的个体也可能通过皮肤黏膜的创面直接感染隐球菌，此时皮肤可能是唯一的感染部位。

二、临床特征

临床表现多样，可有丘疹、脓疱、结节、脓肿、脂膜炎、溃疡和蜂窝织炎样及传染性软疣样等多种形态病变，若病原体通过血液循环进入皮肤，还可表现为瘀点或瘀斑。

三、诊断与鉴别诊断

1. 诊断依据

结合肺部、中枢神经系统的症状及相关辅助检查，通过组织病理学、真菌培养等手段找到病原菌可明确诊断。

2. 鉴别诊断

与其他皮肤细菌、真菌、分枝杆菌感染性疾病相鉴别。

四、治疗

系统性使用抗真菌药，合并肺部、中枢神经系统感染及播散型者可选择静脉输注两性霉素B，可联用5-氟胞嘧啶；轻症无肺部、中枢神经系统感染患者可口服氟康唑、伏立康唑等。

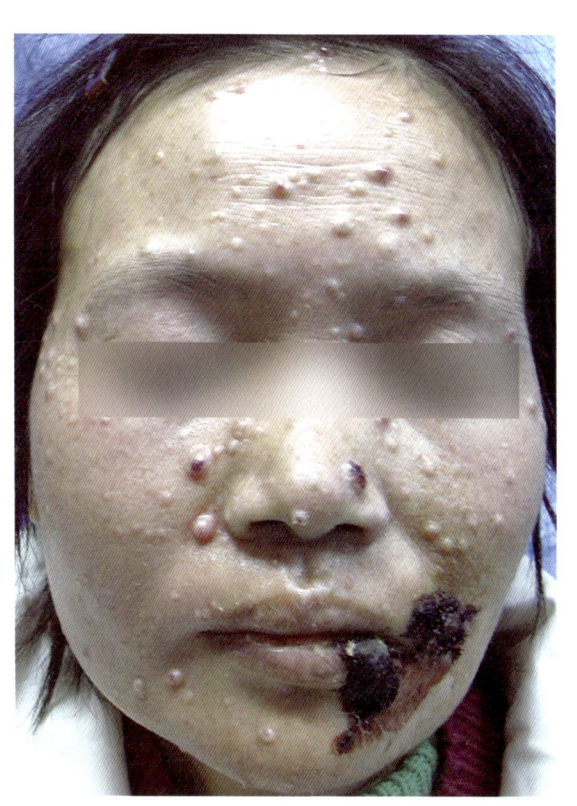

隐球菌病
（黄长征提供）

编者的话

本病较为少见，多发生于免疫缺陷或免疫抑制患者，出现皮肤损害常提示全身播散，皮疹形态多样，缺乏特异性，需结合患者全身情况统一分析。积极寻找病原菌是诊断的关键，本病预后较差。

陈燕霞编　路涛校

第七节　鼻孢子菌病
rhinosporidiosis

一、发病机制

鼻孢子菌病是由希伯鼻孢子菌引起的慢性真菌感染，以质脆而表面有白点的息肉样损害为特征，主要侵犯鼻腔、眼部等处的黏膜，少数可侵犯皮肤。多见于南亚地区。

二、临床特征

（1）鼻孢子菌病最常见于鼻黏膜，其次是眼结膜，表现为息肉样病变。

（2）少数感染可发生于皮肤，病变表现多样，可表现为疣状病变、易碎的结节性病变、皮下结节、皮肤溃疡和囊肿等。

三、诊断与鉴别诊断

1. 诊断依据

由于希伯鼻孢子菌尚不能体外培养分离，因此组织病理学是诊断金标准。

2. 鉴别诊断

由于该病罕见且表现多样，需与多种类似表现皮肤病，如病毒疣、皮肤结核、皮肤非典型分枝杆菌感染、化脓性肉芽肿、血管瘤、基底细胞癌等相鉴别。

四、治疗

（1）手术切除辅以药物治疗。

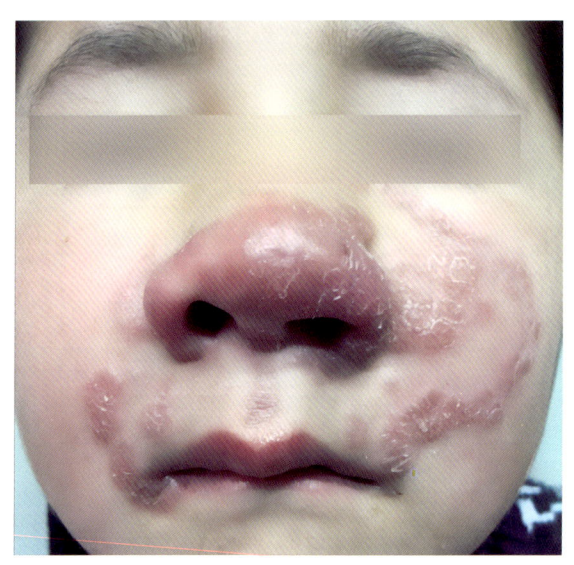

鼻孢子菌病
（孙建方提供）

（2）药物辅助治疗首选氨苯砜，甲氧苄啶或磺胺嘧啶、葡萄糖酸锑钠和抗真菌剂（如灰黄霉素和两性霉素B）等治疗有效也有报道。

── 编者的话 ──

本病罕见且皮肤表现不典型，容易导致误诊，及时的病理检查有助于早期明确诊断。

陈燕霞编　路涛校

第八节　马尔尼菲青霉病
penicilliosis marneffei

一、发病机制

马尔尼菲青霉病是由马尔尼菲青霉引起的一种深部真菌病，易发生于免疫受损个体，尤其是艾滋病患者。

二、临床特征

分为局限型及播散型。

1. 局限型

病原菌主要通过呼吸道入侵，因此原发病灶主要在肺，临床症状类似肺结核。

2. 播散型

发病急剧，类似急性传染病，可侵犯肺、肝、脾、淋巴结等，皮肤损害最常见于面部（尤其是前额）、手臂和躯干上部，皮疹形态多样，脐凹样坏死性丘疹是特征性表现。

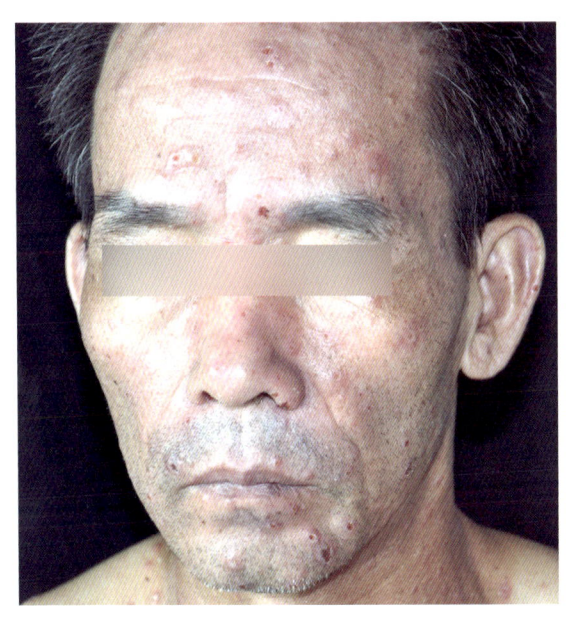

马尔尼菲青霉病
（陈信生提供）

三、诊断与鉴别诊断

1. 诊断依据

主要依据临床表现及真菌学检查，分离出马尔尼菲青霉是诊断的金标准。

2. 鉴别诊断

组织胞浆菌病、肺结核、肝脓肿、皮肤利什曼病等。

四、治疗

抗真菌药如两性霉素、伊曲康唑、伏立康唑等均有较好疗效。

编者的话

马尔尼菲青霉是一种双相型机会致病菌。本病好发于艾滋病等免疫缺陷者，可引起多系统感染，尤以肺、肝、脾、淋巴结等多见。皮肤损害是本病播散型的特点之一，是重要的诊断线索。马尔尼菲青霉病发病隐匿，致病力强，若不及时治疗死亡率高，但尽早足量使用敏感的抗真菌药是可以治愈的。

郭杨敏编　路涛校

第九节　毛霉病
mucormycosis

一、发病机制

　　毛霉病由毛霉目真菌感染引起，可累及多种组织和器官，多数进展迅速，少数为慢性感染。毛霉目真菌为机会致病菌，在皮肤损伤、疾病或药物等危险因素下，机体免疫功能低下，失去保护屏障，病原菌通过呼吸道吸入或者受损的皮肤黏膜直接植入等途径造成感染。

二、临床特征

　　（1）根据临床表现和感染部位，毛霉病主要分为5种类型：鼻脑型、肺型、皮肤型、胃肠型、播散型。

　　（2）皮肤毛霉病：主要累及鼻面部及四肢暴露部位，原发性常见于外伤、术后的植入感染，或者鼻窦感染，皮损多样，包括丘疹、斑块、脓肿、溃疡、坏死及黑痂。

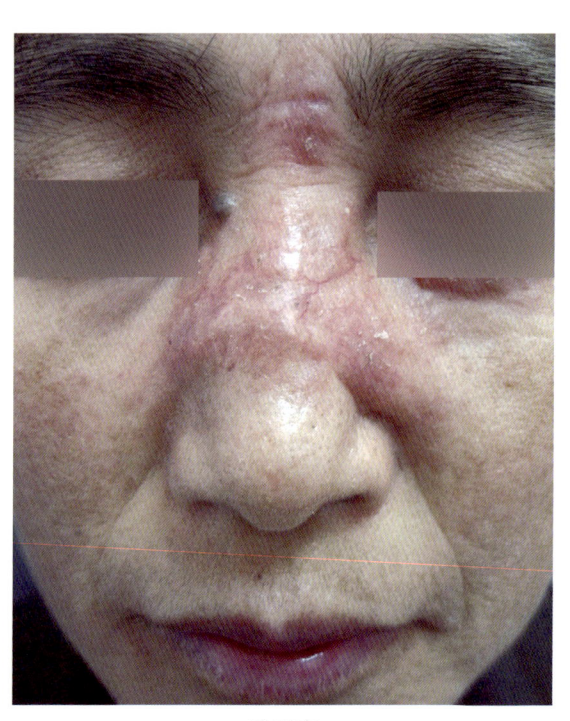

毛霉病
（陈浩提供）

三、诊断与鉴别诊断

1. 诊断依据

　　诊断主要根据临床特征、组织病理学检查和真菌学检查。

2. 鉴别诊断

　　皮肤毛霉病需与坏死性筋膜炎、坏疽性脓皮病、血管炎等相鉴别。

四、治疗

　　由于本病起病急、死亡率高，所以早期诊断及治疗极为重要。应尽早给予两性霉素治疗。皮肤毛霉病应及时外科清创去除感染和坏死组织。

　　——　编者的话　——

　　毛霉病是由毛霉目真菌感染引起的一种致死率极高的侵袭性真菌病。毛霉目真菌为机会致病菌，常发生于机体免疫力低下者，可累及多种组织器官，发展迅速、死亡率高。皮肤毛霉病常见于外伤后植入或者继发于鼻窦毛霉感染，以坏死性皮肤损害为特征。本病一旦确诊，应立刻治疗。

　　　　　　　　　　　郭杨敏编　路涛校

第十节　皮肤无绿藻病
prothecosis

一、发病机制

无绿藻病是原藻属菌感染所引起的一种疾病，其中最常见的病原菌是无绿藻菌，所以被称为无绿藻病。无绿藻菌是一种罕见的机会致病菌，大多系外伤后植入皮肤引起感染。

二、临床特征

（1）单纯皮肤型：发病前有外伤或手术史，常见于暴露部位，如头面部及四肢末端。表现为局部出现单个或多个丘疹、结节、溃疡或疣状增生等，发展缓慢。

（2）无绿藻病还可表现为鹰嘴滑膜炎，或者系统性感染。

三、诊断与鉴别诊断

1. 诊断依据

无绿藻病缺乏特异性的临床表现，诊断依赖组织病理和病原学检查。

2. 鉴别诊断

应与痤疮、毛囊炎、蜂窝织炎等相鉴别。

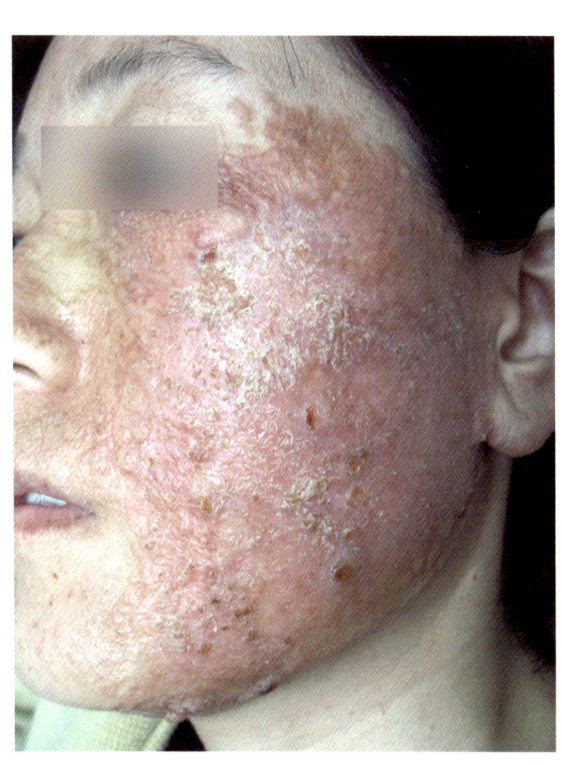

皮肤无绿藻病（2）
（陈浩提供）

四、治疗

无绿藻病的治疗尚无标准方案，较局限的可手术切除，有报道使用唑类药物治疗有效。

— 编者的话 —

无绿藻病是一种罕见的、散发的感染性疾病，临床以皮肤型多见。外伤后，局部出现丘疹、结节等慢性非特异性皮肤损害，应考虑本病的可能性。诊断依靠真菌学检查和组织病理学检查。治疗尚无标准方案。

郭杨敏编　路涛校

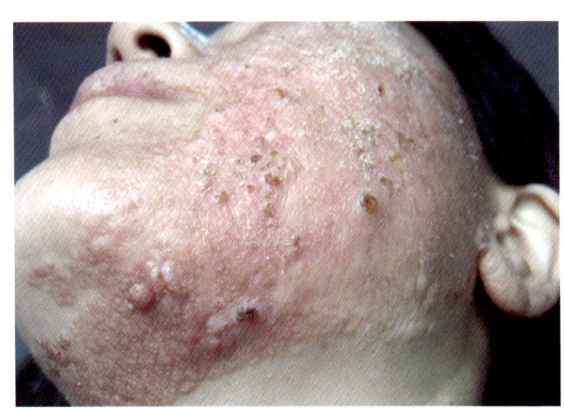

皮肤无绿藻病（1）
（陈浩提供）

第十一节　着色芽生菌病
chromonblastomycosis

一、发病机制

着色芽生菌病是一种累及皮肤和皮下组织的慢性感染性疾病。致病菌主要为裴氏着色霉、卡氏枝孢霉、皮炎外瓶霉等。其主要病理过程是机体对真菌的排斥反应：真菌跨表皮被排出皮面导致表皮假上皮瘤样增生；为拮抗和消灭真菌产生混合性化脓性肉芽肿；为促使病灶愈合发生纤维化。

二、临床特征

多见于四肢的末端，尤以下肢最为常见，面部较少见。皮损在早期常表现为单发、孤立的丘疹，随着病情发展可演变为斑块、疣状增生、瘢痕。

三、诊断与鉴别诊断

1. 诊断依据

主要依据组织病理和真菌学检查确诊。组织病理表现为假上皮瘤样增生、化脓性肉芽肿性炎等病理改变，可见硬壳孢子；真菌学检查主要包括脓液或组织的直接镜检和培养。

2. 鉴别诊断

临床需要与孢子丝菌病、皮肤结核、麻风等鉴别，主要依赖组织病理和真菌学检查。

四、治疗

（1）系统药物治疗：伊曲康唑、特比萘芬、碘化钾等。

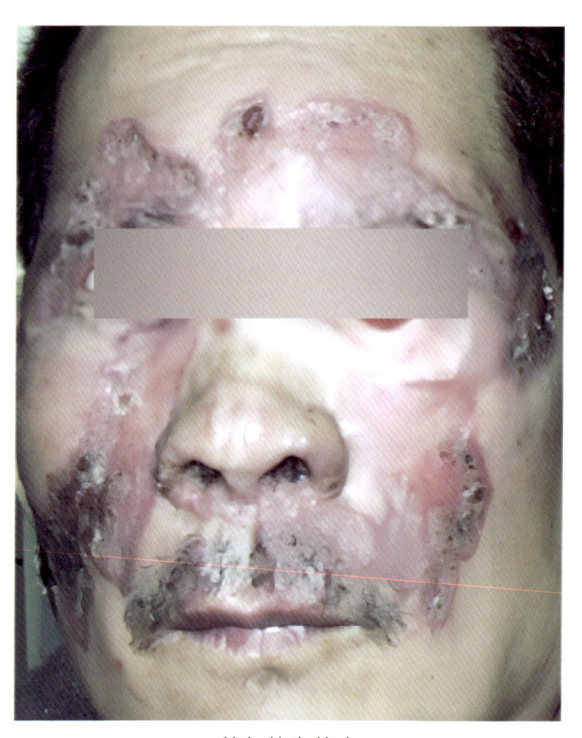

着色芽生菌病
（覃巍　席丽艳提供）

（2）其他疗法：手术治疗、物理治疗（冷冻治疗、温热疗法、CO_2激光、光动力治疗等），以及物理联合化学治疗、化学药物联合治疗等。

— 编者的话 —

本病少见，发生于面部的更为罕见。对于慢性肉芽肿样增生的皮损，应尽早做组织病理学和真菌检查。

陆原编　韩永智校

第十二节　暗色丝孢霉病
phaeohyphomycosis

一、发病机制

暗色丝孢霉病是指一大组由暗色真菌感染所致的浅表组织、皮肤、皮下乃至深部脏器的感染。

二、临床特征

皮下组织暗色丝孢霉病是临床最为常见的一型。表现为孤立的皮下脓肿或化脓性肉芽肿，四肢暴露部位居多。

三、治疗

药物选择同着色芽生菌病，需要长期服药和联合用药。对局限性皮肤损害可考虑联合手术治疗。

──── 编者的话 ────

本病临床少见，面部罕见，对可疑皮损应尽早进行组织病理学检查和真菌培养以助诊断。

陆原编　韩永智校

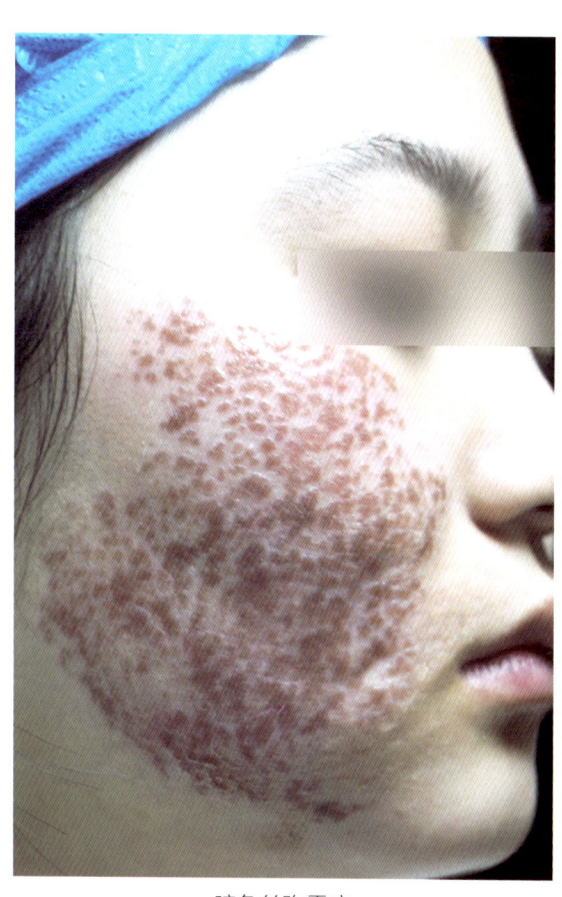

暗色丝孢霉病
（陆原提供）

第四章
CHAPTER 4
皮炎和湿疹

第一节 接触性皮炎
contact dermatitis

一、发病机制

接触性皮炎是皮肤、黏膜接触刺激物或致敏物后，在接触部位所发生的急性或慢性变态反应。

二、临床特征

（1）有接触刺激物或致敏物的病史，在接触部位发病，皮疹边界清楚，多数表现为急性皮炎的改变。

（2）皮疹可表现为红斑、丘疹、肿胀，甚至水疱、糜烂，严重者出现表皮坏死、溃疡。自觉局部瘙痒，有烧灼感或胀痛感。

（3）病程具有自限性，但再次接触致敏

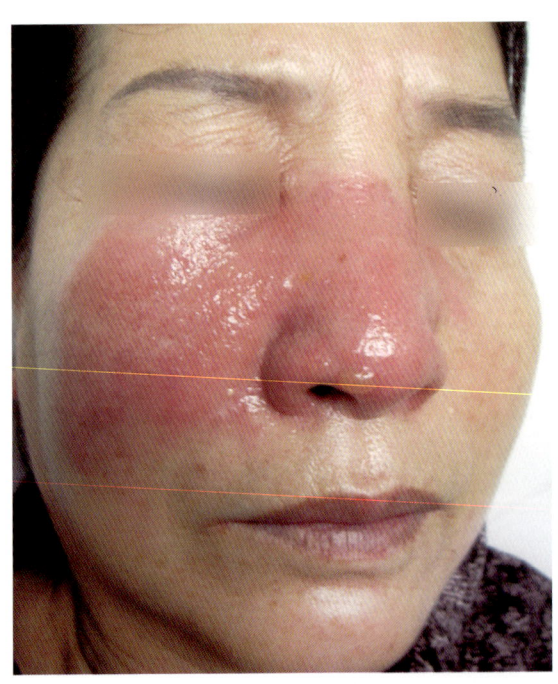

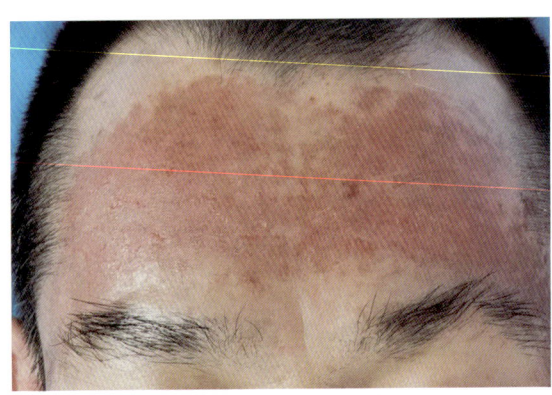

接触性皮炎（1）
（陆原提供）

接触性皮炎（2）
（陆原提供）

物后可再发。反复接触的病例，皮损可呈亚急性、慢性皮炎改变，出现局部浸润、肥厚、苔藓样变。

（4）面部接触性皮炎常见的致敏物为护肤品、植物、花粉、空气中的化学物等，面部红斑肿胀比较明显，但常无明显边缘，容易反复发作。

三、诊断与鉴别诊断

1. 诊断依据

有接触史，在接触部位发生界线清楚的急性皮炎，皮疹多为单一形态，去除致病原因后皮损很快消退。

2. 鉴别诊断

（1）急性湿疹：无明显接触史，病因不清，皮疹呈多形性，多对称分布，边界不清，易反复发作。

（2）丹毒：由溶血性链球菌感染引起，多发生于面部或小腿，局部红肿热痛，常有发热、白细胞升高表现。

四、治疗

（1）一般处理：避免致敏物。

（2）外用治疗：红斑肿胀、丘疹、水疱无渗液时外搽炉甘石洗剂；有渗出时可用3%硼酸溶液湿敷。无明显渗出的亚急性慢性皮疹，可外用糖皮质激素霜外搽，面部短期使用低效及中效糖皮质激素。也可酌情选择吡美莫司或他克莫司软膏。

（3）系统治疗：内服抗组胺药物。严重者可短期使用糖皮质激素。

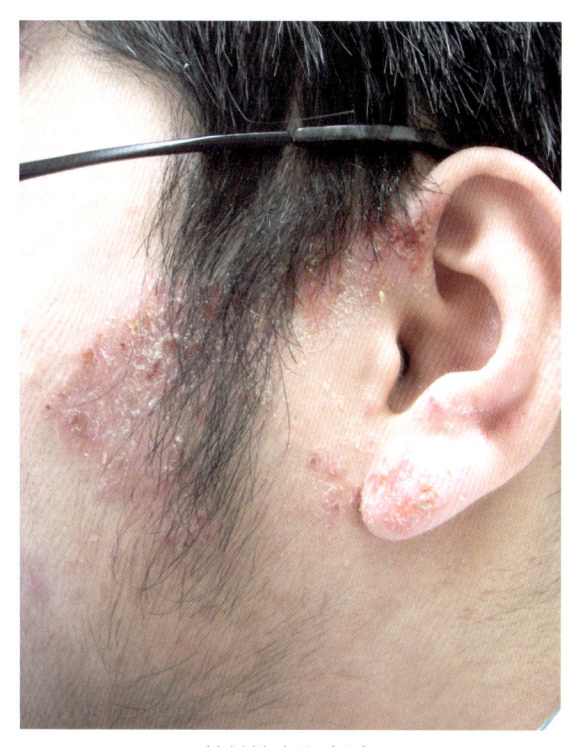

接触性皮炎（3）
（陆原提供）

—— 编者的话 ——

本病的诊断要重视病史，边界清楚的急性或亚急性皮炎应考虑本病的可能。面部因接触物种类繁杂，很多致敏原隐匿难寻，而且皮损边界也常常不够清晰，给诊断造成困难，但面部皮炎反复发作的特点支持本病。斑贴试验有助于寻找接触过敏原。本病大多病程较短，在注意防护的基础上，治疗以短期外用糖皮质激素等药物为主，但反复发作的患者应关注糖皮质激素外用药物的累积用量。

陈信生编 韩永智校

第二节 湿疹
eczema

一、发病机制

湿疹是一类病因不明的炎症性、变态反应性皮肤病，主要是由机体炎症免疫异常、皮肤屏障受损、过敏等复杂的内外因素共同引起的一种迟发型超敏反应。以反复发作的瘙痒及对称分布的多形性损害为主要表现，易反复发作，形成慢性病程。

二、临床特征

（1）本病可发生于任何部位，对称分布，皮疹多形，急性期红肿渗出，慢性期苔藓样变，自觉明显瘙痒。临床分为急性、亚急性和慢性3种亚型。

（2）面部湿疹：急性表现为水肿性红斑，密集的粟粒大小丘疹、斑丘疹、丘疱疹、糜烂，渗液。亚急性期以红斑、丘疹、鳞屑为主，少数可有轻度渗液。慢性期局部皮肤增厚、浸润、表面粗糙、苔藓样变，呈暗红色或灰褐色，可有色素沉着。

三、诊断和鉴别诊断

1. 诊断依据

根据病史、皮疹形态及病程可以诊断。

2. 鉴别诊断

（1）急性湿疹应与接触性皮炎鉴别：后者常有明显接触史，病变局限于接触部位，病程短，去除病因后，多易治愈。

（2）慢性湿疹需与光化性皮炎鉴别：后者除了面部之外，胸前V区、双前臂伸侧等部

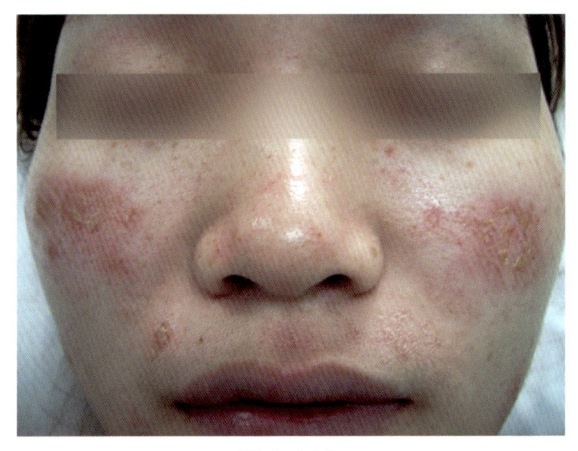

湿疹（1）
（陆原提供）

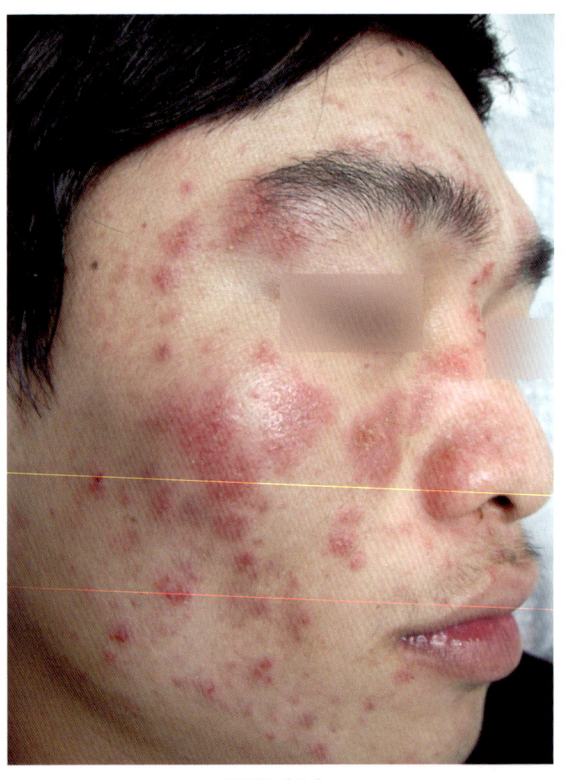

湿疹（2）
（陆原提供）

位可见类似皮损，日晒后加重或复发。

四、治疗

（1）一般治疗原则：尽量寻找并避免各种外界刺激。

（2）药物治疗同接触性皮炎，但慢性湿疹不建议系统使用糖皮质激素。

第三节　特应性皮炎
atopic dermatitis，AD

一、发病机制

特应性皮炎是一种常见的慢性、复发性、系统性、炎症性皮肤病。在特殊的遗传背景下，机体受到内外环境因素的影响，免疫系统失调，出现以Th2型炎症为主的一系列炎症反应。患者常伴有过敏性鼻炎、哮喘、食物过敏等疾病。

二、临床特征

1. 分型

本病以慢性湿疹和瘙痒为主要表现，不同个体异质性明显。根据不同发病年龄，通常将特应性皮炎分为：婴儿期、儿童期、青少年/成人期和老年期。

2. 面部AD的特征性表现

婴儿期AD的皮疹最常见于面部，常于出生后1月至1岁左右发生，表现为急性湿疹改变，双颊部出现红斑、丘疹、渗出。

儿童期和青少年期AD，面部主要表现为

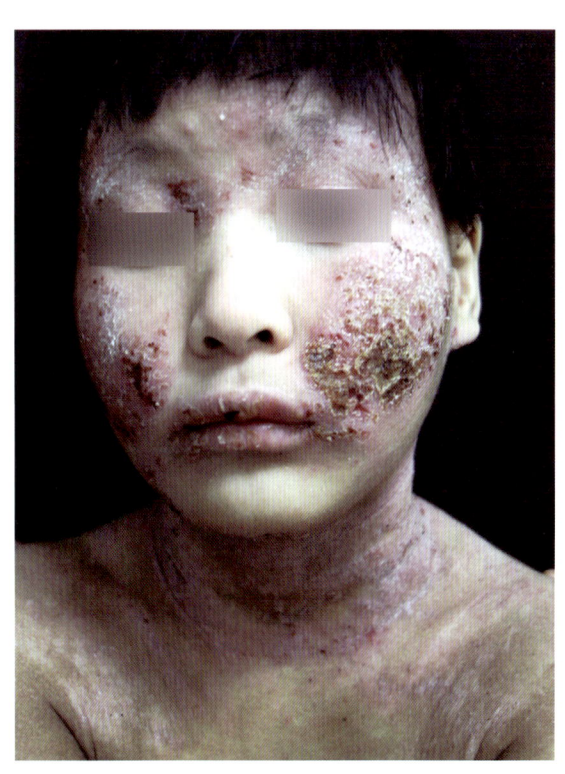

特应性皮炎（1）
（韩永智提供）

亚急性皮炎改变，有对称性红斑、丘疹、脱屑，眼周皮炎、唇炎常见。

（1）白色糠疹：儿童期AD好发，为面颊部边界不清的浅色斑片，表面有轻度鳞屑。

（2）Hertoghe征：外侧眉毛稀疏。

（3）眼下褶痕（Dennie-Morgan征）：下眼睑边缘有一条横向线状褶皱。

（4）眼周黑晕：眼眶周围皮肤，尤其是下眼睑发生蓝黑色色素沉着。

三、诊断与鉴别诊断

1. 诊断依据

根据各年龄段典型临床特征，结合家族史、个人史和实验室检查结果等，诊断并不困难。

2. 鉴别诊断

（1）婴儿脂溢性皮炎：多为出生后第3～4周开始发病。皮疹为红斑和油性鳞屑，缺乏多形性特点，主要累及前额、眉部、鼻唇沟、耳后、头皮等处。往往于数月之内痊愈。

（2）面部接触性皮炎：有接触过敏史，皮炎仅限于接触部位。

（3）高免疫球蛋白E（IgE）综合征、威斯科特-奥尔德里奇（Wiskott-Aldrich）综合征、面部银屑病等亦需鉴别。

四、治疗

（1）一般治疗：避免刺激，保湿润肤，环境保持适当温度和湿度。

（2）外用治疗：外用糖皮质激素、钙调磷酸酶抑制剂、PDE-4抑制剂、JAK抑制剂等制剂。

（3）系统治疗：采用抗组胺类药物、光疗、糖皮质激素、免疫抑制剂、生物制剂、JAK抑制剂等。

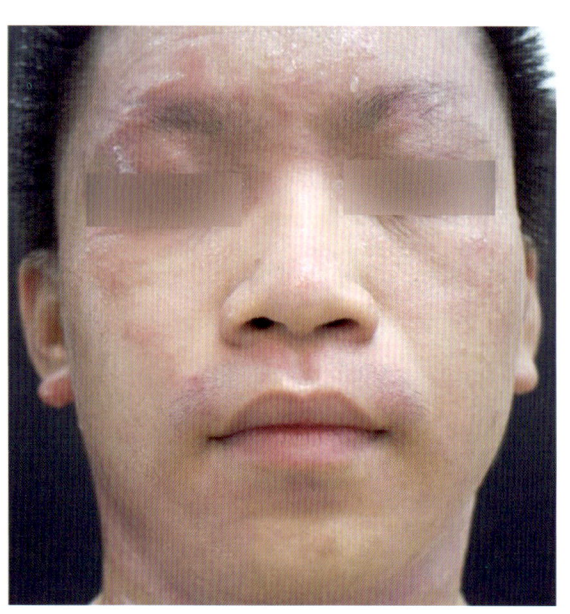

特应性皮炎（2）
（陈信生提供）

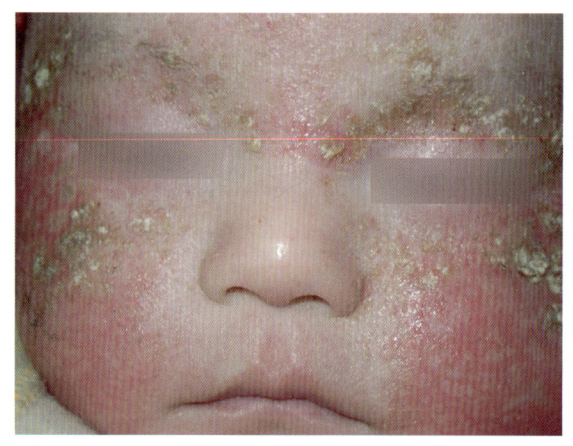

特应性皮炎（3）
（陆原提供）

编者的话

面部是常见的AD特异性表现部位，但仍然需要结合AD的全身表现作整体判断，方有助于与面部其他皮炎湿疹类疾病鉴别。AD治疗应当遵循个体化治疗和阶梯治疗方案，注意日常保湿等皮肤护理。主动维持治疗，以及新的治疗药物，比如生物制剂、JAK抑制剂等药物的使用，已明显改善了AD的治疗效果。

陈信生编　韩永智校

第四节　激素依赖性皮炎
hormone-dependent dermatitis

一、发病机制

激素依赖性皮炎是由于长期外用含糖皮质激素制剂，皮肤对糖皮质激素形成依赖，表皮屏障受到损伤，一旦停药则导致原有皮肤病复发加重。

二、临床特征

（1）有长期反复使用糖皮质激素外用制剂史，停药后数天内急性发病，再次使用则可迅速缓解，呈现"皮肤戒断反应"特征。

（2）典型皮疹为面部皮肤潮红、痤疮样皮疹（粉刺、丘疹及脓疱），伴有皮肤变薄和毛细血管扩张。自觉灼热、瘙痒、干痛。

三、诊断与鉴别诊断

1. 诊断依据

根据外用糖皮质激素制剂超过1个月的用药史，结合临床表现、皮肤戒断反应可诊断。

2. 鉴别诊断

玫瑰痤疮：二者临床皮疹极为相似，但玫瑰痤疮以面部中部皮疹明显，无长期使用激素史。

四、治疗

停用或逐步减少局部糖皮质激素的使用。局部皮损对症治疗，可使用止痒剂、保湿剂及

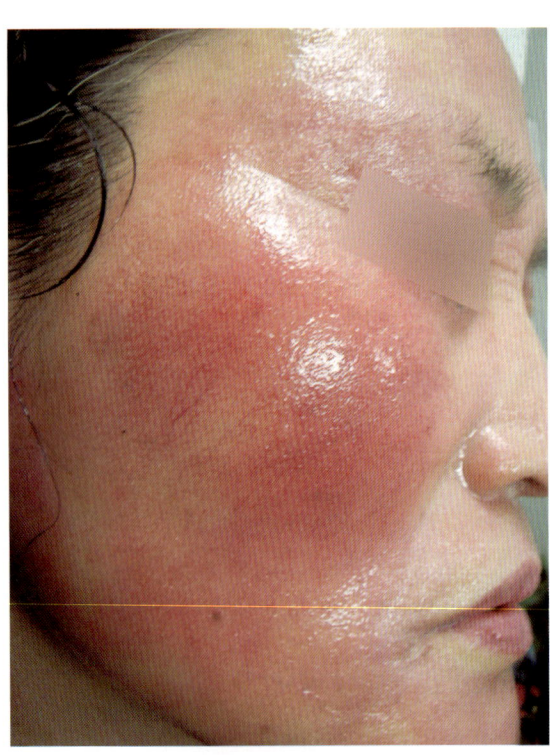

激素依赖性皮炎（1）
（陆原提供）

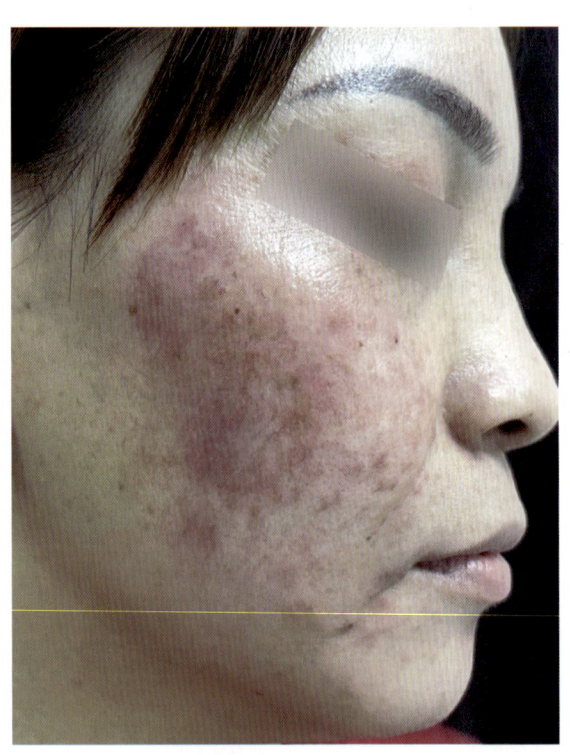

激素依赖性皮炎（2）
（韩永智提供）

非激素类抗炎药。严重者可以系统使用抗炎药物,如四环素类、羟氯喹等。

—— 编者的话 ——

长期反复使用糖皮质激素制剂或非法添加糖皮质激素的护肤品、复方外用制剂等,是导致本病的关键因素。用药史和皮肤戒断反应具有诊断价值。面部皮肤症状需要与玫瑰痤疮仔细鉴别。本病的治疗要在减停外用激素的同时,控制皮肤戒断反应,建议采用逐步降低激素强度和用量,或者使用非激素类抗炎药替代激素药物的渐进策略。皮肤恢复正常的过程大多缓慢而反复。

陈信生编　韩永智校

第五节　口周皮炎
perioral dermatitis

一、发病机制

口周皮炎发病原因不明,可能与局部长期使用含氟激素或含氟及含酒石酸的牙膏、蠕形螨感染、接触过敏原、内分泌改变、使用糖皮质激素等有关。避孕药、保湿霜及含汞化妆品等均可诱发本病。

二、临床特征

皮损为红斑、丘疹、鳞屑,偶见丘疱疹。皮损部位主要为"口罩区",即口周、颏部,不累及唇红缘周围的狭窄皮肤区。好发于儿童和妇女。

三、诊断与鉴别诊断

1. 诊断依据

口周皮肤反复出现红斑、丘疹、鳞屑,不累及唇红紧邻皮肤。

2. 鉴别诊断

(1)脂溢性皮炎:以红斑鳞屑为主,鲜少出现丘疹。以鼻唇沟、眉间部位多见。

(2)酒渣鼻:皮疹以面中部为主,尤其是凸起部位明显,伴有阵发性潮红、毛细血管扩张,晚期可形成鼻赘。

(3)接触性皮炎:有接触史,皮损位于接触部位,脱离接触物后可很快恢复。

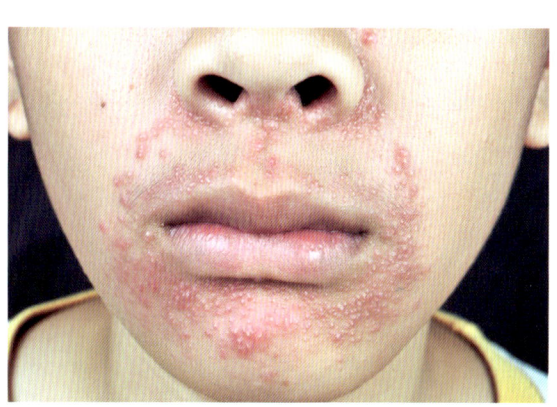

口周皮炎(1)
(李文提供)

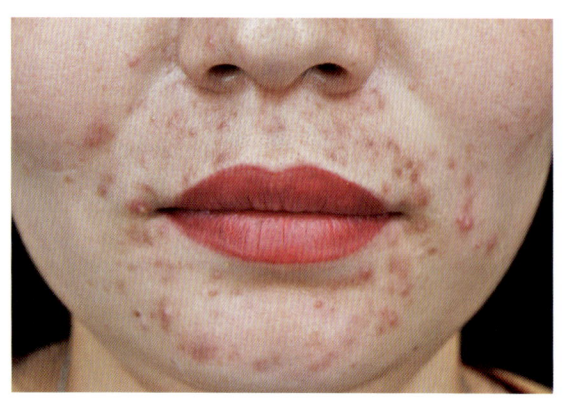

口周皮炎（2）
（李文提供）

四、治疗

口服四环素类药物，疗程6周。皮损处可外搽红霉素溶液或甲硝唑乳膏。

— 编者的话

本病较顽固，反复发作，但很少向周围扩展。应尽量避免各种诱发因素，特别是糖皮质激素的外用，口服四环素类药物治疗有效。

陈信生编　韩永智校

第五章
CHAPTER 5
荨麻疹类皮肤病

第一节　荨麻疹
urticaria

一、发病机制

在自身抗体、过敏原、药物、感染等不同原因的刺激下，肥大细胞表面高亲和力IgE受体（FcεRI）发生交联，导致肥大细胞脱颗粒，释放组胺等多种炎症介质，引起血管扩张及通透性增加，出现风团和（或）血管性水肿。少数荨麻疹的发生不依赖肥大细胞途径。

二、临床特征

（1）风团：形态大小不一，红色或苍白色。水肿明显时毛孔凸显如橘皮样。单个风团持续数分钟至数小时，大多于24小时内完全消退。自觉剧痒。

（2）根据病程分为急性荨麻疹（持续＜6周）和慢性荨麻疹（持续≥6周）。

三、诊断与鉴别诊断

1. 诊断依据

根据典型风团表现，迅速发生和消退，消

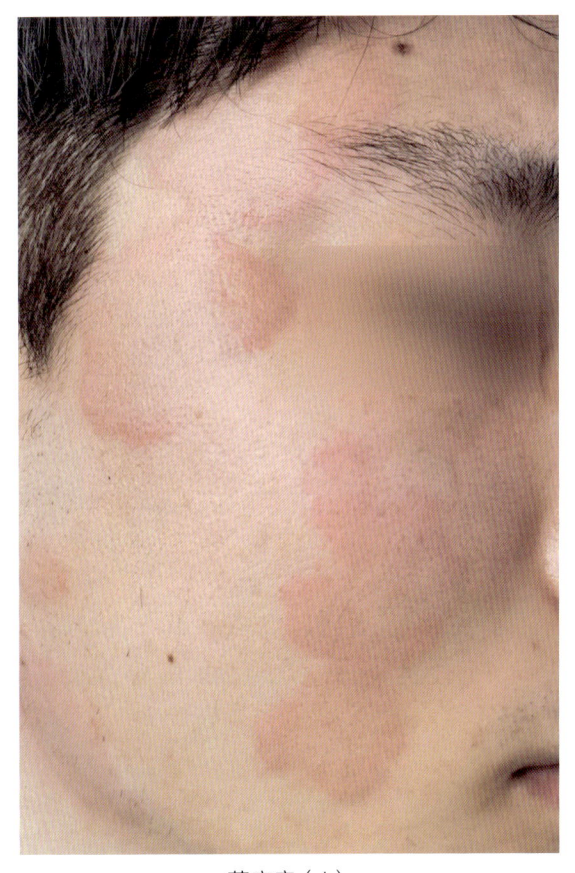

荨麻疹（1）
（陆原提供）

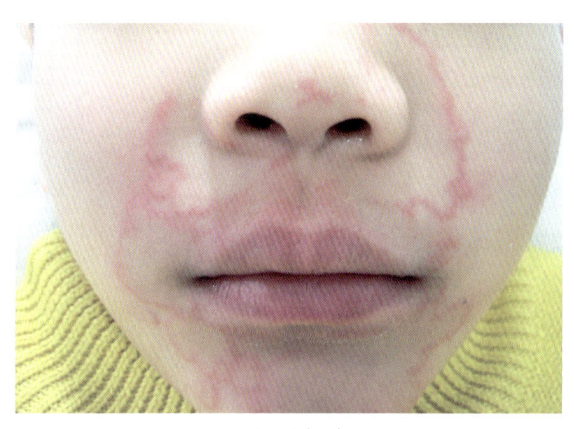

荨麻疹（2）
（陆原提供）

退后不留痕迹，伴明显瘙痒可以诊断。

2. 鉴别诊断

荨麻疹性血管炎：风团24小时不能消退，消退后有遗留色素沉着。瘙痒不明显，可伴有关节痛、腹痛、白细胞升高、补体下降等，皮肤病理学检查示血管炎。

四、治疗

（1）系统治疗：常用抗组胺类药物，病情严重者可使用糖皮质激素或免疫抑制剂。慢性荨麻疹可选用奥马珠单抗。

（2）外用治疗：外用安抚剂，如炉甘石洗剂或薄荷膏等。

—— 编者的话 ——

急性荨麻疹有自限性，一般常规抗过敏治疗均可治愈。慢性荨麻疹治疗需时较长，应根据疾病严重程度和治疗反应分级诊疗。对于抗组胺药物控制不佳的患者，抗IgE抗体生物治疗是一种较好选择。中医中药在慢性荨麻疹治疗中也显示出一定优势。

陈信生编 韩永智校

第二节 血管性水肿
angioedema

一、发病机制

血管性水肿又称血管神经性水肿或巨大性荨麻疹，是真皮深部和皮下组织小血管扩张，渗出液进入疏松组织所形成的局限性水肿。其中遗传性血管性水肿，大多存在C1酯酶抑制物缺陷。

二、临床特征

（1）发生于皮下组织疏松处，口唇、眼

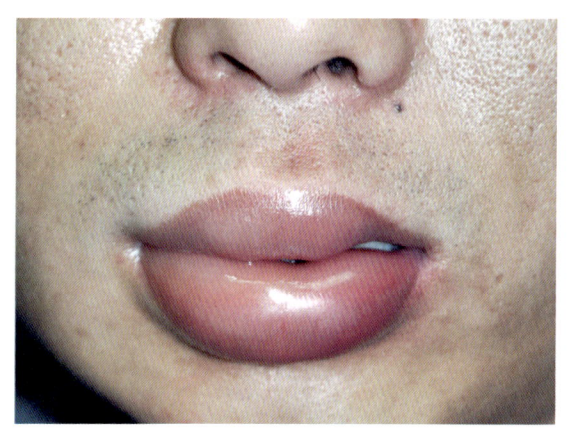

血管性水肿（1）
（刘仲荣提供）

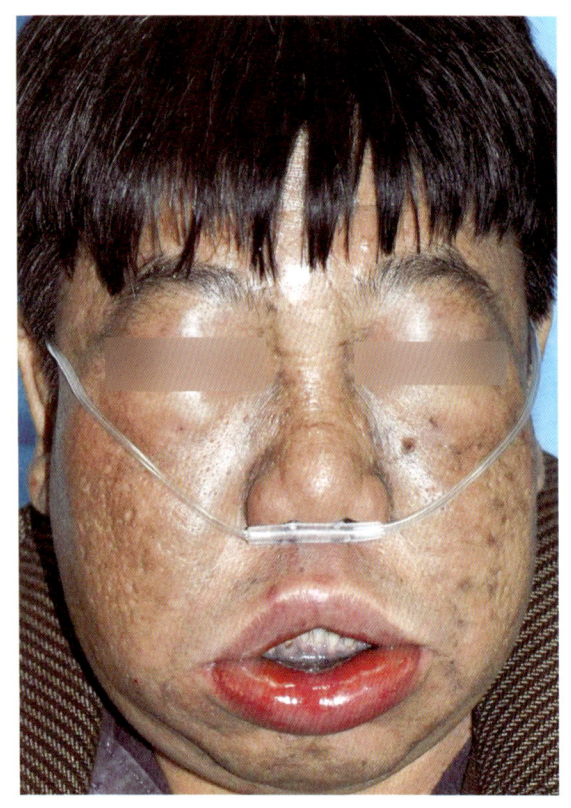

血管性水肿（2）
（陈信生提供）

睑处常见。呈急性局限性肿胀，皮肤张紧发亮，边界不清，无明显痒感。经2～3天或更长时间消退，消退后不留痕迹。常单发或反复在同一部位发生。

（2）若累及喉头黏膜时，出现喉头水肿，可导致呼吸困难，甚至窒息。

三、诊断与鉴别诊断

1. 诊断依据

面部等皮下组织疏松部位出现典型皮疹，可伴发风团。C1酯酶抑制物水平测定有助于遗传性血管性水肿的诊断。

2. 鉴别诊断

（1）面肿型皮肤恶性网状细胞增多症：常在一侧面部或上唇发生持久性肿胀，表面皮肤无变化，无明显的自觉症状，组织病理学检查可证实。

（2）眼睑接触性皮炎：有接触史，早期症状可类似血管性水肿，但很快出现丘疹、水疱、糜烂等。

四、治疗

同荨麻疹。

—— 编者的话 ——

目前认为，获得性血管性水肿是荨麻疹的表现之一，反复发生者需要排除C1酯酶抑制物缺陷等因素。本病皮肤科急诊常见，应特别关注有无并发喉头水肿。

陈信生编　韩永智校

第六章
CHAPTER 6

药疹

第一节　固定性药疹
fixed drug eruption

一、发病机制

固定性药疹的发病机制尚不完全清楚。抑制性/细胞毒性T细胞在发病初期及保持皮肤记忆功能上起主要作用。引起固定性药疹的最常见药物是抗生素、非甾体抗炎药（NSAID）等。

二、临床特征

（1）典型表现为局限性圆形或椭圆形、水肿性鲜红或紫红色斑，中央可有水疱或表皮剥脱，愈后留色素沉着。再次使用致敏药物常在同一部位复发。其中，口唇发疹好发于唇红部，如上唇全部、下唇全部或上下唇全部发疹，呈现整齐特异的弧形或环形。

（2）本病可发生于任何部位，最常见于皮肤黏膜交界处。面部则以口唇及口周最为常见，表现为口唇部位弧形或者环形紫红色斑，慢性期则表现为口唇及口周色素沉着。

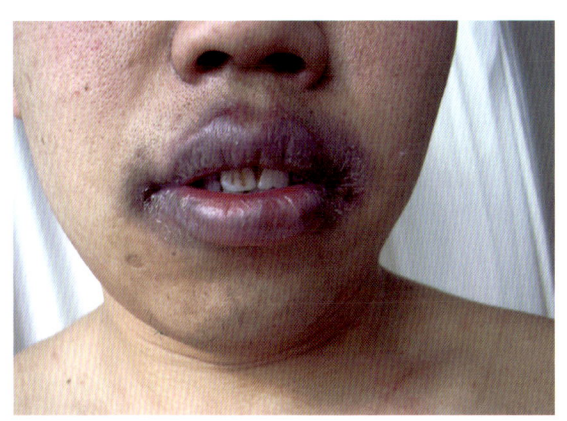

固定性药疹（1）
（黄长征提供）

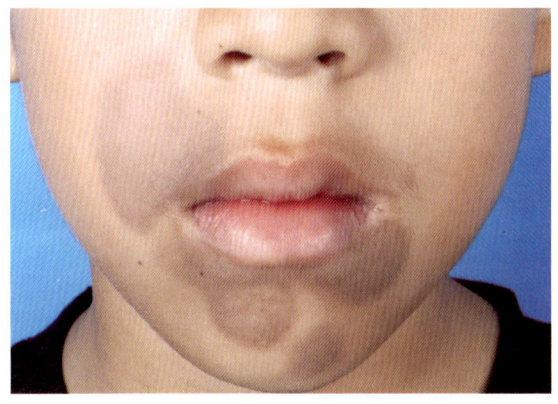

固定性药疹（2）
（石丽君提供）

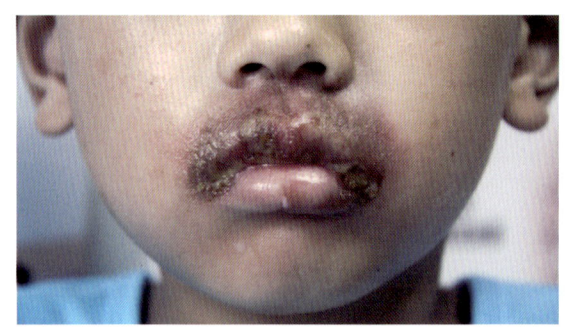

固定性药疹（3）

（刘建中提供）

三、诊断与鉴别诊断

1. 诊断依据

本病皮疹具有特征性，诊断主要根据用药史和临床表现。可疑致敏药引起的反复发作对诊断有较大意义。

2. 鉴别诊断

（1）接触性唇炎：有反复唇部接触致敏史，固定性药疹早期有口唇、口周特征性水肿性红斑，后期色素沉着明显。

（2）着色性口周皮炎：需要与固定性药疹慢性期的色素沉着鉴别。固定性药疹急性期出现特征性水肿性红斑，每次复发有可疑药物的重复使用史，有助于二者鉴别。

四、治疗

（1）停用可疑药物。

（2）药物治疗以局部安抚和糖皮质激素制剂为主，根据皮疹选择适当剂型。

（3）严重者需口服抗组胺药物、糖皮质激素等。

— 编者的话 —

面部的固定性药疹常见于口唇部位，容易误诊。早期表现为口唇部弧形或圆形水肿性红斑，后期表现为色素沉着性斑片，以上病程反复发作常常提示本病可能，需仔细追问用药史。停用可疑药物最重要。轻症者以外用糖皮质激素制剂为主，重症者则需要口服抗组胺药物甚至糖皮质激素。

林静编 韩永智校

第二节 荨麻疹型药疹
urticaria drug eruption

一、发病机制

荨麻疹型药疹的发病机制可以是 I 型或 III 型免疫反应，亦可为非免疫机制。本型药疹的致敏药物多为抗生素（以青霉素、头孢类最多见），也有其他致敏药物的报道。

二、临床特征

（1）风团和血管神经性水肿为面部的主要表现。风团较一般荨麻疹皮疹色泽更红，持续时间较长。

（2）本病风团多为全身泛发，荨麻疹可

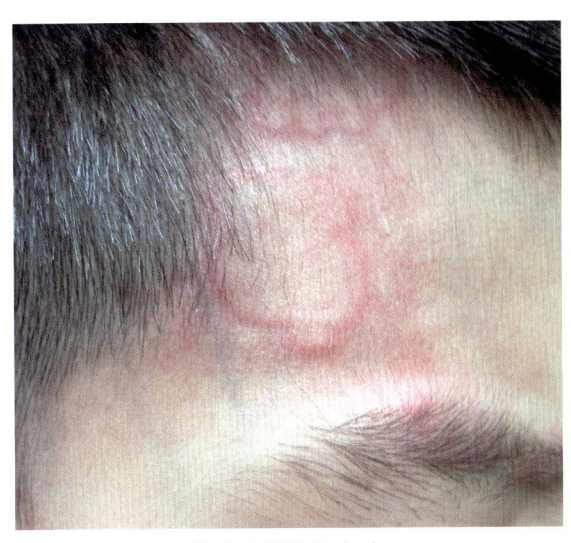

荨麻疹型药疹（1）
（陆原提供）

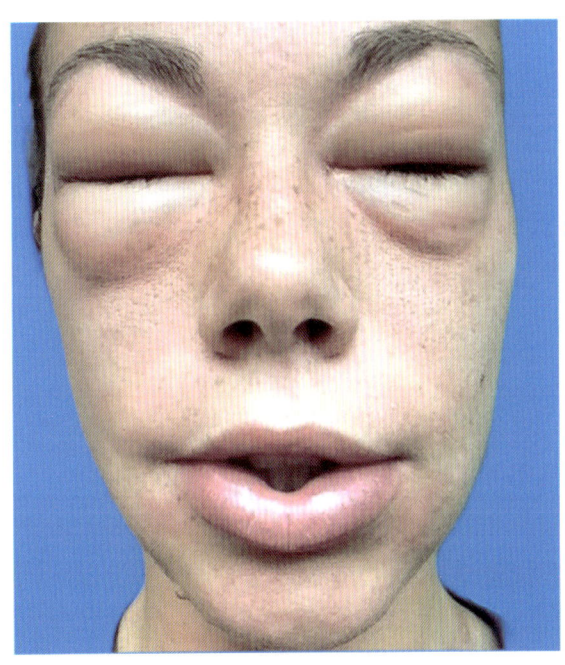

荨麻疹型药疹（2）
（林静提供）

以作为唯一的症状出现，亦可为血清病样综合征、过敏性休克时的一个症状，亦可合并血管性水肿。常于服药后数分钟至数小时发生。

三、诊断与鉴别诊断

1. 诊断依据

根据病史及临床症状可诊断。

2. 鉴别诊断

非药物引起的荨麻疹及血管神经性水肿：主要依赖用药史鉴别。

四、治疗

（1）停用或更换可疑药物，严密监测生命体征。

（2）根据病情严重程度，可选用抗组胺药物、维生素C及钙剂，或者糖皮质激素。外用炉甘石洗剂。

—— 编者的话 ——

荨麻疹型药疹常全身泛发，其皮疹特点与急性荨麻疹一样，表现为大小不等的风团，色泽可更红，持续时间可较长。面部除风团外还可表现为血管神经性水肿。本病应密切监测生命体征，尽早发现过敏性休克或喉头水肿。停用或更换可疑药物，根据病情选用抗组胺药物或者糖皮质激素。

林静编 韩永智校

第三节 发疹型药疹
exanthematous drug eruption

一、发病机制

发疹型药疹，又可称为麻疹型或者猩红热型药疹，是临床最常见的药疹类型。发病机制为Ⅲ型或者Ⅳ型迟发性过敏反应。最多见的过敏药物有：青霉素及其合成衍生物、头孢类、NSAID、别嘌醇、卡马西平等。

二、临床特征

（1）特征表现为全身鲜红色斑疹，米粒至绿豆大小，密集对称分布。

（2）面部表现与躯干类似，为密集鲜红色斑疹。如出现颜面水肿、丘脓疱疹时，需警惕严重药疹的可能，如药物超敏综合征（DIHS）等。

三、诊断与鉴别诊断

1. 诊断依据

主要根据病史及临床症状诊断，一般在使用可疑药物后7～14天发生。

2. 鉴别诊断

（1）病毒疹：儿童多见，皮疹类似，常伴有头痛、发热、咳嗽等病毒感染症状，无明确过敏药物服用史。

（2）DIHS：皮疹可与发疹型药疹类似，面部水肿但黏膜不受累是最常见的特征性表现，常伴发热（＞38℃）、浅表淋巴结肿大、外周血嗜酸性粒细胞增多（＞1.5×10^9/L）、内脏受损等。

四、治疗

（1）停用或更换可疑药物，外用炉甘石洗剂等止痒，对症处理。

（2）依病情严重程度，可选用抗组胺药物或者糖皮质激素治疗。

—— 编者的话 ——

发疹型药疹表现为全身弥漫性鲜红色斑疹，皮疹密集，范围广泛。本病面部皮疹常为全身表现的一部分。如出现颜面水肿时，需警惕严重药疹，如DIHS的可能。停用可疑药物，以对症止痒治疗为主，重症者需使用糖皮质激素。

林静编　韩永智校

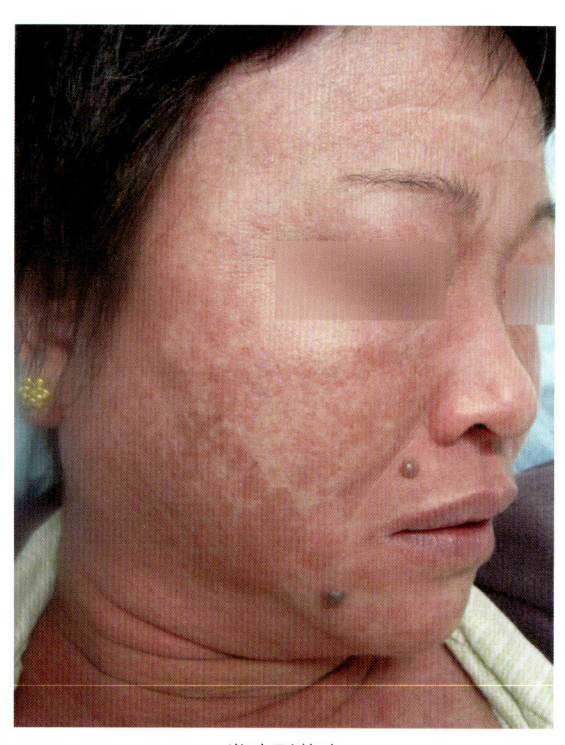

发疹型药疹
（陆原提供）

第四节　多形红斑型药疹
erythema multiforme drug eruption

一、发病机制

多形红斑型药疹的发病机制为 IV 型迟发性超敏反应。引起此型的药物有：吡唑啉酮类衍生物（如保泰松、羟基保泰松）、青霉素、四环素及其衍生物、柳氮磺吡啶、巴比妥类、卡马西平等。

二、临床特征

（1）典型皮疹为靶样或鹰眼样红斑，表现为豌豆至蚕豆大、圆形或椭圆形水肿性红斑，中央常有水疱或丘疱疹，边缘带紫色。

（2）面部表现除了靶样红斑之外，可有口唇、眼睑、口腔黏膜的糜烂结痂。但本型药疹无明显表皮松解或剥脱。

三、诊断与鉴别诊断

1. 诊断依据

主要根据用药史及典型临床症状诊断。

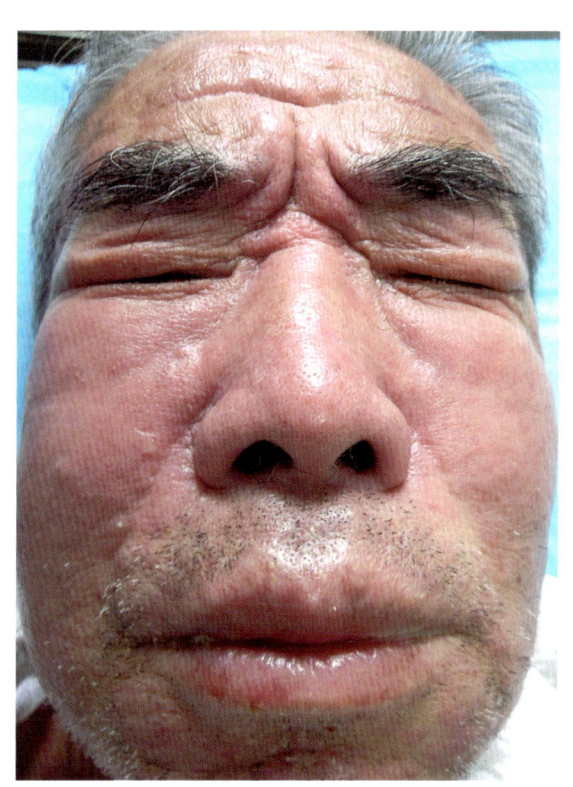

多形红斑型药疹（1）

（陆原提供）

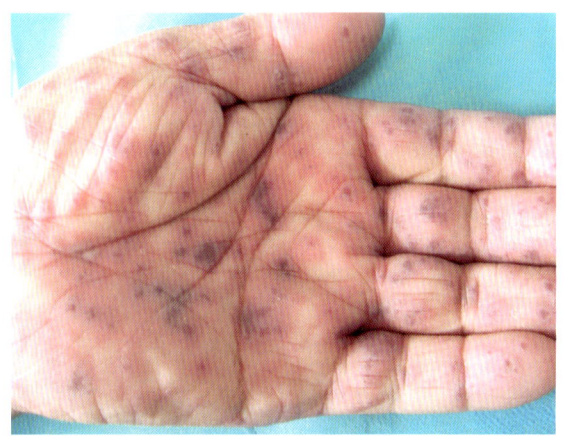

多形红斑型药疹（2）

（陆原提供）

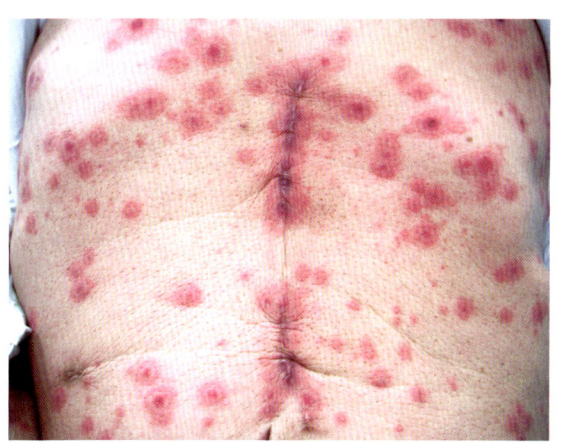

多形红斑型药疹（3）

（陆原提供）

2. 鉴别诊断

（1）多形红斑：靶样红斑以四肢远端为主，无明确可疑药物使用史，可能与疱疹病毒感染相关。

（2）史-约（Stevens-Johnson）综合征：为紫红色斑或者靶样红斑，伴有明显的黏膜受累，表皮松解和剥脱明显［＜10%体表面积（BSA）］。

四、治疗

（1）停用可疑药物。

（2）轻症者给予抗组胺药物、维生素C等治疗，重症者需加用糖皮质激素。如有黏膜部位皮损，应加强局部护理，防止感染。

— 编者的话 —

多形红斑型药疹以靶样或鹰眼样红斑为典型改变，面部皮疹除靶样红斑外，可出现眼部及口唇、口腔黏膜水疱糜烂。治疗应首先停用可疑药物，给予抗组胺药物，严重者需加用糖皮质激素。局部皮疹以对症治疗为主，要重视对黏膜糜烂部位的护理，防止局部感染。

林静编　韩永智校

第五节　Stevens-Johnson综合征与中毒性表皮坏死松解症
Stevens-Johnson syndrom & toxic epidermal necrolysis, SJS/TEN

一、发病机制

Stevens-Johnson综合征（SJS）与中毒性表皮坏死松解症（TEN）为药物引起的Ⅳ型超敏反应，主要为T细胞介导。最常见的过敏药物为别嘌醇、卡马西平等。

二、临床特征

（1）典型表现为深红色、暗红色斑，有的呈靶样，有不同程度的松弛性水疱和表皮剥脱，眼部、口唇、口腔黏膜糜烂，有黑色痂皮。常伴发热。

（2）SJS与TEN处于病谱的两端。SJS为轻型，表皮松解面积＜10%BSA；TEN为重型，表皮松解面积＞20%BSA，如烫伤样皮肤外观，死亡率高。

三、诊断与鉴别诊断

1. 诊断依据

主要根据病史及临床症状可诊断。急性起病，暗红色靶样红斑遍及全身，出现松弛性水疱及表皮松解，黏膜糜烂结痂。全身中毒症状严重，伴高热和内脏病变。发病前4周内有可

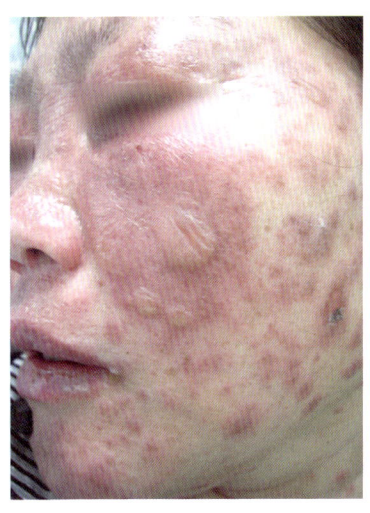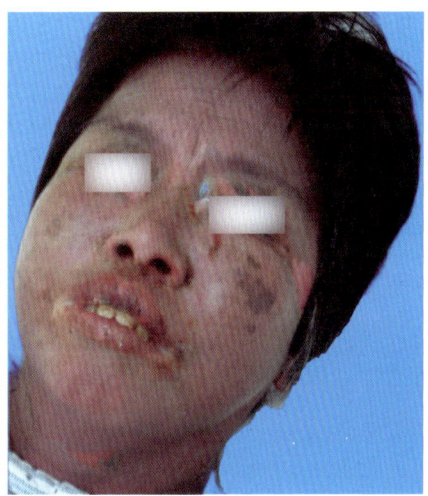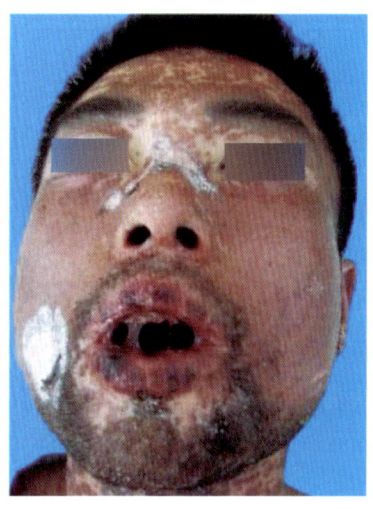

Stevens-Johnson综合征	TEN（1）	TEN（2）
（陆原提供）	（韩永智提供）	（林静提供）

疑药物使用史。

2. 鉴别诊断

（1）天疱疮、大疱性类天疱疮等：病程缓慢，全身中毒症状少见或轻微，皮肤免疫荧光检查可见典型的抗体沉积。

（2）葡萄球菌性烫伤样皮肤综合征：起病急骤，常伴发热，多见于小儿，为金黄色葡萄球菌感染所致，表现为弥漫性皮肤潮红、触痛，浅表性表皮剥脱。

四、治疗

（1）停用或更换可疑药物，多饮水或静脉输液促使体内药物排泄。

（2）早期足量系统使用糖皮质激素、丙种球蛋白冲击治疗，防治继发感染，注意补液及维持电解质平衡，加强皮肤和黏膜部位皮损的局部护理。近年来多有报道肿瘤坏死因子

（TNF）-α拮抗剂对本病治疗有效。

编者的话

Stevens-Johnson综合征和中毒性表皮坏死松解症为同一疾病谱的轻重两端。别嘌醇、卡马西平为本型药疹最常见的过敏药物。发病急骤，典型表现为深红色靶样红斑，迅速发展至全身；可见松弛性水疱及表皮松解，严重者见烫伤样皮肤外观；大多伴有黏膜糜烂、结痂，常有高热，病情危重。本病致死率高，进展快速，维护生命体征稳定及水电解质平衡、防止呼吸道堵塞和感染尤为重要。静脉注射免疫球蛋白（IVIg）冲击治疗及TNF-α拮抗剂对本病有效。系统使用糖皮质激素应权衡利弊。

林静编　韩永智校

第六节 光敏性药疹
photosensitization drug eruption

一、发病机制

1. 光毒性反应

紫外线直接作用于皮肤中的药物或其代谢产物，导致自由基形成，引起皮肤细胞损伤。

2. 光变态性反应

紫外线作用于皮肤中的药物或其代谢产物，使之与体内蛋白质结合成完全抗原，激发细胞介导的超敏反应。

常见过敏药物有：四环素类、噻嗪类利尿药、喹诺酮类、胺碘酮、补骨脂素、雌激素类、维A酸类等。

二、临床特征

1. 光毒性反应

表现为日晒后面颈部等曝光部位的红斑水肿，严重者出现水疱。

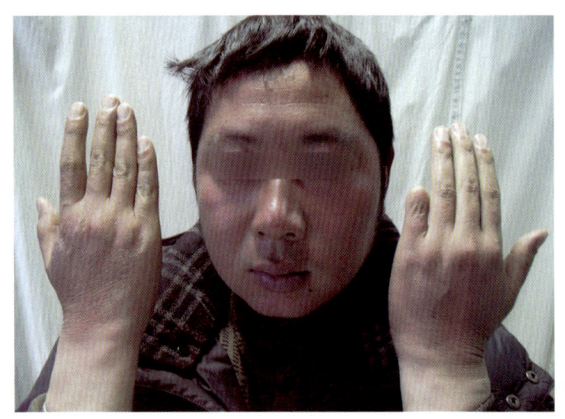

光敏性药疹（司巴沙星引起）
（黄长征提供）

2. 光变态性反应

慢性病程，皮疹形态如湿疹样或扁平苔藓样，面颈部等暴露部位病情严重，但非暴露部位亦可发生。

三、诊断与鉴别诊断

1. 诊断依据

主要根据用药史、日晒史及临床症状可诊断。

2. 鉴别诊断

日光性皮炎：临床表现类似，有日晒诱发史，光敏试验阳性，但无相关光敏性药物使用史。

四、治疗

避免日晒，停用或更换可疑药物。药物治疗见第七章第一节"日晒伤"或第六节"慢性光化性皮炎"。

— 编者的话 —

光敏性药疹主要发生于曝光部位，但远离曝光部位亦有发生。据发病机制的不同可分别表现为日晒伤或者湿疹皮炎样皮疹。面部是此型药疹的好发部位。治疗原则为避免日晒、停用或更换可疑药物，根据皮疹特征予对症处理。

林静编 韩永智校

第七节 急性泛发性发疹性脓疱病
acute generalized exanthematous pustulosis

一、发病机制

急性泛发性发疹性脓疱病确切机制尚不明确，可能是药物特异性T淋巴细胞活化后释放的细胞因子，引起中性粒细胞被激活。引起此型的药物常有：抗生素、对乙酰氨基酚、钙通道阻滞剂（地尔硫卓）、卡马西平等。

二、临床特征

（1）急性发病，高热，全身大量浅表非毛囊性无菌脓疱，针头至米粒大小，基底潮红，伴烧灼或瘙痒。

（2）面部常为始发部位，表现为面部红斑肿胀，表面密集细小的无菌性脓疱。

三、诊断与鉴别诊断

1. 诊断依据

主要根据急性发病、用药史和典型临床症状进行诊断。

2. 鉴别诊断

脓疱型银屑病：二者较难鉴别，均为急性发作，高热伴无菌性脓疱。既往银屑病史、用药史有助于鉴别。

四、治疗

（1）停用或更换可疑药物，以全身支持与对症治疗为主。

（2）可酌情系统使用糖皮质激素或予

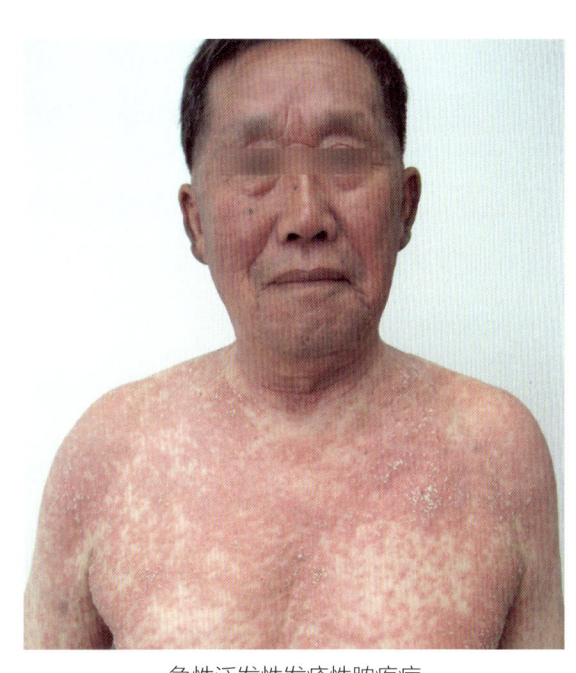

急性泛发性发疹性脓疱病
（孙建方提供）

IVIg冲击等治疗。

编者的话

急性泛发性发疹性脓疱病起病急，伴高热，皮疹常开始于面部及褶皱处，继而泛发全身，为针头大小非毛囊性无菌脓疱，发生于水肿性红斑之上。此型药疹症状较重，应及时停用可疑药物，以加强全身支持与对症治疗为主。部分严重患者可酌情系统使用糖皮质激素，或予IVIg冲击治疗。

林静编 韩永智校

第八节 药物超敏综合征
drug-induced hypersensitivity syndrome

一、发病机制

药物超敏综合征确切发病机制仍不清楚，其中包括药物解毒酶异常引起的药物活性代谢物的积累、疱疹病毒［如巨细胞病毒（CMV）、EB病毒、人类疱疹病毒6型和7型（HHV-6、HHV-7）］的相继活化，以及与某些人白细胞抗原（HLA）等位基因相关的遗传易感性。最常见诱发药物为卡马西平、苯妥英、苯巴比妥、美西律、拉莫三嗪、别嘌醇、柳氮磺胺嘧啶等。

二、临床特征

（1）发热和多淋巴结炎是极为常见的表现。全身受累包括血液、肝、肾、肺、心脏、神经、胃肠和内分泌异常，肝功能损伤尤为常见（75%～100%）。

（2）皮肤表现多种多样，麻疹样皮疹最常见，还可表现为非典型靶形皮损、紫癜样皮疹、无菌性小脓疱等。

（3）约有25%患者出现明显的面部肿胀，特别是在眼眶周围和面部中部，具有特征性。

三、诊断与鉴别诊断

1. 诊断依据

当患者出现以下表现或实验室指标异常，应考虑本病可能。

（1）迟发性皮疹：从服药到皮疹出现时间大于3周。

（2）淋巴结肿大：≥2个部位的淋巴结肿大。

（3）发热：体温＞38℃。

（4）内脏损害：谷丙转氨酶（ALT）为正常值2倍以上，间质性肾炎、间质性肺炎或心肌炎。

（5）血液学异常：白细胞升高或降低，嗜酸性粒细胞≥1.5×10^9/L或不典型淋巴细胞＞5%。

（6）复发病程：尽管停用诱发药物并给予治疗，疾病仍出现病情复发或加重。

当患者符合（1）～（5）条时，可确诊。

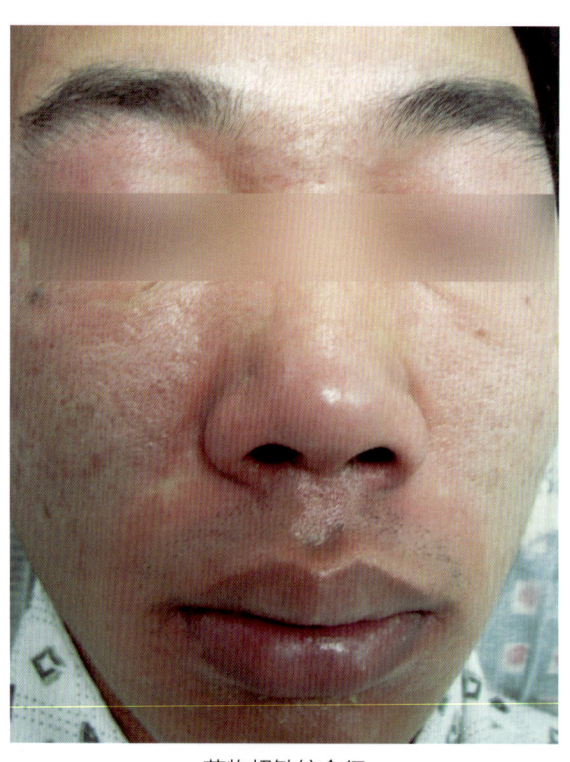

药物超敏综合征
（陆原提供）

2. 鉴别诊断

（1）发疹型药疹：表现为麻疹或猩红热样疹、斑丘疹和轻度全身性症状（低热、瘙痒、轻度嗜酸性粒细胞增多），少有内脏损伤。此外，药物潜伏期（5～14天）更短。

（2）SJS/TEN：皮疹包括融合性红斑疹伴非典型靶形皮损、水疱、糜烂和皮肤剥脱等，超过90%的患者黏膜损伤。

（3）急性泛发性发疹性脓疱病：表现为使用致敏药物后数小时至数天出现广泛的针头大小的非毛囊性脓疱。全身性症状常轻微。本病出现的脓疱更常局限于头颈部。

四、治疗

（1）系统使用糖皮质激素：推荐以1.0 mg/（kg·d）的泼尼松或同等剂量的其他糖皮质激素开始。

（2）静脉用丙种球蛋白：提高体内球蛋白数量，达到抗病毒、抗炎的作用。

（3）免疫抑制药物：如环孢素A、霉酚酸酯、利妥昔单抗等也可酌情选用。

— 编者的话

本病的面部（特别是在眼眶周围和面部中部）水肿，可能是该病的诊断线索之一，须引起大家重视。

林静编　韩永智校

第七章
CHAPTER 7
物理性皮肤病

第一节　日晒伤
sunburn

一、发病机制

日晒伤是由于强烈日光照射导致的皮肤急性光毒性反应，其发病机制是过量紫外线（UV）照射（主要为UVB），造成表皮细胞坏死，同时释放多种活性介质引起真皮血管扩张、组织水肿。

二、临床特征

（1）日光暴晒后发生，好发于面部、颈部、上肢伸侧等曝光部位等。

（2）主要表现为面部等暴露部位出现皮肤弥漫性红斑，边界清楚，严重时可出现水肿、水疱，局部有灼痛感。3～5天后红斑逐渐消退，伴有脱屑，遗留色素加深。

三、诊断与鉴别诊断

1. 诊断依据

日光暴晒后曝光部位出现红斑、水肿、水疱等，伴有灼痛感。

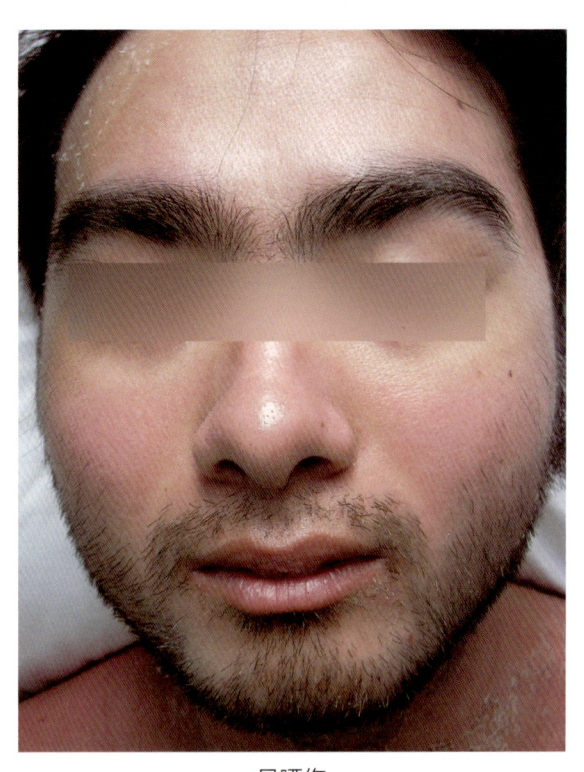

日晒伤
（陆原提供）

2. 鉴别诊断

（1）刺激性皮炎：有明确的刺激物接触

史，接触后即时或数小时局部皮肤红肿、瘙痒，严重者可有水疱、糜烂等。

（2）多形性日光疹：属于光变态反应性疾病，日光照射后数小时曝光部位出现急性或亚急性湿疹样表现，瘙痒。

四、治疗

（1）避免日光暴晒，注意在暴露部位使用遮光剂。

（2）局部治疗：选用炉甘石洗剂、糖皮质激素、3%硼酸溶液湿敷等。

（3）系统药物治疗：①抗组胺药物，氯雷他定、依巴斯汀、西替利嗪等。②非甾体抗炎药、阿司匹林、吲哚美辛等。③维生素C。④严重者可使用糖皮质激素。

— 编者的话

日晒伤与紫外线照射直接相关，一般在日光暴晒后6小时左右，暴露部位出现红斑、肿胀、灼痛，严重时出现水疱，数天后可逐渐消退。本病需要与刺激性皮炎、多形性日光疹等鉴别。防晒是预防和治疗日晒伤的关键；治疗以局部对症为主，严重者可口服小剂量糖皮质激素、非甾体抗炎药等。

韩凯编　韩永智校

第二节　多形性日光疹
polymorphous light eruption

一、发病机制

多形性日光疹是最常见的光线性皮肤病，UVA、UVB都可能致病，发病机制尚不完全清楚，可能是对内源性光诱导抗原产生的迟发型变态反应，还可能与遗传、氧化损伤等有关。

二、临床特征

（1）常见于春季或夏初，好发于面部等曝光部位。

（2）皮损形态多样，多于日晒后数分钟至数小时出现，可表现为轻微的红斑、丘疹，也可表现为红斑、斑块、丘疱疹、水疱等。

三、诊断与鉴别诊断

1. 诊断依据

皮损发生于日光照射后，以光暴露部位为主，损害呈多形性，反复发作，且有明显季节性。

2. 鉴别诊断

（1）光线性痒疹：儿童期发病，日晒后数小时至数天出现水肿性、表皮剥脱性丘疹或结节，表面有浅表瘢痕。

（2）慢性光化性皮炎：多见于老年人，日晒后出现慢性湿疹皮炎类皮损，持续时间较长。

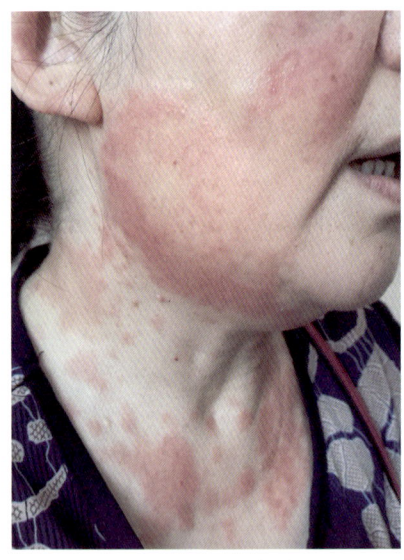
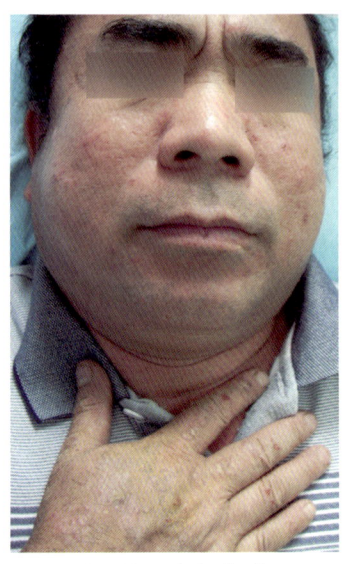
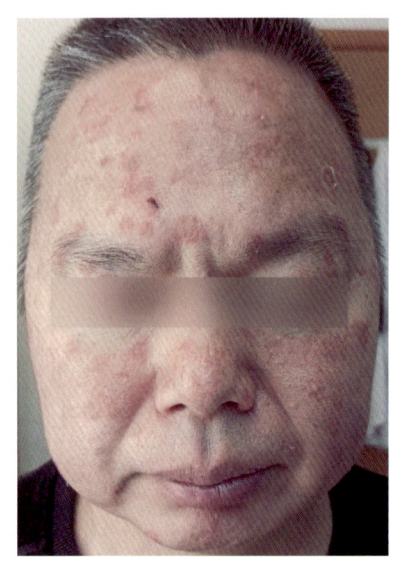

多形性日光疹（1）　　　　多形性日光疹（2）　　　　多形性日光疹（3）
（陆原提供）　　　　　　　（陆原提供）　　　　　　　（戴丝淇提供）

（3）盘状红斑狼疮、亚急性皮肤型红斑狼疮：无季节性特点，慢性病程，表现为盘状红斑或对称性环状红斑等，紫外线照射可加重。

四、治疗

（1）加强光防护。

（2）局部治疗：外用糖皮质激素、钙调磷酸酶抑制剂等。

（3）系统药物治疗：①羟氯喹，烟酰胺，沙利度胺等。②病情严重且对其他治疗无效时，可使用小剂量糖皮质激素或环孢菌素。

（4）硬化治疗：窄谱ＵＶＢ（ＮＢ-ＵＶＢ）、宽谱ＵＶＢ（ＢＢ-ＵＶＢ）。

—— 编者的话 ——

多形性日光疹是一种常见的光线性皮肤病。表现为日晒后数分钟至数小时，光暴露部位出现红斑、丘疹、水疱等多形性皮疹，常见于春夏交季。本病需与光线性痒疹、慢性光化性皮炎、盘状红斑狼疮、亚急性皮肤型红斑狼疮等疾病鉴别。多形性日光疹的治疗一定要积极避光，皮损处可外用糖皮质激素药膏或钙调磷酸酶抑制剂等，病情严重者可短期系统应用糖皮质激素。硬化治疗是中重度多形性日光疹的有效预防治疗手段，且首选NB-UVB。

韩凯编　韩永智校

第三节 痱

miliaria

一、发病机制

痱（痱子）是以小汗腺阻塞为特征的浅表性、炎症性皮肤病。夏季或高温闷热环境导致汗液不易蒸发，汗液潴留后汗腺导管因内压增高而破裂，汗液进入周围组织刺激炎症反应。

二、临床特征

（1）好发人群广泛，婴幼儿多见，成人在夏季也会出现。分为白痱、红痱和深在痱。

（2）面部多发于额头，常见于婴幼儿或者因衣帽阻挡汗液蒸发的成年人，表现为密集的针帽大小、非毛囊性的丘疹或者丘脓疱疹。

三、诊断与鉴别诊断

1. 诊断依据

根据发病季节及典型皮损不难诊断。

2. 鉴别诊断

毛囊炎：为毛囊性的红色丘疹或者丘脓疱疹，常为细菌感染所致。

四、治疗

（1）通风散热，保持皮肤干燥清洁。

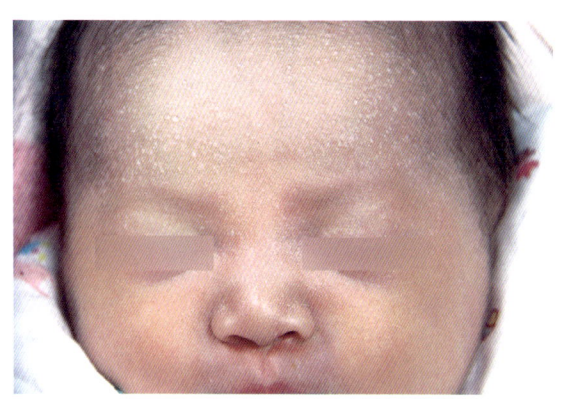

白痱
（刘建中提供）

（2）局部治疗：外用薄荷炉甘石洗剂、痱子粉等，脓痱可用2%鱼石脂炉甘石洗剂。

— 编者的话 —

痱子是小汗腺导管阻塞破裂引起，以夏季或高温闷热环境多见，表现为针帽大小丘疹、水疱、丘疱疹或脓疱等，不难诊断。通风散热、保持皮肤干燥清洁是治疗及预防的基础，治疗以局部清凉、收敛、止痒为主。

韩凯编　韩永智校

第四节 冻疮
chilblains

一、发病机制

冻疮是一种与低温相关的局部或全身组织急性损伤。发病机制与寒冷潮湿的环境中血管痉挛收缩后组织缺血、缺氧，引起严重反应有关。

二、临床特征

（1）易发生在冬季及早春季节、寒冷环境中。

（2）多见于四肢末端、鼻、面颊、耳郭等处。表现为局限性紫红色隆起性红斑，边界不清，伴瘙痒或疼痛感，严重者可出现水疱、破溃及糜烂。

三、诊断与鉴别诊断

1. 诊断依据
根据病史及典型的临床表现不难诊断。

2. 鉴别诊断
冻疮样红斑狼疮：临床表现与冻疮类似，组织病理学为盘状红斑狼疮特征，血清学检查可见自身免疫性抗体。

四、治疗

（1）注意保暖，保持皮肤干燥，避免寒冷潮湿环境。

（2）局部治疗：未破溃的皮损可使用维生素E乳膏或冻伤膏；破溃的皮损可使用抗生素软膏。

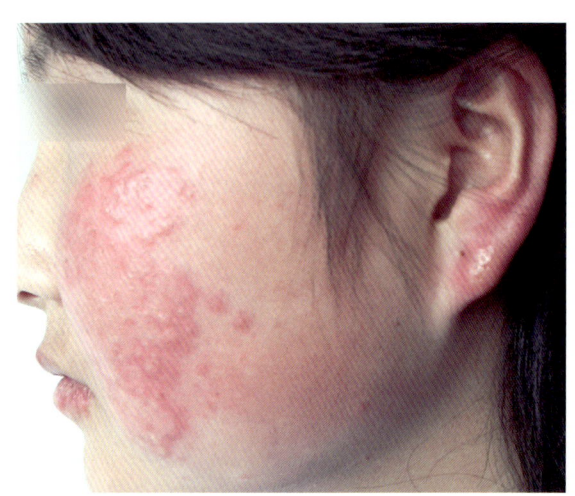

冻疮（1）
（孙建方提供）

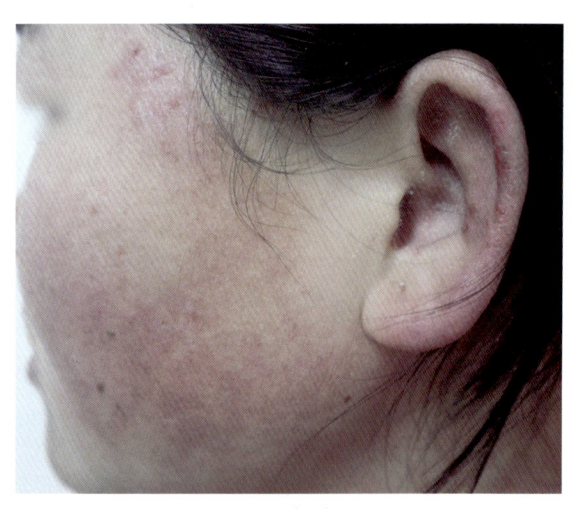

冻疮（2）
（王小坡提供）

（3）系统治疗：使用扩张血管药物硝苯地平，或其他药物如烟酰胺、己酮可可碱等。

冻疮由长期暴露在寒冷潮湿环境中引起，好发于肢体末端，面部以鼻和耳郭最为多见，表现为局限性紫红色隆起性红斑。根据病史及临床表现不难鉴别。恢复保暖、促进局部血液循环是主要防治措施，可使用维生素E乳膏或冻伤膏外涂，严重者可使用扩张血管药物硝苯地平。

韩凯编　韩永智校

第五节　放射性皮炎
radiodermatitis

一、发病机制

放射性皮炎是由各种类型电离辐射（如α、β、γ、X线等）照射皮肤引起的急性或慢性损伤。发病机制较为复杂，包括辐射对组织的直接损伤及持续性的炎症反应等。

二、临床特征

（1）急性放射性皮炎主要表现为红斑、水肿、脱屑、糜烂、溃疡、色素沉着、毛发脱落等，可在数小时内出现，并在数小时至数天内消退。

（2）慢性放射性皮炎常表现为色素减退或色素沉着、表皮萎缩、毛细血管扩张、纤维化，通常在放射治疗完成后数月至数年出现。

三、诊断与鉴别诊断

1. 诊断依据

有放射线接触史，损害发生于放射部位可以诊断。

2. 鉴别诊断

接触性皮炎：有过敏原接触史，红斑边界清楚，可伴有丘疹、渗出，瘙痒。

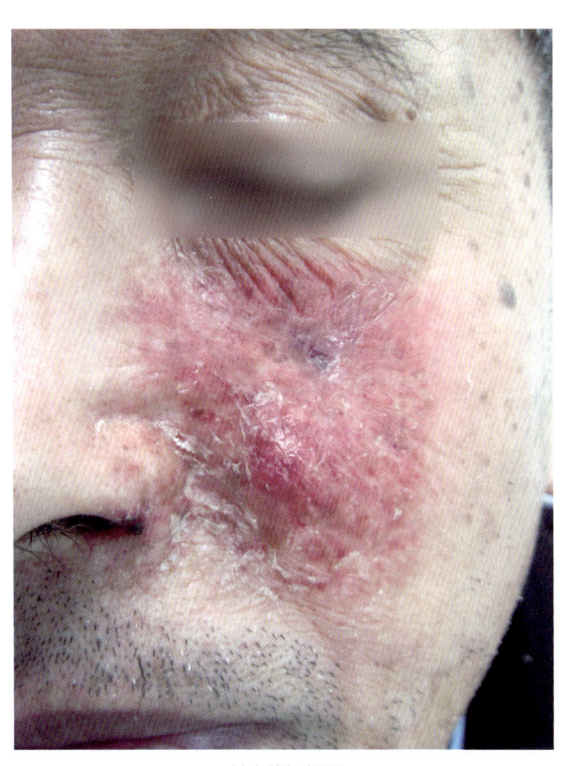

放射性皮炎
（陆原提供）

四、治疗

（1）避免接触、做好防护、精准放疗。

（2）局部治疗：应用炉甘石洗剂、维生素E乳霜、皮质激素类霜剂或软膏、抗生素软膏、银离子敷料等。

—— 编者的话 ——

放射性皮炎是由辐射照射皮肤黏膜引起的急慢性损伤，急性期以红斑水肿为主，慢性期表现为色素改变、表皮萎缩、纤维化。慢性皮损治疗困难，治疗目标为对症处理、抗纤维化和促进局部血液循环、预防破溃感染等，必要时可尝试光电治疗和表皮移植。

韩凯编　韩永智校

第六节　慢性光化性皮炎
chronic actinic dermatitis

一、发病机制

慢性光化性皮炎是一组以慢性持久性光敏感为特征的病谱性疾病，可能与光敏物质的持续存在、免疫调节功能紊乱、色氨酸代谢障碍、过敏体质、细胞敏感性增高、皮肤组织中产生过多的自由基和皮肤成纤维细胞对UV的易感性增强有关。

二、临床特征

（1）好发于中老年男性面部等曝光部位，严重者可累及非暴露部位。

（2）主要表现为皮炎湿疹样皮损，可伴浸润性丘疹和斑块，反复发作，逐渐加重。

三、诊断与鉴别诊断

1. 诊断依据

好发于中老年男性面部等曝光部位，表

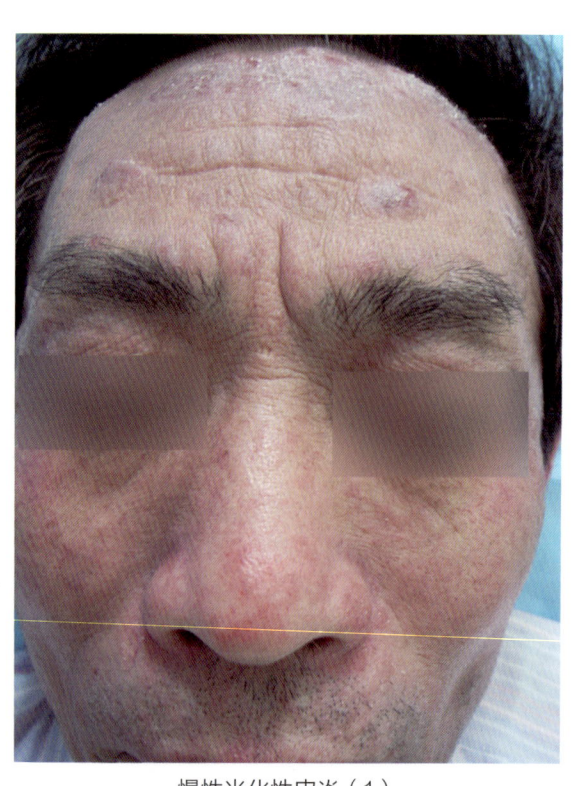

慢性光化性皮炎（1）
（陆原提供）

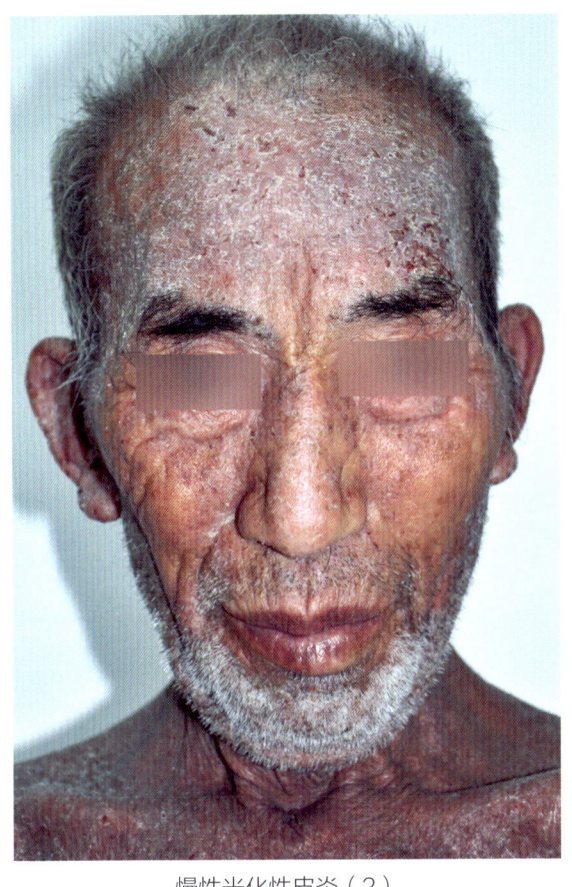

慢性光化性皮炎（2）
（刘仲荣提供）

现为皮炎湿疹样皮损，病程3个月以上，反复发作。

2. 鉴别诊断

（1）皮炎湿疹类：无光敏史，皮损对称，皮疹无曝光部位分布的特征。

（2）暂时性光反应：避免接触光致敏物质后多能自愈，不存在持久性光反应。

（3）多形性日光疹：急性季节性发作，中青年女性多见，光生物剂量测定正常。

（4）皮肤T细胞淋巴瘤：光生物剂量测定正常，真皮内异形淋巴细胞浸润，T细胞受体基因重排阳性。

四、治疗

（1）严格避光，避免可能的接触性变应原。

（2）局部治疗：糖皮质激素制剂、他克莫司软膏等。

（3）系统治疗：严重者可选用糖皮质激素、烟酰胺、免疫抑制剂等。

（4）NB-UVB和补骨脂素联合使用，UVA暴露疗法（PUVA）对改善病情也有作用。

编者的话

慢性光化性皮炎是一组以慢性光敏感为特征的迟发型超敏反应。表现为中老年男性面部等曝光部位的皮炎湿疹样皮损，后期可伴浸润性丘疹和斑块。本病需与皮炎湿疹类、多形性日光疹等鉴别，尤其对于治疗效果不佳者应注意与皮肤T细胞淋巴瘤仔细鉴别。本病治疗方案需要遵从病情的严重程度来确定。单纯面部皮损可联合口服烟酰胺和外用他克莫司治疗；治疗效果不佳或患者期望较高时可选择免疫抑制剂或者糖皮质激素。度普利尤单抗和JAK抑制剂也有报道对本病有效。

韩凯编　韩永智校

第七节　胶样粟丘疹
colloid milium

一、发病机制

胶样粟丘疹病因未明，儿童型常有家族史，成人型多与日晒相关。胶样物质的确切性质不明，有学者认为其为弹力纤维光化性变性引起。

二、临床特征

（1）夏重冬轻，但不会自行消退。

（2）主要表现为面、颈、手背等曝光部位出现1~3 mm淡黄色透明的小丘疹，用针挑破可挤出黏性胶样物质。

三、诊断与鉴别诊断

1. 诊断依据

面、颈部等曝光部位有黄色透明的丘疹，自觉症状不明显，可挤出胶样物质。病理检查可见真皮乳头层内有胶样物质团块。

2. 鉴别诊断

（1）粟丘疹：白色丘疹，挑破后挤出珍珠样小粒。

（2）汗管瘤：正常肤色的扁平或半球状丘疹或小结节，好发于青年女性眼周、前额。

（3）皮脂腺增生：为面部散在分布的黄色扁平丘疹，中央有脐窝。

四、治疗

防晒、避光。少数皮疹可冷冻、电灼、磨削或激光去除。

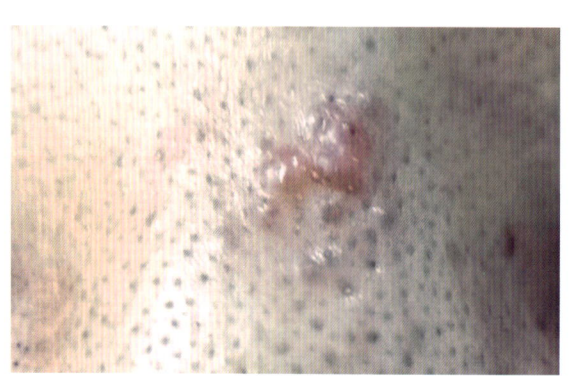

胶样粟丘疹（1）
（陆原提供）

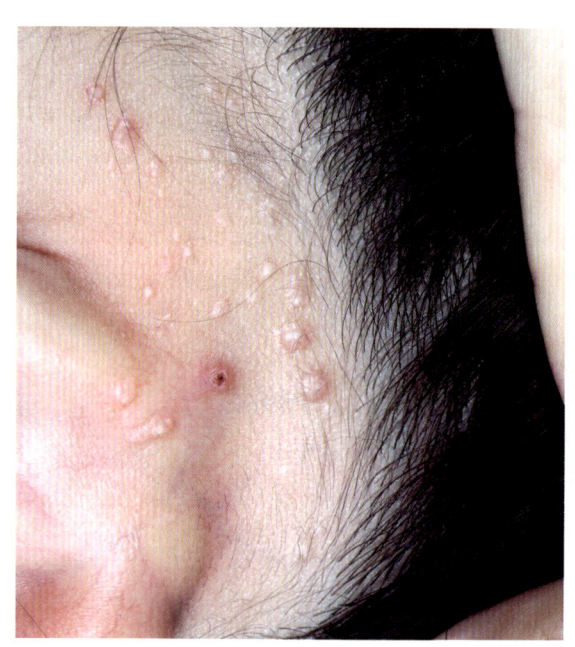

胶样粟丘疹（2）
（李文提供）

编者的话

胶样粟丘疹常表现为面部、颈部的淡黄色透明丘疹，用针挑破可挤出黏性胶样物质。治疗方案需要遵从皮疹的部位来确定，面部胶样粟丘疹可优先采用激光等治疗手段。

韩凯编　韩永智校

第八节 植物日光性皮炎
phytophotodermatitis

一、发病机制

植物日光性皮炎是一种急性光毒性炎症反应，其发生常与体质、食用光敏性植物和长久日晒三者同时作用相关。

二、临床特征

（1）皮疹以面部和手背等暴露部位为主，对称分布，为自限性疾病。

（2）主要表现为显著的非凹陷性水肿，呈弥漫性潮红，可有丘疹、水疱、血疱或坏死等。

三、诊断与鉴别诊断

1. 诊断依据

有光敏性植物接触史伴暴晒，表现为面部等暴露部位的局部皮肤有红肿、丘疹、水疱、血疱或坏死等。

2. 鉴别诊断

（1）日晒伤：暴晒数小时后皮肤出现鲜红色斑，1周后即恢复，无光敏性植物接

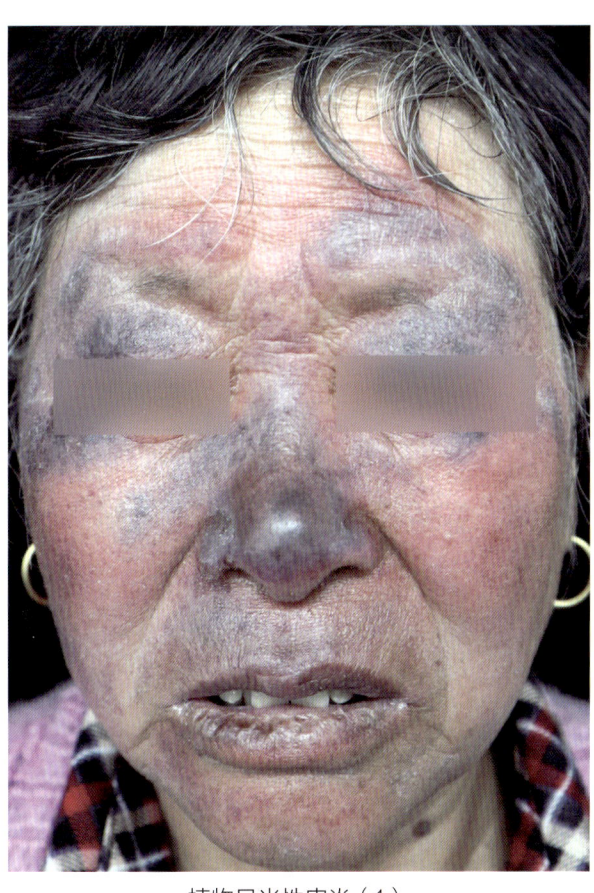

植物日光性皮炎（1）
（孙建方提供）

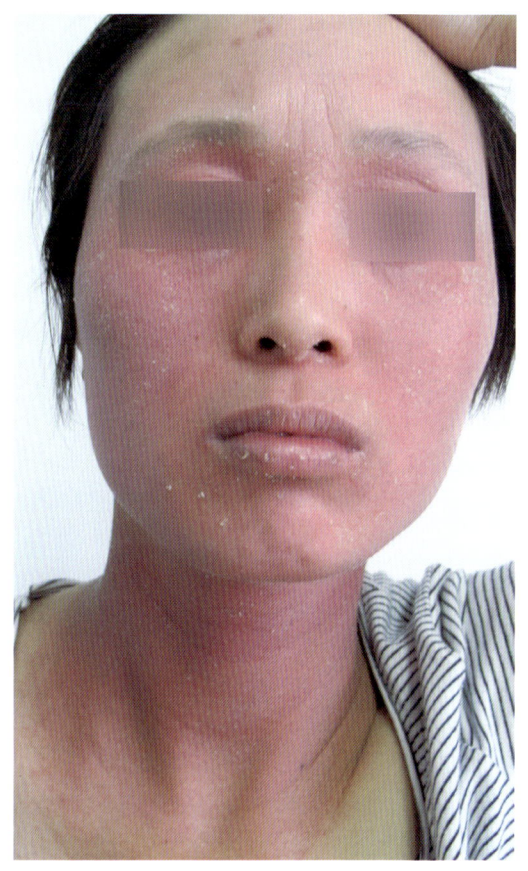

植物日光性皮炎（2）
（王小坡提供）

触史。

（2）接触性皮炎：有接触史，红斑边界清楚，与日晒无关。

（3）烟酸缺乏症：皮疹可与本病类似，但无光敏性植物接触史，常见病因有饮酒、慢性腹泻等，病程慢性，反复发作，伴有胃肠道和神经精神症状。

（4）漆树皮炎：皮损不局限于光暴露部位，与日晒无关，可累及其他部位，瘙痒剧烈。

四、治疗

（1）避免接触光敏性植物和暴晒。

（2）局部治疗同急性皮炎。系统药物治疗可使用糖皮质激素，适用于较重患者。

—— 编者的话 ——

植物日光性皮炎是一种急性光毒性炎症反应，表现为接触光敏性植物并暴晒后，面部等暴露部位出现皮肤潮红肿胀、丘疹、水疱、血疱或坏死等。本病需要与日晒伤、接触性皮炎、烟酸缺乏症、漆树皮炎等疾病仔细鉴别，详细的病史是诊断的重要依据。治疗目标是缓解症状、减少复发，治疗原则及治疗药物同急性皮炎。

韩凯编 韩永智校

第九节 种痘样水疱病
hydroa vacciniforme

一、发病机制

种痘样水疱病是一种少见的、日光诱发性皮肤病，本病性质尚不明确，遗传因素、机体代谢异常、EB病毒感染和T细胞淋巴瘤等可能与本病相关。

二、临床特征

（1）幼年发病，常于夏季日晒后数小时发病。

（2）典型表现为日晒后面部、手背部出现红斑、脐凹状水疱和血疱、结痂，愈合后遗留凹陷性瘢痕。

三、诊断与鉴别诊断

1. 诊断依据

幼年发病，日晒后数小时面部出现红斑、脐凹状水疱和血疱，愈合后遗留点状凹陷性瘢痕。

2. 鉴别诊断

（1）红细胞生成性原卟啉病：表现为皮肤红斑、丘疹、疼痛，光敏感，面部多毛，末梢血荧光红细胞阳性。

（2）先天性红细胞生成性卟啉病：牙釉质呈褐色，伍德（Wood）灯下呈橘红色荧光，末梢血荧光红细胞阳性。

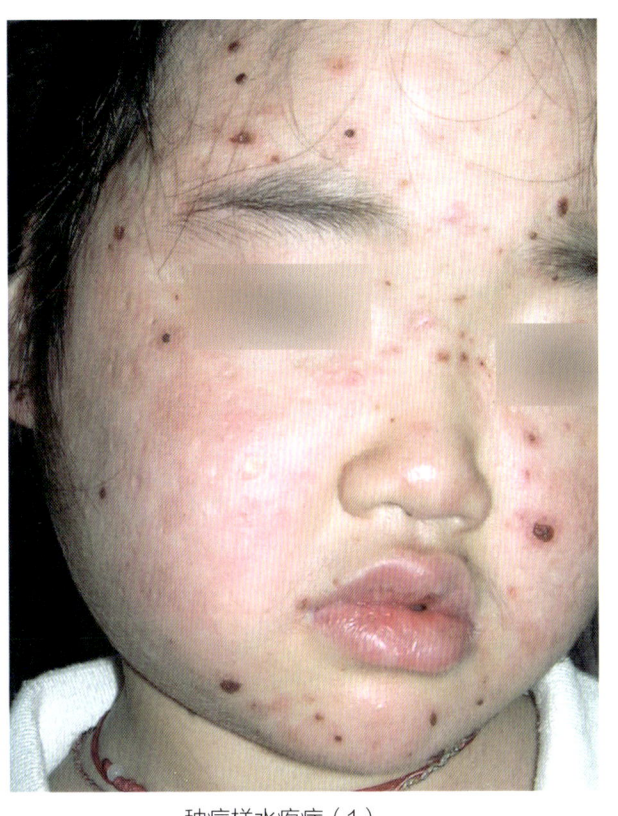

种痘样水疱病（1）

（刘仲荣提供）

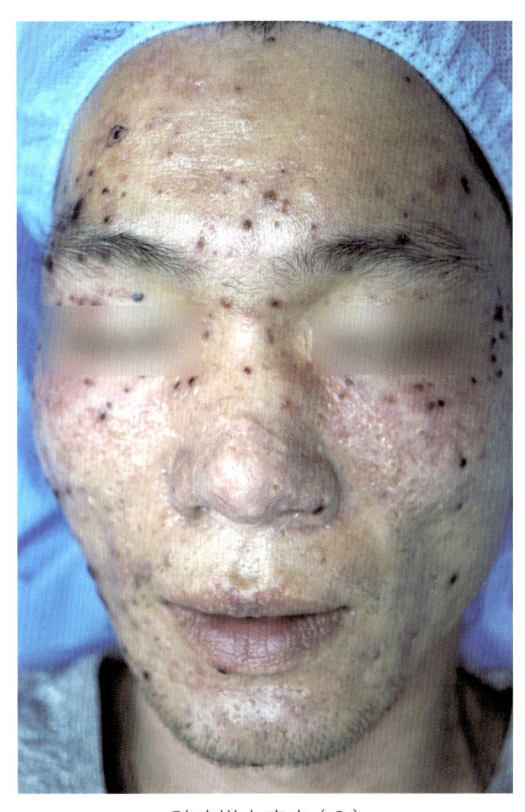

种痘样水疱病（2）

（薛汝增提供）

（3）盘状红斑狼疮：表现为持久性盘状红斑，表面有黏着性的鳞屑，剥去后可见扩张的毛囊口。

（4）种痘样水疱病皮肤T细胞淋巴瘤：皮损更广泛和深在，有严重的瘢痕和变形，可伴有发热等全身症状及白细胞减少等，无季节性和自愈性。

四、治疗

避免日晒，局部对症处理。有报道指出，烟酰胺、沙利度胺、羟氯喹等可能有效。

编者的话

种痘样水疱病是一种少见的、由日光诱发的皮肤病，常为幼儿发病，夏季日晒后数小时在面部、手背部位出现红斑、斑块，其上有脐凹状水疱和血疱，数周后愈合，遗留天花样凹陷性瘢痕。本病需要与红细胞生成性原卟啉病、先天性红细胞生成性卟啉病、盘状红斑狼疮，特别是种痘样水疱病皮肤T细胞淋巴瘤等疾病仔细鉴别。本病治疗困难，防晒及局部对症处理是主要治疗手段。

韩凯编 韩永智校

第十节 光线性肉芽肿
actinic prurigo

一、发病机制

光线性肉芽肿是一种慢性肉芽肿性疾病，其发病机制及分类有很大争议，有环状弹力纤维溶解性巨细胞肉芽肿等多种病名。有学者认为其发病机制为弹力纤维变性，抗原性发生改变，从而引发针对变性弹力纤维的细胞免疫应答。

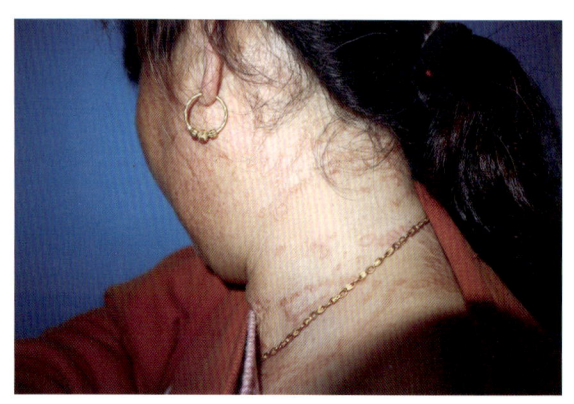

光线性肉芽肿
（王小坡提供）

二、临床特征

（1）好发于额、颈、上胸、上臂等慢性日光暴露部位。

（2）典型表现为环状斑块，边缘淡红色、堤状隆起，中央萎缩、色素减退。

三、诊断与鉴别诊断

1. 诊断依据

根据面、颈等慢性日光暴露部位的环状斑块，边缘隆起，结合组织病理学特征可诊断。

2. 鉴别诊断

（1）临床上，需要与离心性环状红斑、体癣等鉴别，本病组织病理学为非感染性肉芽肿改变。

（2）组织学上，需要与环状肉芽肿、类脂质渐进性坏死、结节病等肉芽肿性疾病鉴别。

四、治疗

糖皮质激素制剂或他克莫司外用封包或者局部注射。系统药物治疗可尝试维A酸类、羟氯喹、烟酰胺等。个案报道物理治疗如冷冻、PUVA、NB-UVB，脉冲燃料激光联合CO_2点阵激光等可能有效。

——— 编者的话 ———

本病临床以面、颈部等慢性曝光部位为主的淡红色堤状隆起的环状损害为特点，尚无特效疗法，个案报道治疗效果各异。本病组织学上与环状肉芽肿等类似，很多学者认为本病为环状肉芽肿的临床亚型。

韩凯编　韩永智校

第十一节 火激红斑
erythema abigne

火激红斑是一种因长时间接触低于热烧伤阈值的热源而导致的慢性炎症性皮肤病。包括长时间使用电热毯、取暖器、暖手宝等。

中老年人多见。最初表现为暂时性网状红斑，皮损的形状和大小与热源范围近似。随着热暴露时间的延长，变为持续性红色斑片，皮损范围固定，边界不清，后期出现网状色素沉着和毛细血管扩张。

无特殊治疗。脱离热源后，多数患者症状会缓慢消退。

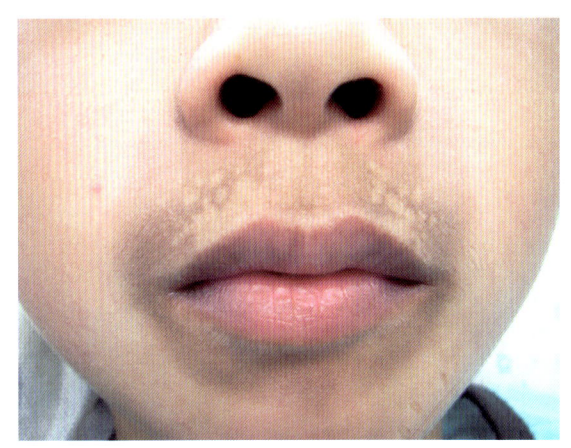

火激红斑
（陆原提供）

编者的话

本病较少发于面部，常有明显的季节特征，但患者往往会忽略可疑热源的存在，需仔细询问。本病的主要远期危害是增加皮肤鳞状细胞癌（简称鳞癌）或梅克尔（Merkel）细胞癌的风险。

陆原编　韩永智校

第十二节 水源性角化病
aquagenic keratoderma

水源性角皮病又称水源性掌跖角化病、水源性肢端角化症等，病因不明。

平均发病年龄21岁，女性多见。于出汗或浸水2～10分钟后，皮肤呈现褶皱、水肿，或发生乳白色丘疹，可伴有烧灼感、瘙痒，也可不伴任何自觉症状。在温暖和干燥后数分钟到1小时内消失。

目前无标准治疗方法。与药物相关者在停用药物后可自行缓解，少数病例可以自愈。

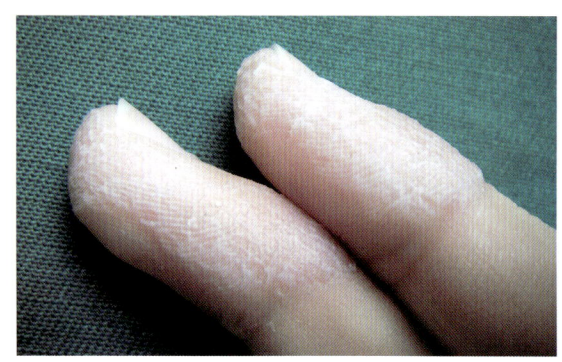

水源性角化病（1）
（陆原提供）

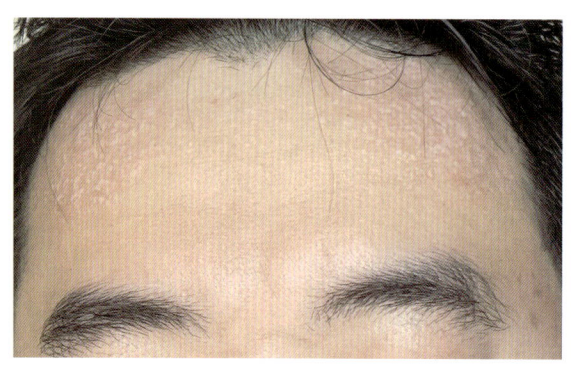

水源性角化病（2）
（陆原提供）

—— 编者的话 ——

　　本病临床少见，且多数发于手足部，罕见
报道发于面部。

　　　　　　　　　陆原编　韩永智校

第八章

CHAPTER 8

神经精神障碍性皮肤病

第一节　慢性单纯性苔藓
lichen simplex chronicus

一、发病机制

慢性单纯性苔藓又称神经性皮炎，是一种慢性炎症性皮肤病，病因及发病机制尚不清楚。一般认为与大脑皮层兴奋和抑制功能失调、局部摩擦等因素有关。

二、临床特征

典型表现为丘疹、斑块及苔藓样变，剧痒。好发于颈部、肘部、会阴等部位。面部则以眼睑多见。

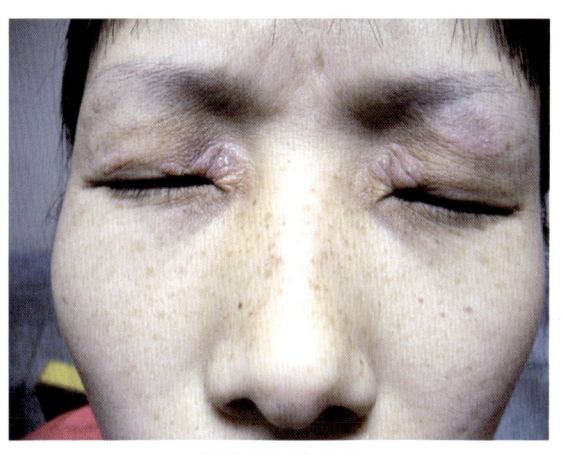

慢性单纯性苔藓
（黄长征提供）

三、诊断与鉴别诊断

1. 诊断依据
典型皮疹结合好发部位可诊断。

2. 鉴别诊断
（1）慢性湿疹：由急性、亚急性湿疹演变而来，通常皮疹多形，易渗出。

（2）特应性皮炎：典型患者常自幼年发病，出现以屈侧为主的多形性皮疹，伴有特应

性个人史或家族史。

（3）扁平苔藓：为紫红色、多角形扁平丘疹，表面可见威克姆（Wickham）纹。

四、治疗

（1）注意休息，精神放松，避免搔抓。

（2）外用药物治疗：糖皮质激素，钙调

磷酸酶抑制剂。

（3）系统药物治疗：抗组胺药物、镇静剂等。

（4）其他治疗：封闭治疗、光化学疗法（如PUVA）。

编者的话

根据典型的瘙痒性皮肤苔藓样变、好发部位，本病易于诊断。精神放松、避免搔抓非常重要。根据皮肤受累范围的大小选择合适的治疗方案。

韩凯编 韩永智校

第二节 痒疹
prurigo

一、发病机制

痒疹是一组以瘙痒为特征的炎症性皮肤病。病因不明，可能与超敏反应、神经精神因素、遗传过敏体质等有关。

二、临床特征

（1）自觉皮肤瘙痒，反复搔抓。

（2）皮损表现为风团样丘疹、苔藓样结节。

（3）临床分为急性痒疹、慢性痒疹和症状性痒疹。

三、诊断与鉴别诊断

1. 诊断依据

皮肤出现瘙痒性丘疹、结节，再根据病史、年龄、病程及伴发疾病等情况确定临床类型。

2. 鉴别诊断

（1）丘疹性荨麻疹：多在春、秋季发病，主要表现为风团，中央有小水疱，病程短。

（2）疱疹样皮炎：皮疹虽为多形性，但以水疱和大疱为主。有特异性病理改变。

四、治疗

去除各种病因和诱因，防止虫咬、避免局部刺激。

（1）局部治疗：外用各种止痒剂。结节性皮损可用糖皮质激素皮损内注射。

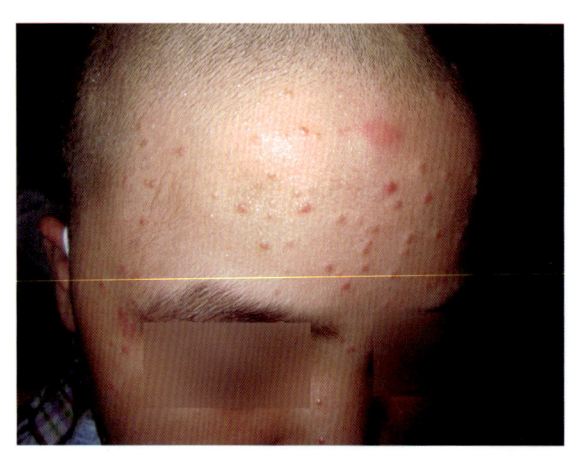

痒疹
（黄长征提供）

（2）系统治疗：应用抗组胺药物、镇静催眠类药物，必要时应用小剂量激素、免疫抑制剂等。

（3）物理治疗：包括液氮冷冻、激光、放射线同位素敷贴、浅层X线放射治疗。

编者的话

痒疹是一组急性或慢性炎症性皮肤病的总称，其致病原因复杂。根据皮损特征及剧烈瘙痒可明确诊断，但需与丘疹性荨麻疹、疱疹样皮炎等鉴别。治疗原则是去除各种可能的致病因素，如虫咬、胃肠功能失调等。注意改善营养及卫生状况。对有神经精神因素的患者，可适当应用镇静催眠类药物。

韩凯编　韩永智校

第三节　人工皮炎
dermatitis factitia

一、发病机制

人工皮炎是指有意识地对自己皮肤造成的损害。主要病因是精神基础疾病、人格障碍及儿童青少年发育障碍等。

二、临床特征

（1）皮损可为双侧对称性，常在手易于到达的范围内。

（2）为人为性损害，外形奇特，可表现为红斑、水疱、大疱、表皮剥蚀、坏死和溃疡等。

三、诊断与鉴别诊断

1. 诊断依据

根据病史、皮损形态和患者的人格特性，一般可作出诊断。

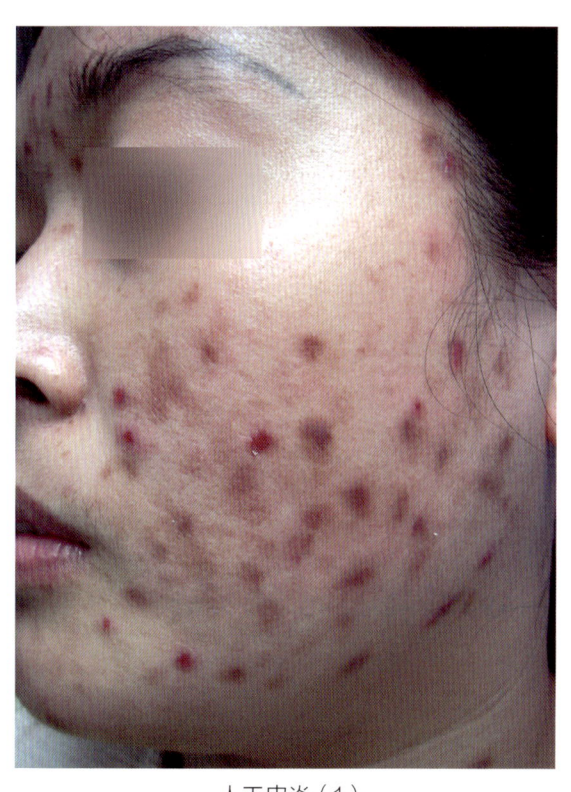

人工皮炎（1）
（陆原提供）

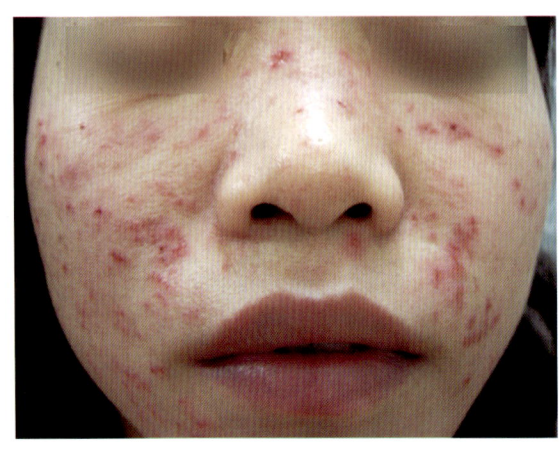

人工皮炎（2）
（陆原提供）

2. 鉴别诊断

皮肤划痕症：皮疹为隆起于皮肤的红色条痕，可自行消退，常有过敏史、瘙痒。

四、治疗

（1）皮损可用包扎疗法，合并感染则应局部或全身使用抗生素。

（2）精神神经治疗：精神分析疗法、行为治疗、认识领悟疗法、疏导疗法。

（3）系统药物：抗精神病药、抗抑郁药。

—— 编者的话 ——

人工皮炎是一种精神性疾病，检查时可以看到皮肤的损害是人为造成的。得到患者自伤的病史是诊断的关键。首先治疗皮肤损伤，其次要关注患者的心理健康，进行心理疏导，必要时用药治疗。

韩凯编　韩永智校

第四节　皮肤行为症
cutaneous behavior disorders

一、发病机制

皮肤行为症是一种由精神状态异常导致的皮肤的神经症。它可能由于接受错误教育或不良环境的影响下，致使性格失常。体内缺乏锌、铜等微量元素也可能引起神经功能紊乱。

二、临床特征

（1）患者往往精神上出现问题。

（2）皮肤常出现不同形态的表皮剥蚀，多呈线条状，亦可有深浅不等的溃疡，上覆痂皮。

三、诊断与鉴别诊断

1. 诊断依据

患者具有特殊的行为和精神状态，皮肤损害的形态不见于任何一种皮肤病。

2. 鉴别诊断

大疱性表皮松解症：受到轻微外伤或摩擦后，在手、肘、膝、足等部位出现破损、水疱或大疱改变。

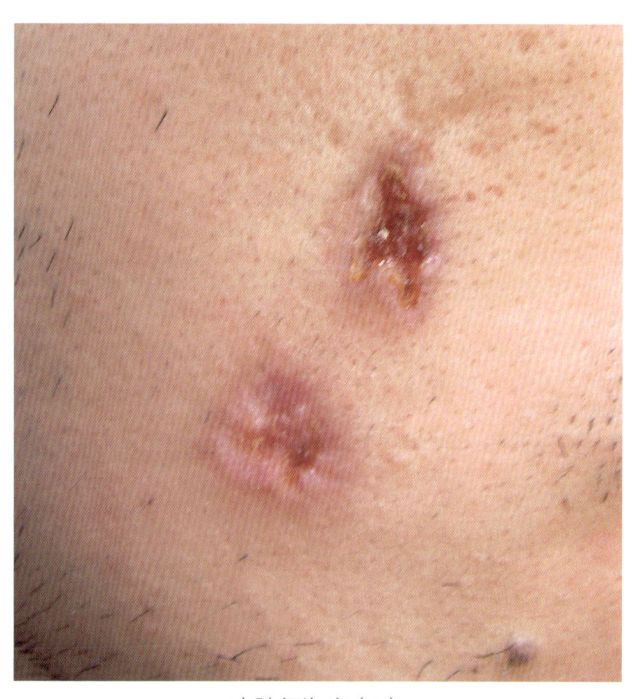

皮肤行为症（1）

（陆原提供）

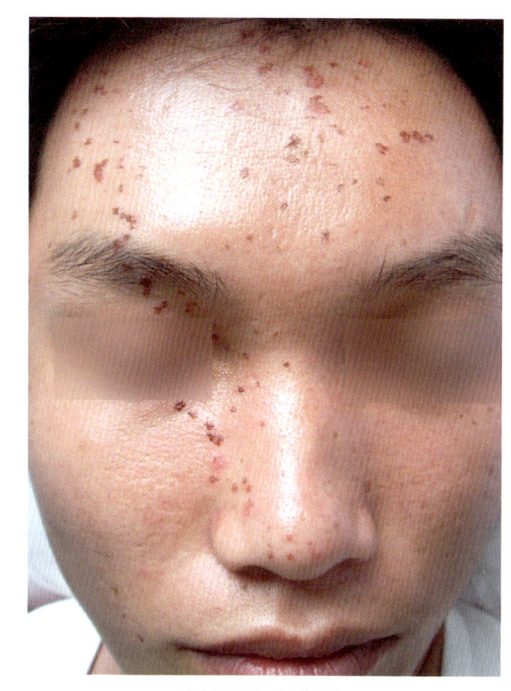

皮肤行为症（2）

（陆原提供）

四、治疗

防治方法主要是说服诱导，不宜采取强制手段加以制止。可以配合心理治疗及适当应用镇静剂。对缺乏锌、铜等微量元素而发病者补充微量元素。皮损处可外用药物对症治疗。

编者的话

皮肤行为症，也被称为神经症性表皮剥脱。患者多有用手或足自残皮肤的病史，皮肤常出现破溃、结痂。对患者不能责怪，应加强思想工作，进行说服教育，多加关照与爱护，帮助他们保护好皮肤。

韩凯编　韩永智校

第五节　舌舐皮炎
lick dermatitis

一、发病机制

舌舐皮炎是一种慢性口炎，主要为患者经常有意识或无意识地用舌头舐舐唇部及口周皮肤导致的难治性皮炎。

二、临床特征

（1）发生于舌能舐到的口唇四周皮肤。

（2）主要表现为唇部及口周皮肤干燥、脱屑、瘙痒。

三、诊断与鉴别诊断

1. 诊断依据

多见于大龄儿童，有舐舌的不良习惯。口唇周围有红斑，表面有干燥的鳞屑，伴有瘙痒。

2. 鉴别诊断

口周皮炎：多见于女性，皮损以炎性小丘疹、丘疱疹或脓疱为主。

四、治疗

（1）改掉患者舐舌的不良习惯，使用医学保湿剂，避免不良刺激。

（2）局部治疗：糖皮质激素药膏、钙调磷酸酶抑制剂等。

（3）系统药物治疗：抗组胺药物、多维素片等。

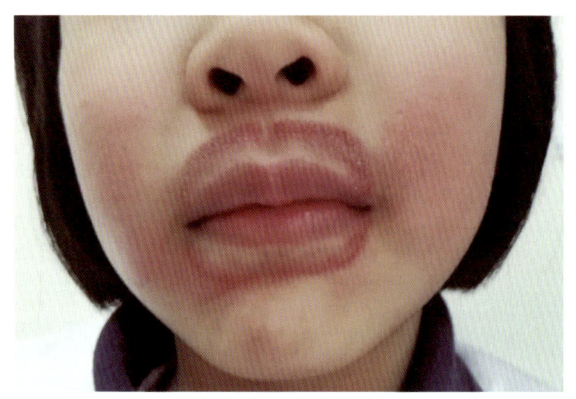

舌舐皮炎（1）
（李文提供）

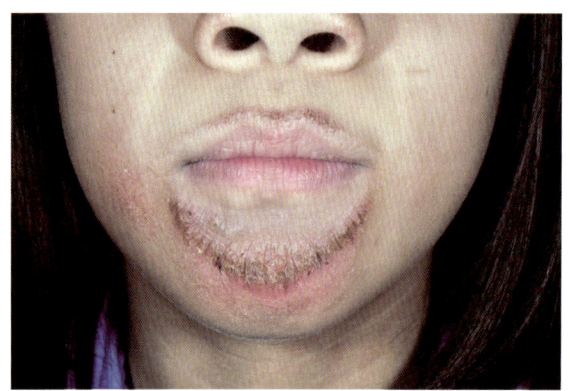

舌舐皮炎（2）
（韩永智提供）

编者的话

舌舐皮炎是一种经常用舌舐口唇及口周而引发的皮炎，以红斑、鳞屑、干燥为主要表现。本病需要与口周皮炎鉴别。治疗的关键是改掉患者舐舌的不良习惯，同时使用医学保湿剂以修复唇部及口周皮肤的屏障功能。严重者可以选用弱中效的糖皮质激素药膏外用。

韩凯编　韩永智校

第六节 皮肤垢着病
cutaneuous dirtadherent disease

一、发病机制

皮肤垢着病是一种原因不明的皮肤局限性、持续性污垢物质附着，其发病原因可能与精神因素有关，也可能与糠秕马拉色菌感染有关。

二、临床特征

（1）好发于面部，以两颊、眉毛及鼻部为主。

（2）主要表现为污浊的黑褐色鳞屑性痂，附着紧密，不易剥离，边界清楚。可有瘙痒。

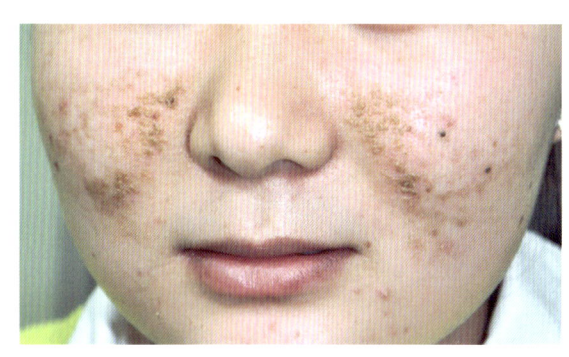

皮肤垢着病（1）
（刘仲荣提供）

三、诊断与鉴别诊断

1. 诊断依据

多见于年轻女性，面部有大片黑褐色污垢样痂样物质。

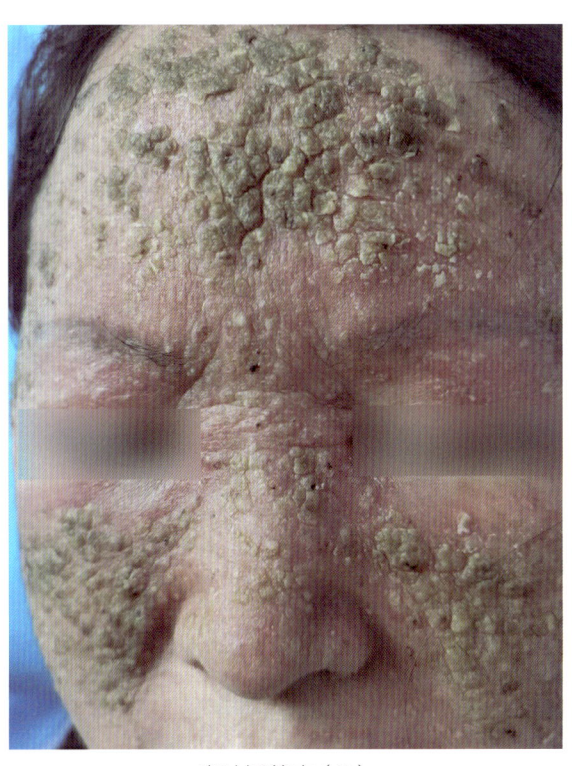

皮肤垢着病（2）
（陆原提供）

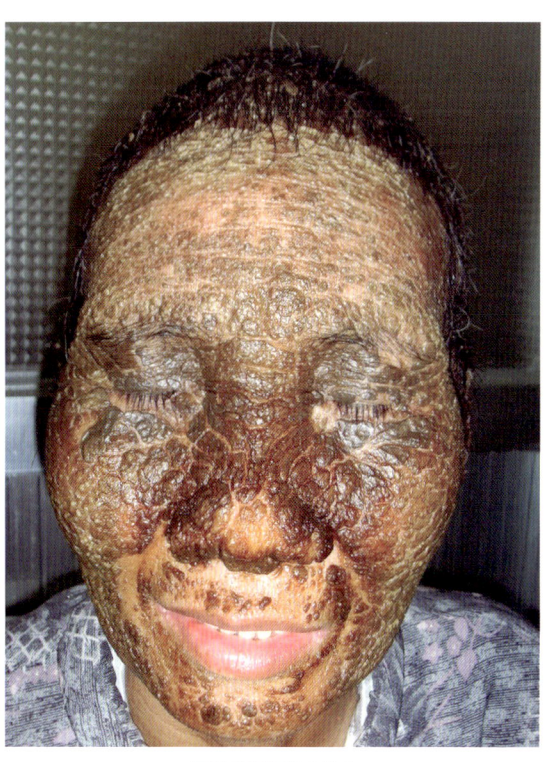

皮肤垢着病（3）
（王卫亮提供）

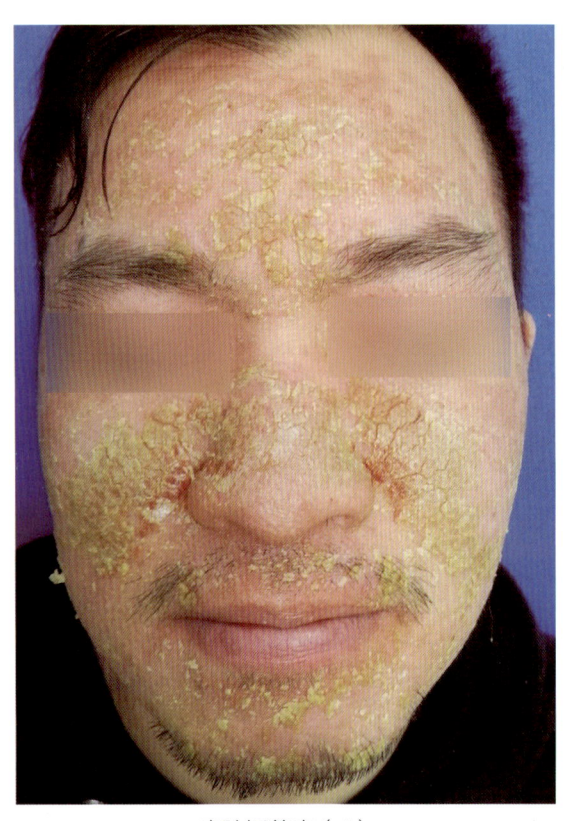

皮肤垢着病（4）
（王卫亮提供）

2. 鉴别诊断

黑棘皮病：皮疹好发于皮肤褶皱部位。

四、治疗

（1）日常应注意个人清洁卫生。

（2）局部治疗：20%紫草油、0.1%依沙吖啶、阿达帕林凝胶、1%特比萘芬软膏等。

（3）系统药物治疗：①抗生素，如伊曲康唑、酮康唑等。②阿维A。

（4）心理治疗：伴有精神因素者，需要进行心理治疗。

编者的话

皮肤垢着病是一种心因性皮肤病，皮损表现为灰褐色或黑色的油腻性痂屑，不易洗脱，好发于面部。本病治疗的关键是促进面部的痂屑脱落。对有精神因素的患者进行心理疏导治疗，调整患者心理和精神状态，使之积极乐观地面对生活。

韩凯编　韩永智校

第九章
CHAPTER 9
红斑及丘疹鳞屑性皮肤病

第一节　多形红斑
erythema multiforme

一、发病机制

病因复杂，目前多认为本病可能是易感个体在感染时发生的直接免疫反应。HSV是最常见的相关感染病原体。此外，药物、食物、物理因素（如外伤、日光、放射线、寒冷等）及某些疾病（如风湿热、自身免疫病、恶性淋巴瘤等）也可能引发本病。

二、临床特征

（1）四季均可发病，以冬、春季更多

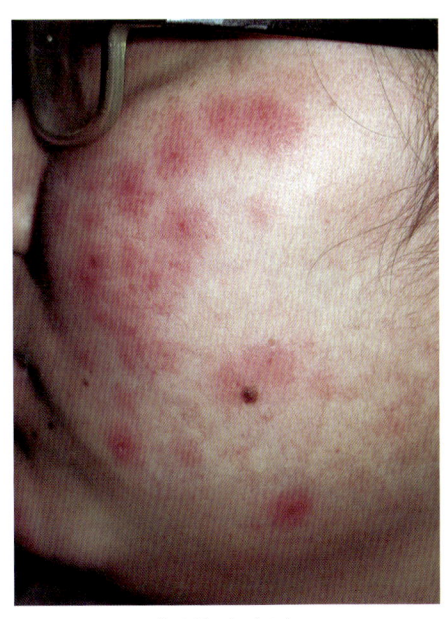

多形红斑（1）
（黄长征提供）

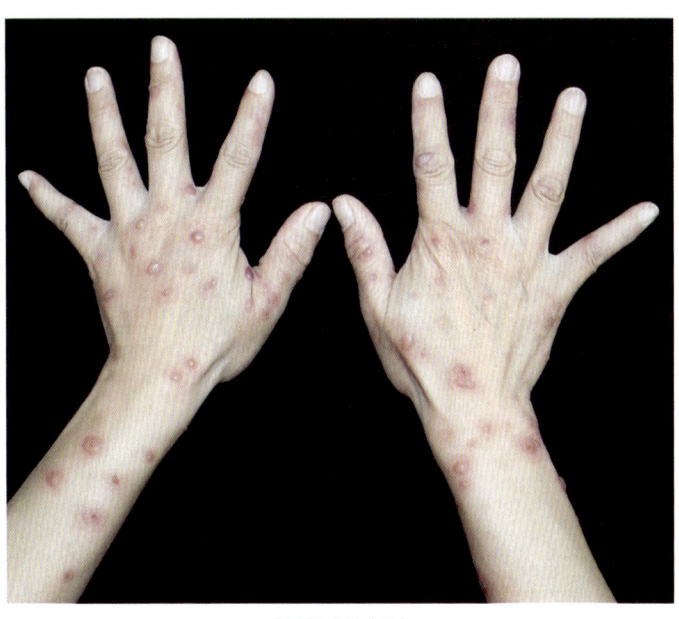

多形红斑（2）
（黄长征提供）

见，病程常为2~4周，易复发。

（2）特征性皮损为水肿性红斑，中央青紫色或为紫癜、水疱，产生靶形或虹膜样皮损。好发于四肢及面部。

三、诊断与鉴别诊断

1. 诊断依据

急性发作，为靶形红斑，以四肢远端为主，排除类似疾病即可诊断。

2. 鉴别诊断

（1）药疹（多形红斑型）：发疹前有明确服药史，皮疹无明显肢端分布特征。

（2）冻疮：多发生于冬季，好发于耳部、面颊及四肢末端等低温暴露部位，皮损为大小不一、暗红色及紫红色水肿红斑及斑块，遇热痒痛，无虹膜样损害。

（3）二期梅毒疹：皮损多为0.5 cm大小的圆形或椭圆形、铜红色孤立或散在斑疹，表面有鳞屑，手掌足跖可见类似损害，检查梅毒血清学阳性，发病前有不洁性交史。

（4）中毒性表皮坏死松解症（TEN）：发病急，以松弛性水疱，尼氏征阳性，表皮松解呈棕红色烫伤样外观为特征，黏膜受累，常伴明显全身症状，多有明确用药史。

四、治疗

（1）局部治疗：以消炎、收敛、止痒、防止感染为原则。

（2）全身治疗：口服抗组胺类药，无环鸟苷类药物，严重者给予小剂量糖皮质激素，保持水、电解质的平衡。

—— 编者的话 ——

病因复杂，单纯疱疹病毒感染引起的免疫反应可能与发病有关。靶形红斑是典型皮疹，大多病情较轻，对症治疗可于数周内自限。本病需注意与多形红斑型药疹，尤其是Stevens-Johnson综合征鉴别。

罗权编　韩永智校

第二节　银屑病
psoriasis

一、发病机制

银屑病是一种免疫介导的多基因遗传性皮肤病，确切病因尚未清楚。由遗传、环境因素（感染、精神、应激、手术、肥胖、妊娠、烟酒、药物）、免疫等多种因素共同导致。

TNF-α/IL-23/IL-17介导的炎症通路亢进是银屑病的主要分子机制。

二、临床特征

（1）病程慢性，多数患者冬季复发或加

重，夏季缓解。

（2）临床分为4种类型：寻常型银屑病、关节病型银屑病、红皮病型银屑病、脓疱型银屑病，其中寻常型银屑病多见。

（3）面部表现以红斑伴少量鳞屑为主，类似脂溢性皮炎外观。少数情况可见典型的层状银白色鳞屑性红斑或斑块。

（4）常伴有躯干、四肢及头皮的典型银屑病皮疹：红色丘疹或斑块，上覆有多层银白色鳞屑。蜡滴现象、薄膜现象、点状出血现象（Auspitz征）为本病特征，具有诊断价值。

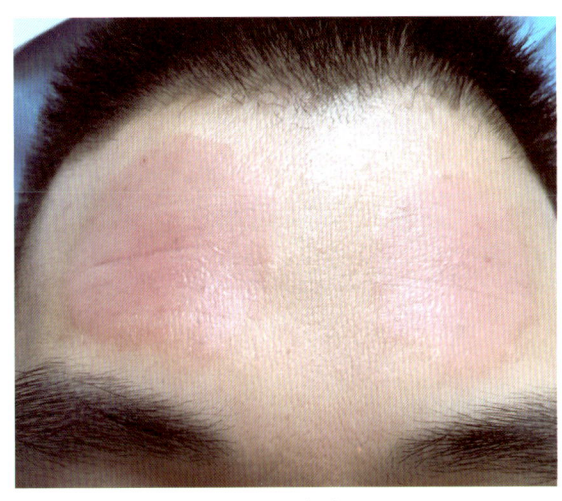

银屑病（1）
（陆原提供）

三、诊断与鉴别诊断

1. 诊断依据

面部有干燥性红斑，伴躯干、四肢及头皮的典型银屑病皮疹。

2. 鉴别诊断

（1）脂溢性皮炎：红斑边缘不清，主要分布于面中部鼻翼两侧、眉间等皮脂溢出部位。

（2）面癣：仔细体查可见活动性边缘，真菌检查阳性。

（3）特应性皮炎：常常表现为红斑、丘疹、渗出等多形性皮疹，伴有身体其他部位湿疹改变。

（4）接触性皮炎：有过敏原接触史，红斑边界清楚，可伴有丘疹、渗出。

四、治疗

根据全身银屑病严重程度制订治疗方案。面部皮疹可以选择以下治疗方法。

1. 外用治疗

外用糖皮质激素、钙调磷酸酶抑制剂。

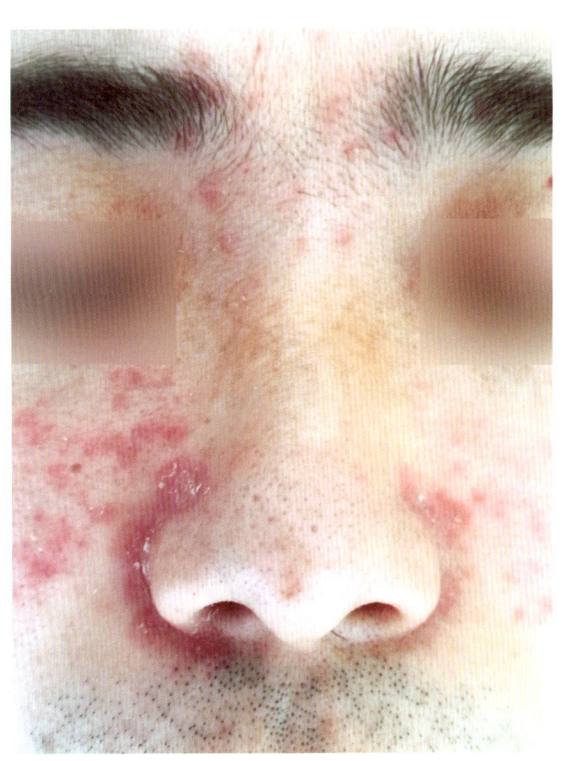

银屑病（2）
（陆原提供）

2. 系统药物治疗

适用于外用药物治疗效果不佳或者中重度银屑病。

（1）免疫抑制剂：甲氨蝶呤（MTX），环孢素A，雷公藤，硫唑嘌呤等。

（2）维A酸类：依曲替酸或阿维A胶囊。

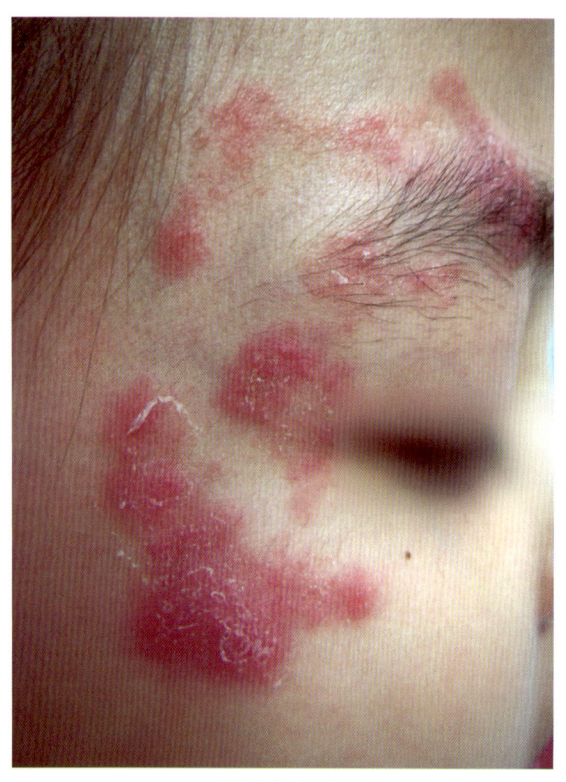

银屑病（3）
（陆原提供）

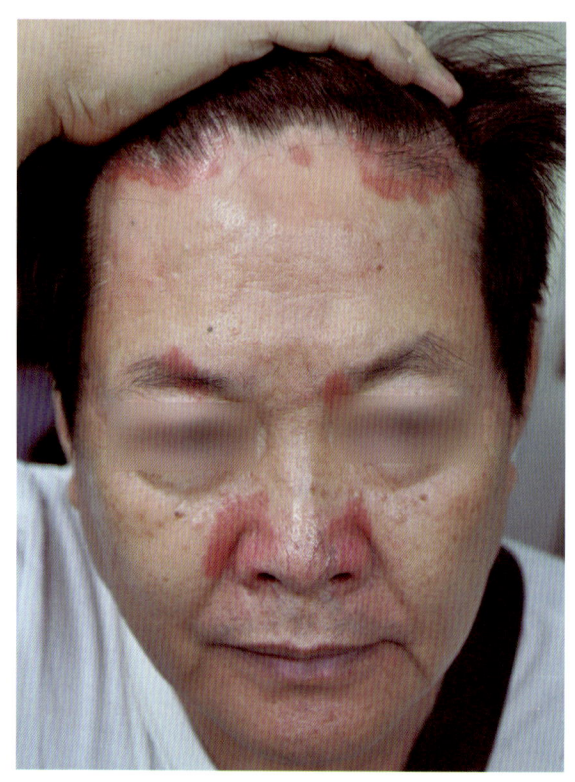

银屑病（4）
（刘仲荣提供）

（3）生物制剂（靶向免疫调节剂）：①TNF-α单克隆抗体，如依那西普、英夫利西、阿达木单抗等。②IL-12/23单克隆抗体，如乌司奴单抗等。③IL-17A单克隆抗体，如司库奇尤单抗、依奇珠单抗等。④IL-23单克隆抗体，如古塞奇尤单抗等。

—— 编者的话

由于油脂分泌较多、面部洗涤频繁等原因，面部银屑病通常鳞屑较少，缺乏典型银屑病外观，需要结合身体其他部位的典型皮疹来明确诊断，并需要认真细致地鉴别诊断。面部银屑病的治疗方案需要遵从全身银屑病的严重程度来确定。单纯面部银屑病皮损首选外用药物治疗，治疗效果不佳或患者期望较高时可选择系统治疗。传统免疫抑制剂和维A酸类药物不良反应较多。生物制剂尤其是IL-17A、IL-23单抗疗效确切、安全性较高。

韩永智编　陆原校

第三节 玫瑰糠疹
pityriasis rosea

一、发病机制

病因不明，推测与人类疱疹病毒（HHV）6型、7型或8型等病毒感染有关，但尚未证实。

二、临床特征

（1）早期出现一个典型"母斑"：圆形或椭圆形粉色或红棕色斑疹，表面有细碎鳞屑，长轴与皮纹一致。此后数天内于躯干、四肢出现多数较小的鳞屑性丘疹或者斑疹。通常6~8周可自行消退。

（2）好发于躯干和四肢近心端。面部偶发。

（3）不典型玫瑰糠疹包括反向型、丘疹型、水疱型、多形红斑型等。

三、诊断与鉴别诊断

1. 诊断依据

主要依赖于临床表现和病程发展进行诊断。

2. 鉴别诊断

（1）二期梅毒疹：有感染史、硬下疳史，根据皮疹分布特征及梅毒血清学检查可鉴别。

（2）慢性苔藓样糠疹：也表现为鳞屑性斑疹，但病程较长，数月不退，瘙痒明显，无前驱母斑。

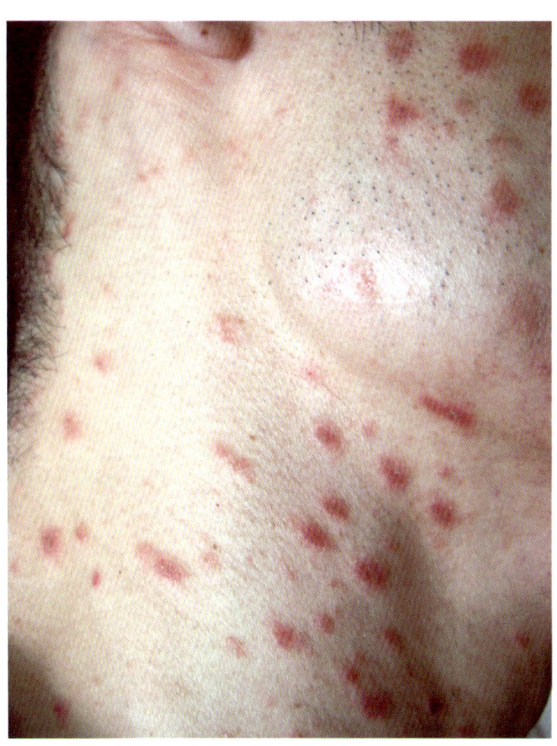

玫瑰糠疹（1）
（陆原提供）

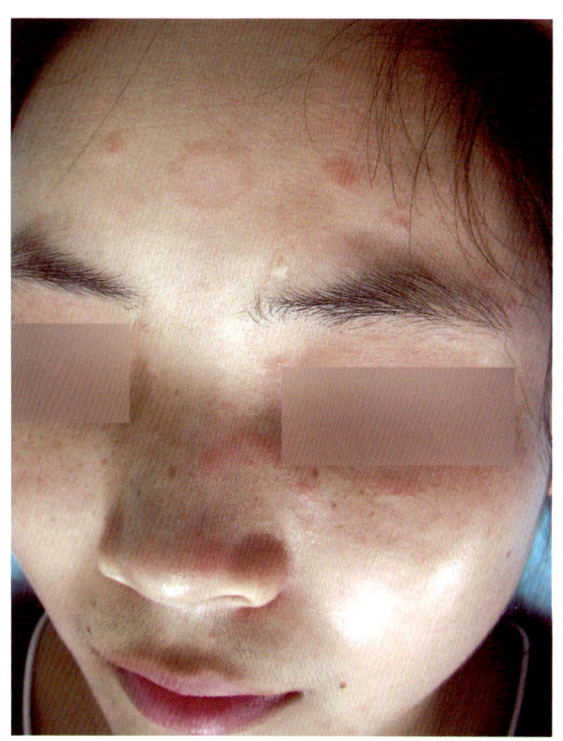

玫瑰糠疹（2）
（陆原提供）

四、治疗

（1）常用温和的止痒洗剂、弱效糖皮质激素外用或者UVB等治疗，少数患者可短期口服糖皮质激素等。

（2）有报道指出红霉素、阿昔洛韦有效。

—— 编者的话 ——

玫瑰糠疹多见于较年轻的人群，是一种自限性疾病，预后良好，但因病程较长、皮疹较多常使患者迫切就医。本病临床上与二期梅毒疹有时难以区分，务必注意鉴别诊断。另外若皮疹超过4个月仍不消退，应考虑苔藓样糠疹的可能性。

韩永智编　陆原校

第四节　白色糠疹
pityriasis alba

一、发病机制

病因尚不清楚，可能是局部炎症等原因导致黑素向角质形成细胞的转移出现了障碍。

二、临床特征

表现为边界不清的色素减退性斑，表面有细薄鳞屑。常见于儿童和青少年的面颊部。多无明显自觉症状。

三、诊断与鉴别诊断

1. 诊断依据

根据皮疹特征、发病部位和年龄等可做出临床诊断。

2. 鉴别诊断

（1）花斑癣：面部皮疹常极为相似。但花斑癣多见于青年人及夏天多汗季节，常伴

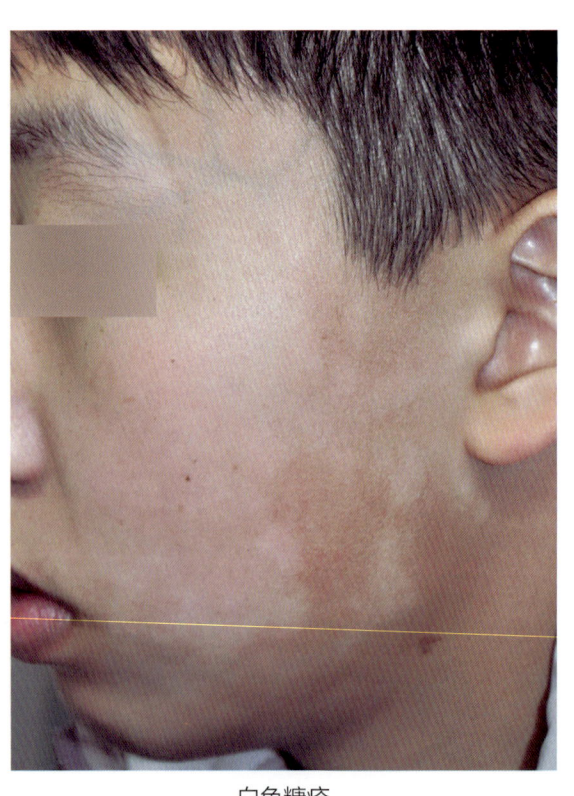

白色糠疹
（刘仲荣提供）

胸部、背部皮疹，真菌检查可见马拉色菌，Wood灯可见黄绿色荧光。

（2）白癜风：为色素脱失斑，局部毛发也变白，Wood灯下白斑会更明显。

四、治疗

以外用治疗为主，可选用润肤剂、弱效糖皮质激素、他克莫司软膏等。

第五节　扁平苔藓
lichen planus

一、发病机制

病因尚不清楚，免疫（主要为细胞免疫）、遗传、病毒感染（丙型肝炎病毒）、神经精神因素、某些药物等可能与本病的发生及加重有关，部分患者可合并自身免疫性疾病（如桥本甲状腺炎、溃疡性结肠炎、结缔组织病、移植物抗宿主反应及恶性肿瘤等）。

二、临床特征

（1）病程慢性，可持续数周或数月，亦可数年内反复发作。

（2）典型皮损为紫红色扁平丘疹，多角形或圆形，边界清楚，表面有蜡样薄膜，可见细浅的白色网状条纹（Wickham纹），为本病的特征性皮损。

（3）累及口唇常出现糜烂，累及毛囊造成永久性脱发，累及甲引起甲板增厚变形、甲

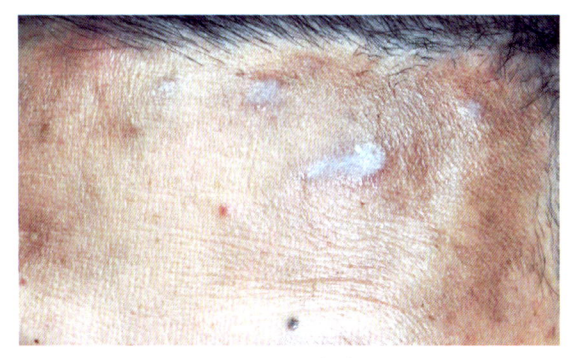

扁平苔藓（1）
（刘仲荣提供）

萎缩或甲翼状胬肉。

（4）临床可有多种亚型，如慢性局限型、色素型、肥厚型及大疱型等。

三、诊断与鉴别诊断

1. 诊断依据

本病根据临床特征，结合组织病理学可

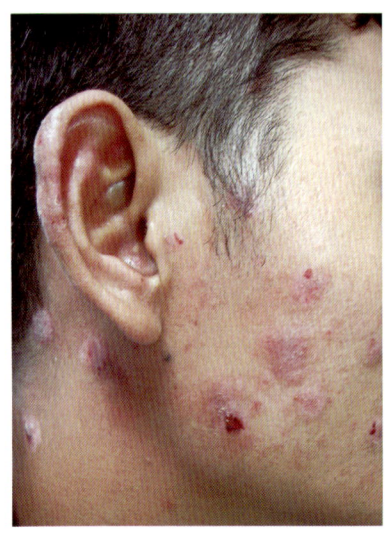
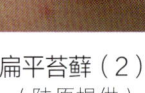

扁平苔藓（2）
（陆原提供）

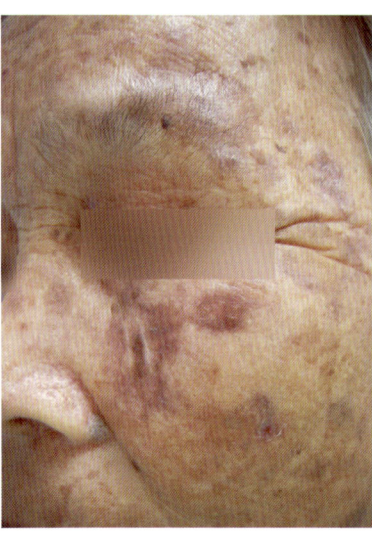

扁平苔藓（3）
（陆原提供）

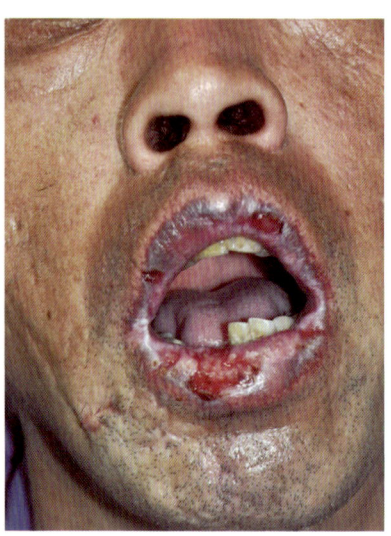

扁平苔藓（4）
（刘仲荣提供）

诊断。

2. 鉴别诊断

（1）银屑病：皮损表面附有多层银白色鳞屑，刮除鳞屑可见Auspitz征及薄膜现象。

（2）苔藓型药疹：发病前有用药史，发病较急，皮疹分布对称，扁平苔藓样丘疹表面，可有少许鳞屑，停药后皮疹逐渐消退。

（3）神经性皮炎：多位于颈部、肘部及腘窝等处，常呈典型的苔藓样斑块，无Wickham纹等。

四、治疗

1. 全身治疗

（1）糖皮质激素：最主要的药物，对于急性泛发、重症、甲或毛发严重受累者，以及合并继发性溃疡的患者，治疗效果好。

（2）阿维A、环孢素A、氨苯砜、氯喹或羟氯喹：对部分患者有效。

2. 局部治疗

（1）糖皮质激素：对小面积的损害可使用超强效或强效糖皮质激素。

（2）维A酸制剂。

（3）其他外用制剂：如0.1%他克莫司软膏、1%吡美莫司乳膏。

（4）物理治疗：NB-UVB、光化学疗法、放射线治疗、冷冻治疗、外科治疗。

—— 编者的话 ——

本病临床皮疹和病理学具有典型改变，但目前缺乏理想的治疗手段，大多治疗起效缓慢，需注意长期用药的安全性。少数患者可在数周内痊愈，大约一半的患者超过9个月方能痊愈。

罗权编 韩永智校

第六节　毛发红糠疹
pityriasis rubra pilaris

一、发病机制

毛发红糠疹可能与维生素A代谢异常、遗传因素（常染色体显性遗传）、角化障碍、人类免疫缺陷病毒（HIV）等有关，也可能与表皮生成速率增加有关。

二、临床特征

（1）病程慢性，分为6型：成人型（典型、非典型）、幼年型（典型、局限型、非典型）和人类免疫缺陷病毒相关型。

（2）特征性表现为毛囊角化性丘疹，呈淡红色、圆锥形、干燥而坚硬，基底发红，呈鸡皮样。可聚集成斑块，上覆糠秕样鳞屑，斑块外周可见散在的典型毛囊性丘疹。

（3）好发于头皮、指（趾）、肘膝伸侧及躯干部。面部皮损常类似脂溢性皮炎，少见角化性丘疹。泛发全身可表现为红皮病。

（4）多数伴有掌跖角化过度、指（趾）甲肥厚等。

三、诊断与鉴别诊断

1. 诊断依据

根据家族史，毛囊性角化性丘疹、鳞屑性斑块、掌跖角化等典型改变，结合病理特征可

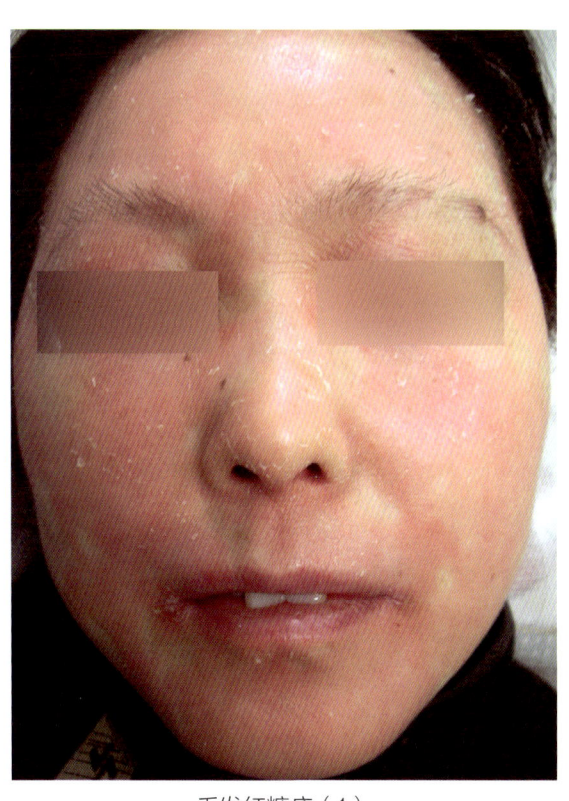

毛发红糠疹（1）
（陆原提供）

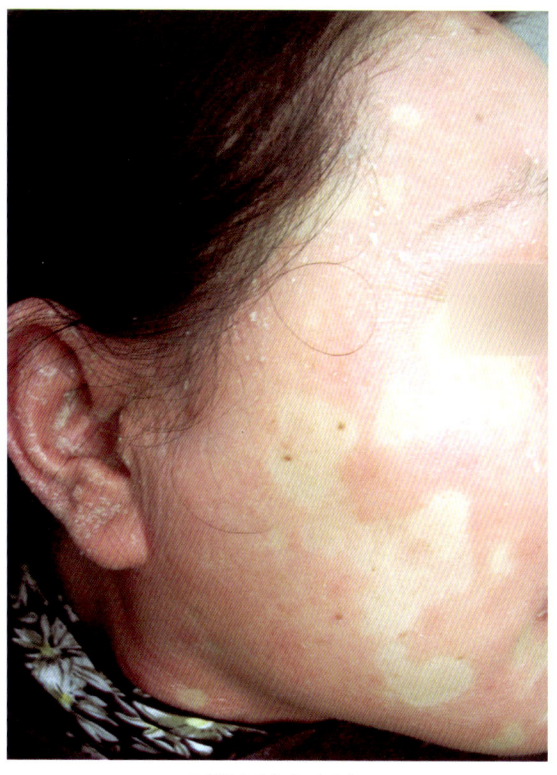

毛发红糠疹（2）
（陆原提供）

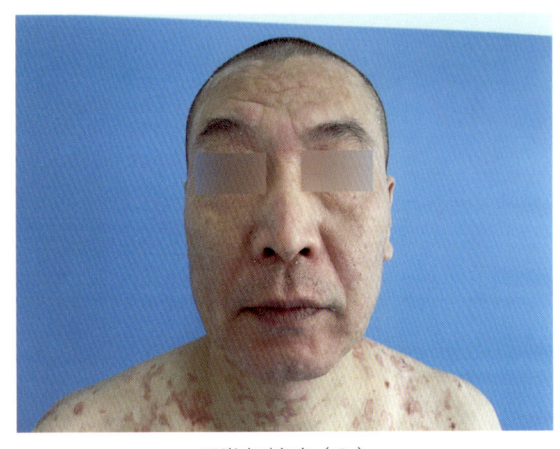

毛发红糠疹（3）
（黄显提供）

做出诊断。

2. 鉴别诊断

（1）脂溢性皮炎：毛发红糠疹发生于头面部者不易与脂溢性皮炎鉴别。仔细查体，查找典型皮疹可助鉴别。

（2）毛周角化病：为互不融合的毛囊性丘疹，中央有角栓，内含卷曲的毛发，多见于青少年，好发于上肢伸侧、大腿外侧和臀部。

（3）银屑病：丘疹扁平，表面有银白色层状鳞屑，易剥除，Auspitz征（＋），无毛囊性角化丘疹，亦很少有掌跖角化。

（4）维生素A缺乏症：为四肢伸侧及外侧的毛囊性丘疹，可密集或散在分布，皮肤干燥，附有细小鳞屑，伴有眼部干燥及夜盲，血浆维生素A水平低，补充维生素A治疗有效。

四、治疗

1. 系统用药

维A酸类可作为成年患者的一线用药，阿维A剂量为0.3～0.75 mg/（kg·d）。当病情较重或发展为红皮病者、用药禁忌或无效时，可用甲氨蝶呤 7.5～25 mg，每周1次，连续应用3个月以上。

2. 局部治疗

儿童患者首选局部治疗。以滋润皮肤、软化角质为主，选用温和制剂，避免刺激性，如维生素E乳膏、5%水杨酸软膏、10%～20%尿素霜、30%鱼肝油、0.1%维A酸软膏、卡泊三醇软膏及糖皮质激素制剂等。

— 编者的话 —

毛发红糠疹面部皮损缺乏特异性改变，加之面部油脂分泌较多、洗涤频繁等原因，面部皮损通常鳞屑及丘疹不明显，不易诊断，需要结合身体其他部位的典型皮疹来明确诊断。治疗方案需要根据全身皮损的严重程度来确定。单纯面部皮损首选外用药物治疗，治疗效果不佳，或者患者期望较高时可选择系统治疗。

罗权编　韩永智校

第七节 线状苔藓
lichen striatus

一、发病机制

线状苔藓病因未明,其发病机制可能与细胞介导的免疫病理反应有关,也可能与脊髓神经的功能障碍有关,或是局部的末梢神经对外来刺激的一种反应性增强。外伤或局部摩擦受压等因素也可诱发本病。

二、临床特征

(1)多在5~15岁发病,女性多于男性。

(2)初起为散在1~3 mm大小的肤色或淡红色丘疹,群集后便互相融合。

(3)皮损多见于四肢或颈侧,常沿着Blaschko线分布,形成连续或断续的线状排列。也可呈数条平行的线状排列。累及指(趾)甲时,造成甲损害。

(4)无自觉症状,皮损常突然出现,进展迅速。有自限性,常在1年内自行消退,消退后遗留暂时性色素减退。

三、诊断与鉴别诊断

1. 诊断依据

根据典型的临床表现、体格检查和病理学检查可诊断。

2. 鉴别诊断

(1)线状扁平苔藓:皮损表现为多角形红色扁平丘疹,表面有Wickham纹,伴有瘙痒,可见具体特征的病理变化。

(2)单侧疣状痣:出生时或出生后不久出现,皮损为角化性疣状增生,长期存在,无法自行消退。

(3)带状银屑病:皮损为红色斑丘疹,其上覆盖银白色云母状鳞屑,Auspitz征(+)。

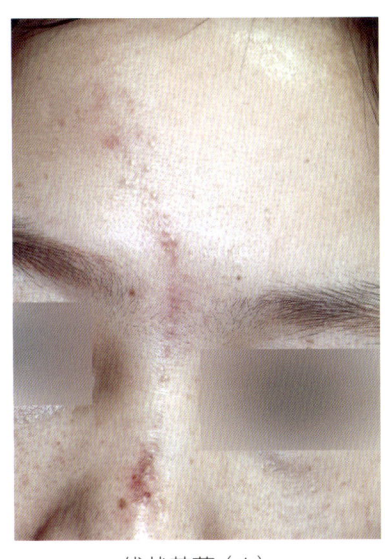

线状苔藓(1)
(黄长征提供)

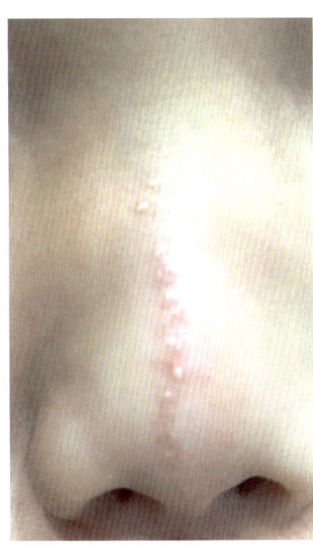

线状苔藓(2)
(李建红提供)

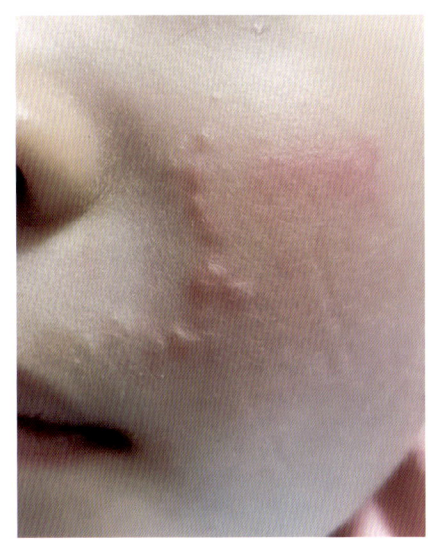

线状苔藓(3)
(李建红提供)

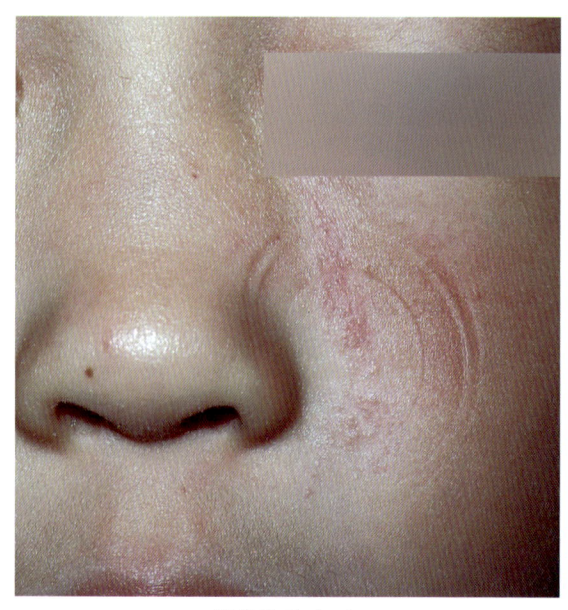

线状苔藓（4）
（王小坡提供）

四、治疗

本病有自限性，无明显自觉症状，一般采用局部治疗，如外用强效糖皮质激素软膏或霜剂、钙调磷酸酶抑制剂。

编者的话

本病病因不明，表现为条带状苔藓样皮炎改变，无明显自觉症状。局部应用糖皮质激素可加速皮损消退，消退后色素减退可持续数年。

罗权编　韩永智校

第八节　光泽苔藓
lichen nitidus

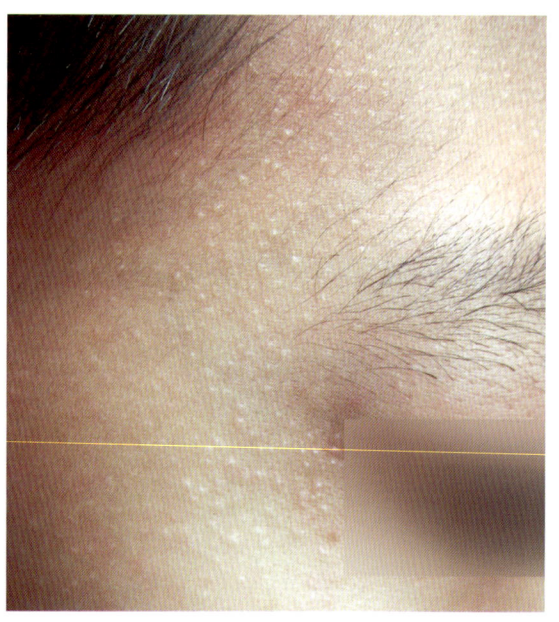

光泽苔藓（1）
（陆原提供）

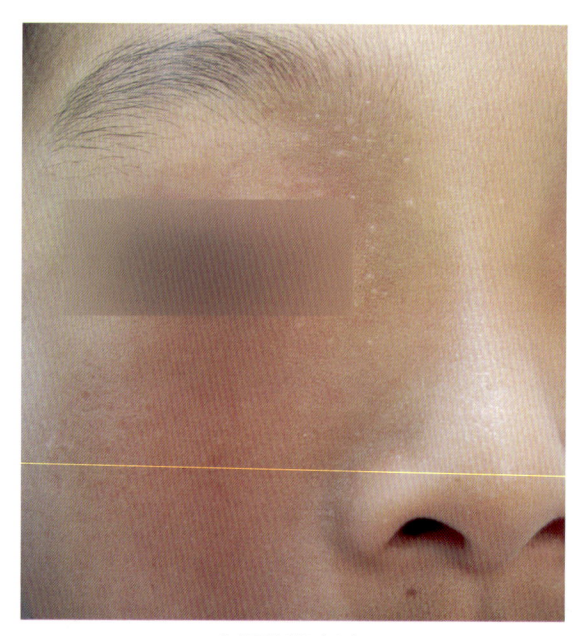

光泽苔藓（2）
（陆原提供）

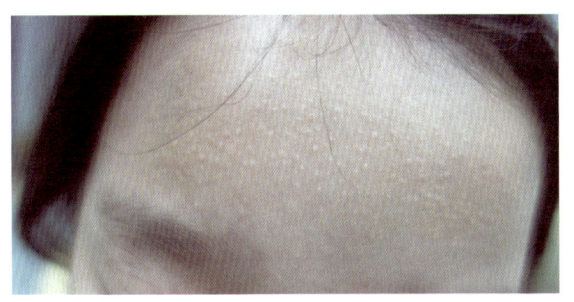

光泽苔藓（3）
（韩永智提供）

本病少见，病因不明。特征性表现为多发针头大小的丘疹，形态一致，聚集分布而不融合，表面有光泽。好发于上肢屈侧、生殖器部位和胸腹部等。组织学表现为真皮乳头部位淋巴细胞和上皮细胞的浸润灶。外用糖皮质激素、钙调磷酸酶抑制剂，或者NB-UVB治疗有效。

—— 编者的话 ——

本病表现为带有光泽的多发小丘疹，聚集分布。鉴于其特征性的临床和组织学表现，多数学者认为本病应为一种独立疾病，但也有学者认为可能是某些疾病的阶段性改变，比如扁平苔藓或者光化性苔藓样疹。本病多可于1年左右自行消退，治疗应以对症处理为主。

韩永智编　陆原校

第九节　小棘苔藓
lichen spinulosus

本病典型皮疹为多个毛囊角化性丘疹，聚集成片，丘疹表面有角化性棘刺，好发于儿童，常突然出现，但会持续存在。治疗以软化角质对症处理为主，可选择果酸、水杨酸、维A酸等外用。

—— 编者的话 ——

带有棘刺的毛囊角化性丘疹，常聚集成片，是小棘苔藓的临床特征。本病大多不伴有相关系统性疾病，临床需要与多种毛囊角化性皮肤病鉴别，如毛囊性鱼鳞病、毛周围角化症等。

韩永智编　陆原校

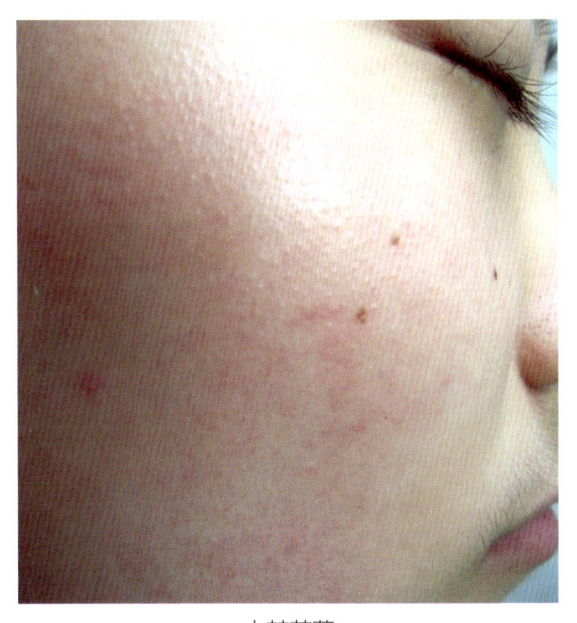

小棘苔藓
（陆原提供）

第十章
CHAPTER 10
结缔组织病

第一节　红斑狼疮
lupus erythematosus，LE

一、发病机制

红斑狼疮是一种常见的结缔组织病，发病机制复杂，一般认为是在遗传和环境因素的共同影响下，机体启动炎症级联反应，涉及T细胞、B细胞、树突状细胞等多种免疫细胞的活化和干扰素等多种炎症因子的释放。

二、临床特征

根据是否有系统损害可分为系统性和皮肤型红斑狼疮。皮肤型进一步可分为急性、亚急性和慢性。

（1）急性皮肤型红斑狼疮：典型表现为双侧面颊部的水肿性红斑（对称分布的"蝶形红斑"），红斑常在日光照射后发生，消退后不留痕迹。常伴有活动性全身症状。

（2）亚急性皮肤型红斑狼疮：表现为环形红斑和鳞屑性丘疹，多见于面颊、胸背部等曝光部位，常有光敏现象。

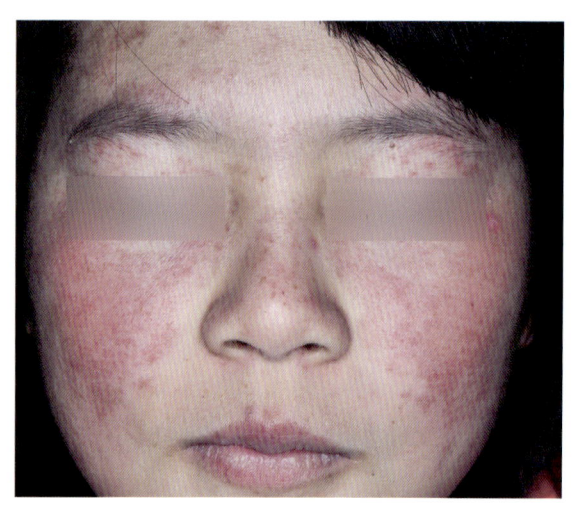

蝶形红斑
（李文提供）

（3）慢性皮肤型红斑狼疮：是一组疾病，包括盘状红斑狼疮、肿胀性红斑狼疮、狼疮性脂膜炎和冻疮样狼疮等。其中盘状红斑狼疮最常见，表现为覆有黏着性鳞屑的暗红色斑片或斑块，有毛囊角栓和瘢痕性脱发，中央萎缩、色素减退。常见于面部、头皮。

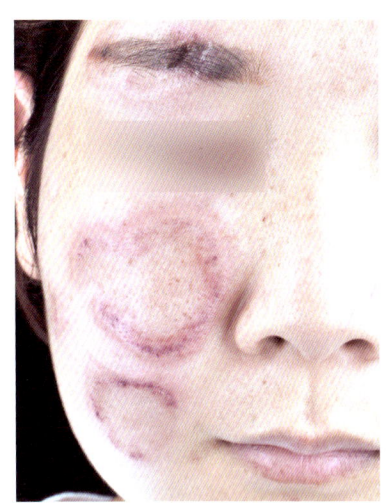

亚急性皮肤型红斑狼疮（1）
（陆原提供）

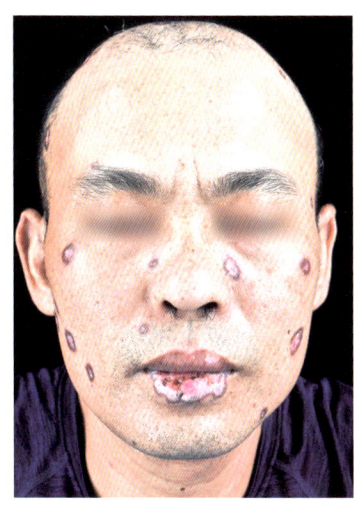

亚急性皮肤型红斑狼疮（2）
（李文提供）

盘状红斑狼疮
（李文提供）

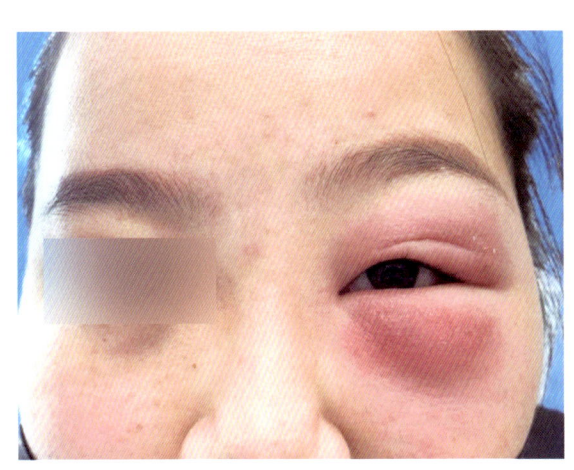

肿胀性红斑狼疮
（关杨提供）

三、诊断与鉴别诊断

1. 诊断依据

皮肤型红斑狼疮主要依据典型的临床表现和组织病理学改变做出诊断，但应注意评估有无系统损害。

2. 鉴别诊断

本病的鉴别诊断需根据不同亚型的皮疹特点而定。头面部皮损需要与皮肌炎、酒渣鼻、日光性皮炎、难辨认癣等鉴别。

四、治疗

（1）日常需注意防晒。

（2）局部使用糖皮质激素制剂，包括外用和皮损内注射，也可选用钙调磷酸酶抑制剂。

（3）系统治疗：羟氯喹是多数皮肤型红斑狼疮的一线系统治疗药物，对于泛发或伴有损容性皮损的患者，可使用糖皮质激素系统治疗，也可考虑维A酸类药物、免疫抑制剂、生物制剂等。

— 编者的话 —

红斑狼疮是一种慢性自身免疫性疾病，不同亚型的皮肤表现差异较大，但常以面部等曝光部位为主。非典型皮疹诊断难度较大，组织病理和直接免疫荧光检查有助于明确诊断。诊断为皮肤型红斑狼疮后，务必定期评估是否存在系统损害，其中急性和亚急性尤其需要认真评估。本病应根据疾病的严重程度个体化选择治疗方案，糖皮质激素（局部使用）和羟氯喹是皮肤型红斑狼疮最常用的治疗药物。

薛丹编　韩永智校

第二节　皮肌炎
dermatomyositis

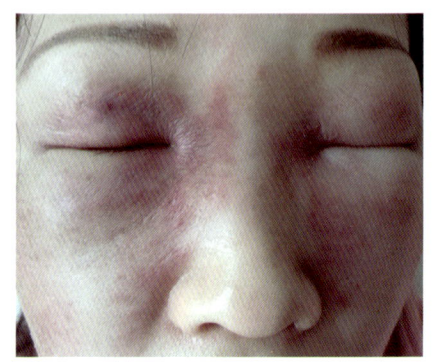

皮肌炎（1）
（陆原提供）

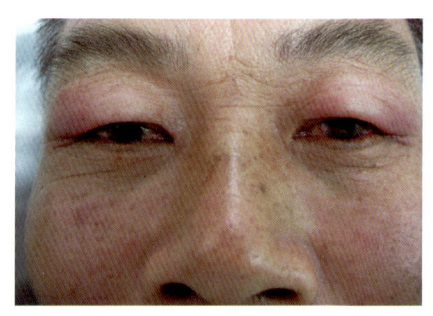

皮肌炎（2）
（陆原提供）

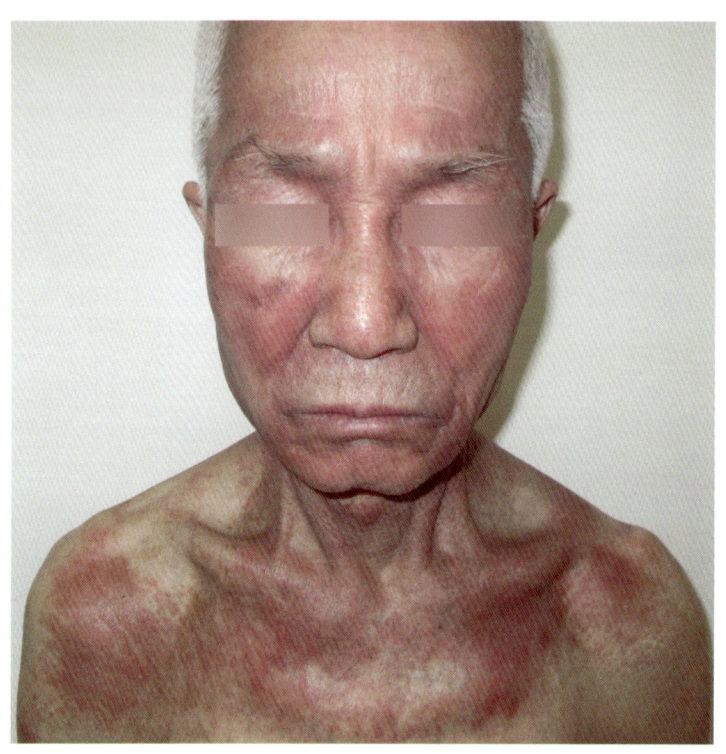

皮肌炎（3）
（王霞提供）

一、发病机制

皮肌炎是一种病因不明的自身免疫性结缔组织病，研究显示本病具有遗传易感性，在恶性肿瘤、药物、感染等刺激下，自身抗原激活体液免疫，引起皮肤和肌肉病变。

二、临床特征

1. 典型皮疹

包括眶周紫红色水肿性红斑、关节背侧的Gottron丘疹，以及曝光部位的紫红色斑片（包括面部弥漫性红斑、V领征、披肩征等）。

2. 肌肉症状

对称性近端肌群的肌无力和疼痛。无肌病性皮肌炎没有肌肉症状。

三、诊断与鉴别诊断

1. 诊断依据

结合患者病史、典型皮疹、近端肌无力及肌炎监测结果可确定诊断。目前常用Bohan和Peter提出的皮肌炎和多发性肌炎的分类诊断标准。

2. 鉴别诊断

（1）系统性红斑狼疮（SLE）：两者均可表现为面部持续性红斑，但系统性红斑狼疮可见典型的蝶形红斑，无典型Gottron丘疹，且肌肉损害不明显。

（2）混合性结缔组织病：除了与皮肌炎类似的上眼睑水肿性紫红斑，该病常见手指和面部的硬皮病样肿胀，肌肉损伤不是突出表现。

（3）面部皮炎湿疹类疾病：发作早期的皮肌炎表现为面部弥漫性红斑，常常瘙痒明显，需要与皮炎湿疹的面部症状鉴别。Gottron征、V领征、披肩征、甲周毛细血管征及肌炎症状等可帮助鉴别。

四、治疗

（1）糖皮质激素：剂量为1.0mg/（kg·d），肌炎症状控制后逐渐减量。

（2）免疫抑制剂：甲氨蝶呤、环磷酰胺、吗替麦考酚酯、环孢素A、他克莫司等均可选用。

（3）大剂量丙种球蛋白冲击疗法。

（4）其他：生物制剂如利妥昔单抗，血浆置换等。

— 编者的话 —

皮肌炎常表现有较为典型的皮肤改变，大多伴有四肢近端肌无力和对应的检查异常，部分患者没有肌肉受损症状，称为无肌病性皮肌炎。成人皮肌炎应注意筛查恶性肿瘤，评估肺部及心脏是否受累。治疗上以系统应用糖皮质激素或联合免疫抑制剂为主，一般预后较好，但皮疹的治疗比较困难。

薛丹编　韩永智校

第三节　硬皮病
scleroderma

一、发病机制

硬皮病的病因未明，其发病机制主要涉及血管功能异常和内皮损伤、免疫活化和自身抗体的产生、细胞外胶原的沉积，最终导致皮肤和器官组织的纤维化。

二、临床特征

本病可分为局限性硬皮病和系统性硬皮病。

1. 局限性硬皮病

临床常见分为硬斑病和线状硬皮病。硬斑

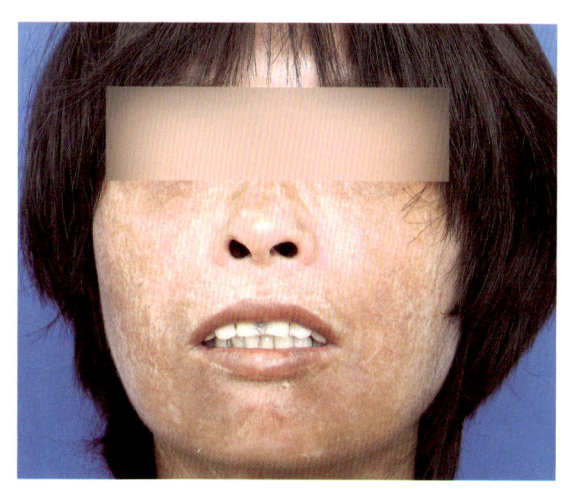

硬皮病（1）
（李文提供）

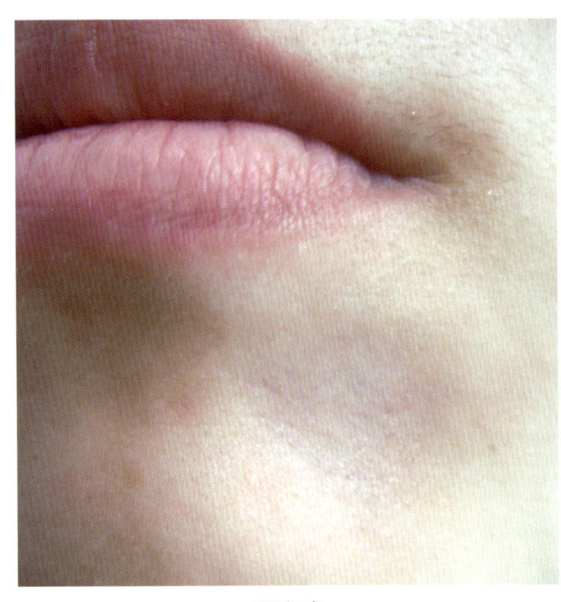

硬斑病
（陆原提供）

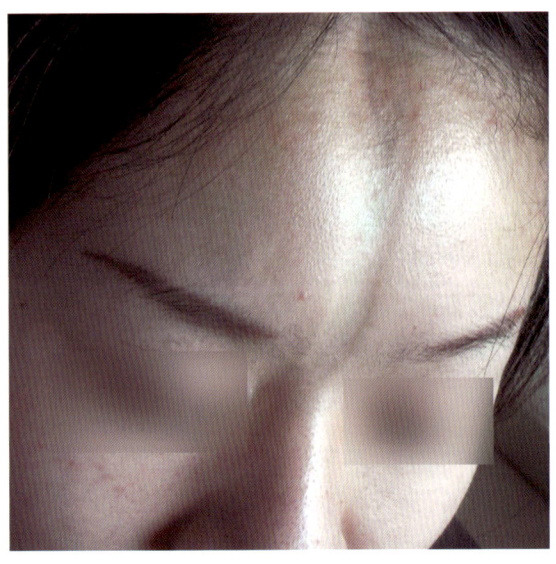

硬皮病（2）
（刘仲荣提供）

病的早期可表现为淡红色水肿性斑块，后逐渐变硬，可呈蜡黄色或象牙色，周围环绕紫红色晕。晚期局部硬化萎缩，且伴有色素异常。

线状硬皮病以青少年多见，早期表现为带状硬化性红斑，后期萎缩凹陷。发生在额部中央的线状硬皮病，被称为刀砍状硬皮病。

2. 系统性硬皮病

皮肤损害主要累及手部、面部、颈部及躯干。早期皮肤肿胀（肿胀期），继而皮肤硬化发亮（硬化期），最后皮肤萎缩、挛缩、溃疡（萎缩期）。面部呈现为假面具样脸，唇变薄，鼻端变尖，口裂缩小。

三、诊断与鉴别诊断

1. 诊断依据

硬皮病的诊断主要依靠典型的临床表现和组织病理学特征。

2. 鉴别诊断

（1）硬肿病：好发于上背部，表现为弥漫性板样硬化，无雷诺现象和内脏受累。

（2）硬化性黏液水肿性苔藓：该病表现为弥漫性皮肤硬化，伴有苔藓样扁平丘疹，面部呈狮面样外观，皮肤病理可见真皮内特征性黏液沉积。

四、治疗

（1）局限性硬皮病可外用或局部注射糖皮质激素，也可配合UVA1、PUVA等治疗。

（2）系统性硬皮病治疗困难，根据患者皮肤症状和器官受累情况选择治疗方法，以缓解症状。针对雷诺现象和皮肤溃疡，可使用血管扩张剂；肺间质病变可系统性应用糖皮质激素或是免疫抑制剂；肾损害者可用血管紧张素转化酶抑制剂（ACEI）类药物等。

—— 编者的话 ——

硬皮病，尤其是系统性硬皮病，目前仍然缺乏有效的治疗手段，常因累及内脏器官造成死亡。因此，对于累及四肢、面部甚至躯干的系统性硬皮病，必须仔细进行系统回顾，明确内脏器官的受累情况。

薛丹编　韩永智校

第十一章

CHAPTER 11

大疱病和无菌性脓疱性皮肤病

第一节　天疱疮
pemphigus

一、发病机制

天疱疮是一组累及皮肤黏膜的自身免疫性大疱性皮肤病，针对桥粒芯蛋白（Dsg1和Dsg3）的特异性抗体与桥粒芯蛋白结合，通过空间位阻和后序产生的信号传导，破坏了角质形成细胞间的黏附机制，造成表皮内水疱形成。

二、临床特征

1. 寻常型天疱疮

基本损害为松弛、薄壁的大疱，可发生于皮肤任何部位。因水疱易破，常见到大量渗出性糜烂面，不易愈合。大多患者伴有不同程度的黏膜受累。因面部水疱更容易破裂，因此面部通常表现为红色渗出性糜烂面，伴口腔黏膜、口唇的糜烂结痂。

2. 增殖型天疱疮

表现为在寻常型天疱疮的基础上，迅速进展的增殖性斑块。

3. 落叶型天疱疮

因为水疱非常表浅，所以临床通常见到红斑基础上的结痂性、鳞屑性糜烂面，好发于头面和躯干上部等脂溢部位。尼氏征阳性，黏膜较少受累。

4. 红斑型天疱疮

为落叶型天疱疮的局限型，常见于面部或躯干上部，范围局限。

5. 疱疹样天疱疮

为天疱疮的临床变异，表现为荨麻疹样的红斑和疱疹样排列的水疱，常有瘙痒，病理表现为嗜酸性海绵水肿。

三、诊断与鉴别诊断

1. 诊断依据

结合临床表现和表皮内松解型水疱的形成、表皮细胞间直接免疫荧光阳性可诊断。

2. 鉴别诊断

（1）大疱性类天疱疮：常见于老年人，

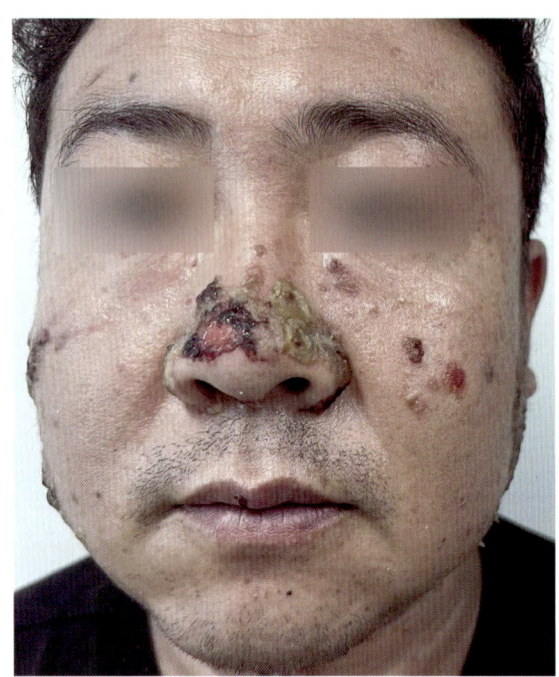

天疱疮（1）
（陆原提供）

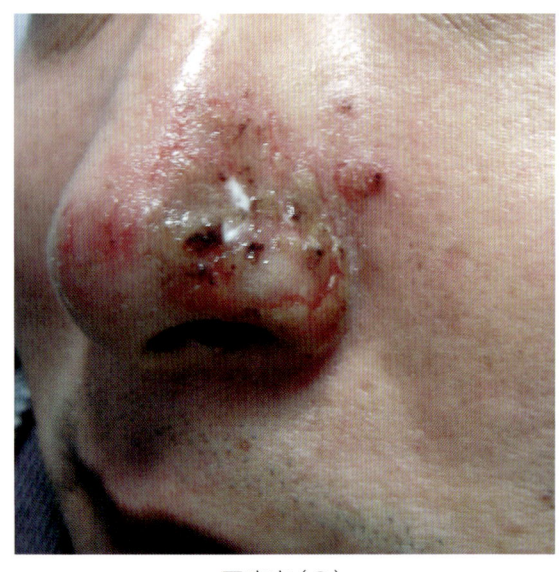

天疱疮（2）
（陆原提供）

水疱紧张不易破，尼氏征阴性，黏膜损害少见。皮肤病理显示表皮下水疱，直接免疫荧光可见IgG、补体成分3（C3）沿基底膜带线状沉积。

（2）重症多形红斑：可表现为皮肤黏膜松弛性水疱和糜烂，但病程短、发展快，常伴有发热等全身症状，病理和直接免疫荧光可协助鉴别。

四、治疗

1. 基础治疗

营养支持，加强糜烂面护理，防止感染等。

2. 药物治疗

（1）糖皮质激素：是标准治疗方法，起始量为1.0 mg/（kg·d），严重者可考虑甲泼尼龙冲击治疗。

（2）免疫抑制剂：常和糖皮质激素联合使用，可选用环磷酰胺、硫唑嘌呤、甲氨蝶呤、吗替麦考酚酯或环孢素A等。

（3）大剂量IVIg：可用于部分顽固性天疱疮的治疗。

（4）利妥昔单抗，抗人IgG Fc抗体。

编者的话

天疱疮是由于自身抗体针对性破坏了表皮细胞间的黏附机制，所引起的一组表皮内大疱性皮肤病，属于皮肤科重症。在系统使用糖皮质激素治疗之前，患者通常于2～5年内死于皮肤大面积缺失所导致的体液流失和继发性感染。糖皮质激素和免疫抑制剂的使用，极大改善了本病的预后，但死亡率依然较高，药物并发症也成为患者死亡的重要原因。新的生物制剂有望成为理想的治疗方法。病理检查，尤其是皮肤直接免疫荧光（DIF）阳性是本病诊断的金标准，DIF阴性时，诊断务必谨慎。

韩永智编　陆原校

第二节 大疱性类天疱疮
bullous pemphigoid，BP

一、发病机制

自身抗体与半桥粒的成分BP180和BP230发生特异性结合，引发抗原抗体复合物介导的级联反应，包括补体活化、炎症细胞的募集、蛋白酶的释放等，最终导致半桥粒功能受损，真表皮黏附障碍，造成表皮下水疱。

二、临床特征

本病典型表现为正常或红斑皮肤上出现紧张性水疱大疱，对称分布，尼氏征阴性，多见于60岁以上人群。

有20%以上的患者在疾病早期表现为湿疹、荨麻疹样的皮损，可持续数月甚至数年。

三、诊断与鉴别诊断

1. 诊断依据

典型的临床表现和组织病理学，最重要的是DIF见到真表皮交界处IgG、C3呈线状沉积。

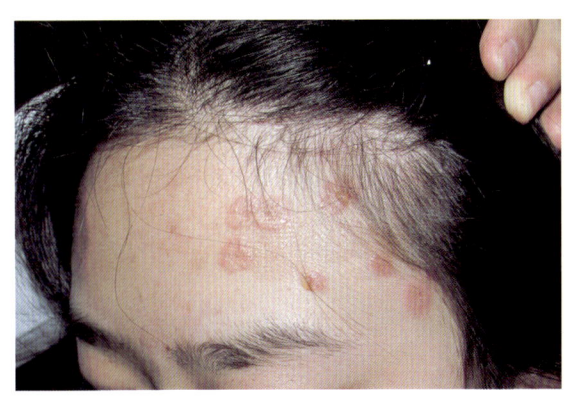

大疱性类天疱疮
（黄长征提供）

2. 鉴别诊断

（1）天疱疮：为表皮内水疱，疱壁松弛易破，黏膜受累明显。组织病理学尤其是直接免疫荧光可助鉴别。

（2）获得性大疱性表皮松解症：临床和病理可与本病极其相似，但盐裂皮肤做直接免疫荧光检查可见免疫沉积物位于真皮侧，而BP则位于表皮侧。

四、治疗

本病治疗方案应基于严重程度和合并症而定。

（1）局部受累或皮疹不多的轻症患者，推荐强效糖皮质激素外用，可联合烟酰胺、多西环素或米诺环素。

（2）皮损广泛或病情活动的患者，推荐应用糖皮质激素［泼尼松0.5～1 mg/（kg·d）］，控制后逐渐减量。

（3）难治患者可考虑联合免疫抑制剂，如环磷酰胺、甲氨蝶呤、硫唑嘌呤等。

（4）大剂量IVIG、利妥昔单抗也可试用。

（5）有文献报道度普利尤单抗对本病有效。

— 编者的话 —

BP是老年人中最常见的自身免疫性大疱性皮肤病，BP180和BP230是主要的自身抗原。本病典型表现结合组织病理学检查诊断不难，但当部分患者表现为湿疹或者荨麻疹样红斑等不典型改变时，常易造成误诊。治疗方案根据疾病严重程度而定，外用或者系统使用糖皮质激素依然是主要的治疗手段，但近年来生物制剂的使用已被证实可有效控制病情，减少糖皮质激素的用量，对于高龄患者而言具有重要使用价值。

韩永智编　陆原校

第三节　副肿瘤性天疱疮
paraneoplastic pemphigus

一、发病机制

副肿瘤性天疱疮患者能产生针对多种表皮黏附分子的特异性自身抗体，包括Dsg1、Dsg3、桥粒斑蛋白等。此外，细胞介导的细胞毒作用也参与了疾病的发生。

患者体内的特异性自身抗体来源于肿瘤细胞的直接分泌，也可能是机体针对肿瘤抗原的交叉免疫反应。

二、临床特征

（1）严重且难治性的口腔糜烂，特征性累及唇红部，常为本病最早和最明显的临床表现。也可见到食管、鼻咽和外阴黏膜损害。

（2）多形性皮损，可以表现为水疱糜烂、多形红斑样或扁平苔藓样皮肤改变等。

（3）伴发已明确诊断或者潜在的良性或恶性肿瘤，依次为非霍奇金淋巴瘤、慢性淋巴细胞白血病、卡斯尔曼（Castleman）病等。

（4）可出现闭塞性细支气管炎，导致患者呼吸衰竭。

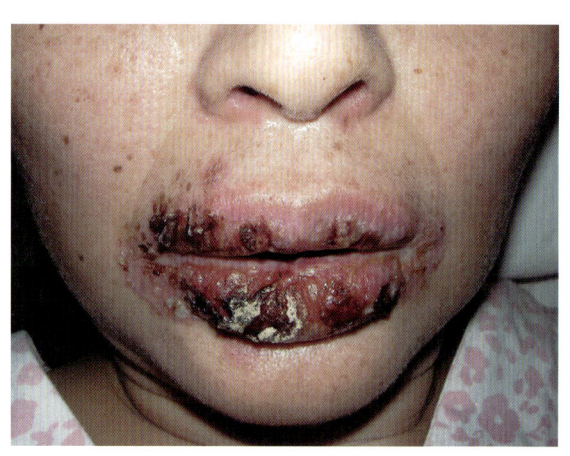

副肿瘤性天疱疮（1）
（陆原提供）

三、诊断与鉴别诊断

1. 诊断依据

根据特征性的临床表现、组织病理学和免疫荧光检查，以及发现伴发的相关肿瘤可明确诊断。

2. 鉴别诊断

（1）天疱疮、黏膜类天疱疮：特征性的口腔炎和多形性皮疹支持副肿瘤性天疱疮的诊断，结合组织病理学特征、特异性自身抗体检

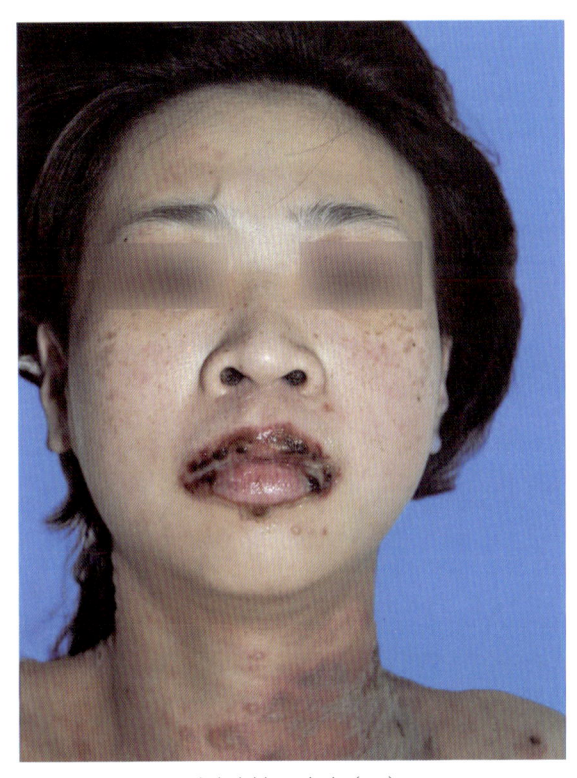

副肿瘤性天疱疮（2）
（刘仲荣提供）

测，伴发肿瘤等可以做出鉴别。

（2）Stevens-Johnson综合征：常由药物过敏引起，起病快速，病程短。

四、治疗

（1）积极治疗肿瘤：手术切除、肿瘤特异性化疗或靶向治疗可以促进皮肤病变的缓慢缓解。

（2）治疗皮肤黏膜症状：可系统使用激素、IVIG、免疫抑制剂、血浆置换等，但治疗反应不一。

编者的话

副肿瘤性天疱疮是我国学者做出突出贡献的一种皮肤病，特征性的口腔黏膜损害和多形性皮疹具有高度临床价值。确诊有赖于结合组织病理学、免疫学检查及发现的伴发肿瘤。本病最常见的相关肿瘤为潜在的淋巴网状系统肿瘤。Castleman病是成人第三常见、儿童和青少年第一常见的伴发肿瘤。本病对大多数治疗存在抵抗。潜在肿瘤得到有效治疗之后，皮肤症状大多可以逐渐缓解，但完全消除常常需要6～18个月时间。

韩永智编　陆原校

第四节　嗜酸性脓疱性毛囊炎
eosinophilic pustular folliculitis

一、发病机制

病因及发病机制不明，可能是机体对抗原刺激物的超敏反应和免疫失调。

二、临床特征

（1）表现为突然出现的聚集性毛囊性丘脓疱疹，或者红色斑块伴领圈状脓疱，可以形成中心消退的环状匐行性皮损。瘙痒剧烈，常数天消退，反复发作。

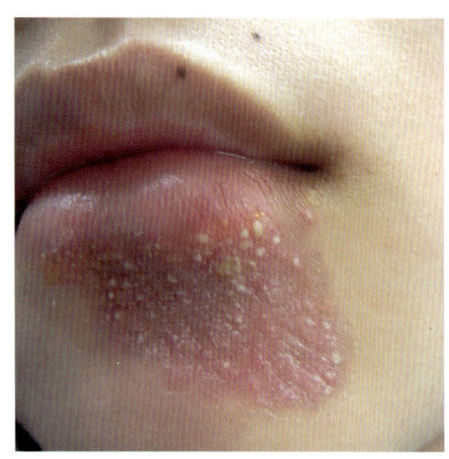

嗜酸性脓疱性毛囊炎（1）
（陆原提供）

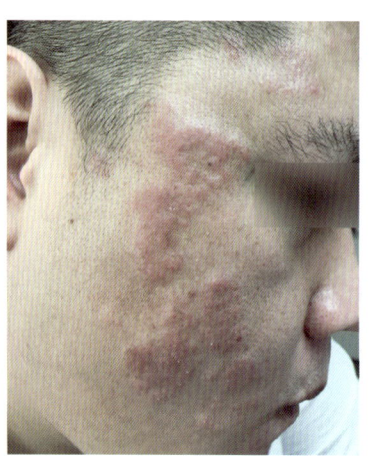

嗜酸性脓疱性毛囊炎（2）
（薛汝增提供）

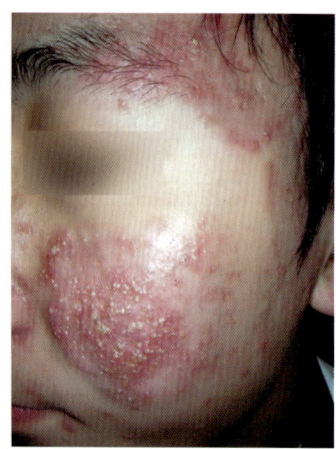

嗜酸性脓疱性毛囊炎（3）
（陆原提供）

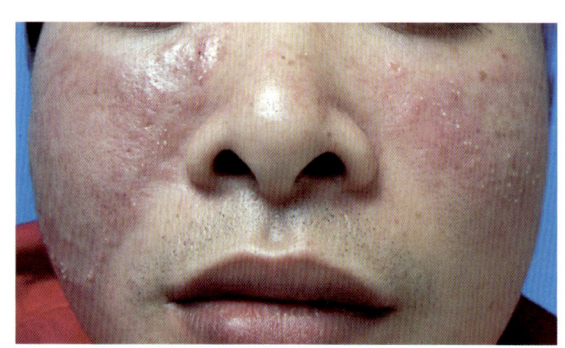

嗜酸性脓疱性毛囊炎（4）
（陆原提供）

（2）好发于脂溢部位，如面部、胸背部等。

三、诊断与鉴别诊断

1. 诊断依据

突然发作的聚集性脓疱、中心消退的环状斑块，病理检查见毛囊嗜酸性粒细胞浸润。

2. 鉴别诊断

（1）体癣：可表现为边缘清楚的环状皮疹、边缘炎性丘疹和丘疱疹。瘙痒明显。皮屑真菌检查呈阳性。

（2）局限性脓疱性银屑病：红色斑片周边可见无菌性脓疱，反复发作类似本病，但组织病理学检查为棘层上部有Kogoj脓疱。

四、治疗

一线治疗为口服吲哚美辛，每天2次，每次25 mg，二线治疗包括UVB光疗，口服米诺环素、氨苯砜、秋水仙碱或者糖皮质激素等。

—— 编者的话 ——

本病临床以"脂溢部位"群集出现的无菌性脓疱和环状斑块，发病突然，瘙痒剧烈，反复发作为特点，组织病理学表现为毛囊部位嗜酸性粒细胞浸润性脓疱形成。与本病病理改变相同的嗜酸性毛囊炎还包括HIV相关嗜酸性脓疱性毛囊炎、婴儿嗜酸性脓疱性毛囊炎等，应注意鉴别。

韩永智编　陆原校

第十二章
CHAPTER 12
嗜中性皮病及血管性皮肤病

第一节 急性发热性嗜中性皮病
Sweet syndrome

一、发病机制

急性发热性嗜中性皮病（Sweet综合征）是一种少见、非传染性的急性、发热性、中性粒细胞性皮肤病。病因不明，其诱发因素有：恶性肿瘤、自身免疫性疾病、感染、药物、妊娠等。

二、临床特征

（1）常突然发病，典型皮疹为多发性红色丘疹、结节、斑块，局部有疼痛和触痛，部分见假水疱。常见于面、颈及手臂部，呈两侧性分布，但不对称。大多不破溃。

（2）多见发热和外周血白细胞、中性粒细胞升高。

（3）约30%的病例可发生多关节痛或多关节炎、眼结膜炎或浅表性巩膜炎。

三、诊断与鉴别诊断

1. 诊断依据

一般根据本病的特有临床表现，结合组织

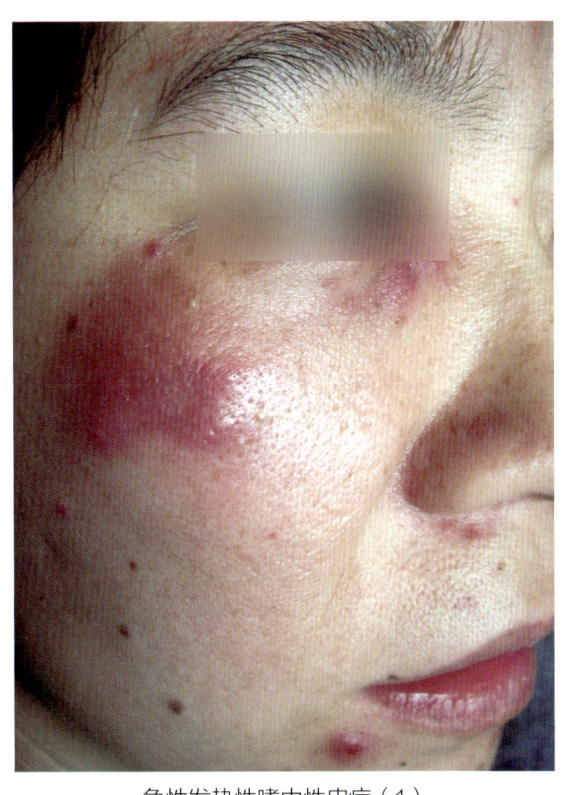

急性发热性嗜中性皮病（1）
（陆原提供）

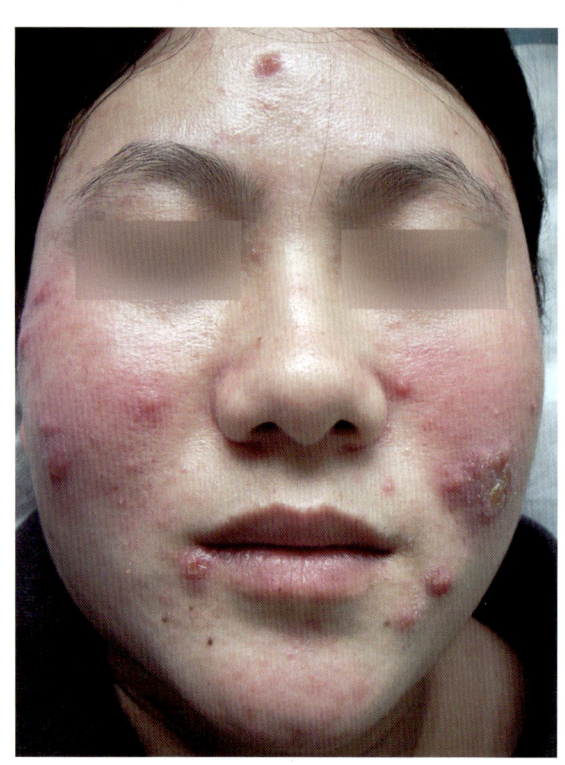

急性发热性嗜中性皮病（2）
（陆原提供）

病理学变化，可做出诊断。

Sweet综合征诊断标准如下（同时满足2项主要条件和2项次要条件可以诊断）。

（1）主要条件。

·突发的触痛性或痛性红斑或紫红色斑块、结节。

·真皮内有明显的中性粒细胞浸润，而无白细胞碎裂性血管炎。

（2）次要条件。

·先有发热或感染。

·伴有发热、关节痛、结膜炎或有潜在的恶性疾病。

·白细胞增多。

·激素治疗有效而抗生素治疗无效。

2. 鉴别诊断

本病需要与多种皮疹伴发热、白细胞增多的疾病鉴别，包括感染性疾病、肿瘤及自身免疫性炎症性疾病。

四、治疗

中小剂量糖皮质激素有卓效。有些患者需要维持治疗。

编者的话

Sweet综合征是一种少见的皮肤疾病。患者通常在手臂及面、颈部突然出现疼痛性斑块或结节，伴发热、关节痛等症状。结合白细胞升高及病理特征可以诊断。皮肤科医生应该认识到本病属于症状性诊断，需要排除感染、肿瘤和多种自身免疫性疾病。

最有效的治疗方法是系统性皮质类固醇治疗。大多预后良好，但肿瘤和血液系统疾病所致者复发率较高。

曹娟梅编　陆原校

第二节　白塞综合征
Behcet syndrome

一、发病机制

白塞综合征（白塞病）是一种慢性全身炎症性疾病。本病曾被称为"丝绸之路病"，涉及丝绸之路沿线的多个国家及地区。HLA-B51 等位基因可能是重要的遗传易感因素。发病机制主要是自身免疫性炎症反应，其中循环免疫复合物和白细胞参与了皮肤黏膜和血管的损伤。

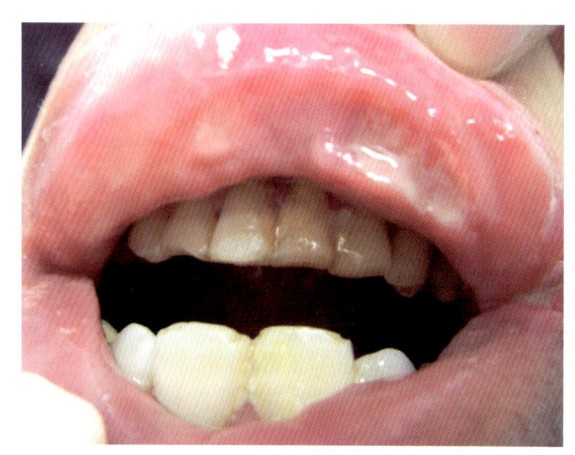

白塞综合征
（陆原提供）

二、临床特征

（1）眼部受累最常见，表现为前葡萄膜炎、后葡萄膜炎和视网膜血管炎等。

（2）复发性口腔溃疡常为首发症状，可伴有生殖器溃疡。

（3）皮肤损害常见结节性红斑和假性毛囊炎，后者可见于面部，类似痤疮样改变。

（4）本病可累及多系统，如关节受累、胃肠道表现、血管病变（动静脉血栓、静脉炎等），以及心脏和神经系统症状等。

三、诊断与鉴别诊断

1. 诊断依据

白塞病国际诊断标准如下（主要指标＋次要指标2项，即可诊断）。

（1）主要指标。复发性口腔溃疡：1年内反复发作≥3次。

（2）次要指标。

· 复发性生殖器溃疡。

· 眼病变。

· 皮肤病变：结节性红斑样皮损，假性毛囊炎等。

· 针刺反应阳性。

2. 鉴别诊断

（1）多种伴有口腔溃疡的疾病：炎症性肠病、口腔单纯疱疹、天疱疮等，结合全身症状和病程，以及实验室检查可助鉴别。

（2）结节性红斑：可为白塞病的皮肤表现，但不伴有复发性口腔溃疡，及多系统损害。

四、治疗

（1）免疫调节或免疫抑制剂：糖皮质激素、沙利度胺、柳氮磺吡啶、硫唑嘌呤、甲氨蝶呤、环孢素A、秋水仙碱等。

（2）生物制剂：抗肿瘤坏死因子药物，如英夫利西单抗、阿达木单抗、依那西普等。

（3）手术治疗：对于白塞病的肠道溃疡，部分需联合手术切除治疗。

编者的话

白塞病主要表现为复发性口腔溃疡、生殖器溃疡、眼炎，也可累及皮肤、关节、消化系统、神经系统、肺及肾脏等器官。面部可表现为丘疹、脓疱为主的痤疮样皮疹（假性毛囊炎）。白塞病主要是对症治疗，根据各系统受累情况制订治疗方案。重要脏器受累，比如眼、血管、神经系统等病变需要积极治疗。糖皮质激素联合免疫抑制剂是治疗本病的主要用药，同时生物制剂也展示出较好的前景。

曹娟梅编　陆原校

第三节　血管内压增高性紫癜
purpura due to raised intravascular pressure

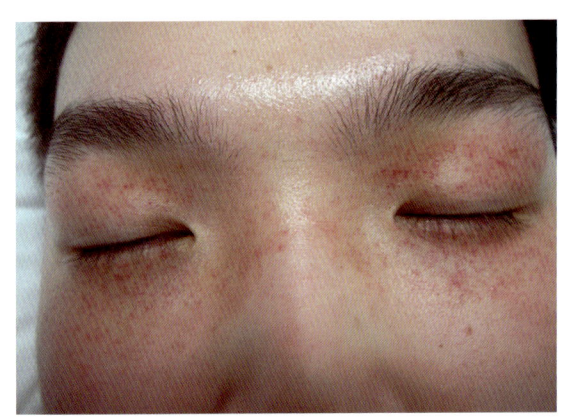

血管内压增高性紫癜（1）
（陆原提供）

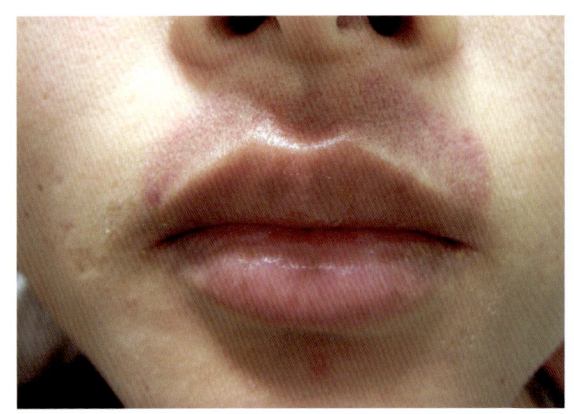

血管内压增高性紫癜（2）
（陆原提供）

一、发病机制

血管内压增高性紫癜，又叫压力性紫癜，是因突然、剧烈而较持久的肌肉收缩导致局部小血管破裂出血而产生的紫癜。常见原因有哭闹、阵咳、剧烈呕吐、便秘、吹奏、屏气动作、分娩等。

二、临床特征

（1）多见于儿童，好发于面、颈部，也可累及上胸、上肢和眼结合膜。

（2）主要表现为针尖、针头大小的群集或散在分布的瘀点。

三、诊断与鉴别诊断

1. 诊断依据

面、颈部，上胸、上肢或眼结合膜，突然出现的针尖大小群集或散在分布的瘀点，病史有引起血管内压增高的诱因，系统检查无异常。

2. 鉴别诊断

（1）过敏性紫癜：双小腿多见，为可触及性紫癜，部分患者可伴有关节痛、尿蛋白升高等。

（2）血小板减少性紫癜：瘀点、瘀斑多见于肢端和碰触部位，血小板显著低于正常值，凝血指标异常。

四、治疗

去除病因，紫癜常在几天内迅速消退。

— 编者的话 —

血管内压增高性紫癜常于儿童哭闹、剧烈咳嗽、吹奏或频繁屏气动作后出现，因血管内压骤然升高导致微小血管破裂出血所致。多表现为面、颈部针尖、针头大小的群集或散在分布的瘀点，也可累及上胸、上肢和眼结合膜，系统检查无异常，可自行消退，无须治疗。

舟艺编　陆原校

第四节　毛细血管扩张症
telangiectasis

一、发病机制

毛细血管扩张症为皮肤或黏膜表面的毛细血管、细动脉和细静脉呈持续性扩张，分为原发性和继发性两类。原发性者原因不明，见于血管瘤、脉管畸形、血管角皮瘤、遗传性出血性毛细血管扩张症等；继发性者常见于外伤后及风吹暴晒户外工作者，还有肝硬化、结缔组织疾病、酒渣鼻、结节性硬化症等患者。

二、临床特征

表现为细丝状、蛛状扩张的小血管，呈红色或紫色斑状、点状、线状或星状损害，可局限性、节段性、广泛性分布，任何年龄、任何部位均可受累，面部是最常见部位之一。

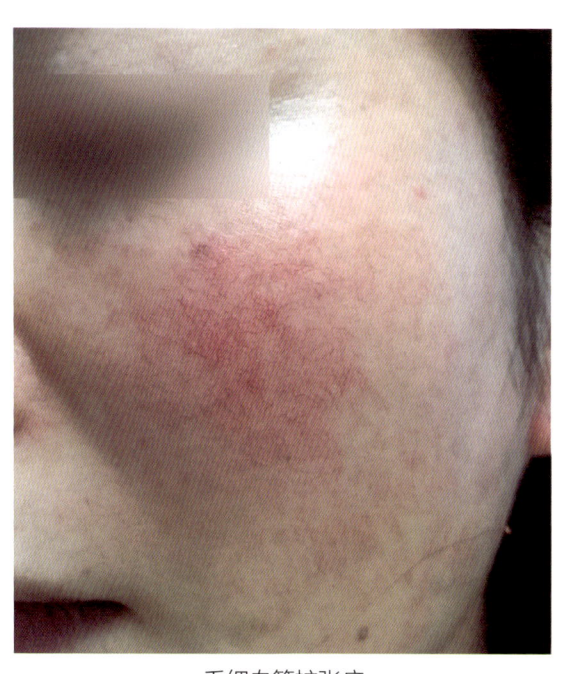

毛细血管扩张症
（陆原提供）

三、诊断与鉴别诊断

根据皮肤黏膜典型临床表现即可诊断，但需进一步明确可能的原因。

四、治疗

（1）皮肤黏膜根据需要选择外用噻吗洛尔、口服普萘洛尔、脉冲染料激光、CO_2点阵激光、长脉冲1064激光、光动力等对症治疗。

2. 系统疾病根据病因的不同选择不同的治疗方案。

—— 编者的话 ——

毛细血管扩张症是指在皮肤或黏膜表面，具有毛细血管持续性扩张表现的一组疾病，面部常见，皮肤镜可用于辅助诊断，治疗方法多，根据不同病因选择合适的治疗方案。

屈晓英编　陆原校

第五节　蜘蛛痣
spider nevus

一、发病机制

蜘蛛痣是一种特殊的毛细血管扩张症，与雌激素水平增高有关。慢性肝脏疾病患者对雌激素灭活作用降低、孕妇血液中雌激素增高，都会引起小动脉毛细血管扩张。少数健康人出现蜘蛛痣的原因不明。

二、临床特征

皮疹由一支中央小动脉和多支向外辐射分布的毛细血管组成。中心点微隆起皮面，约针帽大小，周边多条毛细血管向外呈辐射状延伸，形似一只蜘蛛。当压迫中心点时，可使整个痣体消失。好发于面、颈和上胸部。

三、诊断与鉴别诊断

根据典型临床表现即可诊断。

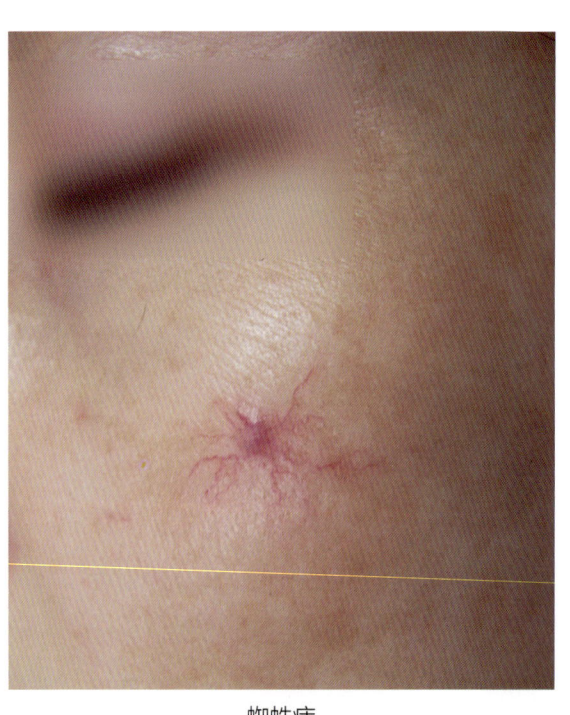

蜘蛛痣
（陆原提供）

四、治疗

（1）肝病引发者应治疗原发病。妊娠蜘蛛痣多在分娩后6周内自行消退。

（2）痣体消除可用高频电灼、CO_2激光、掺钬铝石榴石（Nd：YAG）激光等破坏中央血管。

—— 编者的话 ——

蜘蛛痣是一种特殊类型的毛细血管扩张症，由一条中央小动脉和周围小静脉共同扩张形成。多发的蜘蛛痣需要排除肝脏疾病的可能。

韩永智编　陆原校

第六节　老年性紫癜
purpura senilis

一、发病机制

由于衰老以致皮肤松弛及皮肤、皮下组织萎缩，血管失去支持、缺乏弹性，轻微外伤就可造成血管破裂，红细胞外渗。

二、临床特征

（1）主要发生于易受外伤的暴露部位，如四肢等，偶尔发生于面部，特别是鼻背与眼镜架接触压迫处。

（2）在轻微外伤和压迫后，或自然发生的暗紫色瘀点或瘀斑，直径数毫米至数厘米大小不等、形态不规则，无炎症反应，亦无自觉症状。

（3）皮损可自行消退遗留色素沉着，易反复发生。病变处皮肤变薄、缺乏弹性，毛发稀疏。

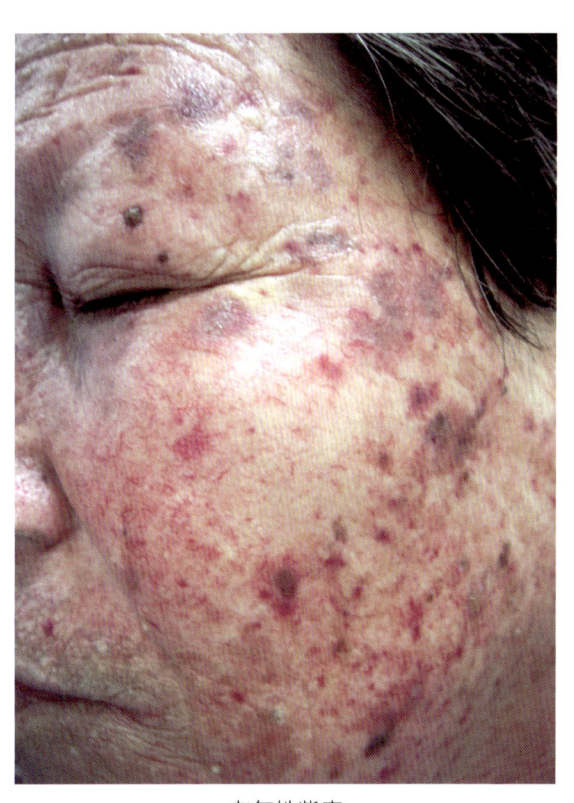

老年性紫癜
（陆原提供）

三、诊断与鉴别诊断

1. 诊断依据

老年患者，在暴露部位因轻微外伤而发生的紫癜提示本病。结合凝血时间正常，束臂试验轻度阳性，血常规检查示血小板正常可诊断。

2. 鉴别诊断

与特发性血小板减少性紫癜、血管性假性血友病相鉴别，根据皮损随时间是否可逐渐缓解，结合血常规、凝血功能检验可鉴别。

四、治疗

注意保护皮肤，避免外伤，慎用糖皮质激素外用制剂。

— 编者的话 —

本病多见于老年患者，在摩擦或轻微外伤后发生，表现为形状不规则的瘀斑，血小板及凝血功能正常。无特殊治疗，预防为主，注意保护皮肤，避免摩擦及外伤。

赵云编　陆原校

第七节　静脉湖
venous lake

静脉湖为真皮浅层小静脉扩张所致，常

发生于唇部、颊部及舌部，以下唇部最多见，病变主要表现为圆形或椭圆形突起的结节或丘疹，呈深黑色或紫色，界线清楚，表面光滑，呈圆顶状，其大小不等，单发或多发。一般无自觉症状，轻度创伤可发生出血。

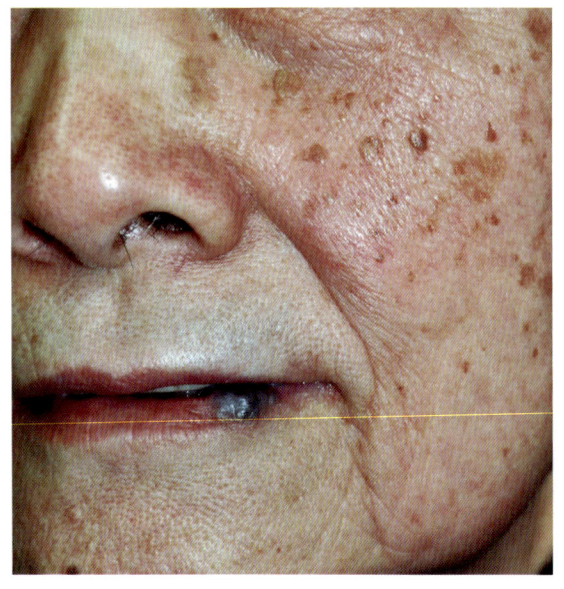

静脉湖
（刘仲荣提供）

— 编者的话 —

本病为小静脉扩张，表现为口腔黏膜下紫蓝色结节或丘疹，下唇部最多见。大部分静脉湖患者为了面部美观或反复出血选择治疗。目前治疗静脉湖的方法较多，包括电凝术治疗、脉冲染料激光（PDL）治疗、硬化治疗、手术治疗等。

王霞编　陆原校

第八节　樱桃状血管瘤
cherry angioma

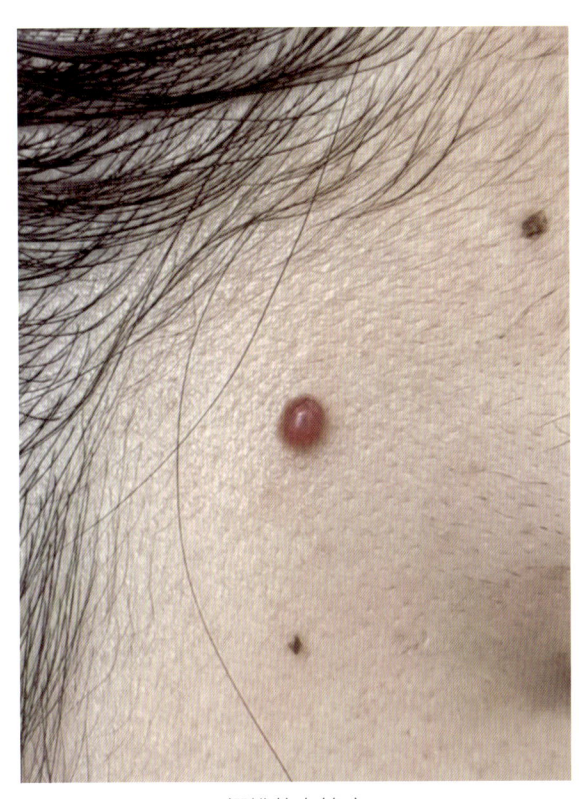

樱桃状血管瘤
（陆原提供）

樱桃状血管瘤又称老年性血管瘤（senile angioma），是一种常见的皮肤血管良性增生性疾病，病因未明确。在成年早期即可出现，随年龄增长而增多，以躯干部为主，但几乎可发于任何部位。临床表现为卵圆形或圆形深红色丘疹，直径大多0.5 cm左右，质软，高出皮面，呈半球状。数目多少不等。

一般无须治疗。如发生于面部、有美容要求需消除者，可行液氮冷冻、高频电凝或激光等治疗。

—— 编者的话 ——

本病面部罕见，最常见于躯干，受到外力碰撞或挤压导致破溃出血。本病属于缓慢进展的良性血管病变，一般不会恶变，但如果短期内迅速增大，应尽早切除做病理检查。

陆原编　韩永智校

第十三章
CHAPTER 13
非感染性肉芽肿

第一节　结节病
sarcoidosis

一、发病机制

结节病是一种非干酪样坏死性的肉芽肿性炎症疾病，病因不明。有学者推测可能其与感染、遗传因素、变态反应和自身免疫有关。

二、临床特征

常见于青壮年。肉芽肿结节可侵犯全身各器官，以双侧肺门淋巴结肿大、肺浸润及皮肤、眼睛损害为主要表现，90%以上有肺改

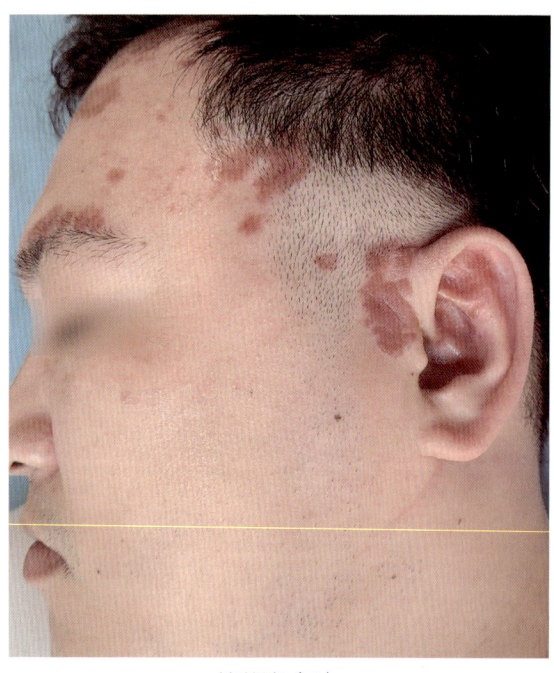

结节病（1）
（郑松提供）

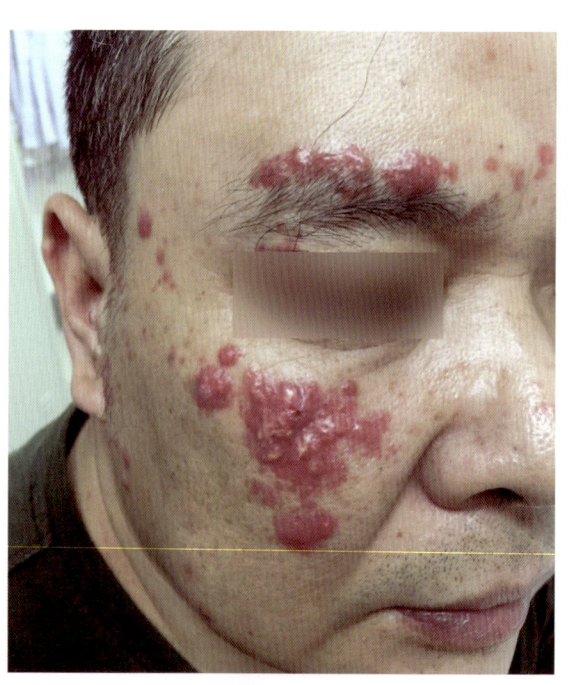

结节病（2）
（施为提供）

变。其中皮肤表现约占1/3，常为首发症状。

临床皮疹多种多样，最常见皮损为红褐色丘疹和斑块，对称分布，多见于鼻部、口周，其次为躯干、四肢，也好发于既往外伤部位。其他皮疹包括色素减退、冻疮样、鱼鳞病样等。

结节性红斑是本病最常见的非特异性皮疹，表现为无痛、红斑隆起的皮肤损害，多为早期表现。

三、诊断与鉴别诊断

1. 诊断依据

根据典型的临床和X线表现，组织学显示非干酪上皮样细胞肉芽肿即可做出诊断，但应除外其他肉芽肿性疾病。

2. 鉴别诊断

临床和组织学上需要与多种疾病鉴别，包括感染和非感染性肉芽肿疾病、皮肤淋巴瘤等，鉴别需依赖组织病理学、病原学检测和其他系统检查。

四、治疗

（1）糖皮质激素：外用、皮损内注射或系统使用。

（2）羟氯喹、甲氨蝶呤、环磷酰胺、沙利度胺、米诺环素等。也有报道TNF-α抑制剂有效。

—— 编者的话 ——

本病为皮肤病万能模仿者之一，皮损表现多样，及时的病理检查有助早期诊断。皮肤结节病需要监测肺、眼等器官是否受累，并密切随访。使用糖皮质激素目前仍是主要的治疗方法，但应根据病情的严重程度合理使用。

陆原编　韩永智校

第二节　环状肉芽肿
granuloma annulare，GA

一、发病机制

本病发病机制不明，推测是一种对不明抗原物质的迟发性超敏反应，伴有免疫复合物性血管病改变。可能的诱发因素包括外伤、虫咬反应、紫外线暴露、病原体感染、某些代谢性疾病等。

二、临床特征

经典表现为光滑质硬的小丘疹，环状排列，或弧形至环形斑块，一般无异常感觉。临床分型分为：局限型、泛发型、皮下型，其中局限型最常见。最好发部位是手足部，面部罕见。

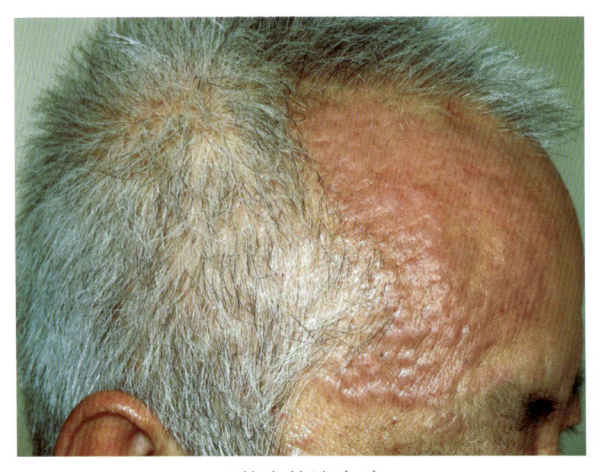

环状肉芽肿（1）
（黄长征提供）

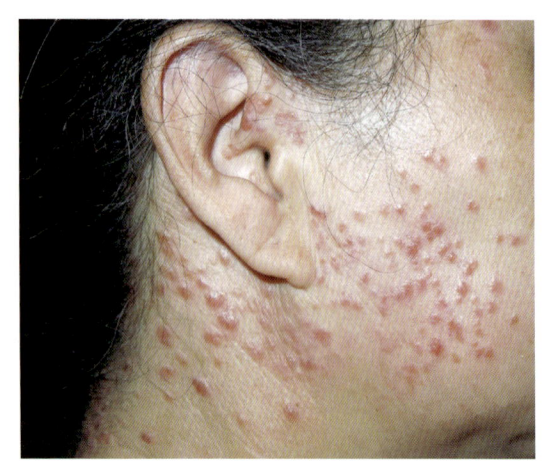

环状肉芽肿（2）
（黄长征提供）

三、诊断与鉴别诊断

1. 诊断依据

诊断有赖于临床表现和组织病理学改变。本病特征性病理改变为灶性胶原纤维变性、黏蛋白沉积及栅栏状肉芽肿形成。

2. 鉴别诊断

本病临床皮疹表现多样，常需与多种疾病鉴别：如环状皮疹应与结节病、类脂质渐进性坏死、麻风等鉴别；而丘疹改变则应与扁平疣、发疹性黄瘤等鉴别；皮下型临床类似于类风湿结节、上皮样肉瘤、皮下型结节病等。

四、治疗

本病尚无特效治疗手段。部分患者可自行消退，或皮肤活检后自行消退。局限型可选用局部糖皮质激素治疗，冷冻治疗也有部分效果。泛发型可尝试羟氯喹、环孢素A、英夫利西单抗、光疗等治疗方法，但停止治疗后均有可能复发。

编者的话

环状肉芽肿是以环状排列的小丘疹或斑块为特征的慢性皮肤病，面部罕见。病变主要表现为真皮浅中层灶性胶原纤维变性、栅栏状肉芽肿形成。本病需要与多种表现为环状或丘疹、结节状改变的慢性皮肤病鉴别，病理特征具有重要诊断意义。目前治疗方法多样，但疗效不一。因本病具有良性、自限性的特征，选择治疗手段时务必权衡利弊。

王翠彦编　陆原校

第三节 异物反应
foreign body reaction

一、发病机制

异物反应是对进入皮肤内不能降解的无机物和高分子量的有机物质发生的炎症反应。异物的持续存在活化单核细胞和局部组织内的巨噬细胞，形成慢性肉芽肿。

二、临床特征

异物不同可有不同的临床表现，其中慢性炎症反应是常见类型，主要表现为红棕色丘疹、结节或斑块，后期可发生硬化。此外还可有化脓性肉芽肿样、苔藓样皮损或慢性瘘管等。

三、诊断与鉴别诊断

1. 诊断依据

典型皮肤表现，结合异物侵入病史是诊断的关键。组织病理学、偏振光显微镜检查可协助诊断。

2. 鉴别诊断

与结节病、假性淋巴瘤、苔藓样皮炎及其他感染性肉芽肿等鉴别，需要结合病史、病理进行排除性鉴别诊断。

四、治疗

（1）色素颗粒引起的异物反应，选择特

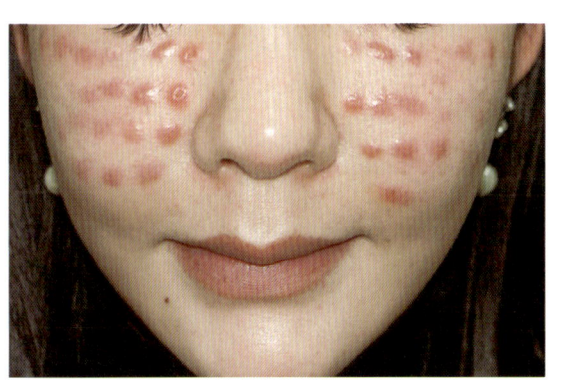

玻尿酸注射后异物肉芽肿
（黄长征提供）

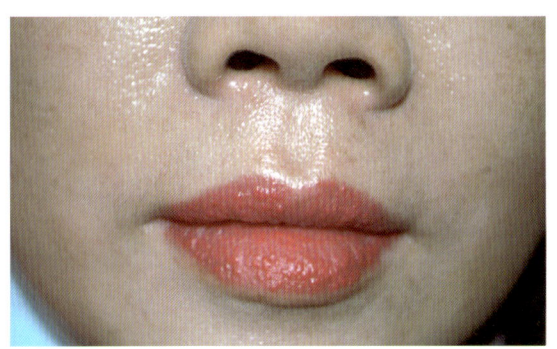

唇部漂染后异物肉芽肿
（施为提供）

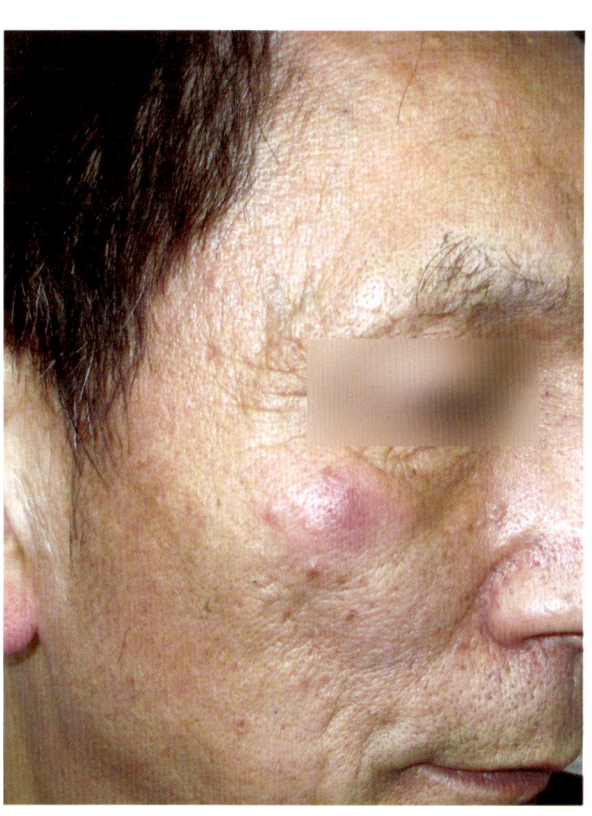

角蛋白致异物肉芽肿
（黄长征提供）

定类型的激光。

（2）炎症性反应可尝试局部外用或皮损内注射糖皮质激素，对于症状持续的异物反应可选择手术切除。

（3）某些异物，如透明质酸经6～24周可自行消退。

编者的话

异物进入的途径常为意外事故、医源性因素和美容操作等。临床表现多变，最常见表现为肉芽肿性炎症导致的红棕色丘疹、结节或斑块。病史对于诊断至关重要。治疗应根据异物种类和临床表现选择，利用手术或激光等方法清除皮肤内异物是主要治疗手段，但面部常常选择有限。局部使用糖皮质激素对抑制炎症反应有效。

张晶编　陆原校

第四节　颜面播散性粟粒狼疮
lupus miliaris disseminatus faciei

一、发病机制

颜面播散性粟粒狼疮的病因及发病机制尚未明确，目前倾向于认为本病与结核感染无关，是毛囊皮脂腺在各种诱因下被破坏后，机体对痤疮丙酸杆菌产生的一种异常细胞免疫反应。

二、临床特征

典型皮损为粟粒至绿豆大红黄色丘疹，散在或成簇分布，持久不退，好发于中青年患

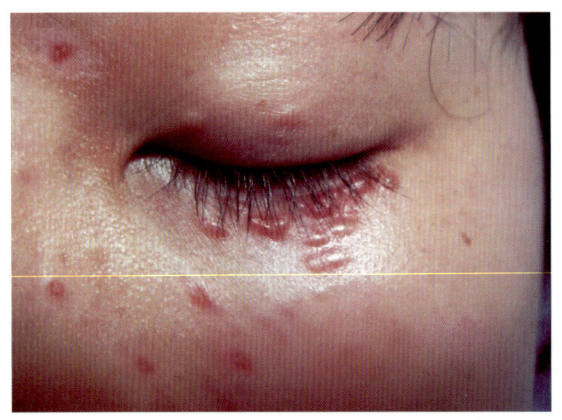

颜面播散性粟粒狼疮（1）
（陆原提供）

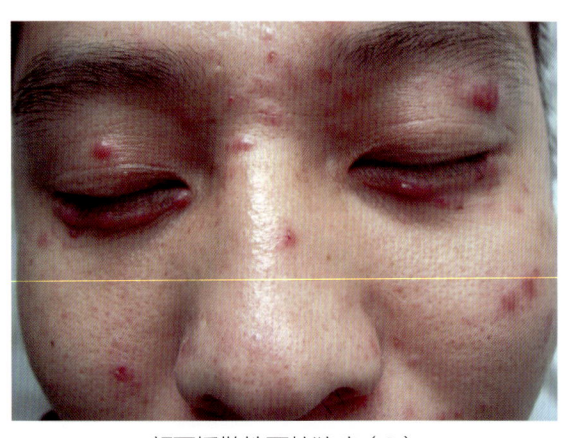

颜面播散性粟粒狼疮（2）
（陆原提供）

者面中部和眼周。眼睑下方可见特征性线状排列。玻片压诊呈苹果酱色，愈后可有凹陷性瘢痕。无自觉症状。

三、诊断与鉴别诊断

1. 诊断依据

临床表现，结合干酪样坏死的病理改变可诊断。

2. 鉴别诊断

（1）寻常痤疮：与丘疹结节型鉴别，其多见于青春期，伴有粉刺及丘脓疱疹。

（2）肉芽肿性酒渣鼻：也属于非感染性肉芽肿性皮炎，除丘疹结节外，常伴有红斑和毛细血管扩张，在冷热刺激和饮酒等情况下可诱发加重。病理改变无干酪样坏死。

四、治疗

（1）局部治疗：糖皮质激素、钙调磷酸酶抑制剂（他克莫司、匹美莫司）。

（2）系统药物治疗：四环素类药物（米诺环素、多西环素等）、氨苯砜、异维A酸、糖皮质激素等。

— 编者的话 —

颜面播散性粟粒狼疮是一种少见的慢性肉芽肿性炎症性皮肤病，以红褐色丘疹、结节为基本损害，好发于中青年患者的面部，尤以眼睑周围区域最为常见。本病具有自限性，发病1~2年后可自然消退，但常遗留萎缩性瘢痕。临床有多种药物被报道治疗有效，但尚缺乏标准治疗方案。抗结核治疗对本病无效。

王明编　陆原校

第十四章
CHAPTER 14
皮肤附属器疾病

第一节　痤疮
acne

一、发病机制

痤疮是在一定的遗传背景下，雄激素等诱导毛囊皮脂腺过度分泌、毛囊口异常角化，并在此基础上，痤疮丙酸杆菌等微生物的增殖诱发了毛囊皮脂腺局部的炎症及免疫应答。

二、临床特征

（1）多见于青少年，常反复发作至青春期后甚至中年时期。

（2）痤疮好发于面部及胸背部，基本皮损为白头粉刺、黑头粉刺、炎性丘疹、脓疱、囊肿及结节。

（3）寻常痤疮最为常见。轻症患者仅见白头或黑头粉刺；中度患者除粉刺外，还可见炎性丘疹及脓疱；重度患者痤疮除上述皮疹，还可见囊肿、结节或瘢痕。炎症较重或者治疗不当，可遗留红斑、色素沉着或瘢痕。

（4）病情较重，出现大量多形性皮疹，且以结节、囊肿为主，被称为聚合性痤疮。重

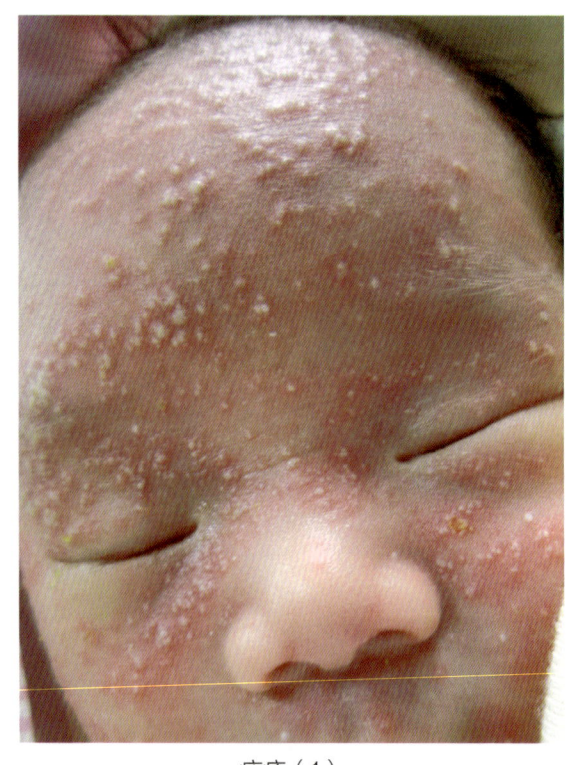

痤疮（1）
（陆原提供）

症痤疮伴有大量溃疡及坏死，被称为坏死性痤疮。痤疮突然加重，且伴有发热、关节痛等全身症状，被称为暴发性痤疮。

三、诊断与鉴别诊断

1. 诊断依据

好发于青少年，皮疹多发生于面部及胸背部，以粉刺、炎性丘疹、脓疱等多形皮疹为特点，较易诊断。

2. 鉴别诊断

（1）玫瑰痤疮：本病也可表现为面部的丘疹、脓疱，皮疹多分布于面中部，反复发作并加重的持续性红斑及毛细血管扩张是其特点。

（2）毛囊炎：当痤疮仅表现为炎性丘疹及脓疱时需要与毛囊炎鉴别，单纯的毛囊炎通常形态单一，不伴有粉刺。

（3）激素依赖性皮炎：有长期使用糖皮质激素史，有明显激素戒断依赖特点，停用糖皮质激素后皮疹可逐渐消退。

四、治疗

根据痤疮的严重程度选择相应的治疗措施。

1. 外用治疗

维A酸类、抗菌药物。适用于轻中度痤疮患者。

2. 系统药物治疗

适用于外用治疗效果不佳或者中重度痤疮患者。

（1）抗生素：米诺环素、多西环素、四环素、阿奇霉素等。

（2）维A酸类：异维A酸。

（3）激素类。

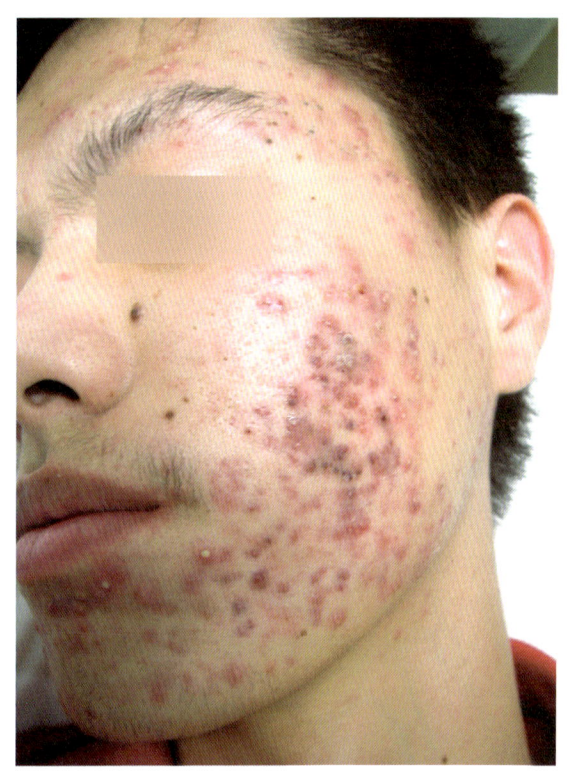

痤疮（2）
（陆原提供）

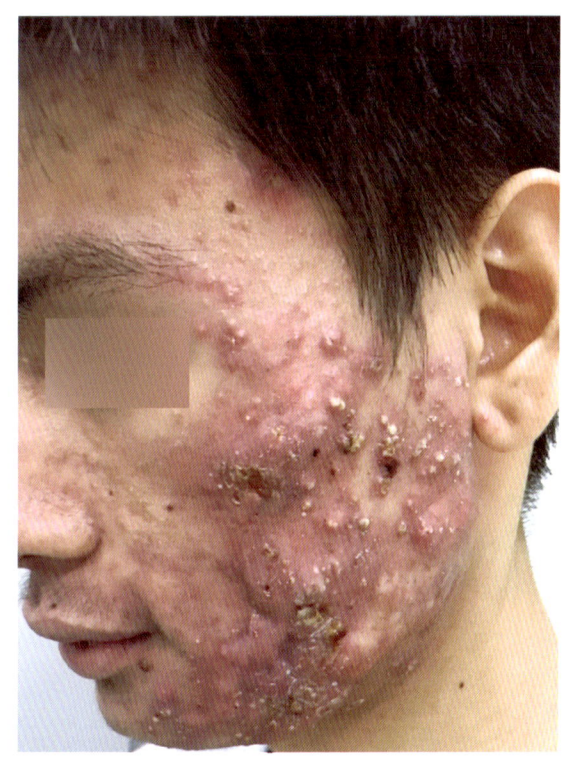

聚合性痤疮
（韩永智提供）

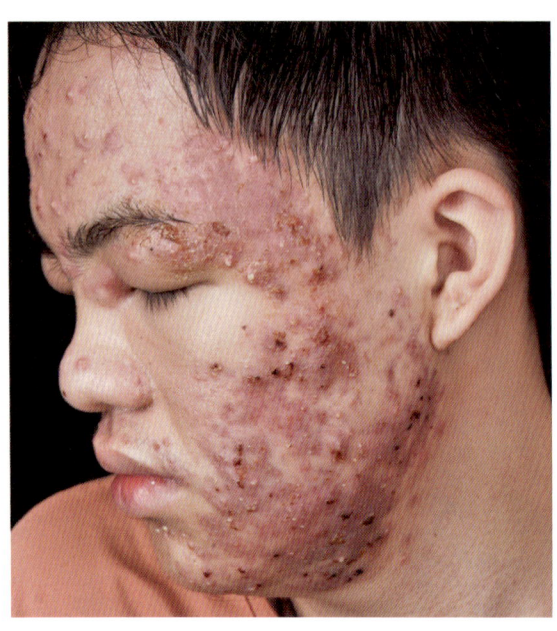

囊肿型痤疮
（李文提供）

· 雌激素和抗雄激素类药物：炔雌醇环丙孕酮片，螺内酯等。

· 糖皮质激素：中短期疗程用于治疗聚合性或暴发性痤疮。

（4）物理治疗。

· 光动力治疗。

· 强脉冲光、激光治疗。

· 红蓝光治疗。

（5）化学剥脱治疗。

编者的话

痤疮因累及颜面、影响美观、反复发作，严重者可遗留瘢痕，常增加患者的焦虑、自卑心理。因此，对中重度痤疮患者应积极治疗，避免遗留瘢痕。作为慢性复发性皮肤病，教育患者在疾病缓解期坚持避免痤疮诱发因素，对防止复发有重要意义。

万建勋编　韩永智校

第二节　脂溢性皮炎
seborrheic dermatitis

一、发病机制

脂溢性皮炎的病因尚不明确，可能是在皮脂分泌过多、皮脂成分改变的基础上，马拉色菌的优势地位变化导致皮脂溢出部位出现慢性浅表性皮肤炎症。

二、临床特征

（1）多见于婴儿及青春期后患者，青春期前儿童少见。

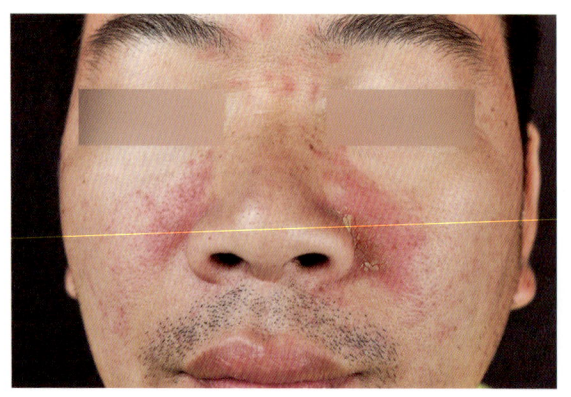

脂溢性皮炎（1）
（李文提供）

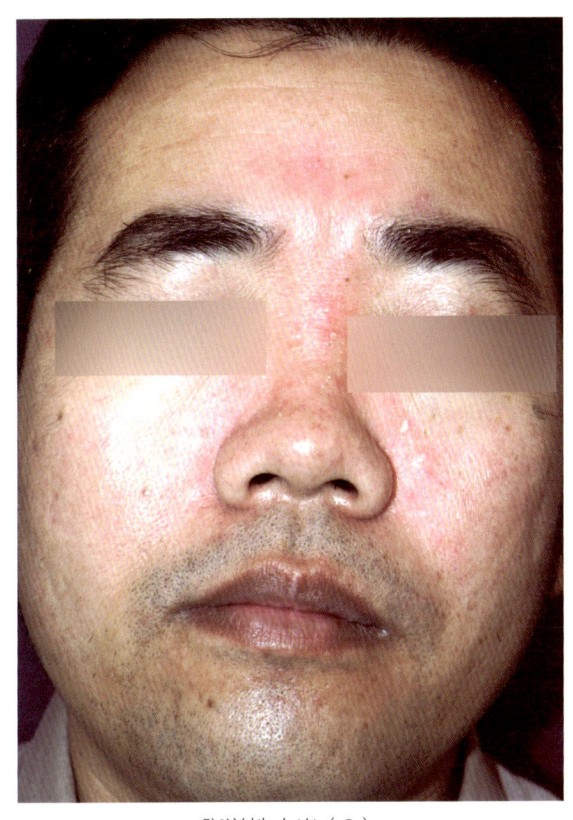

脂溢性皮炎（2）
（李文提供）

（2）皮疹好发于面部T区（鼻唇沟、眉间、口周）、头皮等皮脂溢出的部位。

（3）典型皮疹为面中部边界清楚的黄红色斑片，表面附着糠状鳞屑，多数为轻中度。

（4）婴儿脂溢性皮炎通常在出生1～2周发病，累及头皮及面部，鳞屑较厚，常数周后消退。

三、诊断与鉴别诊断

1. 诊断依据

根据好发部位、边界清楚的黄红色鳞屑性斑片，诊断不难。

2. 鉴别诊断

（1）特应性皮炎：婴儿及青少年特应性皮炎发于面部时，需与脂溢性皮炎鉴别。特应性皮炎皮疹更倾向于水疱、糜烂、渗出等湿疹样改变；而脂溢性皮炎炎症较轻，极少渗出。

（2）玫瑰痤疮：红斑期玫瑰痤疮也表现为面中部红斑，但为阵发性潮红，周期性发作，逐渐进展为持续性红斑，出现丘疹、脓疱及结节时，较易鉴别。

（3）激素依赖性皮炎：有长期使用糖皮质激素史，有明显激素戒断依赖特点，停用糖皮质激素后皮疹可逐渐消退。

四、治疗

（1）避免油腻、刺激性食物；避免过度清洁；避免刺激性的药物治疗。

（2）外用治疗：抗真菌剂、二硫化硒、吡硫翁锌、糖皮质激素类、钙调磷酸酶抑制剂等。

（3）系统药物治疗：适用病情严重者。可选用B族维生素、四环素类抗生素、口服抗真菌药等。

— 编者的话 —

婴儿脂溢性皮炎通常有自限性，成人脂溢性皮炎虽然反复发作，但多为轻中度，不会严重影响身体健康。因此应提倡温和、对症治疗为主。复发频繁的患者可以采用主动维持治疗。

万建勋编　韩永智校

第三节　玫瑰痤疮
rosacea

一、发病机制

玫瑰痤疮是一种慢性复发性炎症性疾病，发病机制主要包括：遗传因素、神经血管调节功能异常、皮肤屏障损伤、天然免疫功能异常和局部微生态紊乱等。外界各种理化因素都会导致疾病复发。

二、临床特征

（1）好发于面中部隆突部位，如颧部、鼻部、下颌部等，部分可累及眼及眼周。

（2）主要表现为周期性加重的持续性红斑、丘疹、脓疱、毛细血管扩张，后期出现皮肤增厚、腺体增生。眼部症状常表现为眼睑和睑缘的红斑丘疹脓疱、结膜充血等。

三、诊断与鉴别诊断

1. 诊断依据

面中部，尤其是隆突部位为主的周期性持续性红斑，可伴有丘疹、脓疱和毛细血管扩张。

2. 鉴别诊断

（1）面部湿疹皮炎类疾病：皮疹分布不以面中部为特点，常有过敏史，瘙痒。

（2）激素依赖性皮炎：有激素用品滥用史，病程有明显激素戒断依赖特点，皮疹无明显面中部隆突部位分布趋势。

（3）寻常痤疮：以粉刺、丘疹、脓疱为主，可有结节、囊肿，但弥漫性红斑不明显。

（4）颜面播散性粟粒狼疮：丘疹或结节持久不退，眼睑下方可见线状排列，玻片压诊呈苹果酱色，愈后可有凹陷性瘢痕。病理可见干酪样坏死。

四、治疗

1. 科学护肤，避免刺激因素

2. 局部治疗

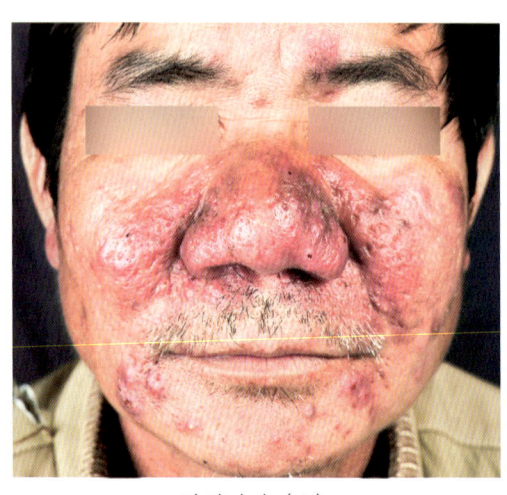

玫瑰痤疮（1）
（李文提供）

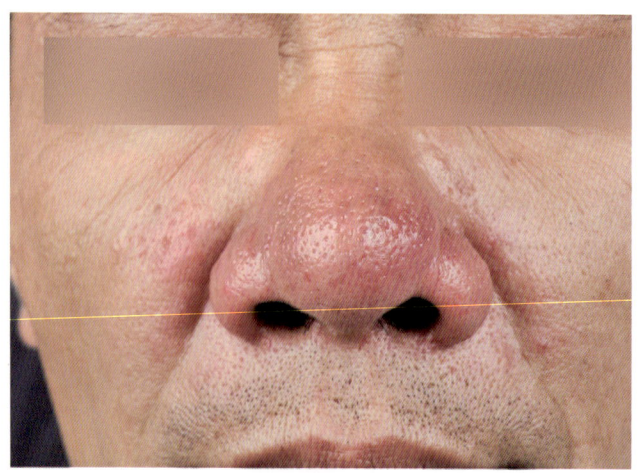

玫瑰痤疮（2）
（李文提供）

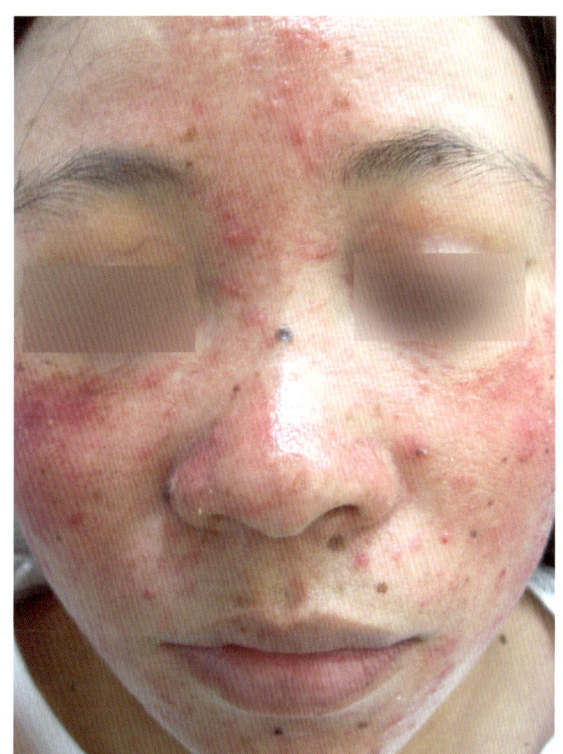

玫瑰痤疮（3）
（韩永智提供）

玫瑰痤疮（4）
（陆原提供）

甲硝唑、克林霉素、红霉素、壬二酸等外用制剂，肉毒素注射疗法等。

3. 系统药物治疗

（1）抗生素：多西环素、米诺环素、甲硝唑、克拉霉素等。

（2）异维A酸。

（3）羟氯喹。

4. 光电等物理治疗

红蓝黄光、强脉冲光（IPL）、PDL、射频、CO_2激光、光动力治疗等可酌情选用。

— **编者的话** ———

玫瑰痤疮是一种慢性复发性的炎症疾病，临床以面中部隆突部位为主的红斑、丘疹、脓疱、毛细血管扩张为特征，周期性加重的持续性红斑是本病的主要表现。本病需要与面部皮炎类疾病、激素依赖性皮炎、痤疮、颜面播散性粟粒狼疮等疾病仔细鉴别。治疗目标是缓解症状，减少或减轻复发。目前尚缺乏特别有效的治疗手段，应根据皮疹特点和严重程度个性化选择治疗方法。比如轻度潮红应以科学护肤、避免刺激为主；丘疹脓疱可考虑外用或口服抗生素类药物；持续性红斑稳定期可选择光电治疗、肉毒素注射等治疗手段。

万建勋编　韩永智校

第四节 Morbihan病
Morbihan disease

一、发病机制

Morbihan病又称为上面部慢性红斑性水肿、淋巴水肿性玫瑰痤疮和实质性面部水肿等，是一种以上面部坚实持久的水肿性红斑为临床特征的慢性皮肤病。发病机制不明，可能与痤疮或酒渣鼻相关，或为其极端变体。有学者认为，慢性炎症可能损伤血管和淋巴管结构，进而导致淋巴汇集引流受损。新近研究表明本病可能与肥大细胞浸润有关。

二、临床特征

中老年男性最为好发。慢性病程，时轻时重，持久不退。好发部位为面部中央和面部上2/3（额部、眉间、眼睑、鼻和面颊），也可累及耳垂。皮疹表现为实性的非凹陷性水肿，伴散在红斑，边界不清，偶有丘疹及脓疱，部分日晒后加重。多无自觉症状，或伴轻度瘙痒。

三、诊断与鉴别诊断

1. 诊断依据

本病临床皮损、组织学（真皮水肿、血管扩张、淋巴细胞浸润、滤泡周围纤维化等）无特异性，与许多面部炎性、肉芽肿性疾病特征有重叠，因此属于排他性诊断。

2. 鉴别诊断

（1）梅－罗（Melkersson-Rosenthal）综合征（MRS）：有典型的口面部肿胀、面神经病变和地图舌三联征，而Morbihan病主要表现为

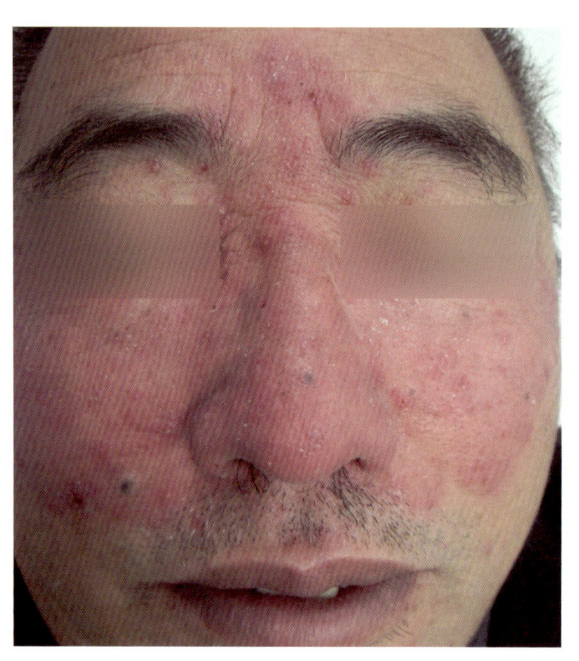

Morbihan病（1）
（陆原提供）

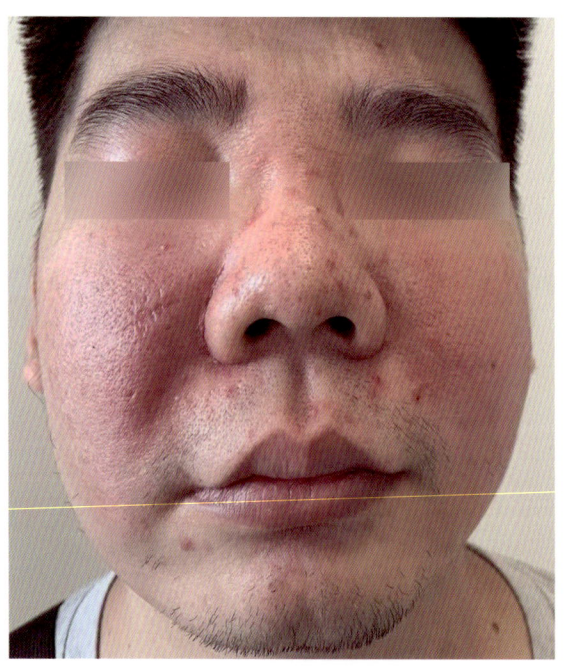

Morbihan病（2）
（王明提供）

双侧上面部水肿，常累及眼睑。

（2）肉芽肿性酒渣鼻：临床表现为红斑和皮肤增厚的背景上出现暗淡的红褐色丘疹，可能有眼部受累。

（3）皮肌炎：前额尤其眼周出现紫红色水肿型斑片，常伴有Gottron征、肌肉受损的症状，结合实验室检查可鉴别。

四、治疗

本病无标准治疗方案，对多种治疗药物或方法抵抗，可尝试以下药物：异维A酸、抗生素（多西环素，甲硝唑）、低剂量皮质类固醇（口服或皮损内注射）、沙利度胺、奥马珠单抗等。

—— 编者的话 ——

本病相对少见，且临床表现无特异性，因此诊断困难，是否为独立疾病或为玫瑰痤疮的少见合并症尚有争议。持续性炎症、纤维化可致肿胀转变为实性水肿，严重者面部毁容、视野缺损，因此早期诊断及治疗具有积极意义。药物治疗4～6个月的疗程才可保证疗效；若药物治疗无效，可采用淋巴引流手术。奥马珠单抗对于IgE增高的患者可能也有效果。

陆原编　韩永智校

第五节　成簇性眼眶周粉刺
grouped periorbital comedones

一、发病机制

成簇性眼眶周粉刺病因及发病机制不清，因好发于曝光部位，且患者常合并日光性弹力纤维病，因此推测本病可能和日晒有关。

二、临床特征

好发于中老年人，皮疹常分布于颞部或眼睑，呈簇状分布的较大粉刺，表面开口。可见黑头是其皮疹特点。常合并日光性弹力纤维病（Favre-Racouchot综合征）。

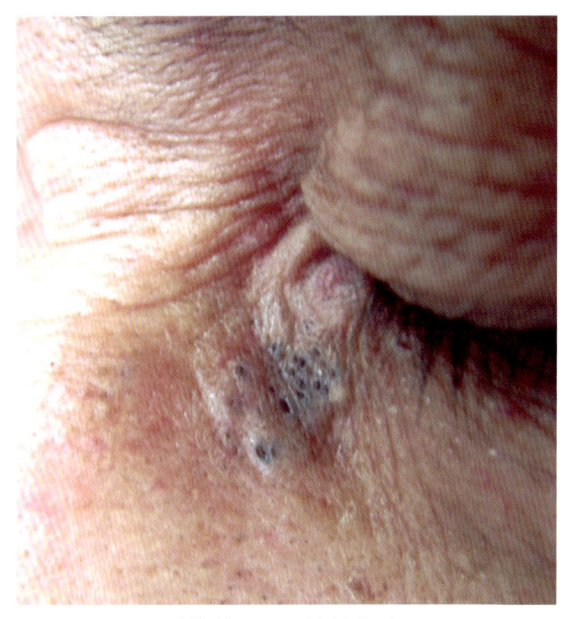

成簇性眼眶周粉刺（1）
（陆原提供）

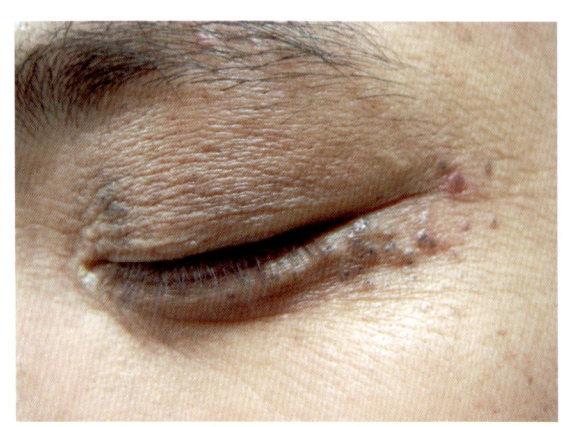

成簇性眼眶周粉刺（2）
（陆原提供）

三、诊断与鉴别诊断

根据眶周密集分布的黑头粉刺，较易诊断。

四、治疗

（1）针挑。

（2）维A酸乳膏外搽。

（3）有报道采用CO_2点阵激光治疗效果好，治疗后一年无复发。

—— 编者的话 ——

成簇性眼眶周粉刺的好发年龄、皮疹特点及病理表现均不同于寻常痤疮，可能属于日光老化性皮肤病范畴。本病多呈良性过程，尚无特效的治疗方法。

万建勋编　韩永智校

第六节　黑头粉刺
comedones

一、发病机制

黑头粉刺又称开放性粉刺，是毛囊皮脂腺内的皮脂及脱落的角质细胞堆积，顶端开放后，开口处堆积物在理化因素作用下，氧化形成较硬的黑头，故名黑头粉刺。

二、临床特征

黑头粉刺是寻常痤疮的初期损害，好发于青少年，常见于额面、鼻头部，皮疹表现为毛囊开口处的黑色栓子。可同时伴有白头粉刺、炎性丘疹、脓疱、结节或囊肿。

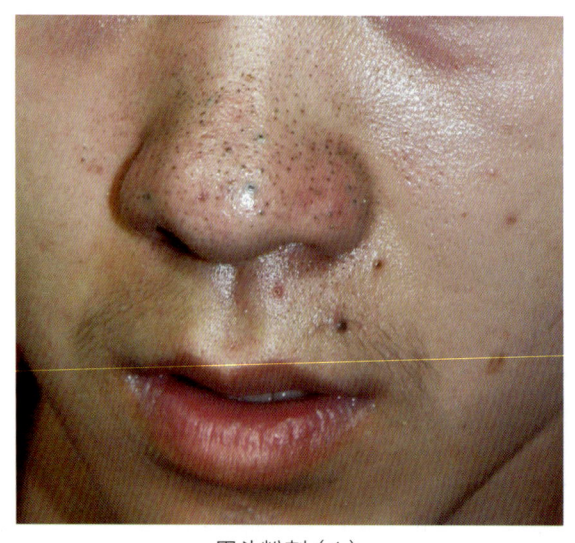

黑头粉刺（1）
（刘仲荣提供）

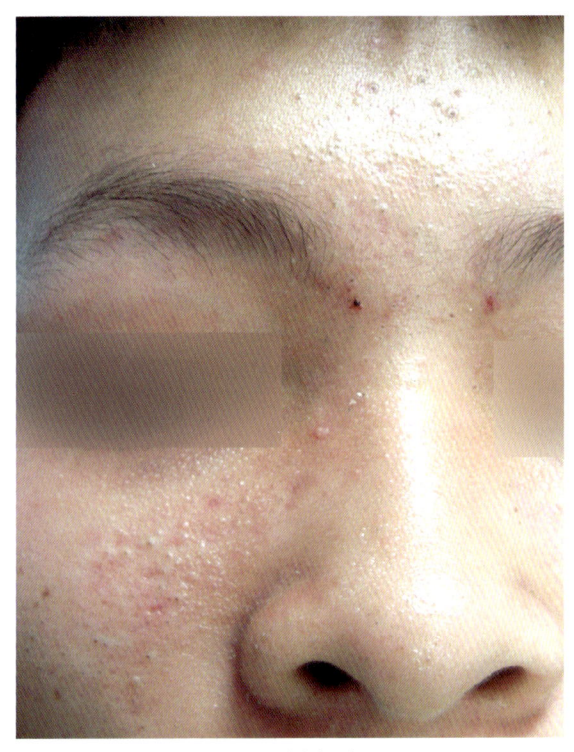

黑头粉刺（2）
（陆原提供）

三、诊断与鉴别诊断

根据发生于青少年额面部毛囊开口处的黑色角栓，可以诊断。

四、治疗

（1）物理去除方法：针挑、粘贴。

（2）化学剥脱方法：果酸、水杨酸。

（3）外用药物：维A酸类。

（4）光学疗法：点阵激光、光子治疗。

—— 编者的话 ——

黑头粉刺常引起患者的焦虑与自卑，导致医美市场上的治疗方法多种多样，因为疾病本身具有慢性复发性，各种治疗仅有短期效果，过度治疗反而会引起二次损伤，导致皮肤屏障损伤或局部感染，因此应尽量避免有创及价格昂贵的治疗。

万建勋编　韩永智校

第七节　皮脂腺增生
sebaceous hyperplasia

一、发病机制

皮脂腺增生病因不明，是皮脂腺的良性扩大。

本病可能与性激素水平升高导致皮脂腺增大有关，多个皮脂腺小叶增生使皮疹表现为分叶状，皮脂腺导管无法随着皮脂腺增大而延长，导致其在开口处向下牵拉，形成脐凹。

二、临床特征

好发于额面部，老年人相对多见。典型皮损表现为面部米粒大、黄色或淡黄色的半球形丘疹，表面光滑，中央有脐凹为其特征。

三、诊断与鉴别诊断

根据面部典型皮疹通常可以确诊，仅在

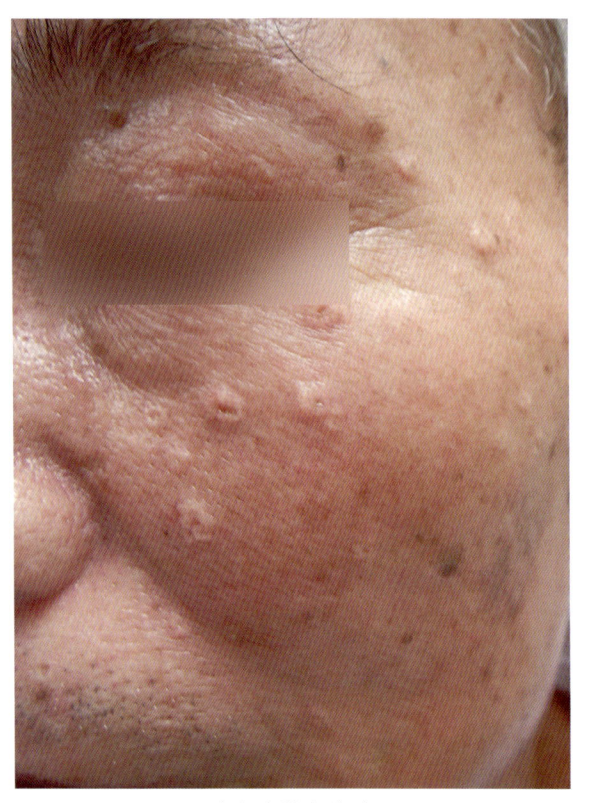

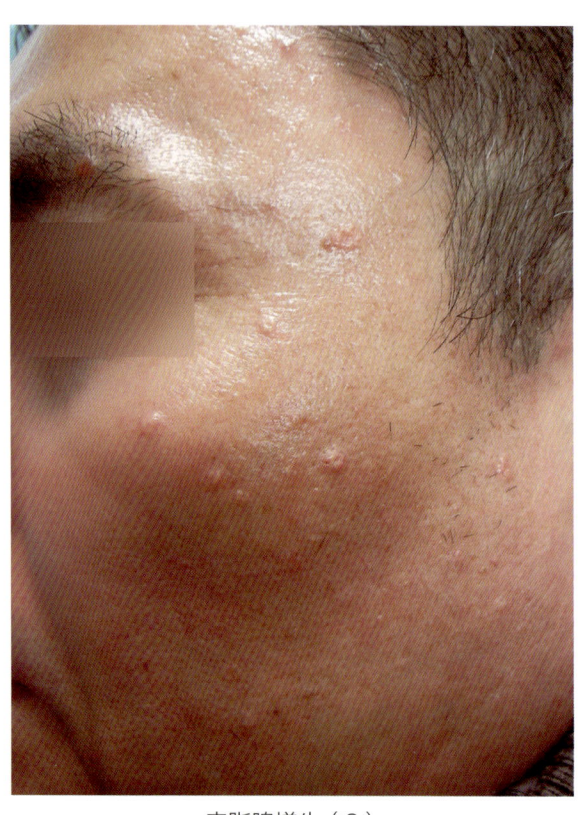

皮脂腺增生（1）
（陆原提供）

皮脂腺增生（2）
（陆原提供）

无法排除恶性疾病时，需进行病理检查加以鉴别。

四、治疗

（1）病情轻微，通常不需要治疗。

（2）物理治疗：电灼、冷冻、磨削。

（3）手术切除。

（4）药物治疗：外用维A酸，皮损广泛

者可口服异维A酸。

第八节 鼻红粒病
granulosis rubra nasi

一、发病机制

鼻红粒病病因不清，推测其是一种常染色体显性遗传性疾病。疾病本质是鼻尖或鼻翼的局部多汗症所继发的局部红斑、丘疹。

二、临床特征

好发于青春期前儿童，也有青年发病的报道。早期多表现为鼻部多汗症，数年后出现鼻部红斑，红斑基础上可见到针头大红色的丘疹或水疱，互不融合。典型患者可见到鼻尖红斑处出现汗滴，而本人无察觉。

三、诊断与鉴别诊断

1. 诊断依据

根据儿童患者、鼻部多汗症基础上出现的丘疹，不难诊断。

2. 鉴别诊断

酒渣鼻：鼻红粒病相对少见，常被诊断为酒渣鼻。酒渣鼻好发于中老年人，无局部多汗症，潮红毛细血管扩张明显且渐进加重，鼻赘期特征为鼻部的结节，区别于鼻红粒病的小丘疹。

四、治疗

（1）多于青春期后自愈，多数不需要治疗。

（2）非甾体抗炎药类：吲哚美辛洗剂。

（3）冷冻治疗。

（4）其他：有报道局部注射A型肉毒毒

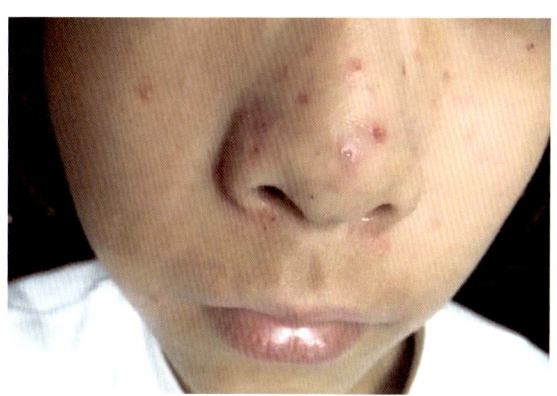

鼻红粒病（1）
（陆原提供）

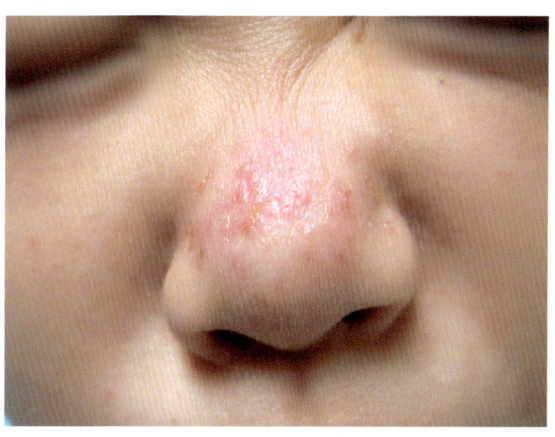

鼻红粒病（2）
（陆原提供）

素效果好，远期疗效不详。

── 编者的话 ──

鼻红粒病发病年龄、临床表现均有一定特点，临床应注意与酒渣鼻鉴别。鼻红粒病大多在青春期后自行缓解，治疗上应以消除患者顾虑为主，避免过度治疗。

万建勋编　韩永智校

第九节 医源性毛增多症
iatrogenic hypertrichosis

一、发病机制

毛增多症是指身体任何部位的毛发过度增长；医源性毛增多症是指局部、系统性用药及物理治疗导致的毛发过度增长。目前明确会引起毛增多症的药物有链霉素、糖皮质激素、米诺地尔、乙酰唑胺、苯妥英钠、环孢素A、补骨脂等药物。不同药物导致毛发增多的机制不同，如米诺地尔作为口服降压药物，因为有明确的毛发增多的副作用，目前已经主要作为治疗脱发的局部用药，其主要原理是扩张局部血管，改善毛囊血供以促进毛发生长。

二、临床特征

医源性毛增多症特点是在药物或物理治疗过程中，全身或局部毛发明显增多，无男性型多毛的分布特点，增多的毛发粗细介于毳毛与终毛之间，增长缓慢，停止相关治疗后缓慢消退。

三、诊断与鉴别诊断

1. 诊断依据

患者接受药物或物理治疗过程中，出现任何部位毛发增多，无男性型多毛分布特点，应考虑本病，如停止相关治疗后逐渐缓解，则可确诊。

2. 鉴别诊断

医源性多毛症：需先明确多毛症和毛增多症的概念。多毛症特指女性的终毛分布具有男性的特征；而毛增多症仅指毛发增多，与分布规律无关。多毛症是女性患者因为疾病或药物导致体内性激素水平失衡，雄激素功能占优势

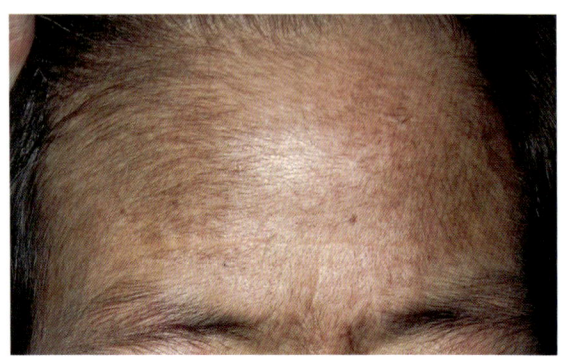

局部多毛症
（刘仲荣提供）

时，表现为多毛，且毛发呈部分或完全男性型分布的病症，当该症状由药物引起时，如使用避孕药物、蛋白同化激素，应考虑为医源性多毛症，而非医源性毛增多症。

四、治疗

（1）停用致病药物。

（2）当致病药物无法更换及停用时，可考虑脱毛：使用脱毛膏、激光脱毛等。

── 编者的话 ──

应明确多毛症和毛增多症的概念，二者均表现为局部或全身毛发增多，但毛发分布特点、病因及预后不同。临床上无论遇到多毛还是毛发增多的主诉，均应首先排除医源性疾病，因为医源性多毛症或毛增多症均相对常见，且容易治疗。一旦排除医源性损害，鉴别多毛症及毛增多症对查找病因、治疗及判断预后均有指导意义。

万建勋编　韩永智校

第十五章
CHAPTER 15
先天性、遗传性皮肤病

第一节 鱼鳞病
ichthyosis

一、发病机制

绝大多数鱼鳞病是遗传性疾病，少数是患者基因自发突变导致。遗传性鱼鳞病包括寻常性鱼鳞病、性连锁鱼鳞病、角蛋白相关鱼鳞病（包括先天性大疱性鱼鳞病样红皮病）、常染色体隐性遗传性鱼鳞病（包括板层状鱼鳞病及先天性非大疱性鱼鳞病样红皮病等多种类型）。部分鱼鳞病与恶性肿瘤、自身免疫性疾病、感染性疾病、营养缺乏和药物等有关，称为获得性鱼鳞病。

二、临床特征

鱼鳞病分型众多，临床表现各有不同，面部常缺乏特异性表现。有以下常见亚型。

（1）寻常性鱼鳞病：自幼皮肤干燥，可见淡褐色至深褐色菱形或多角形鳞屑，中央固定，周边微微翘起，如鱼鳞状。轻者仅表现为冬季皮肤干燥脱屑。常有轻度掌跖角化。

（2）性连锁鱼鳞病：表现与寻常性鱼鳞病相似，但病情较重，皮肤干燥粗糙伴有黑棕色鳞屑。

（3）板层状鱼鳞病：常在出生时全身就被火棉胶样膜包裹，2～4周后该膜脱落，演变为棕灰色四方形鳞屑（板层状），如身穿铠甲。少部分可有眼睑、唇外翻，面部皮肤紧绷，伴有严重掌跖角化及瘢痕性脱发。

（4）获得性鱼鳞病：一般发病较晚，临床表现与遗传性寻常性鱼鳞病相似。

（5）其他遗传性鱼鳞病，如先天性大疱性鱼鳞病样红皮病、先天性非大疱性鱼鳞病样红皮病，表现各有不同。

三、诊断与鉴别诊断

1. 诊断依据

结合典型病史、临床表现、家族史、组织病理学和基因检测进行诊断。

2. 鉴别诊断

不同亚型临床表现不同，可能需要与银屑

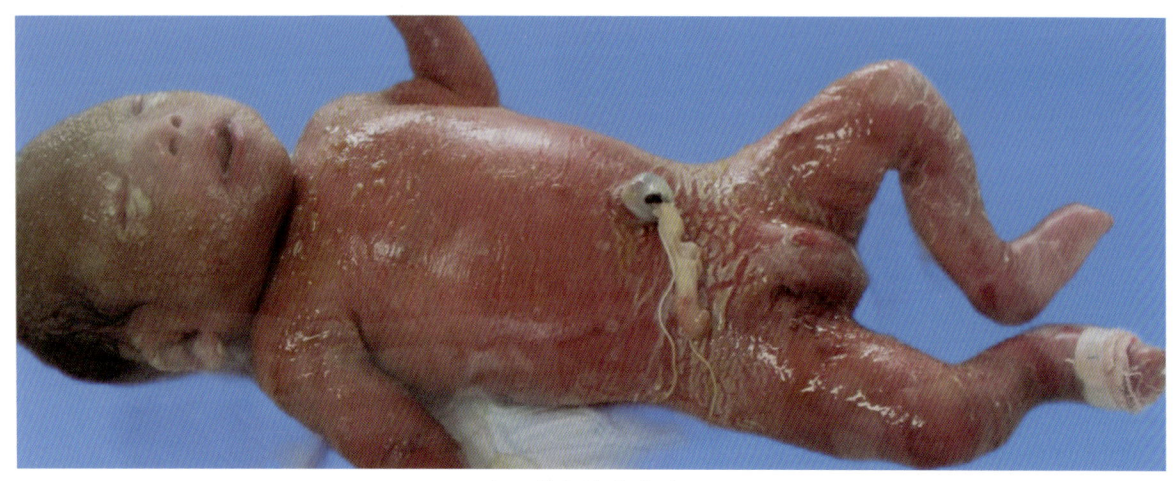

板层状鱼鳞病（1）
（唐鹏跃提供）

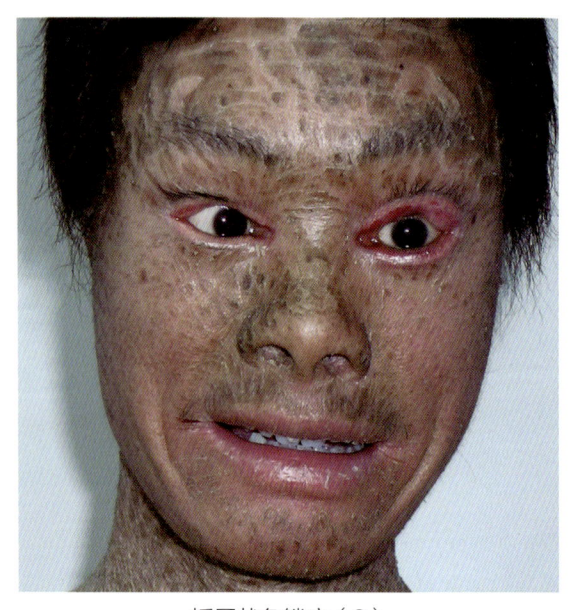

板层状鱼鳞病（2）
（黄长征提供）

病、乏脂性湿疹、特应性皮炎等鉴别。一般结合病史和家族史可做出初步鉴别，再结合组织病理学和基因检测确诊。

四、治疗

（1）以局部护理和外用药物为主，以温和、保湿和轻度剥脱鳞屑为原则，起到减轻皮肤干燥和改善皮肤外观的作用。

（2）外用药物：凡士林、尿素霜、乳酸软膏等；维A酸或钙泊三醇软膏等可改善角化，减少鳞屑。性连锁鱼鳞病可尝试外用10%胆固醇霜。

（3）严重者需口服药物（如口服维A酸类药物）。

编者的话

寻常性鱼鳞病鲜少发于面部，而其他一些遗传性鱼鳞病，如板层状鱼鳞病则会出现面部皮损，但面部皮损往往缺乏特异性，诊断需整体考虑。

陆原编　韩永智校

第二节　毛周角化病
keratosis pilaris

一、发病机制

毛周角化病确切病因尚不明确，存在常染色体显性遗传模式，多见于寻常性鱼鳞病和特异性皮炎患者。

二、临床特征

（1）青春期发病率高，好发于上臂的后外侧、大腿伸侧。特征表现为与毛囊一致的暗褐色或肤色角化性丘疹，丘疹顶端可见圆锥形角栓或蜷缩的毳毛，类似"鸡皮"外观。

（2）本病发于面部时，常见于面颊部侧面，对称发生，特征性的毛囊角化性丘疹常常位于融合性红斑之上，故又称红色毛周角化病（KPR）。

三、诊断与鉴别诊断

1. 诊断依据

青春期发病，结合典型皮肤表现可诊断。

2. 鉴别诊断

面、颈部毛囊红斑黑变病：见于双侧面颊侧面，除了红斑、毛囊角化性丘疹之外，可见局部色素沉着。

四、治疗

可尝试维A酸类乳膏外涂、果酸治疗等缓解症状，但疗效不定，可复发。

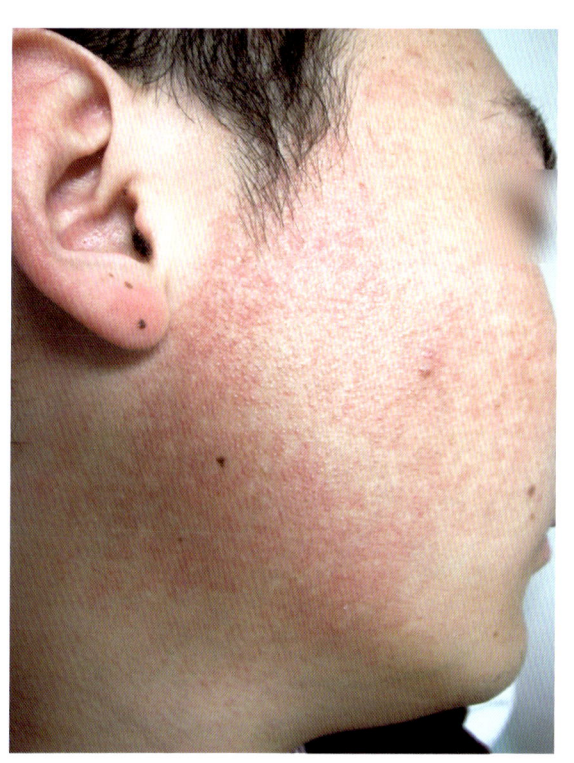

毛周角化病
（陆原提供）

—— 编者的话 ——

毛周角化病可能与遗传相关，寻常性鱼鳞病和特异性皮炎患者常常可见本病。本病好发于上臂的后外侧、大腿伸侧，表现为不融合的毛囊角化性丘疹，鸡皮样外观。本病累及面部时，常位于双侧面颊侧面，对健康无明显影响。患者常因影响美观而求治，但临床缺乏高效手段，主要以软化角质、减缓症状为目标。

冉艺编　陆原校

第三节 神经纤维瘤病
neurofibromatosis

一、发病机制

神经纤维瘤病是神经外胚叶异常的一组遗传性多系统疾病，分为Ⅰ型、Ⅱ型和神经鞘瘤。神经纤维瘤病Ⅰ型临床最常见，属常染色体显性遗传，但30%～50%的患者无家族性受累。本病可同时伴有神经、骨骼、心血管等多系统异常。

二、临床特征

咖啡斑、神经纤维瘤和雀斑样斑为典型和常见皮损。

1. 咖啡斑

卵圆形或不规则形大小不一的牛奶咖啡色斑，可见于除掌跖外的任何部位。

2. 神经纤维瘤

肉粉色，有蒂或无蒂肿瘤，质软或呈橡胶样硬度，皮下神经纤维瘤则深达真皮深层和皮下，硬如橡皮，除龟头外均可累及。

3. 雀斑样斑

多见于腋下和腹股沟，为多个1～3 mm的棕色斑疹。

三、诊断与鉴别诊断

1. 诊断依据

神经纤维瘤病I型诊断标准如下（满足标准中2条或2条以上，可诊断）。

· 咖啡斑≥6个（青春期前直径＞5 mm，成人＞15 mm）。

· 神经纤维瘤≥2个。

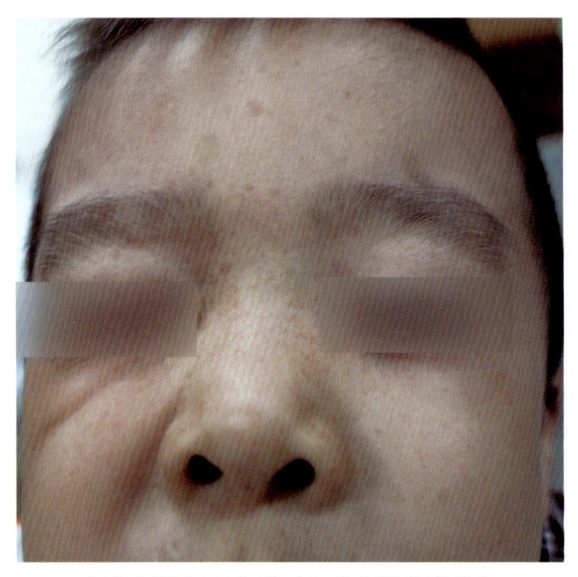

神经纤维瘤病（1）（面部多发色素斑）
（韩永智提供）

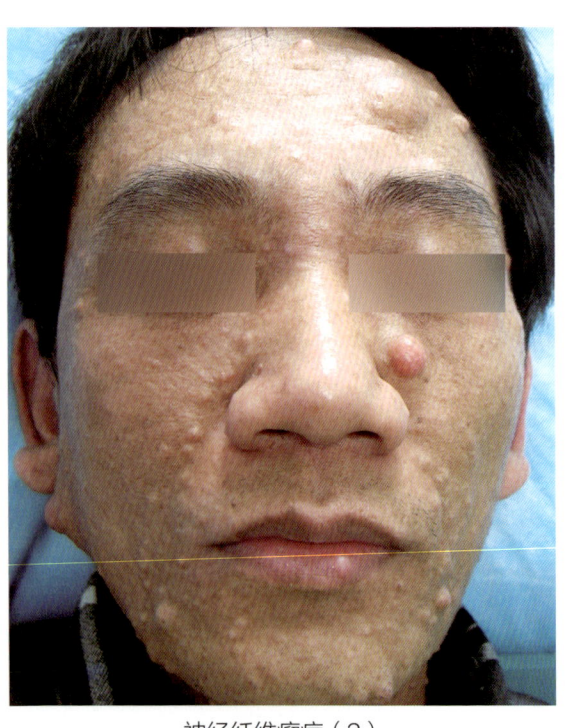

神经纤维瘤病（2）
（陆原提供）

· 腋下或腹股沟雀斑样色素沉着。

· 视神经胶质瘤。

· Lisch小结≥2个。

· 骨损害。

· 直系亲属患病。

2. 鉴别诊断

对于出现相关皮肤表现者，应考虑到本病可能，切忌简单做出症状性诊断。对于尚不符合诊断标准的可疑患者，应考虑基因检测。

四、治疗

本病需要多学科合作，监测疾病进展，及时对症处理。

皮肤改变的治疗多因功能性或美容需要，可以选择手术或激光治疗，但复发常见，疗效不确定。

—— 编者的话 ——

神经纤维瘤病是一组多系统疾病，表现为皮肤、神经系统和骨骼等发育异常。皮肤改变最为常见，对本病的早期诊断意义重大，但皮损的治疗尚缺乏有效手段，临床需综合考量。

屈晓英编 陆原校

第四节 结节性硬化症
tuberous sclerosis complex，TSC

一、发病机制

结节性硬化症是一种罕见的多系统、常染色体显性遗传病。抑癌基因*TSC1*或*TSC2*突变失活，导致哺乳动物雷帕霉素靶蛋白（mTOR）过度活化，在多个器官中形成错构瘤。尽管本病为常染色体显性遗传，但70%的患者由散发性突变引起。

二、临床特征

（1）皮肤损害几乎累及100%的患者，主要表现为面部血管纤维瘤、甲周纤维瘤、鲨鱼皮样斑、卵圆形或条叶状白色斑。白色斑可见于97%的患者，是最早和最常见的症状，表现为不规则或者柳叶状色素减退斑。面部血管纤维瘤是第二常见的特征性表现，2岁左右出现，位于面部中央，多发红棕色丘疹。

（2）神经系统表现以癫痫、智力障碍为主。错构瘤可见于脑、心、肾及眼睛等多个器官。

三、诊断与鉴别诊断

1. 诊断依据

（1）主要特征。

· 色素减退斑（≥3个，直径≥5 mm）。

· 面部血管纤维瘤（≥3个）或头部纤维性斑块。

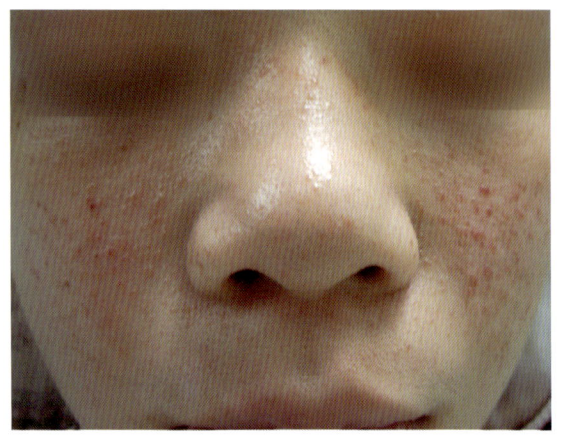

结节性硬化症（1）
（陆原提供）

· 甲周纤维瘤（≥2个）。

· 鲨革斑。

· 多发性视网膜错构瘤。

· 室管膜下结节。

· 室管膜下巨细胞星形细胞瘤。

· 心脏横纹肌瘤。

· 肺淋巴管肌瘤病。

· 肾脏血管平滑肌脂肪瘤。

· 脑皮质发育不良（包括结节和脑白质辐射状迁移线）。

（2）次要特征。

· "斑驳状"皮肤改变。

· 牙釉质点状凹陷（≥3个）。

· 口腔内纤维瘤（≥2）。

· 视网膜色素缺失斑。

· 多发肾囊肿。

· 非肾脏错构瘤。

2个主要特征，或1个主要特征加2个次要特征可确诊。

1个主要特征或≥2个次要特征为疑似。

基因检测发现TSC1或TSC2基因的致病性突变即可确诊。

2. 鉴别诊断

（1）毛发上皮瘤：需要与本病的面部血

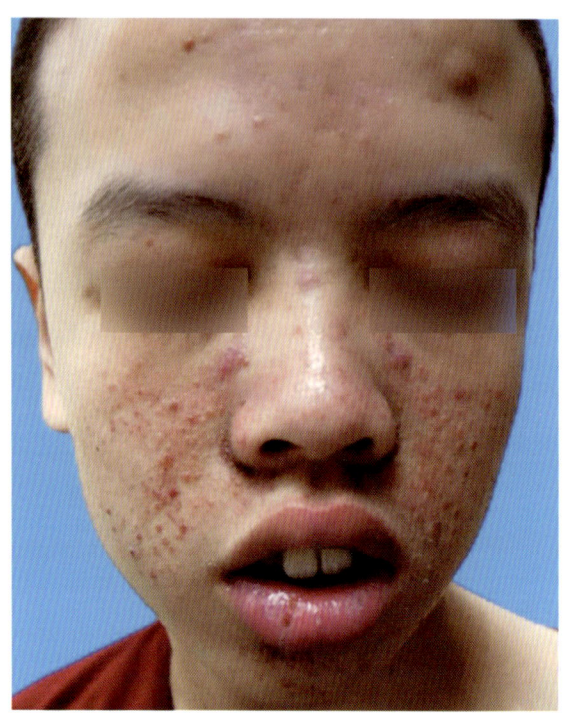

结节性硬化症（2）
（韩永智提供）

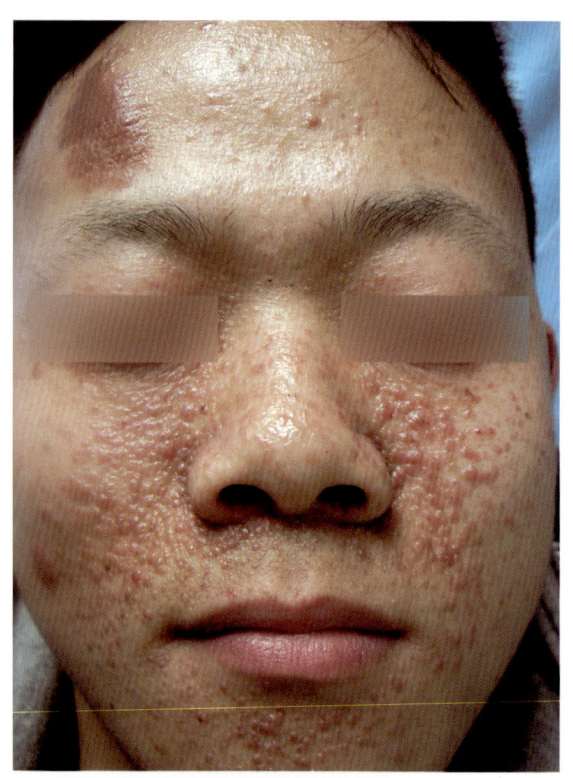

结节性硬化症（3）
（陆原提供）

管纤维瘤鉴别，毛发上皮瘤的丘疹红色不明显，病理检查可帮助明确鉴别。

（2）无色素痣：与本病的色素减退斑较难鉴别，但本病的白斑常多发，且不局限于体表一个区域，柳叶状白斑具有特征性。

四、治疗

本病几乎可累及所有器官，目前尚不能彻底治愈，以对症处理为主。

（1）面部血管纤维瘤：激光、冷冻、皮肤磨削术、外科切除术等传统治疗方法为有创操作，需要多次治疗，且不能防止复发。

（2）局部外用mTORC1抑制剂西罗莫司（雷帕霉素）软膏或凝胶可有效治疗血管纤维瘤、白斑等多种皮肤改变。

─── 编者的话 ───

结节性硬化症是一种罕见的常染色体显性遗传病，以多器官发生错构瘤为特征。皮肤改变是最常见、最明显的临床症状，准确辨认面部血管纤维瘤、卵圆形或条叶状白色斑、鲨鱼皮样斑等特征性皮疹，对本病的早期诊断意义重大。外用mTOR抑制剂是目前治疗皮肤异常的最有效方法，传统的激光、冷冻、皮肤磨削术等治疗应谨慎选择。

王霞编　陆原校

第五节　着色性干皮病
xeroderma pigmentosa，XP

一、发病机制

着色性干皮病是一种具有遗传异质性的常染色体隐性遗传性疾病，由DNA损伤修复缺陷所致，迄今共有7个互补组和1个变异型。

二、临床特征

（1）皮肤高度光敏感，自幼出现日晒后红斑、水疱，继而曝光部位尤其面部出现雀斑样痣、色素脱失、皮肤干燥、萎缩或瘢痕形成；青春期前即可出现日光性角化病，基底细胞癌、鳞状细胞癌等多种皮肤肿瘤。

（2）眼部可出现严重畏光、角膜炎、角膜混浊；神经系统改变最严重的是De Sanctis-Cacchione综合征。内脏肿瘤发生率升高10～20倍。

三、诊断与鉴别诊断

1. 诊断依据

根据典型病史和皮肤表现可诊断。基因检测有助于鉴别诊断及临床分型。

2. 鉴别诊断：

（1）类着色干皮病：临床表现类似本病，但发病较晚，常于30～40岁发病。

（2）卟啉病：表现为皮肤光敏感、曝光

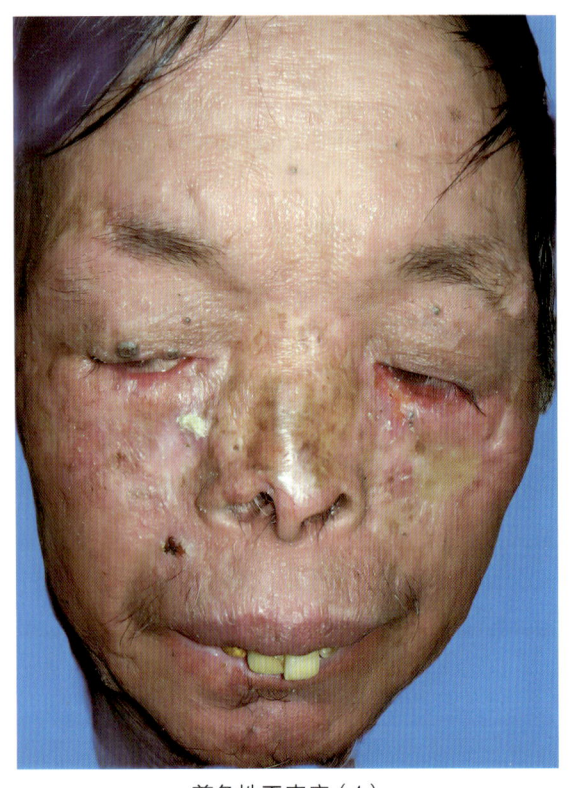

着色性干皮病（1）
（刘仲荣提供）

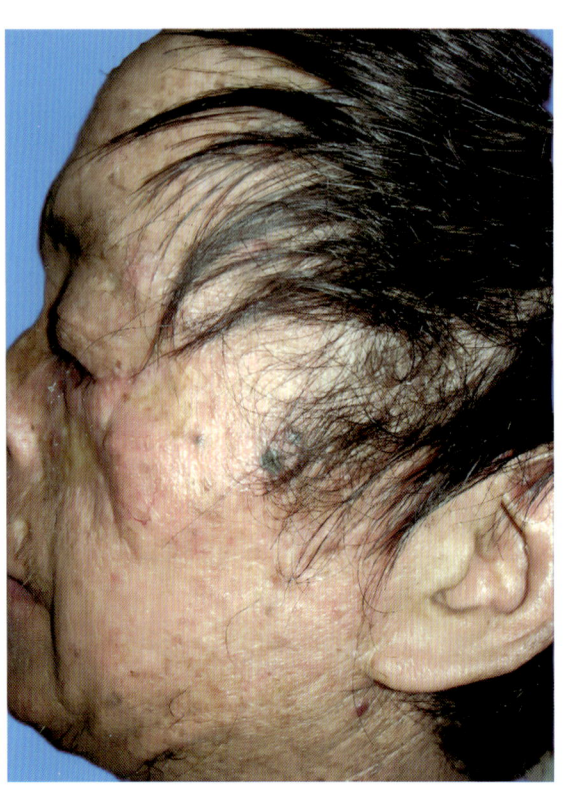

着色性干皮病（2）
（刘仲荣提供）

部位水疱、瘢痕等，根据发病年龄、实验室卟啉生化检测等可以鉴别。

四、治疗

（1）皮肤及眼睛进行严格的光防护，如长期使用防晒霜、穿长袖衣服、眼睛佩戴防紫外线眼镜。

（2）对于癌前病变及肿瘤可予冷冻、电灼、刮除和外科切除，以及药物咪喹莫特等治疗。

（3）前期治疗包括药物（补充钙剂及维生素D、维A酸、烟酰胺等）、外用细菌DNA修复酶T4核酸内切酶V脂质体（T4N5）。基因治疗仍在试验阶段。

第六节 副耳
accessory auricles

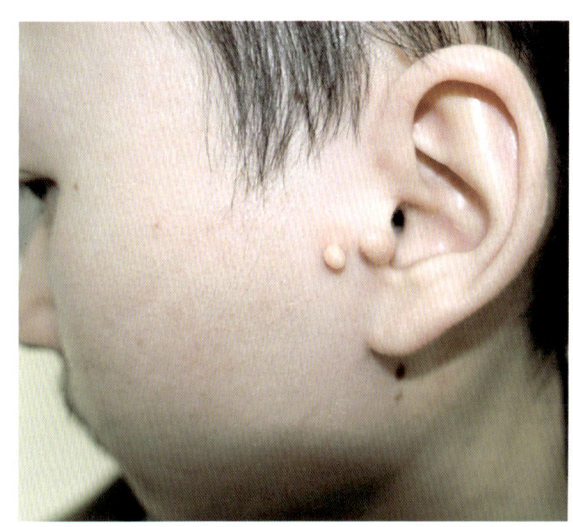

副耳
（黄长征提供）

　　副耳又称耳赘，许多患者为散发性，但有些家系可呈不规则显性遗传。临床表现主要为耳屏前小的皮色残片或软的球状结节，或呈软骨样硬度，常为单侧，少数可双侧发生，位于颈部者可伴发支气管瘘。如影响美容，可行手术切除。

—— 编者的话 ——

　　本病可能与遗传或发育异常有关，表现为耳屏前小的皮色残片或软的球状结节，本病无特殊治疗，若影响美观可行手术切除。

赵云编　陆原校

第七节　皮肤再生不良
aplasia cutis

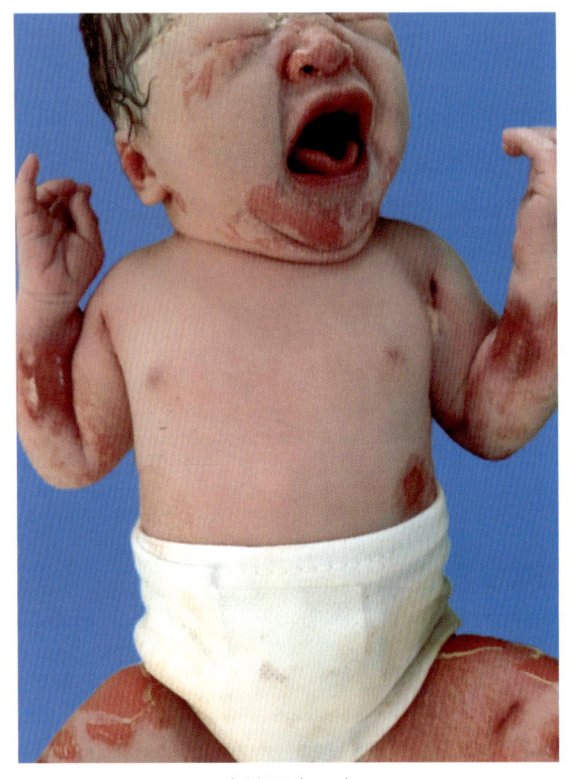

皮肤再生不良
（陆原提供）

　　皮肤再生不良又称为先天性皮肤缺陷症、先天性皮肤发育不全，出生时即有，为在一个或几个区域内的表皮、真皮或直到皮下组织的先天性缺损。表现为界线清楚的皮肤缺损，基底呈红色肉芽样。头皮再生不良约占本病的60%，大多数位于中缝上或其附近。缺损范围为0.5～10 cm，多数为1～2 cm，常呈圆形，也可为细长形、三角形或星形。愈合后表现为光滑、灰色、羊皮纸样，低于周围皮肤的瘢痕组织。

—— 编者的话 ——

　　本病以出生时即有的边界清楚的皮肤缺损为特征，治疗以创面护理、防止感染为主，大的缺损后期可行手术植皮。

李艳秋编　陆原校

第八节　少汗性外胚叶发育不良
hypohidrotic ectodermal dysplasia

　　少汗性外胚叶发育不良是一种以毛发、汗腺、牙齿等外胚层来源的器官发育不全为主要特征的先天性遗传性皮肤病，最常见的遗传模式为X性联遗传，90%的患者为男性，而女性可以为无症状携带者或表现出部分临床特征。

　　其特征为：①毛发稀疏或全秃；②钉状齿或无齿；③少汗至无汗。新生儿可能会出现胶样婴儿改变或伴有明显的鳞屑。如有头发多为

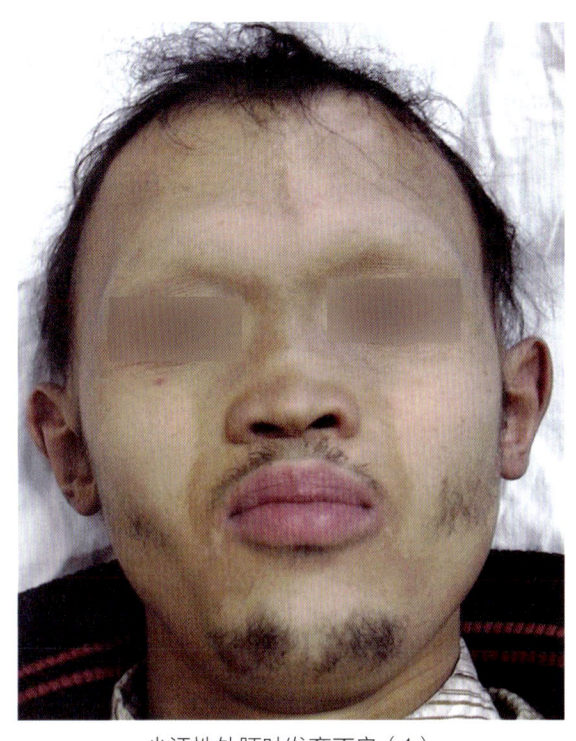

少汗性外胚叶发育不良（1）
（黄长征提供）

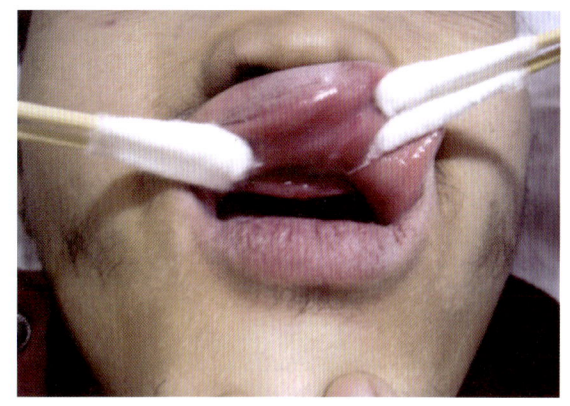

少汗性外胚叶发育不良（2）
（黄长征提供）

状鼻、外翻唇及额部隆起。

浅色发，青春期可变为黑色；不能充分出汗。2/3以上的患者会发生湿疹。眼周皱纹和色素沉着常见。有的患者颊部毛细血管扩张，可以出现类似于粟丘疹的脸部皮脂腺过度增生。

特殊面容：颧骨高且宽、下半脸狭小、鞍

—— 编者的话 ——

患儿不能充分出汗，体温调控能力失常，因此出现高热，尤其在高温环境下出现发热是患儿的主要临床表现和致命原因。控制环境温度和使用外源性手段预防高热极为关键。有研究发现在Tabby小鼠运用重组EDA1（外胚叶发育不良素A1）蛋白对宫内或者新生小鼠进行治疗可以完全或者部分改变其表型。

李艳秋编　陆原校

第九节　色素失禁症
incontinentia pigmenti

一、发病机制

色素失禁症是一种X连锁显性遗传性疾病，由X染色体长臂的Xq11（IP1）和Xq28（IP2）突变引起。

二、临床特征

常见于女婴，于出生1周左右发病，皮疹发生可依次分为3期。

（1）红斑期：红斑，大疱及风团。

（2）疣状增生期：红色或蓝紫色结节或

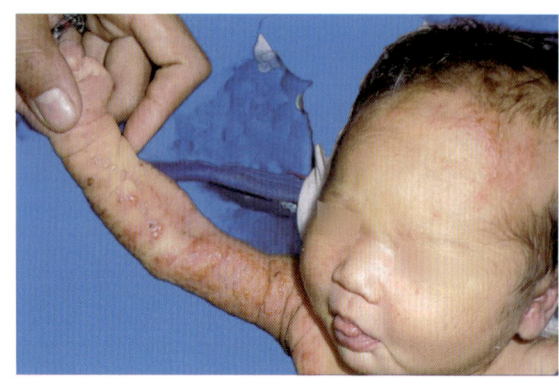

色素失禁症（1）
（黄长征提供）

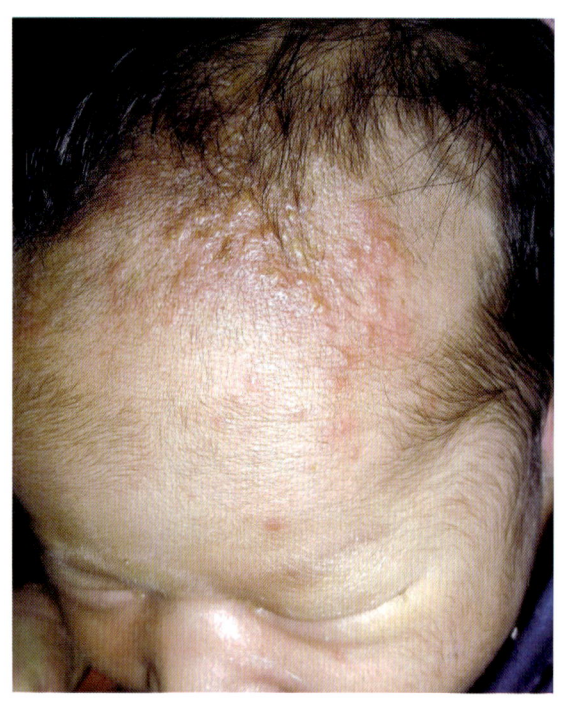

色素失禁症（2）
（黄长征提供）

斑块，呈不规则线条状排列。

（3）色素沉着期：不规则胡椒面样或喷泉状的色素沉着，颜色从蓝灰色到棕色。

（4）色素消退期：色素逐渐消退。

其他表现可能累及牙齿、中枢神经系统、眼睛和骨骼。

三、诊断与鉴别诊断

1. 诊断依据

根据典型的、不同期的临床症状表现可诊断，必要时可结合基因检测。

2. 鉴别诊断

（1）大疱性表皮松解症：皮疹好发于摩擦部位，为大疱和皮肤剥脱。

（2）类天疱疮：多见于老年人，易发生大疱，愈后不发生特征性色素变化。

（3）脱色性色素失禁症：为显性遗传性色素性疾病，在躯干、四肢呈泼水样色素减退斑。

四、治疗

无特殊治疗方法，婴儿期发病，常到青春期消退。若儿童期以后发病，则色素沉着可终身不退。

—— 编者的话 ——

本病少见，发于面部的更为少见。若发于面部且遗留色素沉着者，可尝试予以光电治疗。

陆原编　韩永智校

第十节 先天性大疱性表皮松解症
inherited epidermolysis bullosa

一、发病机制

由于遗传缺陷，编码位于表皮、表皮-真皮连接处或真皮乳头上层的结构蛋白基因突变，导致相应位置皮肤连接结构异常，轻微外伤或者牵引皮肤就会出现机械性水疱。

二、临床特征

（1）根据超微结构大疱形成位置不同，临床分为3型：单纯型（表皮）、交界型（表皮-真皮连接）和营养不良型（真皮乳头上层），但临床表型至少有40多种。单纯型最常见，为常染色体显性遗传。

（2）特征性皮肤改变为皮肤脆性增加、机械性水疱，表现为水疱、糜烂结痂、萎缩性瘢痕，尤其以肢端、关节等容易受力摩擦部位较为明显。

（3）除皮肤表现外，凡是有上皮覆盖的组织或器官都有可能受累引起一系列的症状，部分创面长期不愈合也可出现皮肤恶性肿瘤，其中以多发性鳞癌最常见。

三、诊断与鉴别诊断

1. 诊断依据

早年发病，特征性皮肤改变，结合遗传性

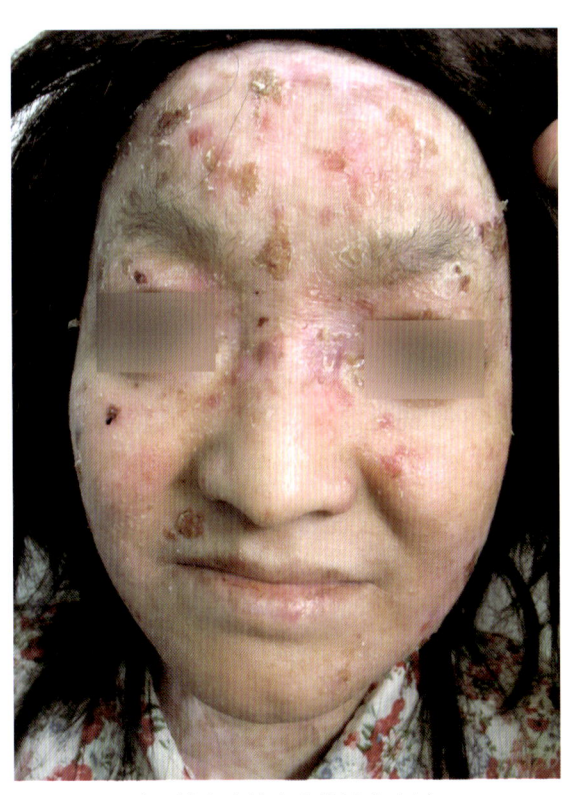

先天性大疱性表皮松解症（1）
（孙建方提供）

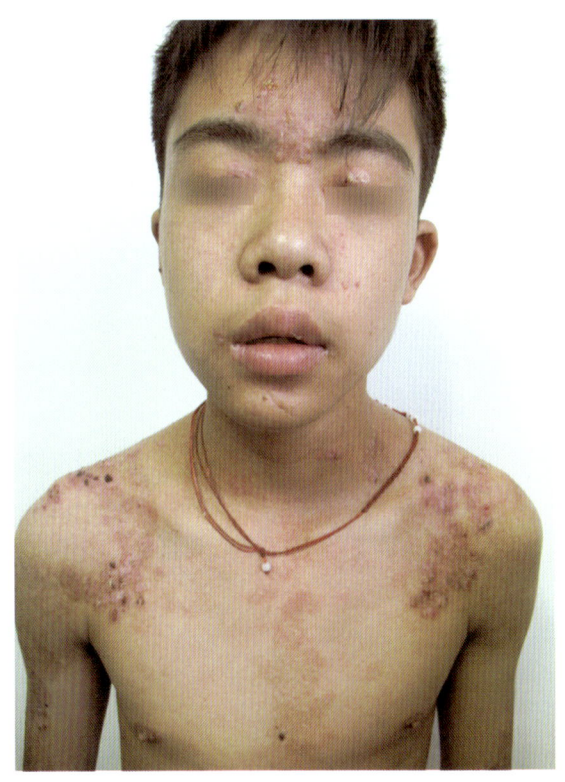

先天性大疱性表皮松解症（2）
（孙建方提供）

特点，可做出临床诊断。皮肤活检、免疫荧光抗原定位或透射电镜检查，以及基因检测可明确临床亚型。

2. 鉴别诊断

（1）色素失禁症：出生早期出现红斑水疱时应与本病鉴别。色素失禁症多见女婴，表现为线状的红斑水疱，数周内消退，继而出现疣状线状斑块，此后出现特征性涡状色素沉着。

（2）先天性红细胞生成性卟啉症：光敏性红斑、水疱、瘢痕，皮肤病理、血尿粪卟啉物质增加和基因检测可鉴别。

（3）自身免疫性大疱病：大多水疱泛发，常无机械性水疱特征。皮肤病理和直接免疫荧光检查可助鉴别。

四、治疗

目前本病尚无特异性的治疗方法，主要是避免机械创伤和创面护理。基因疗法、多能干细胞等疗法尚处于研究阶段。

—— **编者的话**

本病是遗传性皮肤连接结构蛋白异常导致皮肤或黏膜受到轻微外伤即引起水疱的一组异质性皮肤病，较为罕见，目前尚无较好的治疗方案。除了特征性皮肤改变之外，本病会不同程度地出现其他器官上皮组织的类似损伤，比如眼睛、口腔、消化道、呼吸道、泌尿道等。由于反复的创面损伤，常继发皮肤恶性肿瘤，皮肤鳞癌是本病中青年患者首要死亡因素。

王翠彦编　陆原校

第十一节　骨膜增生厚皮症
pachydermoperiostosis，PDP

一、发病机制

骨膜增生厚皮症又称过度增生性骨关节病。原发性疾病属常染色体显性遗传；继发性疾病常因肝、肺、消化道疾病或恶性肿瘤而激发。

二、临床特征

包括皮肤和骨骼两大症状群。

（1）皮肤症状：前额、颊部皮肤明显增厚，出现皱褶，头皮增厚形成回状头皮，手足皮肤增厚，无皱褶，常有多汗；常伴有明显杵状指。

（2）骨骼症状：四肢因骨膜增厚呈圆柱状，踝、膝关节肿胀积液。

本病分为3型：不全型，仅有骨骼症状；顿挫型，仅有皮肤症状；经典型或完全型，同时具有皮肤和骨骼症状。

本病男性多见。继发性则以中年后女性多见，皮肤改变不显著，骨病变明显。

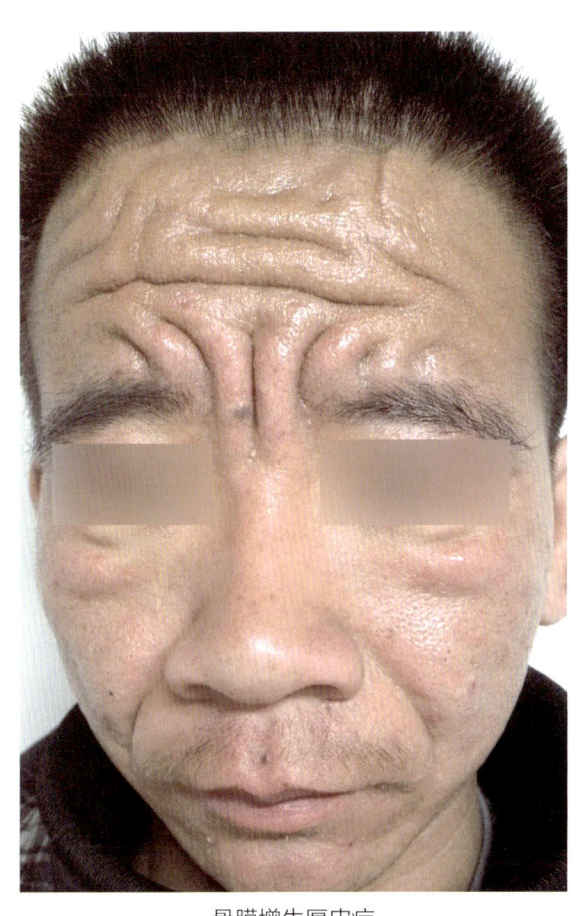

骨膜增生厚皮症
（陆原提供）

三、诊断与鉴别诊断

1. 诊断依据

根据皮肤及骨骼X线检查见增生性骨膜炎、弥漫性骨膜增厚的典型临床改变可做出诊断。

2. 鉴别诊断

须排除继发性肥厚性肺性骨关节病，同时需要与肢端肥大症、梅毒性骨膜病、家族性杵状指、甲状腺性杵状指及回状颅皮等疾病相鉴别。

四、治疗

无特殊治疗手段，以对症治疗为主。

—— 编者的话 ——

因本病可发于头面部，严重影响容貌。整形手术通过切除多余的皮肤可改善面部和头皮的外观。

陆原编　韩永智校

第十二节　早老症
hutchinson-gilford syndrome

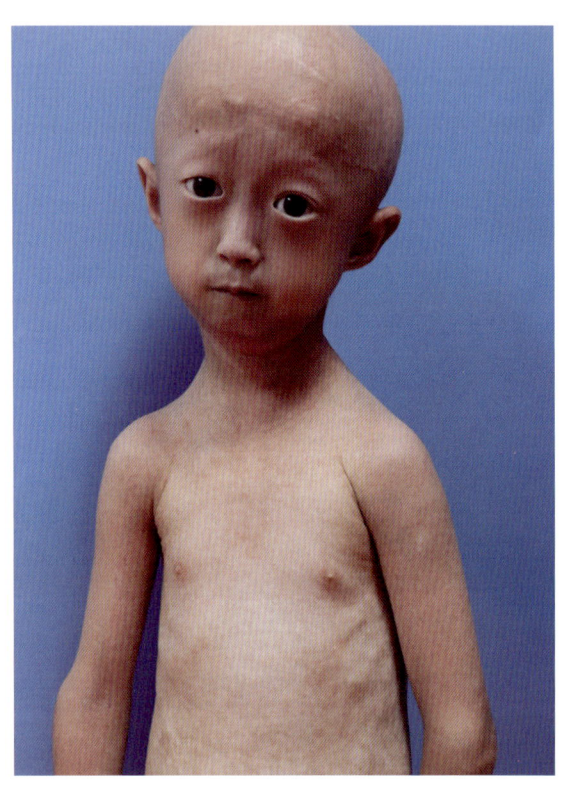

早老症
（阳芳提供）

　　早老症又称早年衰老综合征、儿童早老症，为常染色体隐性遗传疾病。本病特点为老化过程十分快速，在婴儿时期就发生进行性老年性退行性改变，罹患此病孩童的年龄很少超过13岁。

　　临床表现：身材矮小，体重不足，性发育不成熟。头脸不成比例，呈鸟形头。秃头，头皮静脉明显。眼呈鸟眼样。梨状胸，且锁骨短；四肢瘦而关节明显；皮下脂肪减少，皮肤变薄、紧张、出现皱褶。

编者的话

　　早老症目前无有效治疗方法。面部的特殊面容有助于早期诊断。

陆原编　韩永智校

第十三节 白化病
albinism

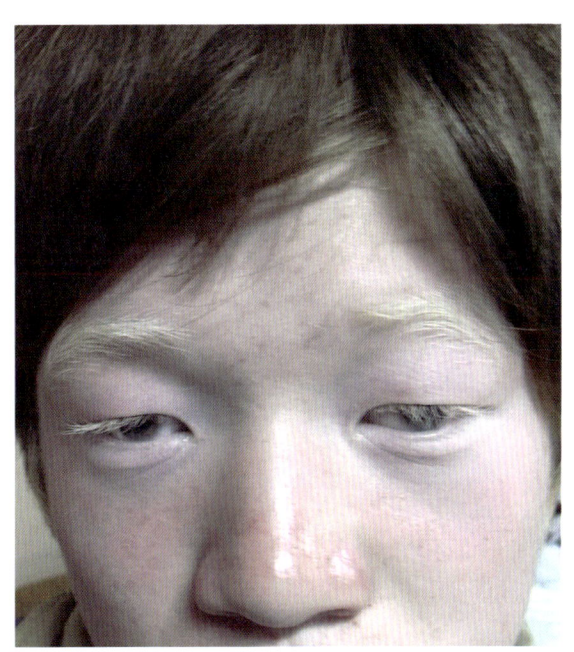

白化病
（黄长征提供）

白化病属于家族遗传性疾病，为常染色体隐性遗传，常发生于近亲结婚的人群中。由于先天性酪氨酸酶缺乏或功能减退，导致黑色素合成障碍。依据临床表型特征分为3型：眼白化病、眼-皮肤白化病、白化病相关综合征。

临床表现为全身皮肤缺乏黑色素而呈乳白或粉红色，毛发变为淡白或淡黄色。眼部色素缺乏，虹膜为粉红或淡蓝色。大多数患者体力及智力发育较差。因为皮肤对光线高度敏感，常继发毛细血管扩张、日光性角化、基底细胞癌或鳞状细胞癌。

诊断主要依据眼部的症状与体征。

目前药物治疗无效，仅能通过物理方法如遮光等以减轻不适症状。

—— 编者的话 ——

本病临床诊断比较简单，酪氨酸酶活性测定有助于其分类诊断。基因诊断是目前鉴别诊断和产前诊断中最可靠的方法，但某些亚型的基因诊断尚难进行。

陆原编　韩永智校

第十六章
CHAPTER 16
色素性皮肤病

第一节　白癜风
vitiligo

一、发病机制

白癜风是一种获得性色素脱失性的皮肤病，病因复杂。通常认为是具有遗传易感性的个体在多种内外因素的刺激下，出现免疫、神经精神及内分泌代谢等多方面的功能紊乱，导致酪氨酸酶系统抑制或黑素细胞破坏，最终患处色素脱失。

二、临床特征

（1）全身各个部位均可累及，无自觉症状，分为节段型（单侧分布，通常不超过中线）、非节段型、混合型及未定类型。

（2）典型皮损为局部色素脱失斑，乳白色，形态大小不一，边界清楚，边缘色素较正常皮肤增加，白斑内毛发正常或变白。

三、诊断与鉴别诊断

1. 诊断依据

具有典型皮肤色素减退或脱失性白斑的表

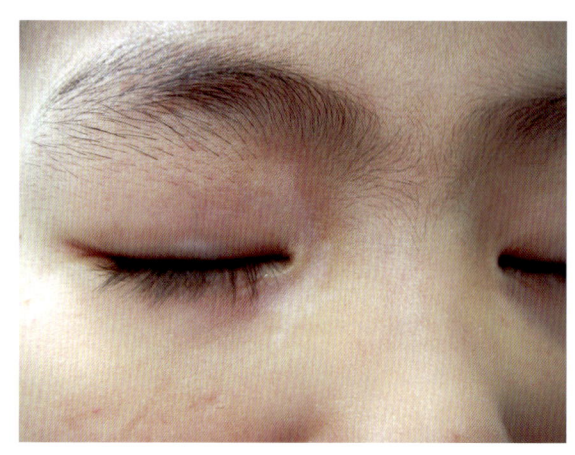

白癜风
（陆原提供）

现可诊断，但早期皮损需鉴别，Wood灯和皮肤镜检查有诊断意义。

2. 鉴别诊断

（1）单纯糠疹：常见于儿童，为面部色素减退斑，边界不清，表面常有细碎鳞屑。

（2）贫血痣：先天性色素减退斑，摩擦或加热后白斑周围皮肤充血，而白斑本身不发红。

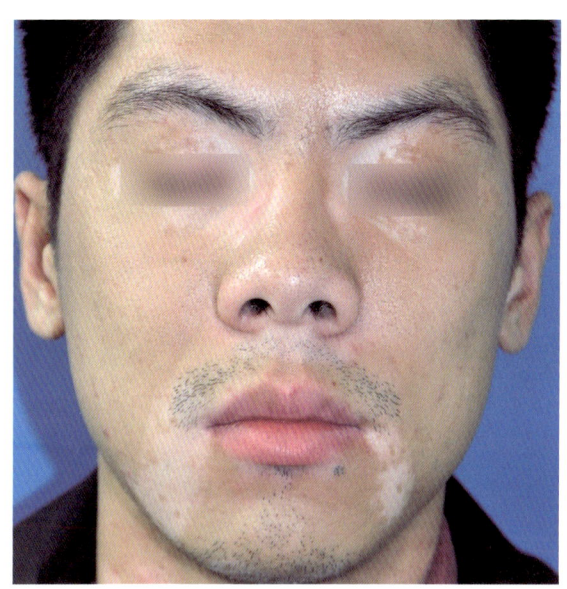

白癜风（非节段型）
（刘仲荣提供）

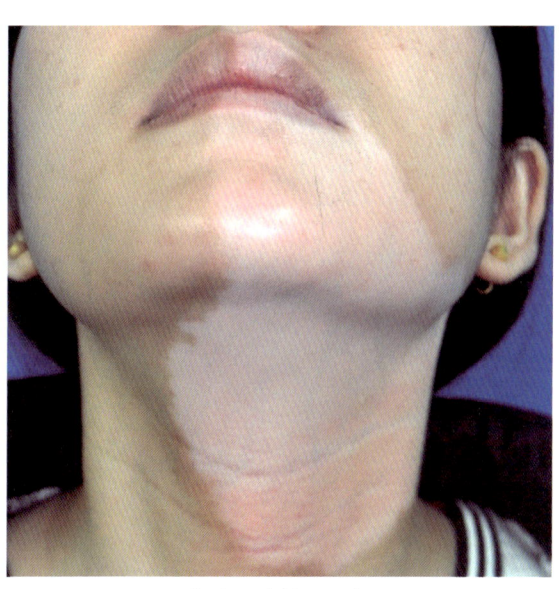

白癜风（节段型）
（刘仲荣提供）

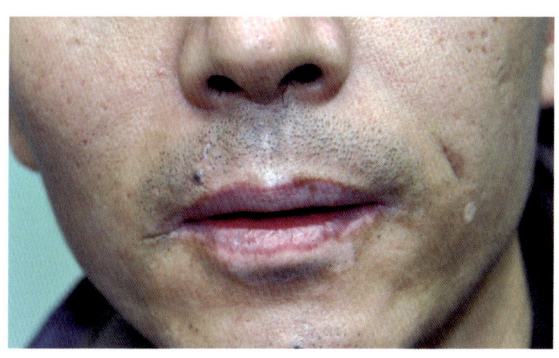

白癜风（口唇）
（刘仲荣提供）

（3）无色素痣：出生时或出生不久即出现，减色斑，往往沿神经节段分布，周围无色素沉着带。

四、治疗

（1）光疗：PUVA、NB-UVB、308 nm准分子激光。

（2）局部治疗：传统外用治疗主要包括光敏剂、糖皮质激素制剂、钙调磷酸酶抑制剂、维生素D类似物等。

（3）系统治疗：进展期可采用小剂量的糖皮质激素治疗，选择性的JAK抑制剂可能为泛发、顽固的白癜风提供新的治疗方法。

（4）外科治疗：自体表皮移植、薄层削片法、自体微粒移植法、自体黑素细胞培养后移植、自体黑素细胞悬液移植等。

—— 编者的话 ——

白癜风的典型皮疹为边界清楚的乳白色色素脱失斑，诊断不难，由于影响外观，患者常求治心切。面部白癜风疗效相对较好，因此，建议积极治疗。面部白癜风早期要和白色糠疹、炎症后色素减退、花斑癣及无色素痣等鉴别，早诊断、早治疗有助于面部白癜风的完全复色。无论是节段型还是寻常型，进展期对小剂量糖皮质激素系统治疗均有较好反应，小面积外用钙调磷酸酶抑制剂、激素类制剂也有效果，308 nm准分子激光治疗起效最快、疗效最佳且副作用轻微，可联合应用，但应注意先控制进展，避免发生同形反应。对于局限性、静止期的难治性白癜风，也可选用自体表皮移植等外科治疗，但可能出现复色不均、诱发新皮损等风险。

佘秋云编　刘仲荣校

第二节　贫血痣
nevus anemicus

一、发病机制

贫血痣是一种皮肤血管发育缺陷导致的先天性血管功能异常。患处血管对儿茶酚胺敏感性增高，长期处于收缩状态使皮肤缺血，从而出现苍白色斑。

二、临床特征

（1）多于出生后或儿童时期发生，好发于躯干，面部和四肢也可累及。

（2）主要表现为大小不同的苍白色斑，多为单侧分布，摩擦或加热后周围皮肤发红，而白斑不红。

（3）患者注射交感神经阻滞剂后皮色可恢复正常，Wood灯下贫血痣白斑消失。

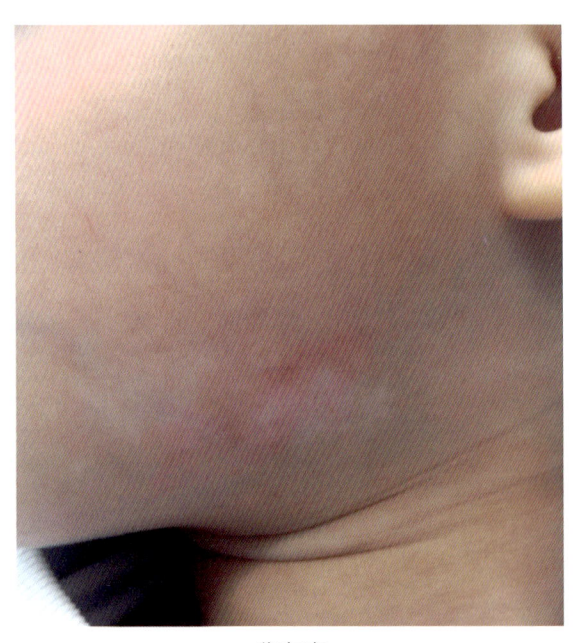

贫血痣
（陆原提供）

三、诊断与鉴别诊断

1. 诊断依据
根据典型临床表现不难诊断。

2. 鉴别诊断

（1）白癜风：后天性色素脱失斑，随着病情发展，白斑可扩大，可伴毛发变白，摩擦时白斑处也会变红。

（2）无色素痣：出生时或出生不久即出现，往往沿神经节段分布，周围无色素沉着带。

四、治疗

一般无须治疗，目前也尚无有效药物治疗。若患者认为皮损影响美观，可尝试涂抹遮盖剂。

--- 编者的话 ---

贫血痣临床表现为单侧分布的单个或多个的苍白色斑，家长常因担心白癜风而就诊，其特点为摩擦或加热后周围皮肤发红，而白斑不红，Wood灯检查、局部注射交感神经阻滞剂有助于进一步明确诊断。本病皮损局限稳定，不影响健康，无有效治疗方法，若有美容需求，可尝试使用遮盖剂进行掩盖。

佘秋云编　刘仲荣校

第三节 无色素痣
achromic nevus

一、发病机制

本病为少见的、先天性局限性白斑病，病因尚不明确，可能与胎儿时期黑素细胞发育缺陷或黑素小体从黑素细胞向角质形成细胞转移过程中存在某种异常有关。

二、临床特征

（1）先天发病，无家族史，多于出生或出生后不久发生，好发于躯干上部及上肢，面颈部亦可受累，色素减退斑稳定而持续终身，无其他发育缺陷。

（2）为大小不一、苍白色局限性减色斑，为一致的不完全脱色，边界模糊而不规则，有时边缘呈锯齿状，皮损区内毛发可受累，但皮损周围无色素沉着现象。

（3）分为3种临床类型：孤立型、皮节或类皮节型及旋涡型。

三、诊断与鉴别诊断

1. 诊断依据

典型临床表现，出生或出生不久即出现，白斑终身不变。

2. 鉴别诊断

（1）局限性或节段型白癜风：后天性色素脱失斑，随着病情发展，白斑可扩大，可伴毛发变白，边缘色素较正常皮肤增加。

（2）贫血痣：先天性色素减退斑，摩擦或加热后白斑周围皮肤充血，而白斑本身不发红。

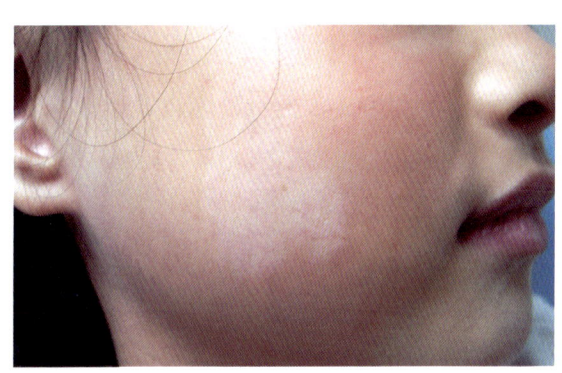

无色素痣
（陆原提供）

（3）斑驳病：出生即有，大小不变，终身持续的特点与无色素痣不易区分，但常有家族史、双侧分布、伴有额部白发，以及其病理改变不同可鉴别。

四、治疗

（1）一般无须治疗。

（2）激光治疗：308 nm准分子激光治疗可部分复色。

（3）面积较大者，可行自体黑素细胞或表皮移植治疗。

—— 编者的话

无色素痣为出生即有、大小不变、终身持续的白斑，发生于面部主要需与局限性或节段型白癜风、贫血痣及斑驳病鉴别，皮损中黑素细胞正常，但其存在一定发生学上的畸形，从而导致黑素体聚集和输送障碍，通过黑素细胞移植的方法可以达到治疗的目的。

佘秋云编 刘仲荣校

第四节 老年性白斑
senile leukoderma

一、发病机制

老年性白斑又称为特发性点状色素减退症，是皮肤老化的表现之一，由局部皮肤多巴阳性黑素细胞数量减少所致。

二、临床特征

（1）多见于50岁以上中老年人，好发于躯干、四肢，颜面部少见。

（2）典型皮损为针尖至绿豆大小、边界清楚的无症状瓷白色斑疹，圆形或椭圆形，彼此互相不融合。

三、诊断与鉴别诊断

1. 诊断依据

多见于中老年人，躯干、四肢有瓷白色斑疹，随年龄增长逐渐增多。

2. 鉴别诊断

（1）白癜风：发生于各年龄段，皮肤任何部位均可受累，随着病情发展，白斑可扩大，白斑边缘色素较正常皮肤加深。

（2）贫血痣：先天性色素减退斑，摩擦或加热后白斑周围皮肤充血，而白斑本身不发红。

（3）花斑糠疹：好发于前胸、后背等皮脂腺丰富的部位，表面通常有鳞屑，皮损中可找到孢子和菌丝。

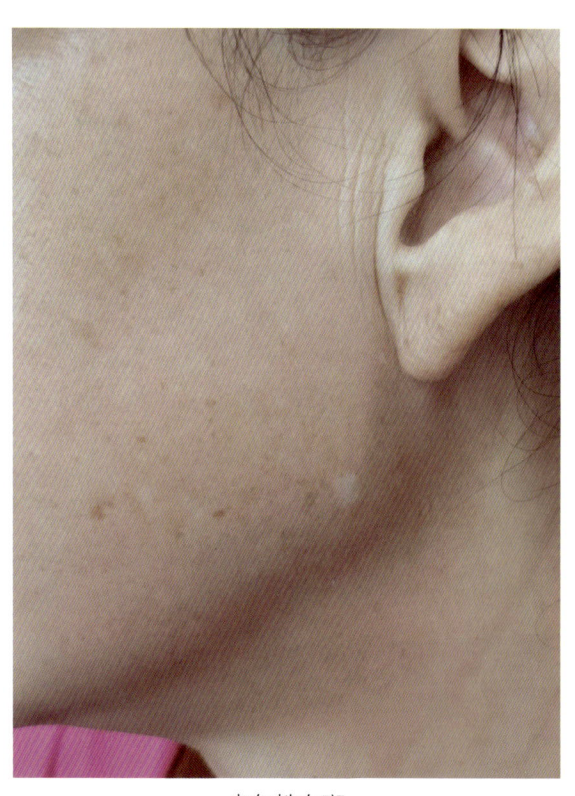

老年性白斑
（陆原提供）

四、治疗

本病是皮肤老化的表现，一般无须治疗。

—— 编者的话 ——

老年性白斑多见于中老年人，白斑处皮肤常略有萎缩凹陷，边缘无色素增多，结合年龄及皮损特点易诊断，一般无须治疗。

佘秋云编　刘仲荣校

第五节 晕痣
halo nevus

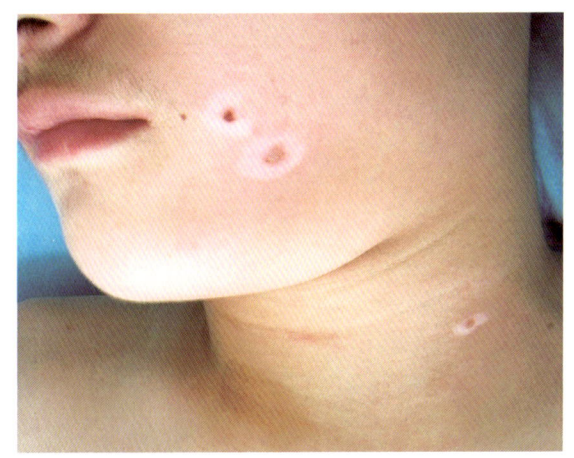

晕痣
（陆原提供）

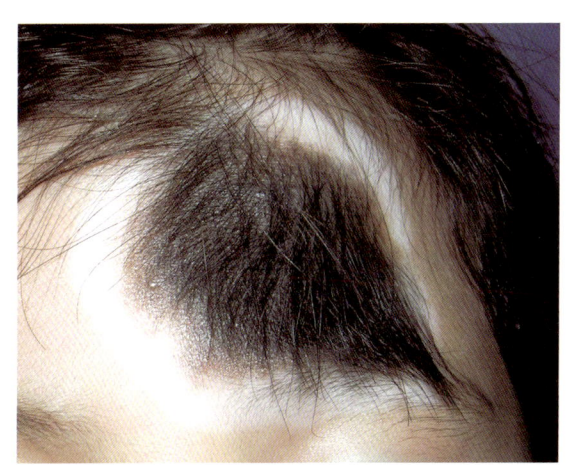

巨大晕痣
（刘仲荣提供）

一、发病机制

发病机制尚不明确，可能与自身免疫系统紊乱有关。

二、临床特征

（1）多见于儿童和青少年，好发于躯干部。

（2）皮损中心为斑点状色素痣，痣周边为圆形、椭圆形色素减退斑，大小不等，均匀一致的白晕逐渐增大到0.5～1 cm或更宽。

三、诊断与鉴别诊断

1. 诊断依据
根据典型皮肤表现可诊断。

2. 鉴别诊断
黑色素瘤伴白斑形成：常表现为黑色素瘤内或者周边的不规则色素减退斑，存在黑色素瘤皮损可助诊断。

四、治疗

（1）一般无须治疗。

（2）若皮损结构不典型，与周围皮肤界线不清，可考虑手术切除并行病理检查，以排除皮肤恶性肿瘤。

— 编者的话 —

晕痣是以斑点状色素痣为中心的圆形、椭圆形色素减退斑，病因不明，多见于儿童和青少年。一般无须治疗，若皮损结构不典型，与周围皮肤界线不清，可考虑手术切除并行病理检查，以排除黑色素瘤。

佘秋云编　刘仲荣校

第六节　咖啡斑
cafe-au-lait spots

一、发病机制

咖啡斑的具体发病机制尚不明确，多数咖啡斑是单纯的色素异常改变，但其也可能是一些严重遗传性疾病，如神经纤维瘤病的症状之一。

二、临床特征

（1）多于出生时或出生不久出现，好发于面部和躯干，散在分布。

（2）典型皮损为大小不一的棕褐色斑片，边界清楚，可随年龄增长而增大、增多。

（3）如最大斑片直径大于1.5 cm且超过6个，可诊断为神经纤维瘤病。

三、诊断与鉴别诊断

1. 诊断依据

根据典型皮肤表现可确诊。

2. 鉴别诊断

（1）眼上腭部褐青色痣：灰蓝色、青灰色、灰褐色、黑色或紫色斑片，呈斑点状或网状，常发生于一侧面部，同侧眼睛巩膜常有色素斑。

（2）斑痣：皮损特征为咖啡斑上有针头至米粒大小的扁平或稍隆起的棕黑色丘疹。

四、治疗

咖啡斑一般无须治疗，影响美容者可选择激光治疗（Q开关激光、强脉冲激光），但易复发。

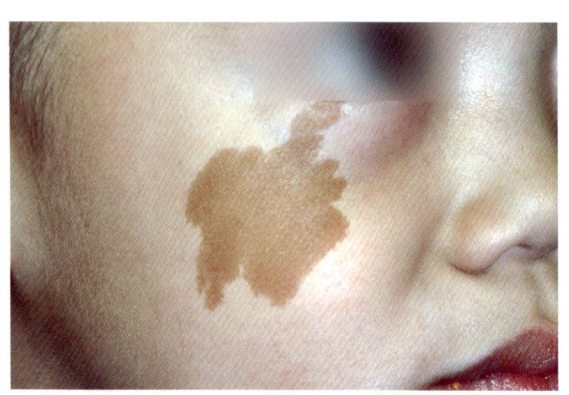

咖啡斑（1）
（刘仲荣提供）

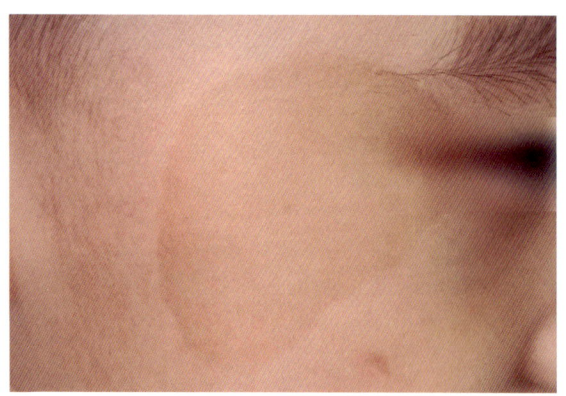

咖啡斑（2）
（陆原提供）

—— 编者的话 ——

咖啡斑是一种边界清楚的皮肤褐色斑，除掌、趾外，身体任何部位均可受累，多见于面部和躯干，可随年龄增长而增大、增多。目前咖啡斑缺乏理想治疗手段，采用Q开关激光治疗短期效果好，但易复发，因为Q开关激光只是针对性破坏了含有较多黑素颗粒的角质形成细胞，而未直接作用于功能或基因异常的黑素细胞。

佘秋云编　刘仲荣校

第七节　黄褐斑
melasma

一、发病机制

　　黄褐斑的确切发病机制尚不清楚，女性多见，血中雌激素水平高和紫外线照射是主要原因，还与遗传易感性等有关。

二、临床特征

　　（1）多见于中青年女性，为深浅不定、形状不一、对称分布的淡褐色至棕褐色斑，边缘清楚或弥漫，可呈圆形、条形或蝴蝶形。

　　（2）典型皮损好发于颜面颧骨突出部位和前额、颊部、眉弓、眼周、鼻背、上唇及下颌等日光暴露部位，常在紫外线照射或炎症刺激后颜色加深。

三、诊断与鉴别诊断

1. 诊断依据

　　根据典型的临床表现即可诊断。

2. 鉴别诊断

　　（1）色素性化妆品皮炎：有化妆品接触史，常在接触部位发疹。

　　（2）黑变病：皮损为青灰色，可呈网状，前耳、颞部、额部好发，病理检查有基底层液化、色素失禁、真皮部较多嗜黑素细胞。

　　（3）雀斑：发病早，多有家族史，皮损为斑点状，散在分布，不融合。

　　（4）颧部褐青色痣：蓝棕色斑点或斑片，直径一般超过5 mm，边界清楚，数个至数十个，对称分布。

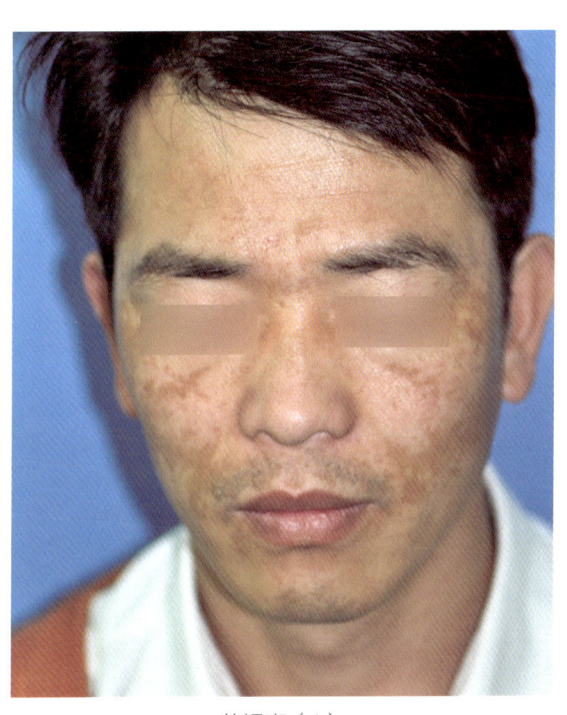

黄褐斑（1）
（刘仲荣提供）

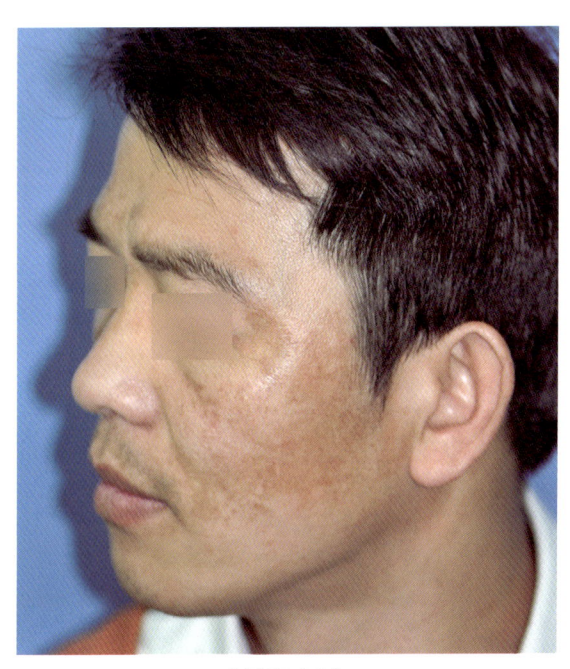

黄褐斑（2）
（刘仲荣提供）

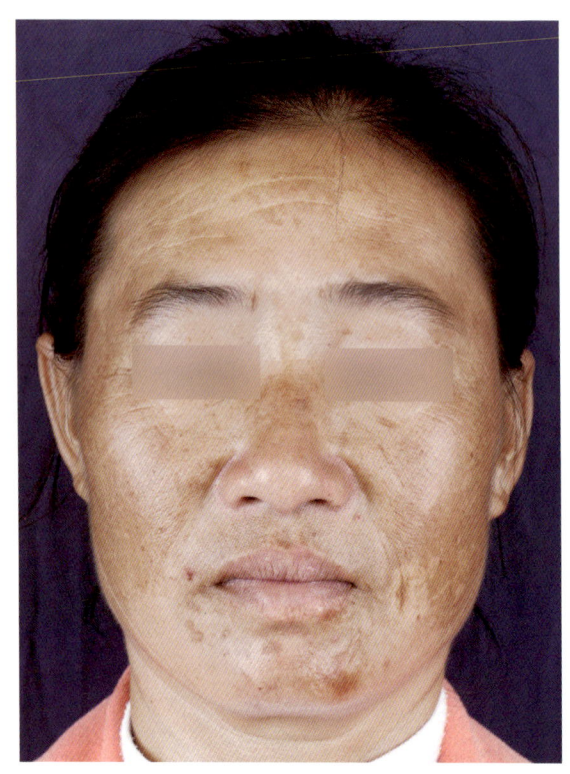

黄褐斑（3）
（李文提供）

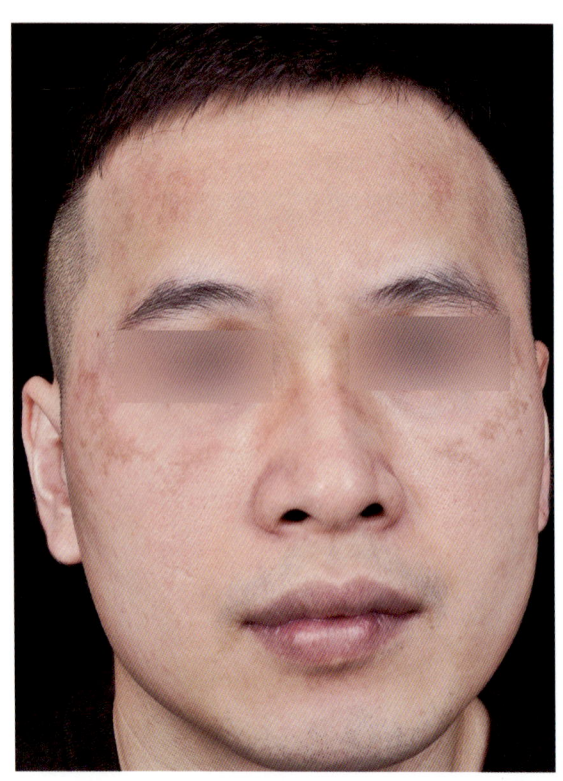

黄褐斑（4）
（李文提供）

四、治疗

1. 光防护

防晒是防治黄褐斑不可少的措施，包括帽子、遮阳伞、遮光剂等。

2. 局部治疗

（1）局部外用药物：脱色剂如2%～5%氢醌乳膏、4%曲酸、15%～20%壬二酸霜等，0.025%～0.1%维A酸，超氧化物歧化酶（SOD）霜。

（2）果酸化学剥脱。

（3）倒膜治疗。

（4）激光或强脉冲光治疗：光子嫩肤术、Q开关激光等。

3. 系统治疗

口服维生素C、维生素E、氨甲环酸等。

--- 编者的话 ---

黄褐斑是中青年女性最常见的损容性皮肤病，典型皮损诊断不难。黄褐斑治疗方法很多，但容易反复，疗效维持较困难。防晒是黄褐斑防治的基础，另外治疗一定要循序渐进，避免因药物或激光治疗的过度刺激引起黄褐斑的复发和加重，临床上外观特别严重的黄褐斑常是不规范治疗所致，修复皮肤屏障也是黄褐斑防治重要的环节，而皮肤微生态制剂及光调作用的相关研究可能为黄褐斑的防治提供新的思路。

余秋云编　刘仲荣校

第八节 雀斑
freckle

一、发病机制

雀斑主要由遗传和日晒引起。有家族聚集现象的雀斑可能与常染色体显性遗传有关，致病基因位于4q32-q34。

二、临床特征

（1）多于3～5岁出现皮损，女性居多，好发于面部，特别是鼻部和两颊。

（2）典型皮损为淡褐色至黄褐色针尖至米粒大小斑点，孤立而不融合，数目多少不一，对称分布，紫外线照射可使皮损变大、颜色变深、数目增多。

三、诊断与鉴别诊断

1. 诊断依据

面部黄褐色色素斑点，相互不融合，儿童时出现。

2. 鉴别诊断

（1）主要应与雀斑样痣和轻型的着色性干皮病相鉴别。

（2）颧部褐青色痣：颧部分散的灰色斑点，界线清楚，数目10～20个，多发生于25～45岁，女性多见。

四、治疗

（1）局部腐蚀法：1%～2%升汞酒精、水晶膏等。

（2）化学剥脱疗法：30%～35%三氯醋酸溶液或苯酚点涂。

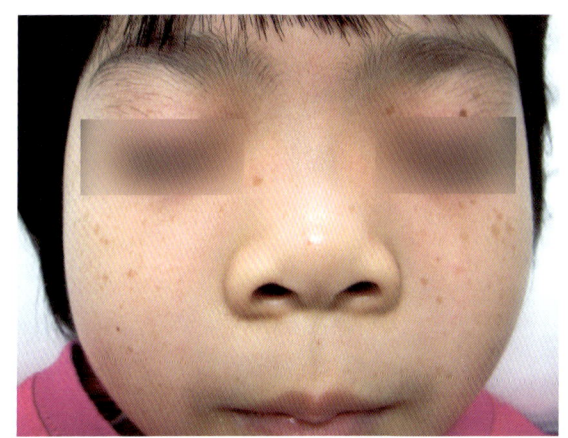

雀斑（1）
（陆原提供）

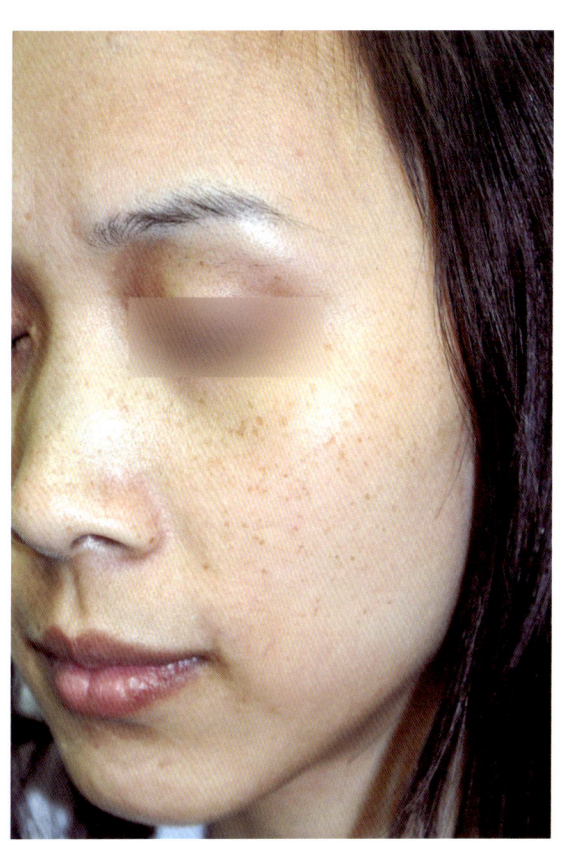

雀斑（2）
（刘仲荣提供）

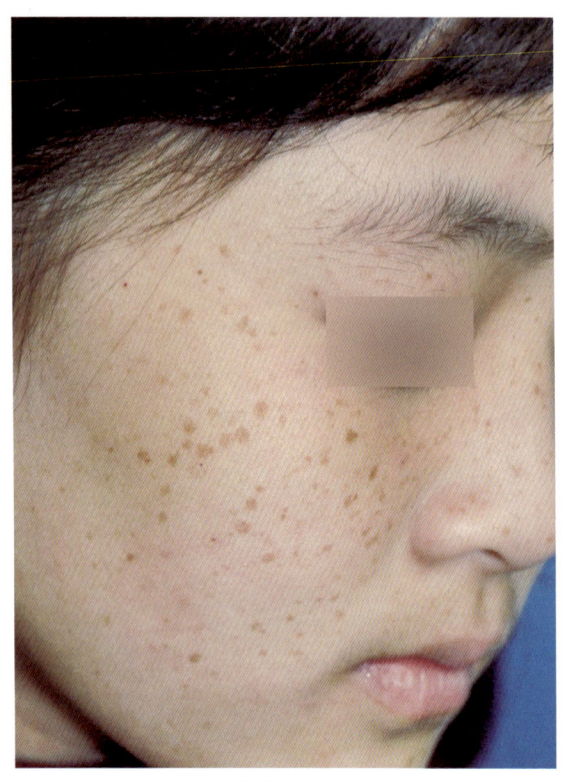

雀斑（3）
（刘仲荣提供）

（3）激光治疗：是目前首选的治疗手段，Q开关激光对雀斑的治疗具有高度的选择性，是目前治疗雀斑的最好方法，IPL强脉冲、剥脱性激光等也各有优势。

编者的话

雀斑的典型皮损为面部淡褐色至黄褐色针尖至米粒大小斑点，诊断不难。治疗上首选532 nm、694 nm或755 nm波长的Q开关激光，具有良好的选择性，损伤小、效果好；其次是强脉冲光治疗，其最大的优点是术后副作用小，一般不影响患者工作和生活，但常需多次（2～5次）治疗，治疗间隔3～4周；由于雀斑的病变部位表浅，也可采用激光磨削治疗的方法，1周左右结痂脱落而愈，但部分患者术后有暂时性色素沉着。光、电治疗都存在治疗后复发的风险。

佘秋云编　刘仲荣校

第九节　黑子
lentigo

一、发病机制

黑子又名雀斑样痣，发病机制尚不十分明确，可能与遗传因素、日光照射等有关。

二、临床特征

（1）可发生于任何年龄，无特定好发部位，皮肤与黏膜均可发生。

（2）皮肤或黏膜上颜色一致、边界清楚的黑褐色斑疹，散在分布，互不融合，日晒后颜色不加深。

三、诊断与鉴别诊断

1. 诊断依据

根据临床表现和组织病理学可诊断。

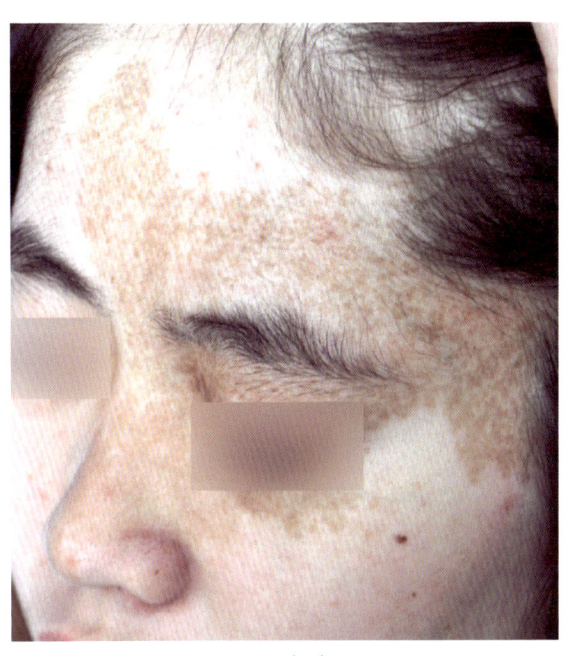

黑子（1）
（刘仲荣提供）

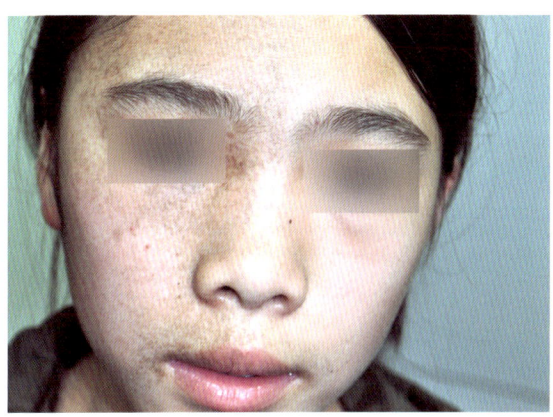

黑子（3）
（刘仲荣提供）

部等暴露部位，不发生于黏膜部位，日晒后加重。

（2）斑痣：咖啡斑上针尖至米粒大小扁平或稍高起的棕黑色色素沉着，可呈节段分布。

四、治疗

（1）避免日光暴晒。

（2）化学剥脱剂：苯酚溶液、三氯醋酸溶液、维A酸软膏、水杨酸软膏等。

（3）液氮冷冻治疗。

（4）激光治疗：可选择532 nm、694 nm或755 nm波长的Q开关激光。

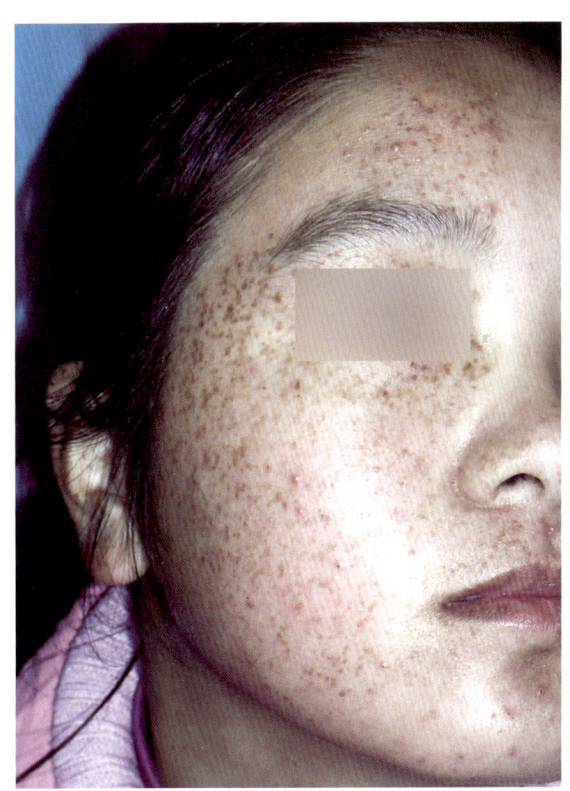

黑子（2）
（黄长征提供）

—— 编者的话 ——

　　黑子是皮肤或黏膜上颜色一致、边界清楚的黑褐色斑疹，可发生于任何年龄、任何部位，日晒后不加重。黑子的诊断依据临床表现和组织病理学综合判断，皮肤镜和皮肤CT对鉴别诊断也有帮助。本病主要影响美观，Q开关激光治疗疗效好，副作用小，明确诊断建议采用此疗法。

　　　　　　佘秋云编　刘仲荣校

2. 鉴别诊断

（1）雀斑：局限于面部、上肢、胸背

第十节 老年性黑子
lentigo senilis

一、发病机制

老年性黑子又称日光性黑子，其发病机制尚不明确，可能是生活中常年受日光照射所致，是一种获得性黑子。

二、临床特征

（1）多发生于中老年人群，好发于面部、手背等暴露部位。

（2）皮损为散在分布的暗棕色或黑色的不规则色素沉着斑，表面光滑，颜色一致，无角化，边界清楚，互不融合。

三、诊断与鉴别诊断

1. 诊断依据

根据典型皮肤表现可诊断。

2. 鉴别诊断

（1）雀斑：发病早，多在5岁左右出现，皮损为黄褐色斑点，相对较小，有明显的季节性，夏季晒后加重。

（2）脂溢性角化：好发于面、颈、手背、躯干等部位，颜色逐渐加深，逐渐增大隆起，表面粗糙，可有油腻性脱屑。

四、治疗

（1）一般无须治疗。

（2）若有美容需要，可用CO_2激光或液氮冷冻治疗。

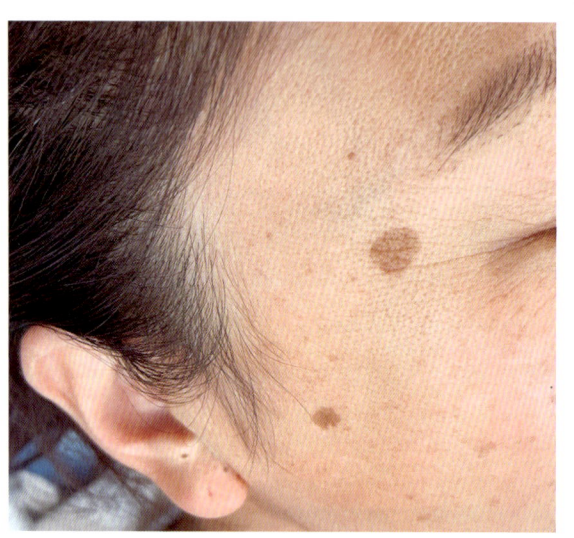

老年性黑子（1）
（郑松提供）

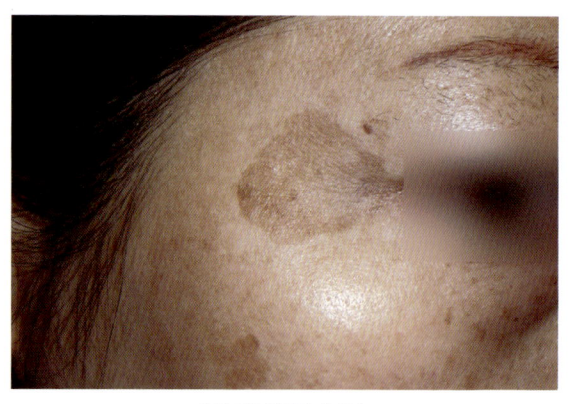

老年性黑子（2）
（黄长征提供）

—— 编者的话 ——

老年性黑子是一种获得性黑子，与日光照射有关，皮损为散在分布的灰色、暗棕色或黑色的不规则色素沉着斑，表面光滑，无角化，需与早期脂溢性角化等鉴别。一般无须治疗，影响美观者可用CO_2激光或液氮冷冻法进行治疗。

佘秋云编　刘仲荣校

第十一节　Riehl黑变病
Riehl melanosis

一、发病机制

里尔（Riehl）黑变病发病机制尚不十分清楚，可能与接触光敏性物质或者内分泌功能紊乱有关。

二、临床特征

（1）中年女性多见，好发于面、颈部。

（2）典型皮损为网状排列的色素沉着斑，灰紫色到紫褐色，边界不清，上覆微细粉状鳞屑，呈特征性粉尘样外观，可伴毛囊角化过度。

三、诊断与鉴别诊断

1. 诊断依据

根据典型皮损结合病史可诊断本病。

2. 鉴别诊断

（1）黄褐斑：主要发生在颜面部，有淡褐色或黄褐色斑片，往往呈对称分布。

（2）西瓦特（Civatte）皮肤异色病：多见于绝经后妇女，皮损为网状色素斑，间有毛细血管扩张和表浅萎缩性淡白点。

四、治疗

（1）积极寻找并祛除诱因，光斑贴试验有助于确定致敏物。

（2）外用药物治疗：糖皮质激素、3%氢醌乳膏、复方熊果苷乳膏等。

（3）系统治疗：维生素C、维生素E、氨甲环酸等。

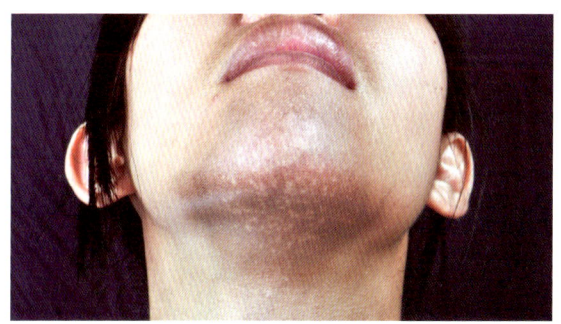

Riehl黑变病（1）
（李文提供）

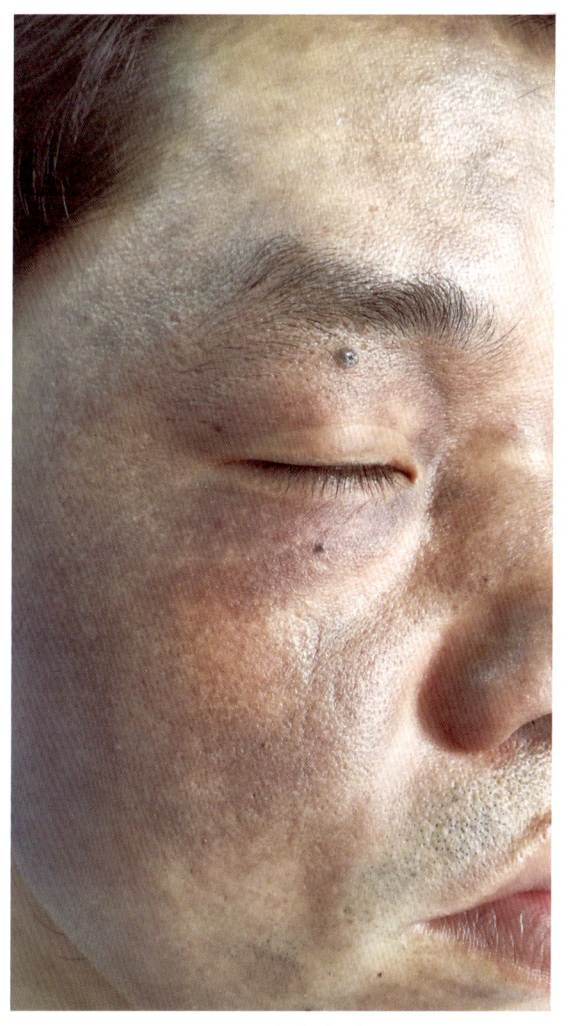

Riehl黑变病（2）
（莫友提供）

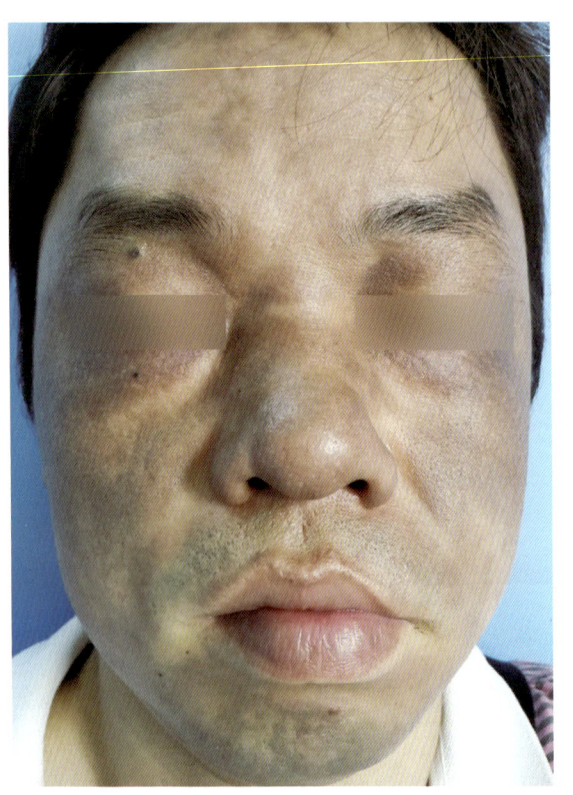

Riehl黑变病（3）

（莫友提供）

— 编者的话 —

黑变病是一组主要发生于面部的弥漫性色素沉着病，常见有3种类型：Riehl黑变病、焦油黑变病、Civatte皮肤异色病。Riehl黑变病较有代表性，病理表现为苔藓样皮炎，提示炎症在疾病的发生发展中起重要作用，光敏感可能也是其重要的发病机制，因此在发病早期应注意抗炎治疗，另外应积极寻找病因，及时远离或停用光敏性物质。

佘秋云编　刘仲荣校

第十二节　炎症后色素沉着
postinflammatory hyperpigmentation

一、发病机制

炎症后色素沉着是由于炎症反应使皮肤中的巯基减少，从而解除或部分解除对酪氨酸酶的抑制作用，使其活性升高，引起局部色素加深。

二、临床特征

（1）皮损局限于前期的皮肤炎症部位。

（2）浅褐色、紫褐色到深黑色不等的色素沉着斑，边界清楚，炎症消退后一般可逐渐恢复。

三、诊断与鉴别诊断

1. 诊断依据

根据炎症性疾病病史和典型皮肤临床表现可诊断。

2. 鉴别诊断

Riehl黑变病：面颈部网状排列的色素沉

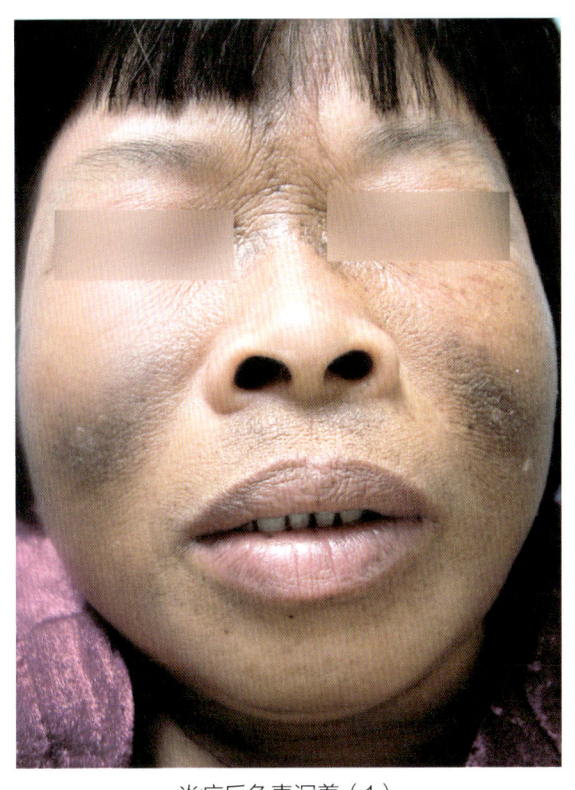

炎症后色素沉着（1）
（陆原提供）

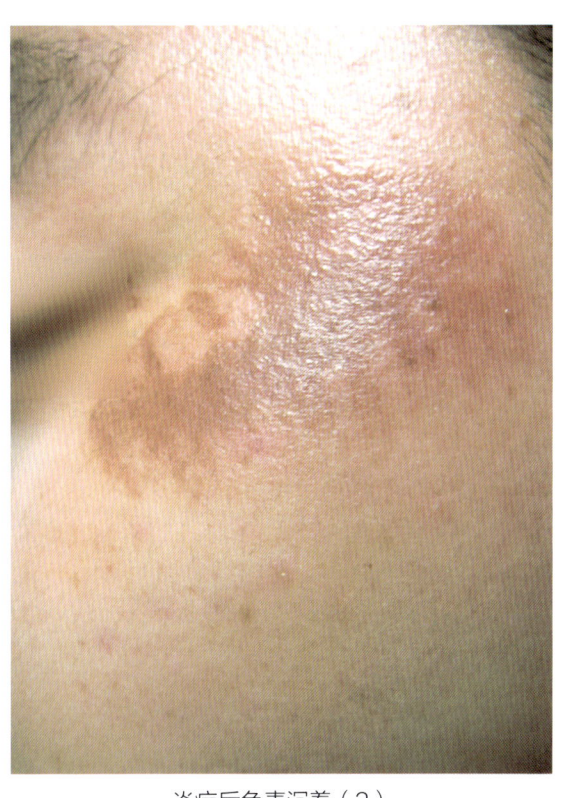

炎症后色素沉着（2）
（陆原提供）

着斑，常有光敏性物质接触史。

四、治疗

（1）查明原发炎症性皮肤病，并积极治疗，避免炎症进一步发展。

（2）局部治疗：氢醌乳膏、维A酸、糖皮质激素、激光治疗。

（3）系统治疗：维生素C和维生素E。

—— 编者的话 ——

炎症后色素沉着主要表现为炎症部位的色素沉着斑，边界清楚，日晒或再度炎症后颜色可加深。在治疗过程中应积极寻找并治疗原发皮肤病，色素沉着部位可给予氢醌乳膏、维A酸、糖皮质激素、激光等治疗，同时口服或静脉注射维生素C和维生素E有助于色素减退。

佘秋云编　刘仲荣校

第十三节　Civatte皮肤异色病
Civatte poikiloderma

一、发病机制

Civatte皮肤异色病发病机制尚不明确，可能与内分泌紊乱或化妆品的光敏物刺激积累相关。

二、临床特征

（1）多见于绝经期与老年妇女，好发于面、颈、上胸部等光暴露部位。

（2）皮损为1～3 mm大小的红褐色或青铜色斑疹与丘疹，常对称分布，间有毛细血管扩张和浅表萎缩性淡白点，表面干燥，附有少量鳞屑。

三、诊断与鉴别诊断

1. 诊断依据

根据临床表现、皮损特点、组织病理学特征即可诊断。

2. 鉴别诊断

（1）Riehl黑变病：无显著的毛细血管扩张和萎缩现象，皮肤有特征性"粉尘"外观。

（2）焦油黑变病：皮损有痤疮样炎性反应，毛细血管扩张及萎缩现象均不显著。

四、治疗

（1）避免日晒，局部应用遮光剂。

（2）外用糖皮质激素。

（3）色素沉着斑可试用CO_2激光、液氮冷冻治疗等。

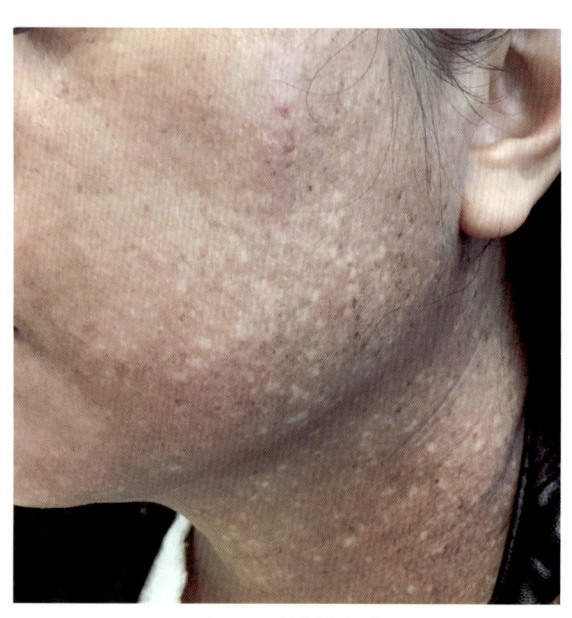

Civatte皮肤异色病
〔关杨提供〕

——　编者的话　——

Civatte皮肤异色病多见于绝经期与老年妇女，皮损为1～3 mm大小的红褐色或青铜色斑疹与丘疹，间有毛细血管扩张和浅表萎缩性淡白点。本病尚无有效的治疗方法，应注意避免日光照射，规律使用遮光剂，外用糖皮质激素有一定效果。对于色素沉着部位，可用CO_2激光、液氮冷冻等方法治疗。

佘秋云编　刘仲荣校

第十四节　家族性眶周色素沉着症
familial progressive hyperpigmentation

一、发病机制

家族性眶周色素沉着症是一种常染色体显性遗传疾病。

二、临床特征

（1）儿童时期发病，好发于上下眼睑，眉和颞部也可波及。

（2）典型皮损为眼眶周围色素过度沉着，无自觉症状。

三、诊断与鉴别诊断

1. 诊断依据

根据发病年龄、家族史、典型临床表现可诊断。

2. 鉴别诊断

（1）眶周淀粉样变性：眼睑皮肤下可见肿块，皮色蜡黄，上睑增厚肥大，可有上睑下垂。

（2）特应性皮炎引起的眶周色素沉着：有特应性皮炎病史，眶周先有皮损，后有色素沉着。

四、治疗

（1）局部药物治疗：0.025%维A酸乳膏、4%氢醌乳膏。

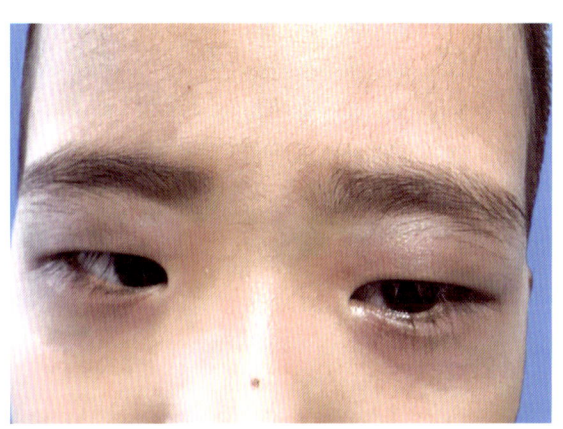

家族性眶周色素沉着症
（陆原提供）

（2）激光治疗：Q开关激光、强脉冲激光等。

—— **编者的话**

家族性眶周色素沉着症是一种常染色体显性遗传疾病。典型皮损为眼眶周围色素过度沉着，多见于上下眼睑，眉和颞部也可波及，一般无自觉症状。本病尚无特效疗法，局部外用0.025%维A酸和4%氢醌乳膏有一定疗效。现多采用激光治疗，可以淡化色素沉着，且副作用小。

佘秋云编　刘仲荣校

第十五节　面颈部毛囊性红斑黑变病
erythromelanosis follicularis faciei et colli

一、发病机制

面颈部毛囊性红斑黑变病是一种侵犯毛囊的红斑色素沉着病，可能与遗传或自发性突变有关，维生素A缺乏可能是该病的诱因。

二、临床特征

男性多见。典型皮损为耳前及颈部的对称性淡褐色至红棕色斑片或斑点，间有散在分布的毛囊性丘疹、角栓及糠秕状鳞屑，触之有颗粒感，病损处有明显的毛细血管扩张。

三、诊断与鉴别诊断

1. 诊断依据

根据典型皮肤表现可诊断。

2. 鉴别诊断

（1）眉部瘢痕性红斑病：持久性网状红斑和小的角质毛囊性丘疹，消退后留有凹陷性瘢痕和萎缩性斑秃，主要侵犯两眉，也可累及邻近皮肤甚至头部。

（2）Civatte皮肤异色病：多见于面、颈及上胸部，为对称性网状色素沉着，皮损为多数淡红褐色或青铜色，其间杂有表浅的萎缩性

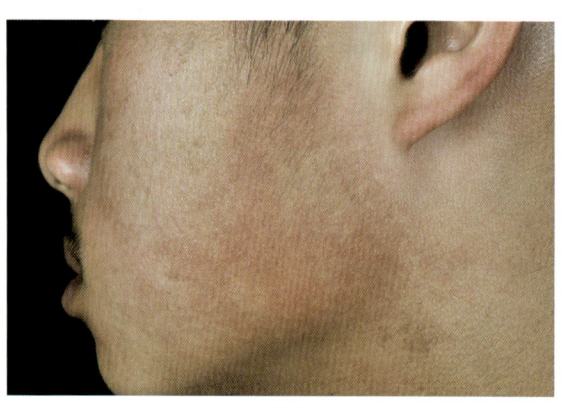

面颈部毛囊性红斑黑变病
（李文提供）

白色斑点及毛细血管扩张。

四、治疗

口服维生素A或外用维A酸制剂可缓解，化学剥脱治疗也有一定效果。

—— 编者的话 ——

面颈部毛囊性红斑黑变病病程较长，尚无有效的治疗方法。部分患者在上臂和肩部常出现毛周角化病，故认为可能是其变种或重叠。

佘秋云编　刘仲荣校

第十六节　太田痣
nevus of Ota

一、发病机制

太田痣又称眼上腭部褐青色痣（nevus-fusco-ceruleus ophthalmo-maxillaris），可能与遗传有关，属常染色体显性遗传，但也有研究认为，该病是一种与蓝痣类似的错构瘤或痣样损害。

二、临床特征

（1）多数患者出生时即发病，皮损发生于一侧面部，特别是三叉神经第一支、第二支所支配的部位，好发于眶周、颞部、鼻部、前额和颧骨。5%～10%的病例为双侧性。

（2）典型皮损为灰蓝色、青灰色、灰褐色、黑色或紫色斑片，呈斑点状或网状，界线不清。色斑颜色常随年龄的增长而加深，在斑中偶有结节表现。

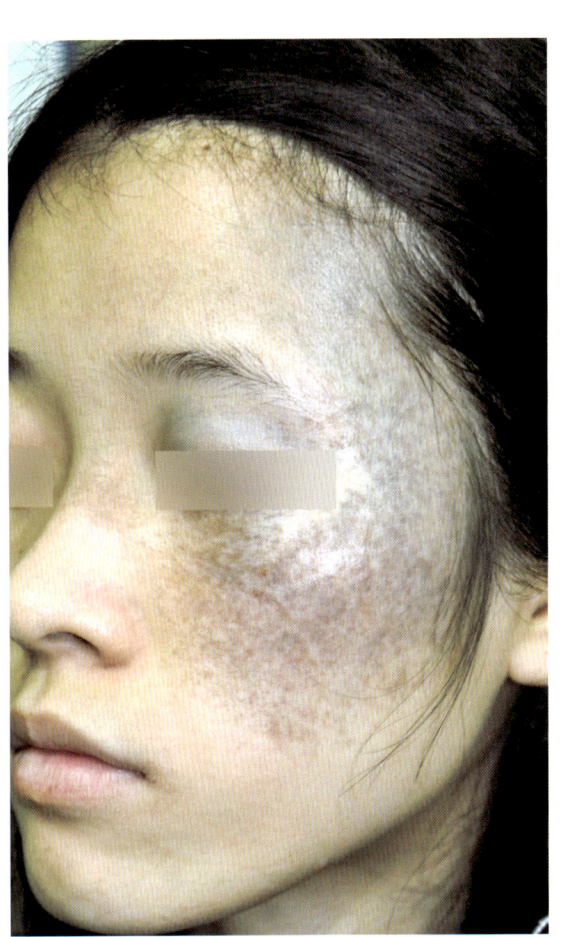

太田痣（1）
（刘仲荣提供）

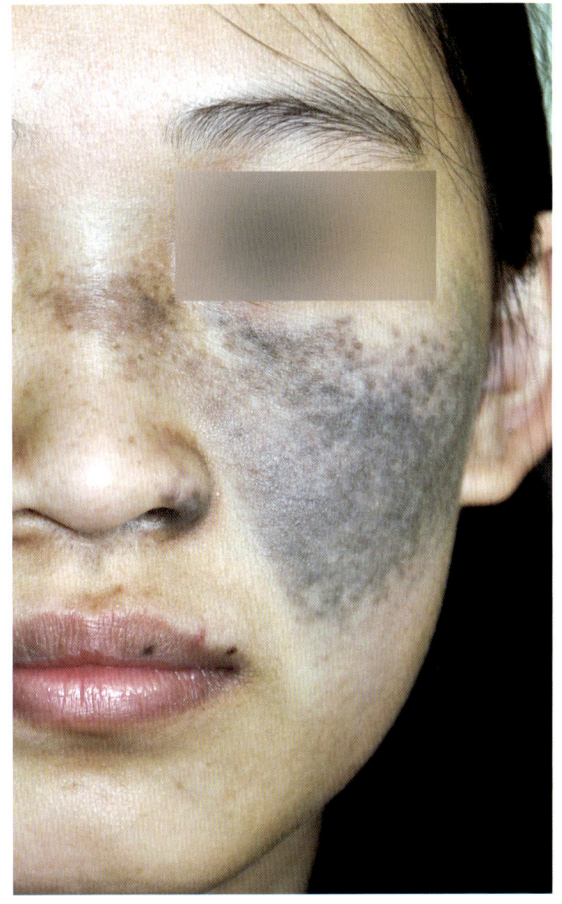

太田痣（2）
（刘仲荣提供）

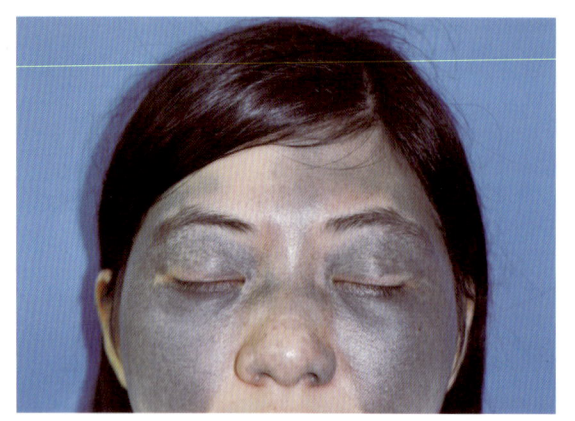

太田痣（3）（双侧）
（刘仲荣提供）

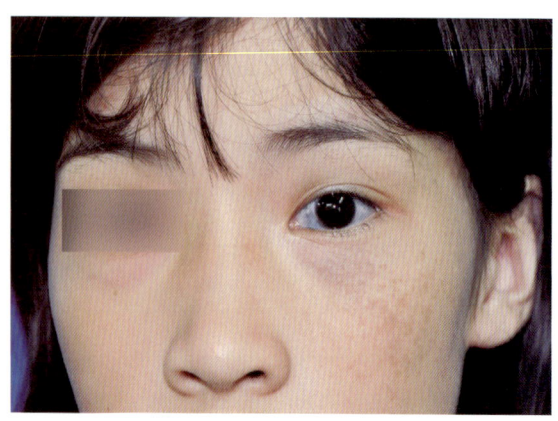

太田痣（4）
（刘仲荣提供）

三、诊断与鉴别诊断

1. 诊断依据

根据色素斑的发生部位及颜色即可诊断。

2. 鉴别诊断

（1）咖啡斑：出生时或出生不久即出现，皮损为散在分布、界线清楚、大小不一的淡褐色斑，好发于面部和躯干。

（2）蓝痣：为蓝色丘疹或小结节，好发于足背和面部。

（3）颧部褐青色痣：成年女性多见，发病较晚，对称分布于颧部、颞部。

四、治疗

（1）激光治疗，如Nd：YAG激光、Q开关红宝石激光等。

（2）色淡而范围小者，可试用液氮冷冻、化学剥脱与皮肤磨削术等。

— 编者的话 —

超过2/3的眼上腭部褐青色痣患者出生时即有眼部损害，但约有40%的患者青春期前后才出现皮肤损害。Q开关激光是治疗的金标准，安全性高，大多数患者经5次以上治疗后，皮损可完全消退且不复发。

佘秋云编　刘仲荣校

第十七节 颧部褐青色痣
nevus fuscoceruleus zygomaticus

一、发病机制

颧部褐青色痣的发病主要与遗传因素有关，是胚胎黑素细胞由神经嵴向表皮移行期间，由于某种原因停留在真皮内形成的。

二、临床特征

（1）多见于女性，发病年龄25~45岁，好发于颧部、颞部。

（2）面部粟粒至黄豆大小的灰褐色、黑灰色或黑褐色色素沉着斑，边界清楚，对称分布，数目不等，互不融合。

三、诊断与鉴别诊断

1. 诊断依据

根据典型皮肤表现不难诊断。

2. 鉴别诊断

（1）太田痣：发病早，大多在出生时或2岁前发生，为单侧分布，沿三叉神经眼支、上颌支走行部位，皮损可融合，常合并有眼、口腔黏膜损害。

（2）雀斑：发病早，多在5岁左右出现，皮损为黄褐色斑点，相对较小，有明显的季节性，夏季晒后加重。

四、治疗

（1）避免日光照射。

（2）激光治疗：可选择1064 nm、694 nm或755 nm波长的Q开关激光。

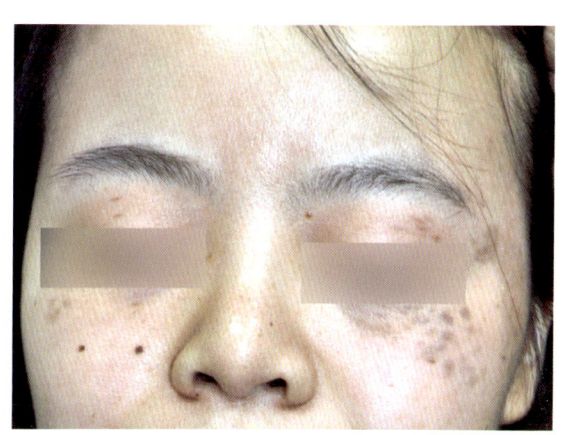

颧部褐青色痣（1）
（刘仲荣提供）

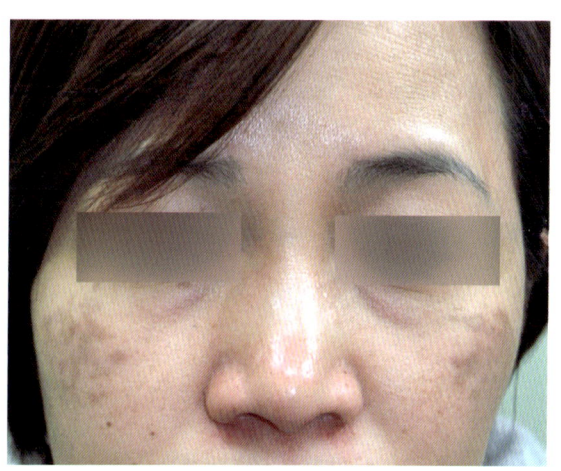

颧部褐青色痣（2）
（刘仲荣提供）

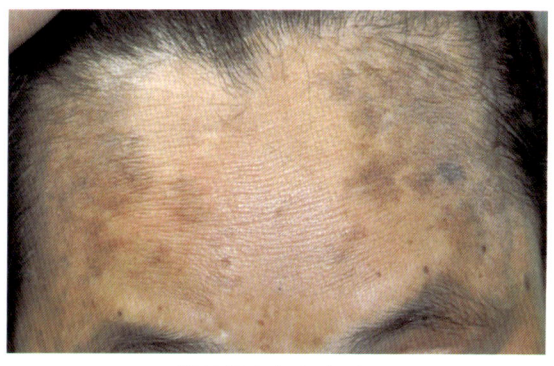

颧部褐青色痣（3）
（刘仲荣提供）

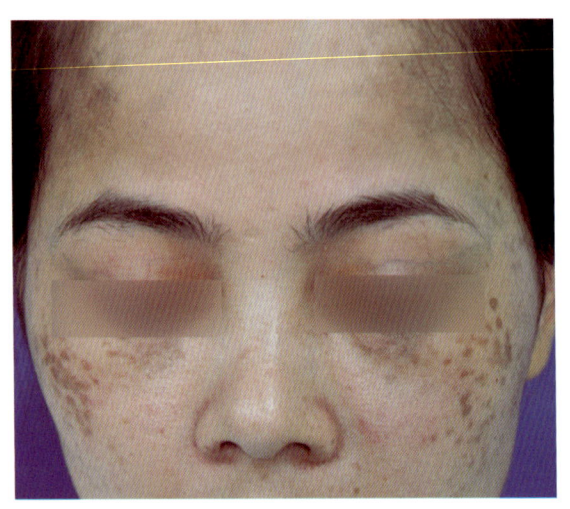

颧部褐青色痣（4）
（刘仲荣提供）

—— 编者的话 ——

颧部褐青色痣女性多见，表现为面部对称分布的灰褐色、黑灰色或黑褐色色素沉着斑，临床上需与太田痣、雀斑相鉴别。Q开关激光是目前主要的治疗方法，1064 nm、694 nm或755 nm波长均有良效，总体疗效优于太田痣。部分颧部褐青色痣可能合并黄褐斑，治疗中应特别注意，避免诱发或使原有的黄褐斑加重。

佘秋云编　刘仲荣校

第十八节　意外粉粒沉着
accidental tattoos

一、发病机制

意外粉粒沉着是由于职业及各种意外事件，使某些不溶性粉粒异物经身体表面的伤口进入皮肤，并在皮肤上显现出各种永不消失的色素性斑点。

二、临床特征

（1）好发于暴露部位，如面、颈、手足部等。

（2）临床表现根据进入皮肤中的粉尘性质、颜色和深浅不同而不同。

三、诊断与鉴别诊断

1. 诊断依据

根据病史及临床表现可诊断。

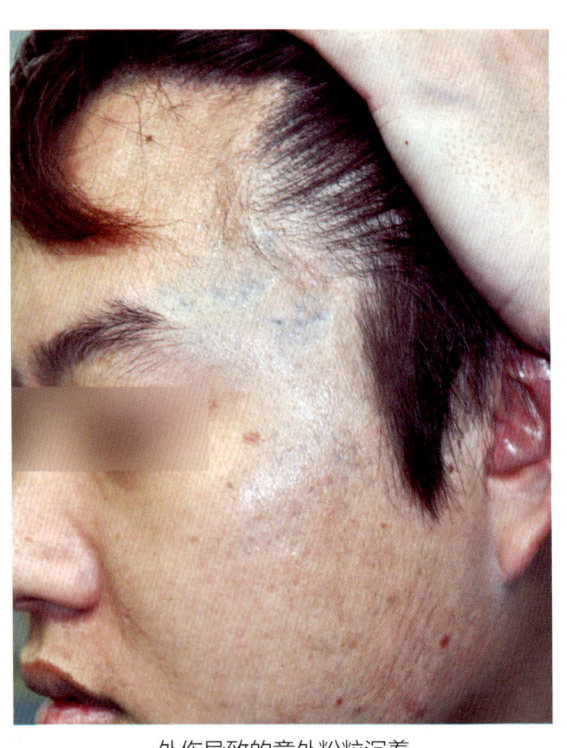

外伤导致的意外粉粒沉着
（刘仲荣提供）

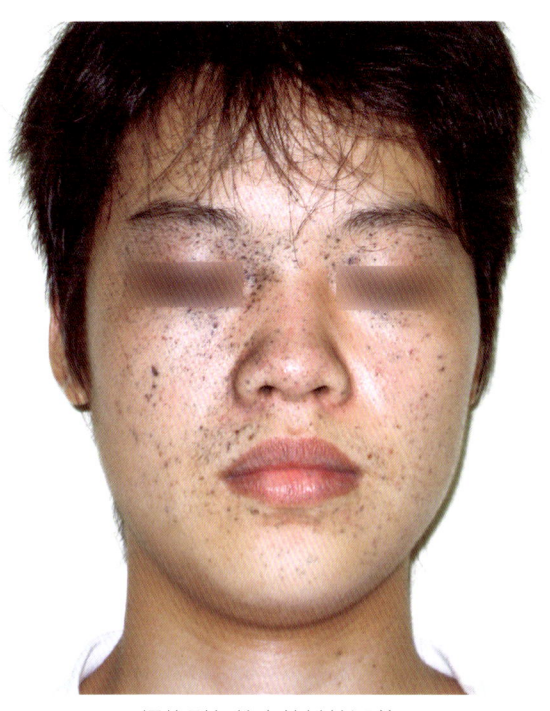

爆炸引起的意外粉粒沉着
（韩永智提供）

2. 鉴别诊断

（1）文身：文身史，皮肤表面有不同颜色的字画图案，可永久存在。

（2）Riehl黑变病：无意外发生史，好发于面、颈部，皮损表现为网状排列的色素沉着斑，灰紫色到紫褐色，边界不清。

四、治疗

（1）意外发生后抢救之余，应立即用生理盐水冲洗伤口，同时用消毒刷刷洗损伤的皮肤，以洗出粉粒。

（2）伤口愈合后可选用激光、电解法、磨削术、手术切除等祛除色素沉着。

— 编者的话 —

意外粉粒沉着应根据粉尘颗粒的大小选择合适的治疗方法：对于直径小于5 mm的皮损可选用创伤小的激光、磨削术等治疗；而直径超过5 mm、皮损较重或皮下有硬结者，则应用手术进行切除。

佘秋云编　刘仲荣校

第十九节　斑痣
nevus spilus

一、发病机制

斑痣又称斑点状黑子，本病的发病机制尚不明确，可能与遗传因素有关。

二、临床特征

（1）可发生于任何年龄，无特定好发部位，皮肤与黏膜均可发生。

（2）皮损特征为咖啡斑上有针头至米粒大小扁平或稍高起的棕黑色色素沉着，单发或多发，大小不同，形状各异，可呈节段性分布。

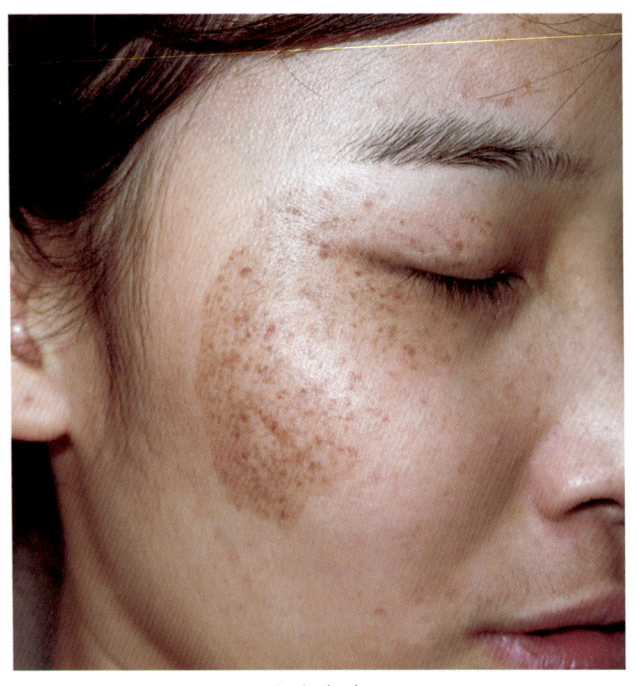

斑痣（1）
（黄长征提供）

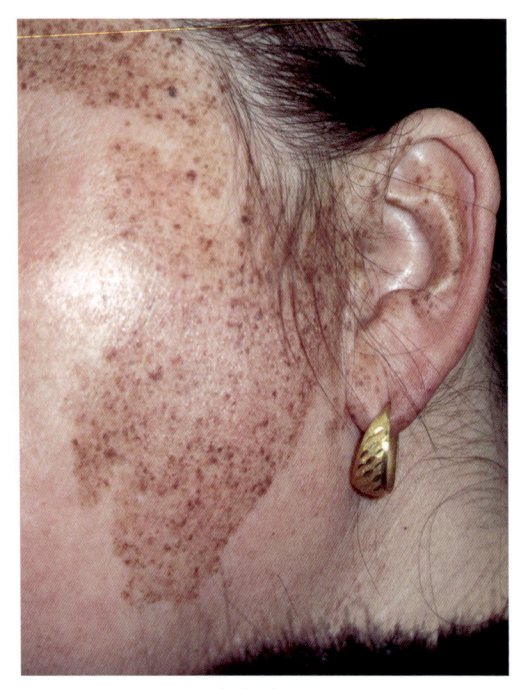

斑痣（2）
（黄长征提供）

三、诊断与鉴别诊断

1. 诊断依据

诊断需结合临床表现和组织病理学综合判断。

2. 鉴别诊断

（1）交界痣：通常并不分布于棕黑色斑片上，Wood灯有时可帮助鉴别。

（2）黑子：通常不分布于棕黑色斑片上，为皮肤或黏膜上颜色一致、边界清楚的黑褐色斑疹，散在分布，互不融合。

四、治疗

（1）通常呈良性进展，无须治疗。

（2）激光治疗：强脉冲激光、Q开关红宝石激光。

—— 编者的话 ——

斑痣的典型皮损为咖啡斑上针头至米粒大小扁平或稍高起的棕黑色色素沉着，可呈节段性分布。该病通常呈良性进展，与交界痣在本质上有密切联系，临床上早期难以鉴别，该病有转变为恶性黑色素瘤的可能，需要长期观察。若影响美观，也可用激光进行治疗。

佘秋云编 刘仲荣校

第二十节　斑驳病
piebaldism

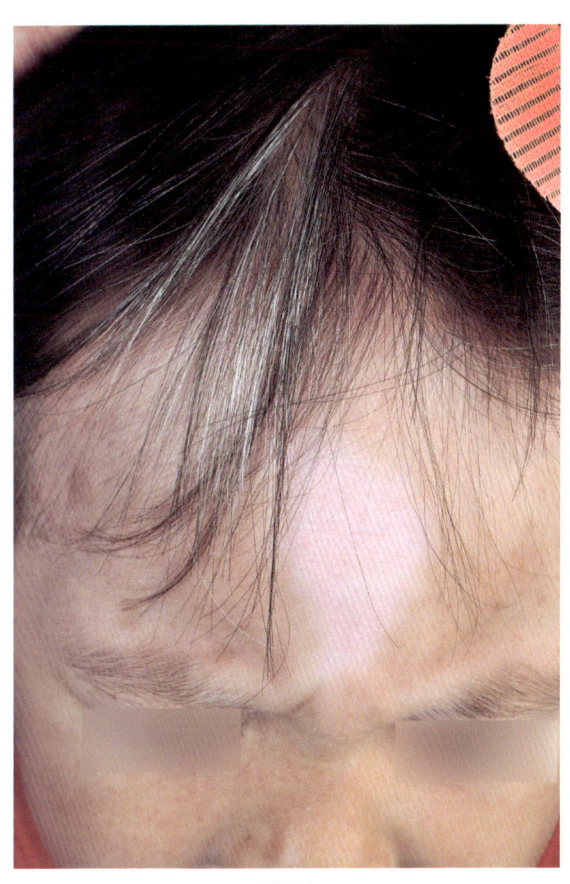

斑驳病
（李文提供）

斑驳病属常染色体显性遗传，可能与成色素细胞从神经嵴向表皮迁移缺陷及黑素细胞发育障碍有关。临床表现和表型严重程度与c-Kit基因的突变位点密切相关。

额部中央或稍偏部位有倒三角形或菱形白斑（额部白斑），伴有横跨发际的局限性白发（白色额发），出生即有，是本病特征性表现，眉毛和睫毛也可受影响。白色斑片也常见于躯干和四肢，多呈双侧对称分布。

本病尚无有效治疗方法。白色皮损可接受自体表皮移植手术治疗。

—— 编者的话 ——

斑驳病临床罕见。临床上额部白斑和白发可见于80%以上的患者，躯干、四肢皮疹的特征为：好发于中间部位、对称分布和白斑上存在正常或者加深的色素斑点。

陆原编　韩永智校

第十七章
CHAPTER 17
内分泌、代谢与营养性皮肤病

第一节　肠病性肢端皮炎
acrodermatitis enteropathica

一、发病机制

肠病性肢端皮炎是一种锌缺乏病，缺锌可能是获得性或先天性常染色体隐性遗传。遗传性患者是编码锌转运蛋白*SLC39A4*基因突变引起。

二、临床特征

皮炎、腹泻和脱发是典型表现。

（1）皮炎主要集中在腔口（口腔、眼周、鼻孔、肛周、会阴、生殖器等）、肢端（手指、足趾、足跟）及四肢摩擦部位（肘关节、膝盖），表现为红斑、鳞屑、结痂、水疱、脓疱、糜烂。转为慢性时，可见苔藓样变和银屑病样斑块，情况严重时表现为类似于烫伤或坏死的外观。

（2）腹泻表现为水样便或泡沫样便，恶臭。

（3）脱发表现为非瘢痕性脱发。

患者易继发感染，还可有胃炎、甲损害、

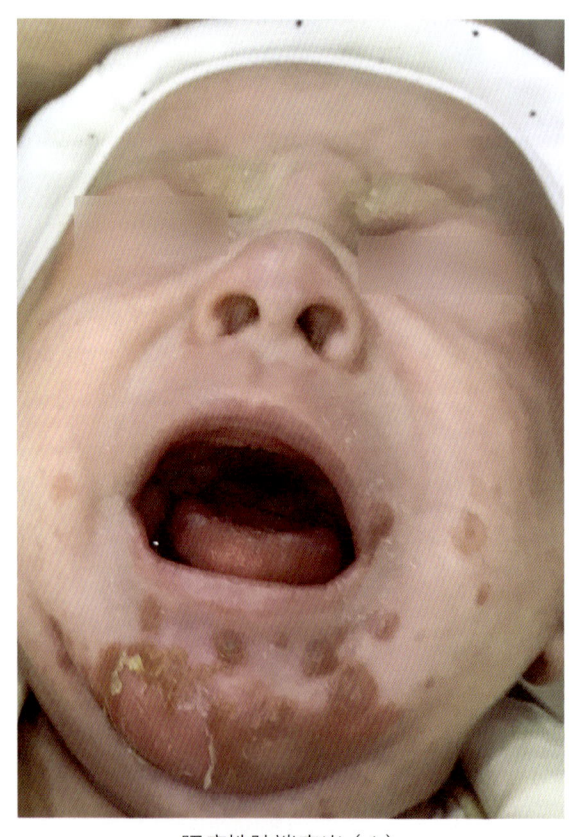

肠病性肢端皮炎（1）
（黄长征　陆原提供）

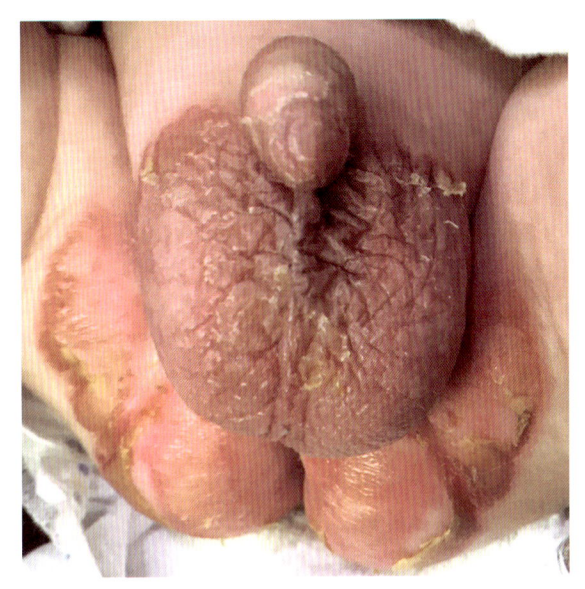

肠病性肢端皮炎（2）
（黄长征 陆原提供）

睑缘炎、结膜炎、唇炎和口炎、发育迟缓、精神易怒、伤口延迟愈合和畏光等表现。

三、诊断与鉴别诊断

1. 诊断依据

结合临床表现、实验室检查、基因检测明确诊断。

2. 鉴别诊断

（1）大疱性表皮松解症：皮损位于易受外伤部位，水疱尼氏征阳性。

（2）皮肤念珠菌感染：该病多发生于免疫低下儿童、肥胖多汗儿童，皮疹多位于头、颈、腋腹股沟等皱襞处或躯干部位。

四、治疗

每日给予锌元素30～50 mg，大多数患者于用药24小时内腹泻停止，24～48小时精神症状改善，1～2周内伤口愈合，3～4周后毛发生长。需终身补锌并监测血清锌水平。

局部治疗包括保持患处皮肤清洁干燥，预防和治疗继发感染等。

—— 编者的话 ——

本病在临床上少见。典型三联征为腔口部位及肢端的皮炎、腹泻和脱发，但大多患者先后出现以上症状，完整的三联征仅在约20%的病例中被发现。故应对可疑患儿及时完善相关检查，明确诊断后补充锌可迅速改善病情。

陆原编 韩永智校

第二节 黄瘤病
xanthomatosis

一、发病机制

黄瘤病病因尚不明确，可能是组织局部富含脂质的组织-泡沫细胞的局限性聚集所致，可发生于原发性或继发性脂代谢异常。

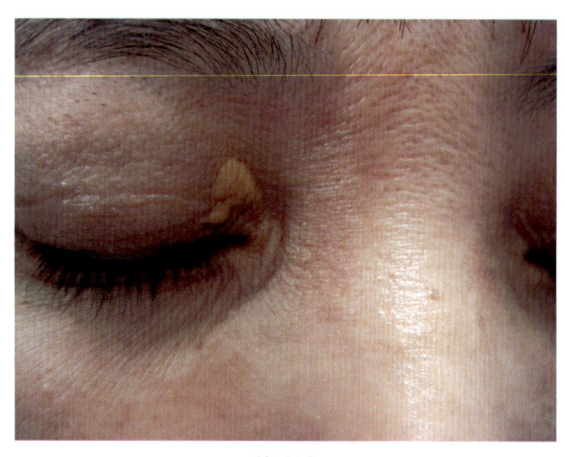

黄瘤病
（陆原提供）

二、临床特征

（1）睑黄瘤：最常见的面部表现。为上眼睑内眦处对称分布的柔软橘黄色斑疹或斑块，形态不规则，边界较清。可长期存在，多无自觉症状。

（2）黄瘤病可见于多个部位和多种皮疹形态，如腱黄瘤、结节性黄瘤、发疹性黄瘤、扁平黄瘤等，典型皮肤表现为黄色至橙色的丘疹、结节、斑块。

三、诊断与鉴别诊断

1. 诊断依据

典型皮肤表现，部分可伴有高脂血症或家族史。皮肤病理学检查有诊断意义。

2. 鉴别诊断

与汗管瘤、渐进性坏死性黄色肉芽肿、朗格汉斯细胞组织细胞增生症等相鉴别。

四、治疗

（1）伴有血脂异常的患者可口服降脂药，选择低脂、低糖、高蛋白饮食。

（2）影响美观或患者要求，睑黄瘤可选择电凝术、液氮冷冻、CO_2激光等破坏性手段去除。

编者的话

皮肤黄瘤病的皮疹表现多形，从斑疹、丘疹到结节、斑块，典型表现是特征性的黄色至橙色外观。睑黄瘤是最常见的面部黄瘤，以眼睑部位的扁平黄瘤为特征，部分患者伴有高脂血症和家族史。伴有高脂血症的睑黄瘤患者，经过口服降脂药物，黄瘤大多会逐渐消退。睑黄瘤也可选择电凝术、激光等破坏性手段祛除，但容易复发或遗留瘢痕，因此必须明确告知患者。

冉艺编　陆原校

第三节　黑棘皮病
acanthosis nigricans

一、发病机制

黑棘皮病发病机制不明确，常与肥胖、内分泌性疾病、药物或者遗传缺陷相关，伴发恶性肿瘤者常合并腹部恶性肿瘤。

二、临床特征

主要表现为皱褶部位皮肤天鹅绒样增厚，伴有颜色加深。最常累及颈部、腋部，也可累及下唇、下颌部位。

三、诊断与鉴别诊断

根据颈、腋下、腹股沟等皱褶部位天鹅绒样增厚不难诊断。

因本病多为系统性疾病的皮肤表现，临床需要仔细筛查潜在原因。

四、治疗

应先寻找病因，并给予积极处理，其中肥胖型和药物引起者纠正肥胖、停止药物后皮疹可逐渐消退。

局部治疗可选择维生素D_3类似物、水杨酸、维A酸软膏等对症处理。

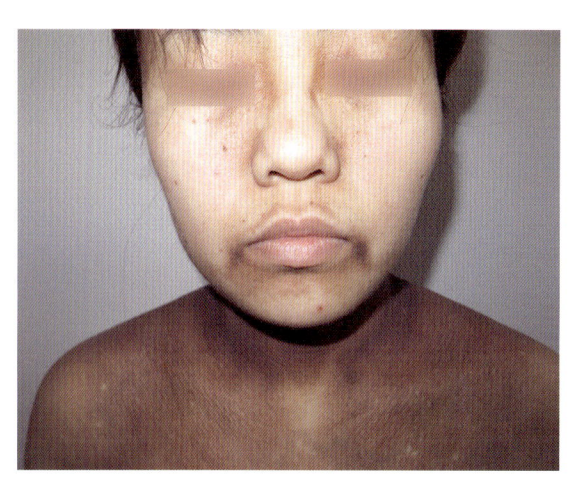

黑棘皮病
（黄长征提供）

⎯⎯ 编者的话 ⎯⎯

黑棘皮病是以皱褶部位皮肤颜色加深及天鹅绒样增厚为特征的一种少见的皮肤病。肥胖型黑棘皮病是最常见的一型，相关的内分泌疾病多为胰岛素抵抗相关疾病、甲状腺疾病、多囊卵巢综合征等，而恶性黑棘皮病伴发内脏肿瘤多为腺瘤，以胃癌最多。本病治疗应以寻找和积极治疗潜在系统性疾病为主。

王翠彦编　陆原校

第四节 原发性系统性皮肤淀粉样变
primary systemic amyloidosis

一、发病机制

节名是由于淀粉样蛋白（amyloid）广泛沉积于皮肤、黏膜及内脏，从而导致细胞和器官功能被破坏。这种淀粉样蛋白由遗传、变性和感染等不同因素引起，多与浆细胞疾病相关，20%以上的患者可发生骨髓瘤。

二、临床特征

表现为皮肤紫癜、瘀斑（多见于眶周、手部），血疱（舌、颊或唇黏膜），蜡样有光泽的丘疹、结节（多见于面部，如眼睑、口周、舌体）等。其中眶周紫癜又称"浣熊眼征"。

淀粉样物质沉积于其他系统，出现肝脾肿大、心肌病、周围神经病变、肾病综合征、肠功能不全甚至多器官衰竭。

三、诊断与鉴别诊断

1. 诊断依据

根据典型临床表现，组织病理学显示淀粉样蛋白沉积，结合尿本周蛋白、蛋白电泳、骨髓检查等实验室检查确诊。

2. 鉴别诊断

（1）类脂蛋白沉积症：特征性声音嘶哑，眼睑念珠状丘疹，组织病理学和实验室检查有助于鉴别。

（2）迟发性皮肤卟啉病：虽然系统性淀粉样变因皮肤脆性增高，轻微摩擦后也容易出现破溃，但光照后无明显加重。

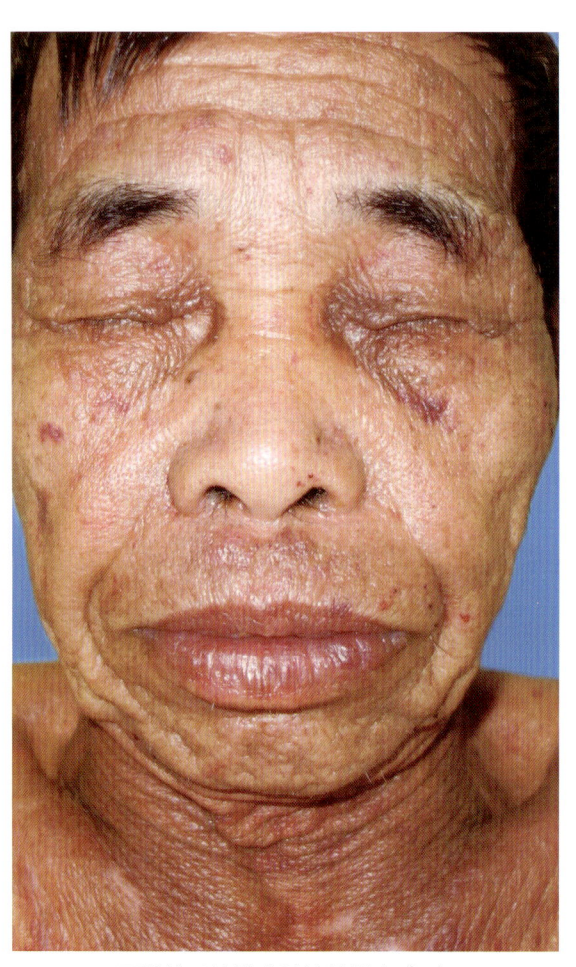

原发性系统性皮肤淀粉样变（1）
（韩永智提供）

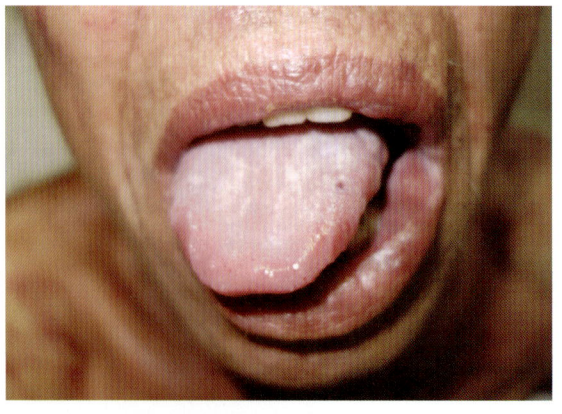

原发性系统性皮肤淀粉样变（2）
（韩永智提供）

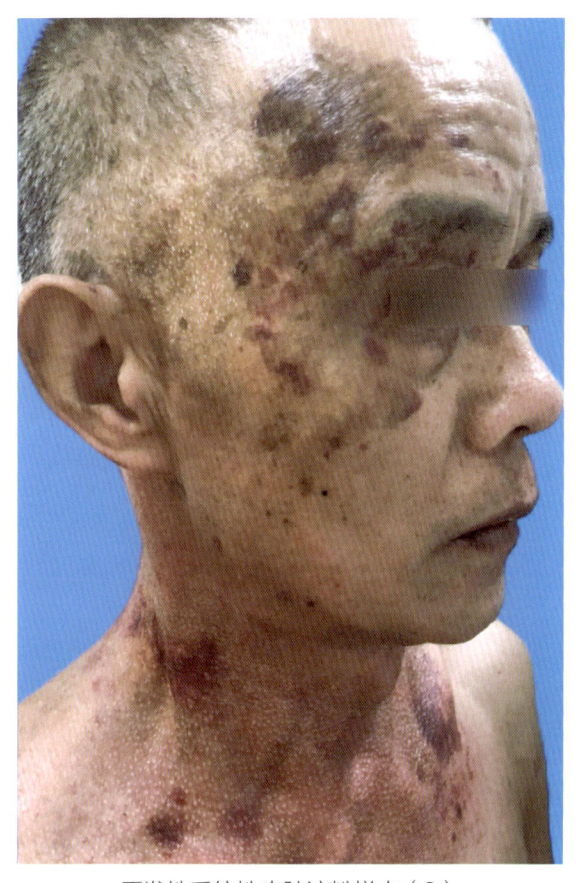

原发性系统性皮肤淀粉样变（3）
（施为提供）

四、治疗

诊断后应积极评估重要脏器受损情况，排查血液系统疾病，如发现多发性骨髓瘤，需转至血液科治疗。

秋水仙碱、美法仑，造血干细胞移植等对本病有效。

—— 编者的话 ——

本病40%的患者可有皮肤受累，早期表现为皮肤的瘀斑或紫癜，皮肤可见褐色或淡红色粟粒样血疹。眶周紫癜（浣熊征）是一种具有提示性的皮损表现。确诊后应积极寻找潜在疾病，尤其是浆细胞性疾病。

陆原编　韩永智校

第五节　黏液水肿性苔藓
lichen myxedematosus，LM

一、发病机制

黏液水肿性苔藓是一种罕见的慢性特发性疾病，病因及发病机制不明，可能与成纤维细胞-酸性黏多糖平衡失调、多发性骨髓瘤、遗传等因素有关。本病弥漫型常伴有单克隆γ球蛋白血症，但后者在本病中的意义尚不明确。

文献中常常将黏液水肿性苔藓、丘疹性黏蛋白增多症及硬化性黏液水肿作为一种病。

二、临床特征

（1）根据临床、病理及是否有系统受累，将本病分为3型：硬化性黏液水肿，局限性黏液水肿性苔藓、不典型型。其中硬化性黏液水肿的皮疹泛发，常可累及面部。

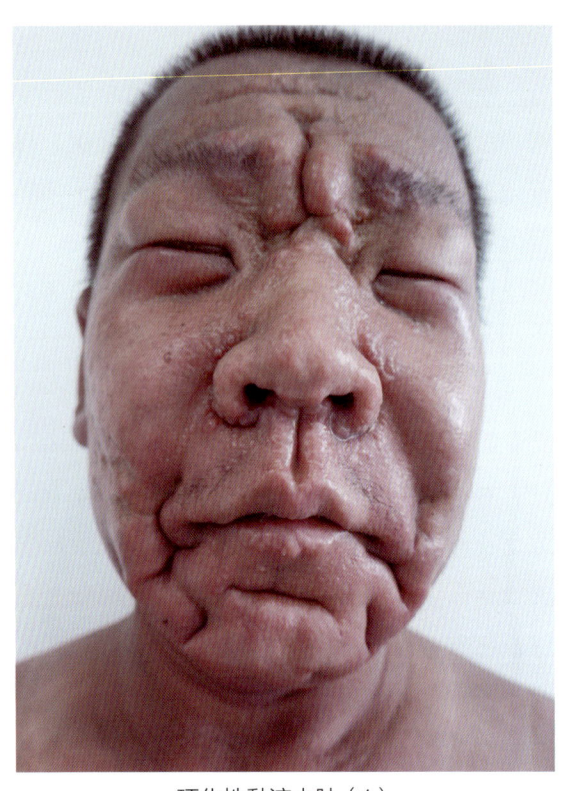

硬化性黏液水肿（1）
（郑松提供）

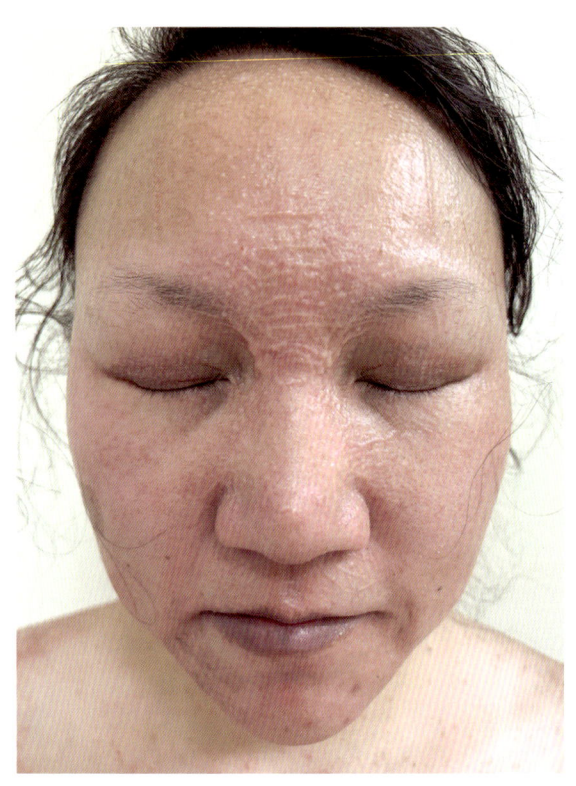

硬化性黏液水肿（2）
（黄长征提供）

（2）硬化性黏液水肿主要包括两类特征性皮疹：多发的蜡样坚实丘疹和皮肤弥漫性肥厚发硬。丘疹常见于头部、颈部及四肢；皮肤肥厚发硬多见于面部及后背。皮肤肥厚发硬呈硬皮病样外观，在面部呈现为假面具脸，表情呆板，额部最为明显，呈崎状隆起，眉间受累出现沟状纹，严重时呈狮面样，具有特征性表现。

（3）硬化性黏液水肿常伴有副蛋白血症，亦可影响多个内脏器官及肌肉神经系统，是患者死亡的基本原因。

三、诊断与鉴别诊断

1. 诊断依据

根据典型皮肤表现，结合病理显示真皮中上层黏蛋白沉积、成纤维细胞及胶原增生，血浆 γ 球蛋白阳性即可诊断。

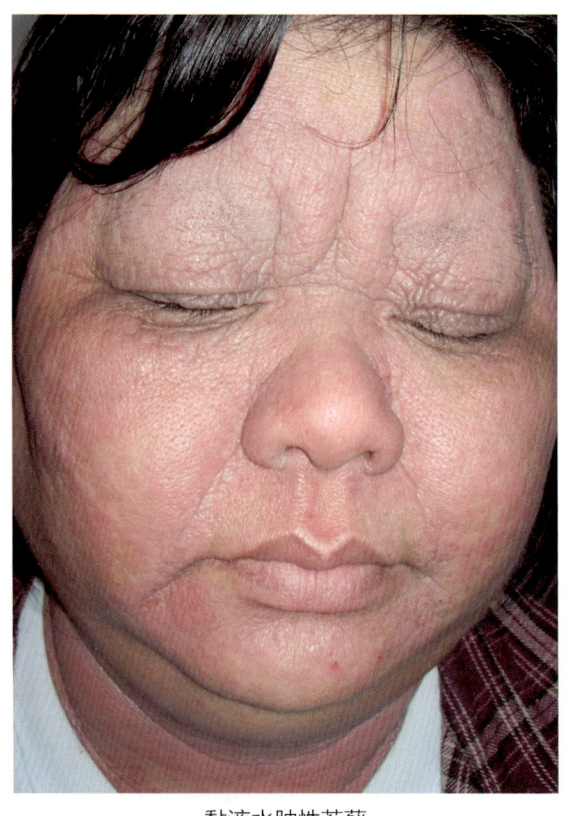

黏液水肿性苔藓
（刘仲荣提供）

2. 鉴别诊断

（1）硬皮病：皮肤硬化固着，不能推动，没有线状排列的坚实丘疹。组织学改变为胶原纤维变性或肿胀。

（2）硬肿症：皮肤弥漫性硬肿常见于颈项和背部，呈橘皮样外观，无蜡样坚实的丘疹。

四、治疗

关于本病尚无满意的治疗手段，多数治疗仅基于个案报道。

（1）IVIg为一线治疗；沙利度胺和（或）糖皮质激素是二线治疗；造血干细胞移植是三线治疗。

（2）其他治疗方法包括应用美法仑、盐酸苯丁酸氮芥、环磷酰胺、阿维A、环孢素A、PUVA、UVA1等，疗效不一。

—— 编者的话

黏液水肿性苔藓是一种罕见的慢性特发性疾病，病因未明。其中硬化性黏液水肿的皮疹多发，病情严重，几乎总伴有副蛋白血症，可有多系统、多脏器受累症状。本病目前尚无满意疗法。

王霞 赵云编 陆原校

第六节 毛囊黏蛋白病
follicular mucinosis，FM

一、发病机制

毛囊黏蛋白病发病机制不明，毛囊角质形成细胞被认为是黏蛋白的来源，可能与细胞介导的免疫反应有关，也可能是继发于皮肤T细胞淋巴瘤。

二、临床特征

（1）皮疹好发于头、面部，多局限分布，部分患者也可见于躯干、四肢。

（2）典型皮疹是具有光泽的淡红色或肤色毛囊性丘疹，或带鳞屑的粉红色浸润性斑块，累及头皮、眉毛、胡须等部位时毛发脱落，也可表现为痤疮样、环状斑块等多种形式。

（3）本病良性型和淋巴瘤型之间缺乏明确的鉴别标准。淋巴瘤相关型常见于皮肤T细胞淋巴瘤，以蕈样肉芽肿最多见。

三、诊断与鉴别诊断

1. 诊断依据

需结合临床表现与组织病理学检查结果方能明确诊断。

2. 鉴别诊断

本病临床少见，容易误诊，需要与过敏性皮炎、脂溢性皮炎、日光性皮炎、环状肉芽肿等其他面部红斑丘疹性皮肤病相鉴别。详细病

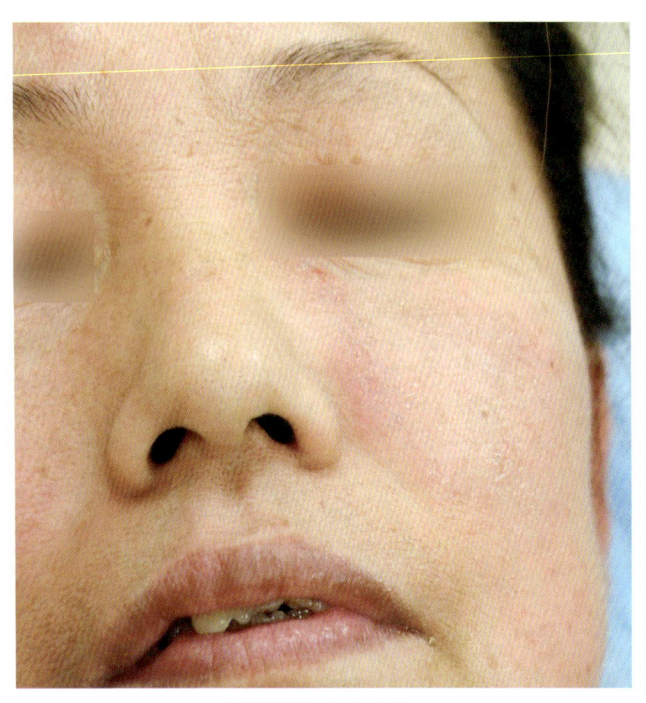

毛囊黏蛋白病（1）
（郑松提供）

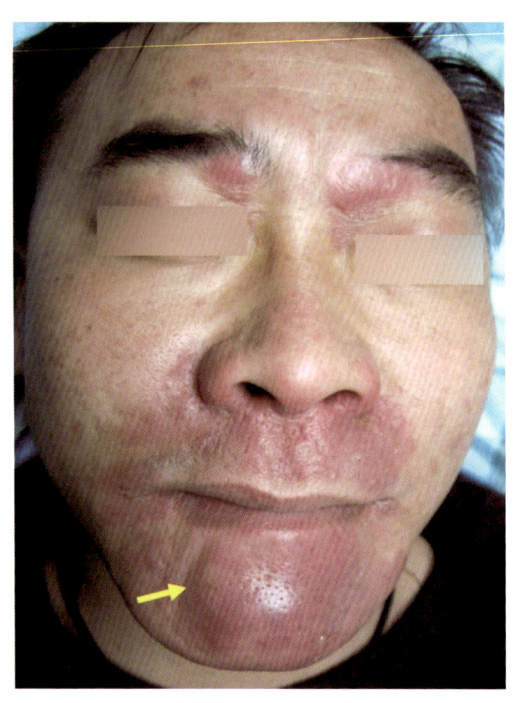

毛囊黏蛋白病（2）
（薛汝增提供）

史和病理检查有助于鉴别诊断。

四、治疗

目前本病尚无特效治疗方法，避免过度治疗，建议长期随访观察。很多病例2～24个月可自行缓解。淋巴瘤型则容易持续或者扩展。

糖皮质激素局部外用或皮损内注射，或者口服低剂量糖皮质激素，或采用羟氯喹、异维A酸、氨苯砜、米诺环素、吲哚美辛、PUVA等治疗，疗效不一。如果毛囊黏蛋白病为继发型，应注重原发病，如蕈样肉芽肿、塞扎里（Sèzary）综合征等治疗。

编者的话

毛囊黏蛋白病是一种临床较少见的慢性炎症性皮肤病，以酸性黏多糖聚集在毛囊内为其特征，发病机制不明，典型面部皮疹可表现为毛囊性丘疹聚集为带鳞屑的粉红色浸润性斑块。诊断需要临床表现结合组织病理学。目前本病尚无特效治疗方法，但仍应长期随访，密切观察，必要时重复行组织病理学检查，评估是否合并T细胞淋巴瘤。

王霞编　陆原校

第七节　卟啉病
porphyria

一、发病机制

卟啉病是由于血红素生物合成途径中的酶活性缺乏，引起卟啉或其前体浓度异常升高，造成细胞损伤而引起的一类代谢性疾病。

二、临床特征

卟啉病根据病情特征分为急性卟啉病和非急性卟啉病。急性卟啉病以威胁生命的急性神经系统发作为主要表现，少数类型伴有皮肤症状。慢性卟啉病都以皮肤表现为主，少数伴有血液及肝脏等系统损害。特征性的皮肤卟啉病主要包括以下类型。

（1）迟发性皮肤卟啉病（PCT）：30～40岁发病，主要表现为皮肤光敏感和脆性增加，曝光部位包括面部、手背出现红斑、水疱、糜烂、结痂、瘢痕、色素沉着、多毛及硬皮病样改变。

（2）红细胞生成性原卟啉病（EPP）：儿童早期发病，面部等曝光部位皮肤在日晒后数分钟出现红肿、刺痛，继而出现结痂、瘀斑、瘢痕、早老样皮肤等表现。

（3）先天性红细胞生成性卟啉病（CEP）：罕见，出生即出现严重光敏感，面部、双手等曝光部位出现水疱、糜烂、破溃、结痂、瘢痕甚至残毁变形。常伴贫血及骨骼异常。

三、诊断与鉴别诊断

1. 诊断依据

根据不同类型卟啉病特征性的临床表现，

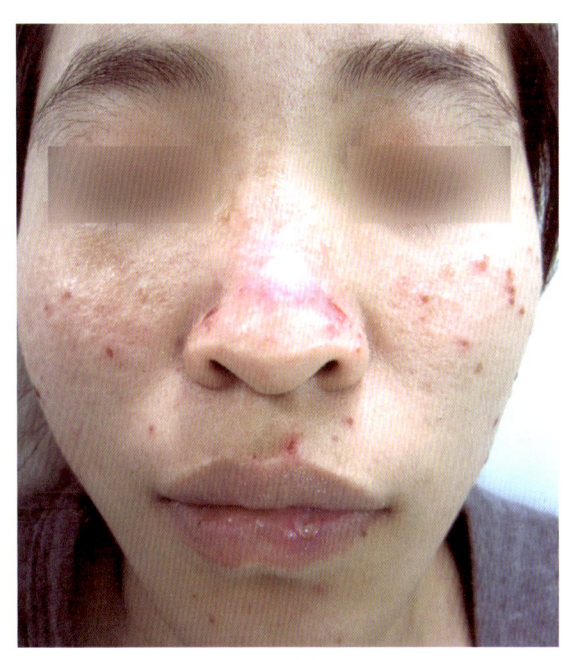

卟啉病
（陆原提供）

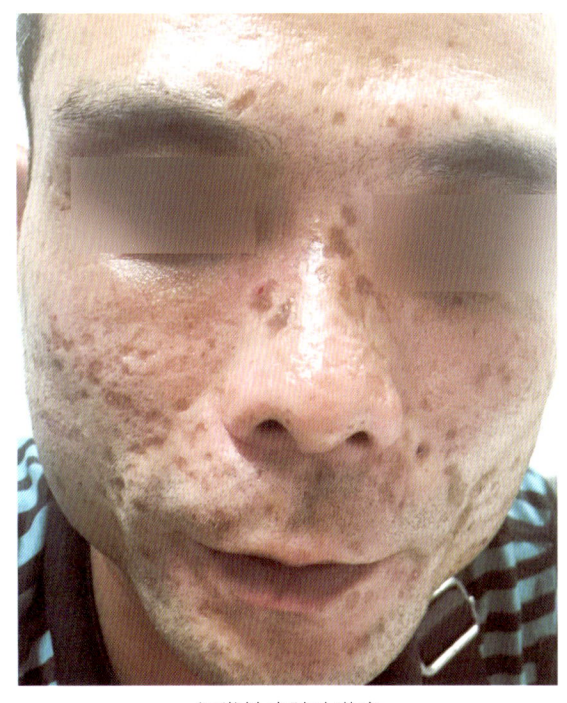

迟发性皮肤卟啉病
（施为提供）

结合家族史、血液（尿液、粪便）中相应的卟啉物质增加和基因分析结果，可以明确诊断。

2. 鉴别诊断

皮肤卟啉病需要与其他常见的光敏性皮肤病鉴别，如植物或者药物性日光性皮炎、多形性日光疹、慢性光化性皮炎等。发病年龄、病史，结合卟啉检测可做出鉴别。

四、治疗

（1）以避光为主。采用物理性防晒、使用二氧化钛和氧化锌。

（2）迟发性皮肤卟啉病：放血疗法；口服小剂量羟氯喹。

（3）红细胞生成性原卟啉病：服用β-胡萝卜素；美国食品药品监督管理局（FDA）批准黑素细胞刺激素类似物阿法诺肽（Afamelanotide）为用于治疗EPP的"孤儿药"。

—— 编者的话 ——

卟啉病是由于血红素生物合成障碍，引起卟啉或其前体浓度异常升高而引起的一类代谢性疾病，临床分为多种类型，皮肤光敏感和脆性增加是最主要的皮肤表现，其中迟发性皮肤卟啉病、红细胞生成性原卟啉病的皮肤表现具有代表性。

王明编　陆原校

第八节　库欣综合征
Cushing syndrome，CS

一、发病机制

库欣综合征是由于糖皮质激素分泌过多或活性增强引起机体代谢紊乱和多器官功能障碍。

二、临床特征

1. 满月脸

最常见的面部表现。面宽而圆，形似满月，皮肤变薄呈半透明状，伴潮红、多毛、痤疮样皮疹。

2. 向心性肥胖

水牛背、球状腹、四肢相对细瘦。

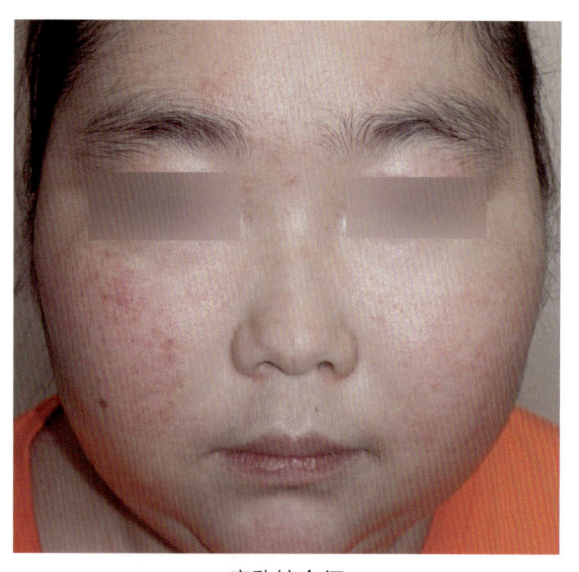

库欣综合征
（黄长征提供）

三、诊断与鉴别诊断

1. 诊断依据

根据典型体态、高血压、葡萄糖耐量试验减低、骨质疏松，女性少经闭经、男性性功能低下等，再结合地塞米松抑制试验阳性和尿游离皮质醇升高，一般不难诊断。

2. 鉴别诊断

与假性库欣综合征鉴别，痤疮样皮疹与痤疮相似，但无粉刺和囊肿。

四、治疗

根据病因，选择不同的治疗方案。对高血压、血糖升高、骨质疏松等对症治疗。

—— 编者的话 ————

库欣综合征具有典型体态，根据病因治疗。假性库欣综合征主要发生于酗酒者，戒酒1个月后逐渐消失，也可以发生于抑郁症、神经性厌食、肥胖和HIV感染的患者。

屈晓英编　陆原校

第九节　艾迪生病
Addison's disease

一、发病机制

艾迪生病又称肾上腺皮质功能减退症，是由肾上腺皮质功能长期减退而引起。分原发性和继发性两类。原发性主要由肾上腺皮质结构或者功能缺陷致肾上腺皮质激素分泌不足引起，多伴血浆促肾上腺皮质激素（ACTH）水平增高。继发性见于脑垂体和下丘脑损伤导致的ACTH分泌不足。

二、临床特征

（1）弥漫性色素沉着，颜色多呈青黑色、棕黑色，以四肢屈侧、腋窝、阴部、乳头周围、乳房下部为主。面部色素常分布不均匀，前额、眼周等部位色素加深最为明显。唇、舌、牙龈和上颌黏膜有大小不一、棕色或

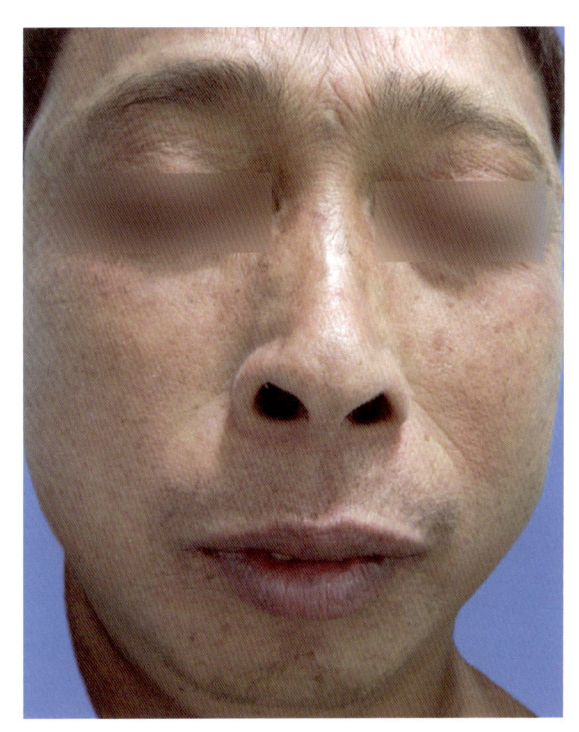

艾迪生病
（陆原提供）

蓝黑色斑点或斑片。

（2）起病缓慢，全身症状明显，乏力、低血压、体重减轻、食欲减退、恶心呕吐、低血糖、眩晕、昏厥。可发生休克。

三、诊断与鉴别诊断

1. 诊断依据

根据典型皮肤表现，伴多系统和器官功能失常症状，实验室检查显示慢性肾上腺皮质功能减退可诊断。

2. 鉴别诊断

根据病史及伴发的全身症状可与纳尔逊（Nelson）综合征、Riehl黑变病、黑棘皮病等相鉴别。

四、治疗

皮质激素替代治疗。

—— 编者的话 ——

艾迪生病皮肤和黏膜的色素沉着是本病的重要特征和早期症状之一，以四肢屈侧、腋窝等摩擦、压迫部位最为明显，面部色素常分布不均匀，伴有食欲不振、体重减轻、乏力、精神萎靡、血压下降等症状。24小时尿游离皮质醇和血浆总皮质醇下降具有诊断价值。需终身使用皮质激素替代治疗。

屈晓英编　陆原校

第十节　烟酸缺乏症
niacin deficiency

一、发病机制

烟酸缺乏症又称糙皮病，通常是烟酸（维生素B_3）或其氨基酸前体即色氨酸缺乏所致。

二、临床特征

（1）最具特征性的表现是光敏性皮疹，对称发生于面、颈、上胸、上肢伸侧和手背等暴露部位，春、夏季加重，初期表现为日晒后红斑、肿胀，伴瘙痒和灼痛，严重时可有水疱和大疱，反复发作后皮肤呈铜色或桃红色，病程较长者呈羊皮纸样质地。

（2）伴腹痛、腹泻、神经衰弱、易激动、抑郁等表现。

三、诊断与鉴别诊断

1. 诊断依据

根据病史、典型皮肤表现、实验室检查和试验性治疗而确诊。

2. 鉴别诊断

（1）植物或药物日光性皮炎：有过敏性药物或植物接触史，日晒后急性发作，病程短。

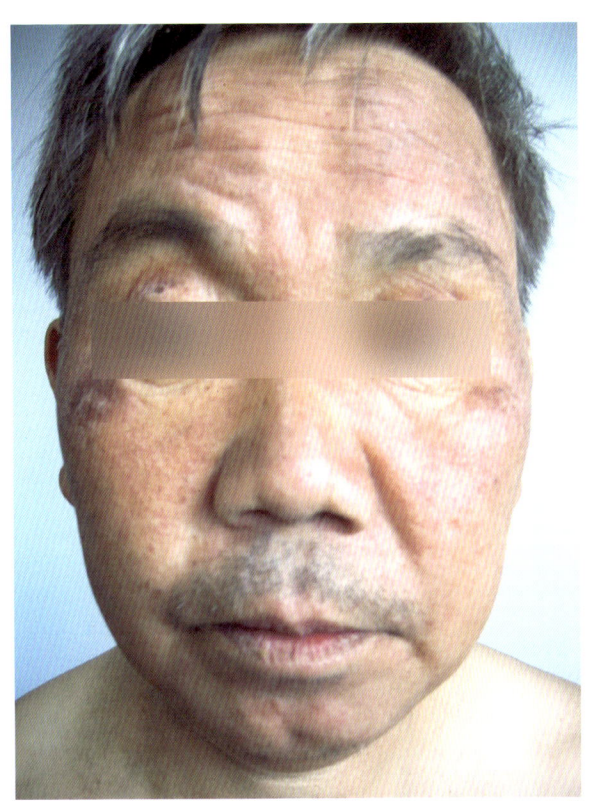

烟酸缺乏症（1）
（孙建方提供）

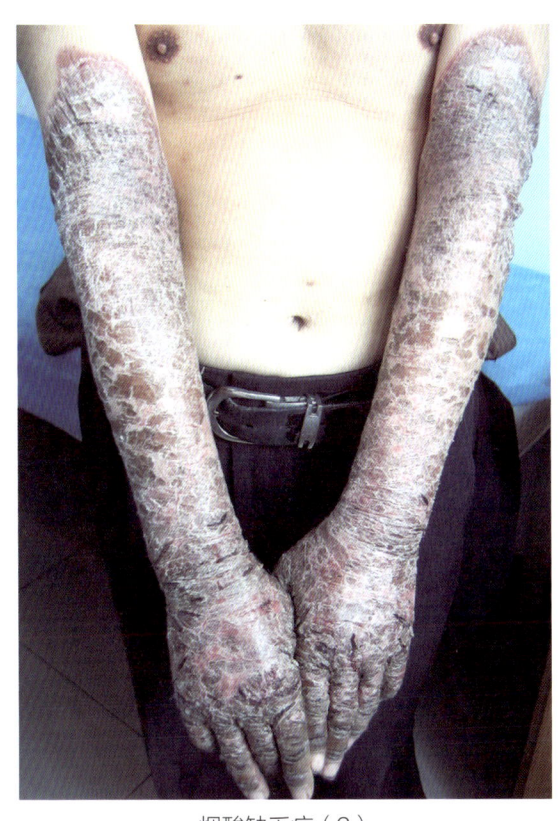

烟酸缺乏症（2）
（孙建方提供）

（2）迟发性皮肤卟啉病：慢性复发性光敏性皮炎改变，伴皮肤脆性增加、瘢痕、色素沉着、多毛等，结合卟啉检测可做出鉴别。

（3）接触性皮炎：有明确接触史，皮损限于接触部位。

四、治疗

（1）纠正饮食习惯，加强营养，治疗、消除各种病因，补充烟酰胺（烟酸的酰胺化合物）。

（2）根据皮损特点选择抗感染、保护、遮光等外用药对症治疗。

编者的话

烟酸缺乏症，皮损对称分布于曝光部位，与正常皮肤界线清楚，呈桃红色或铜色，烟酸开始治疗后24小时之内皮疹可逐步改善，据此可证实诊断。一旦确诊，补充烟酸的同时，要治疗、消除各种病因，加强营养，防晒，皮损给予对症治疗，戒酒。

屈晓英编　陆原校

第十一节 类脂蛋白沉积症
lipoid proteinosis

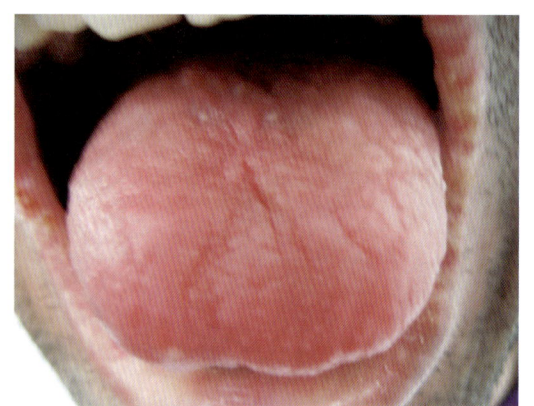

类脂蛋白沉积症（1）
（孙建方提供）

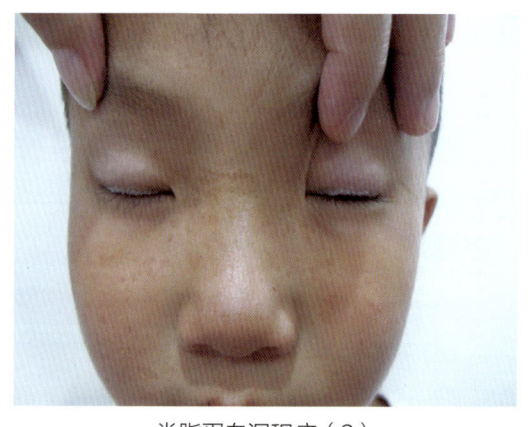

类脂蛋白沉积症（2）
（孙建方提供）

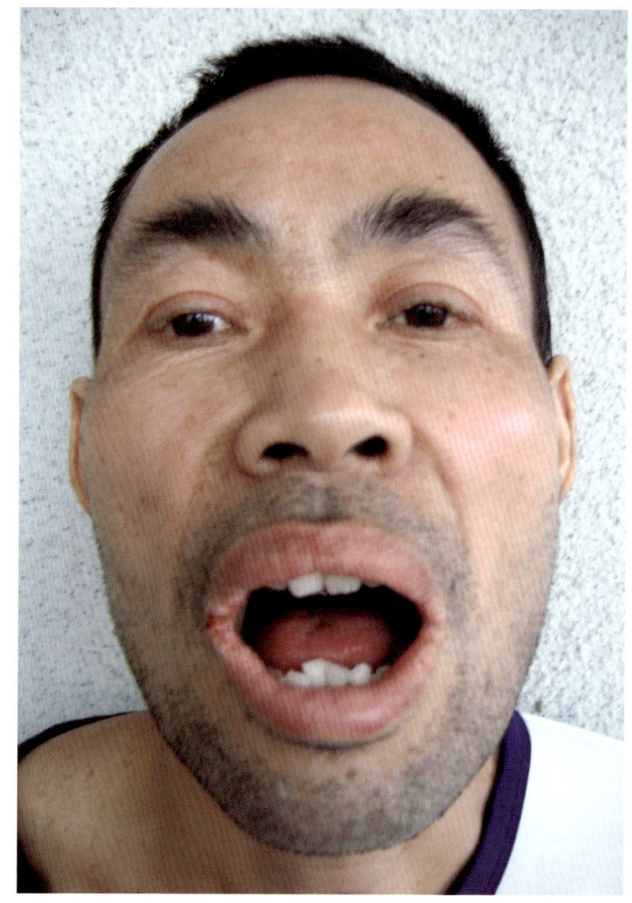

类脂蛋白沉积症（3）
（孙建方提供）

一、发病机制

类脂蛋白沉积症是一种罕见的常染色体隐性遗传病，由细胞外基质蛋白1（ECM1）基因功能缺失引起。

二、临床特征

类脂质蛋白可沉积于多器官，包括皮肤、口腔和喉黏膜、脑。

最初的表现是哭声微弱或声音嘶哑，并持续终身。

皮损分为两个阶段。

（1）早期：面部、口腔、四肢出现水疱和血痂，多于创伤后出现；消退后出现凿冰状痤疮样瘢痕。

（2）后期：真皮类脂蛋白沉积增加，面部，尤其是眼睑边缘出现特征性蜡样丘疹；舌面出现坚实丘疹，舌活动受限；肘膝关节、手部有增厚性斑块、结节等。

（3）患者多在早年牙齿脱落，常有神经系统表现，包括癫痫、行为异常等。

三、诊断与鉴别诊断

1. 诊断依据

根据典型临床表现，结合皮肤病理检查表现为无定形物质或层状物在血管周围和真皮内沉积可诊断。

2. 鉴别诊断

红细胞生产性原卟啉病、淀粉样变、丘疹性黏蛋白病等。

四、治疗

（1）目前，该病尚无有效治疗方法。局部外用糖皮质激素有一些作用，使用保湿剂也有效。

（2）对于部分患者，若影响美观或患者要求，可行整形手术和磨削术。

—— 编者的话 ——

本病罕见，有特征性临床及病理表现，除在婴儿早期有发生呼吸梗阻的风险外，病程为缓慢稳定的过程。目前尚无有效治疗方法，关于系统治疗，有口服维A酸或D-青霉胺有效的报道。

张晶编　陆原校

第十二节　核黄素缺乏症
riboflavin deficiency

一、发病机制

核黄素缺乏症（维生素B$_2$缺乏症）最常见于酗酒者，也见于黄疸光疗的新生儿，以及急性硼酸中毒、甲状腺功能减退、使用氯丙嗪和其他营养缺乏症（如烟酸、锌）患者。

二、临床特征

（1）典型临床特征为口-眼-外生殖器综合征。面部表现为鼻孔附近有脂溢性皮炎样改变并伴有毛囊角化，黏膜损害表现为口角唇炎和唇干裂，舌萎缩呈品红色。

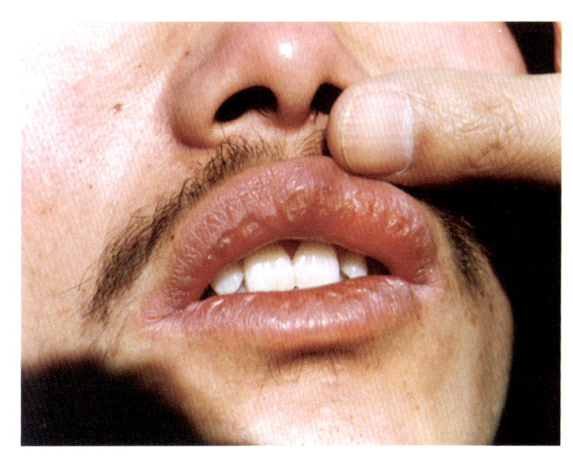

核黄素缺乏症
（孙建方提供）

（2）男性患者的外生殖器皮炎较女性更严重。表现为阴囊融合性皮炎，并延伸至肛门及大腿内侧，伴出汗时瘙痒感。

（3）严重的缺乏者眼部表现为畏光和眼角皮炎。

三、诊断与鉴别诊断

1. 诊断依据

典型的口-眼-外生殖器综合征；细胞谷胱甘肽还原酶激活系数的升高，24小时尿排泄维生素等检查可帮助确定诊断。

2. 鉴别诊断

面部皮损需与脂溢性皮炎相鉴别，阴囊皮损需与阴囊湿疹相鉴别。核黄素缺乏症常常为口角炎、舌萎缩和外阴皮炎同时或先后出现。

四、治疗

轻症患者予以口服核黄素3～10 mg/d，可取得显著疗效。

编者的话

核黄素（维生素B_2）存在于牛奶和含维生素B_1的营养物中，参与细胞内氧化还原反应。当身体缺乏核黄素和维生素B_6时，会影响皮肤胶原成熟，导致皮肤黏膜受到损害，出现口-眼-外生殖器综合征，如面部脂溢性皮炎、口角炎、牛肉舌、外阴皮炎等症状。核黄素缺乏症最常见于酗酒者，也常见于合并慢性胃肠道疾病（如胃酸缺乏、吸收不良）、甲状腺功能减退等患者。

张晶编　陆原校

第十三节　褐黄病
ochronosis

一、发病机制

褐黄病是一种少见的先天性代谢异常性疾病，是机体缺乏尿黑酸氧化酶，使苯丙氨酸、酪氨酸中间代谢产物（尿黑酸）不能进一步氧化分解，聚积于皮肤、肾脏、软骨等部位所致。

二、临床特征

（1）皮肤黏膜改变：经典的蓝灰色色素改变首先出现在耳郭软骨和巩膜，除此之外，面部、腋下及掌跖部位也可出现。

（2）关节：出现脊柱和外周大关节的退行性关节炎。

（3）肾脏及其他脏器：出现肾结石及肾衰竭、心脏瓣膜病。

（4）静置尿液变黑。

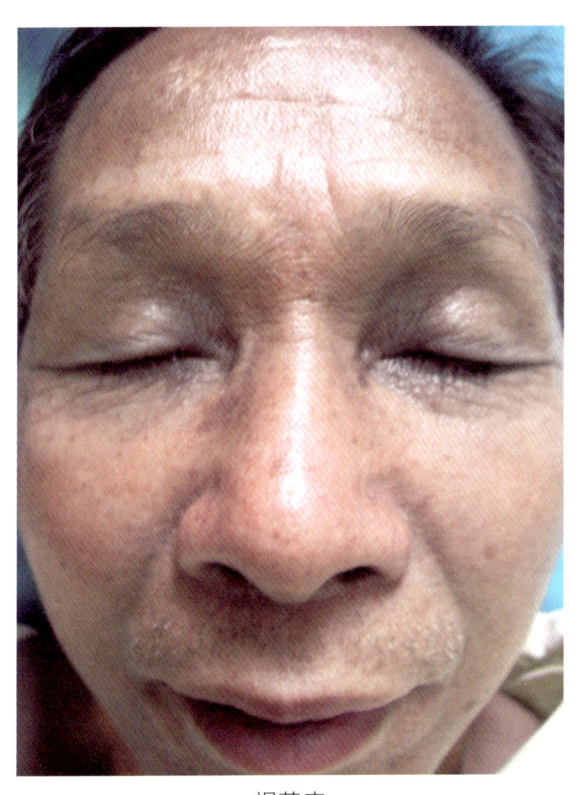

褐黄病
（陆原提供）

三、诊断与鉴别诊断

1. 诊断依据

耳郭软骨、巩膜及皮肤出现蓝灰色改变，尿液黑色，或者出现关节及肾脏改变，可结合X线检查、尿有机酸检测进一步确诊。

2. 鉴别诊断

与外源性褐黄病〔包括服用对间苯二酚、苯酚、汞、抗疟疾药（如奎宁）等〕、黑变病相鉴别。尿液颜色改变需与血卟啉病、胆红素尿和血尿相鉴别。

四、治疗

本病目前尚无明确有效的治疗方法，尼替西农（一种抑制尿黑酸产生的药物）或每日1g的抗坏血酸分服可起到一定效果。

—— 编者的话 ——

褐黄病为一种罕见的常染色体遗传疾病，由于尿黑酸代谢异常使其沉积在机体，进而出现一系列临床表现。典型改变为皮肤、巩膜软骨出现蓝灰色，腋窝可以是首先出现改变的部位。脊柱和外周大关节出现退行性关节炎，肾脏出现结石和肾衰竭，尿液变为黑色。临床需与外源性褐黄病进行鉴别，目前对于此病的治疗尚无明确方案，但口服尼替西农及抗坏血酸有效。

王翠彦编　陆原校

第十八章
CHAPTER 18
黏膜及黏膜皮肤交界处疾病

第一节　口角唇炎
angular cheilitis

一、发病机制

口角唇炎是口角及其邻近黏膜的急性和慢性炎症，致病因素主要有：机械刺激、某些病理情况（如营养缺乏）、某些皮肤病（如异位性皮炎、脂溢性皮炎）、感染等。

二、临床特征

（1）主要表现为口角部位皮肤起红斑、渗液和结痂，多为对称分布。

（2）慢性期皮肤粗糙、浸润、皲裂、脱屑，可见放射状皱纹。营养缺乏引起者常伴有光面舌。使用假牙者皮损处及假牙下常有念珠菌感染。

三、诊断与鉴别诊断

1. 诊断依据

有机械刺激、感染、营养不良等病因，口角部位皮肤红斑、浸渍、糜烂、渗液或皲裂、脱屑、结痂，实验室检查可辅助诊断。

2. 鉴别诊断

单纯疱疹：口角部位单纯疱疹可表现为口角皮肤出现红斑、渗液、脱屑，但发病快，有自限性，单侧发生，早期可见群集性水疱。

四、治疗

1. 积极寻找病因，针对病因进行治疗
2. 局部药物治疗

（1）抗生素软膏：金霉素软膏、莫匹罗星软膏等。

（2）抗真菌药物：克霉唑软膏、咪康唑软膏等。

（3）抗病毒药物：3%阿昔洛韦软膏等。

（4）糖皮质激素软膏、他克莫司软膏。

3. 系统治疗

针对不同病因选择相应药物。

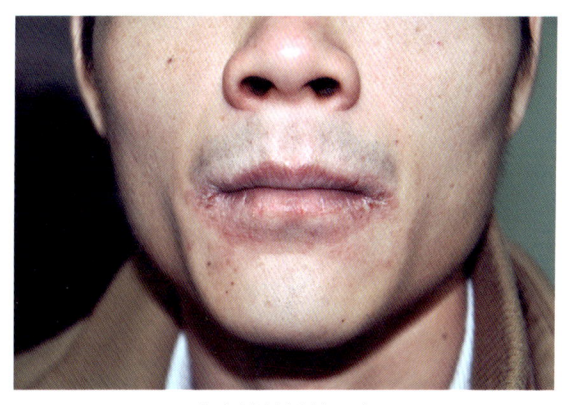

口角唇炎
（李文提供）

编者的话

口角唇炎常并发白念珠菌感染，特应性皮炎、脂溢性皮炎及糖尿病、HIV感染患者等也常合并口角唇炎，治疗时应积极寻找病因并针对病因治疗。感染引起者给予抗感染治疗；营养不良者补充维生素、叶酸、微量元素等；顽固者局部切除皮瓣移植也是一种选择。

佘秋云编 刘仲荣校

第二节 变应性接触性唇炎
allergic contact cheilitis

一、发病机制

变应性接触性唇炎多为Ⅳ型变态反应，或是以Ⅳ型为主的混合型变态反应。接触物（变应原）本身并无刺激性或毒性，作用于过敏体质机体后，可使T细胞致敏。当再次接触变应原时，致敏T细胞活化，引起局部变态反应性炎症。

二、临床特征

急性期唇黏膜红斑、水肿，严重者可出现水疱、大疱、糜烂、溃疡，甚至坏死。慢性期口唇肿胀、肥厚、干燥皲裂。病变部位常伴瘙痒、灼热。

三、诊断与鉴别诊断

1. 诊断依据

主要根据发病前接触史和典型临床表现

变应性接触性唇炎
（刘仲荣提供）

进行诊断，去除病因后皮损很快消退也提示本病。

2. 鉴别诊断

（1）唇血管神经性水肿：突发性局限性短暂的口唇无凹陷性水肿，局部无压痛，色泽正常或光亮潮红，常有食物或药物接触史。

（2）剥脱性唇炎：以唇黏膜红肿、糜

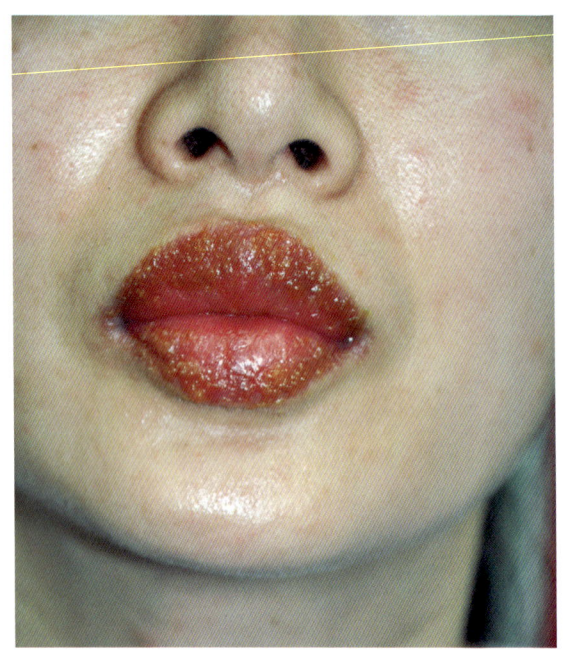

接触性唇炎
（刘仲荣提供）

烂、皲裂、脱屑为主要特征，临床表现可类似慢性接触性唇炎，但无明确接触史。

（3）光化性唇炎：有明确的光照诱发加重史，慢性者以黏膜增厚、干燥、糠秕样脱屑为主要特征，易发生癌变。

四、治疗

（1）寻找病因，去除过敏因素。

（2）局部药物治疗：根据皮损特点予湿敷或外用糖皮质激素乳膏等治疗。

（3）系统治疗：视病情轻重给予口服抗组胺药或糖皮质激素。

—— 编者的话 ——

变应性接触性唇炎是接触变应原后引起的唇炎，急性期表现为局部急性湿疹样改变，慢性期可类似剥脱性唇炎。结合接触史和典型临床表现诊断并不困难。本病的重点在于仔细查找并去除过敏原，治疗上视病情轻重给予系统或局部用药治疗。

佘秋云编　刘仲荣校

第三节　剥脱性唇炎
exfoliative cheilitis

一、发病机制

剥脱性唇炎发病机制不明，可能是局部病灶或全身疾病（如脂溢性皮炎、特应性皮炎、银屑病）的局部表现，也可能与情绪因素、营养物质缺乏、胃肠功能失常等有关，其发病还与温度、化学、机械性因素的长期持续性刺激有关。

二、临床特征

多见于下唇，表现为持久性的红斑、脱屑、结痂，病情反复。

三、诊断与鉴别诊断

1. 诊断依据

唇红缘，尤其是唇下缘反复发生鳞屑、结

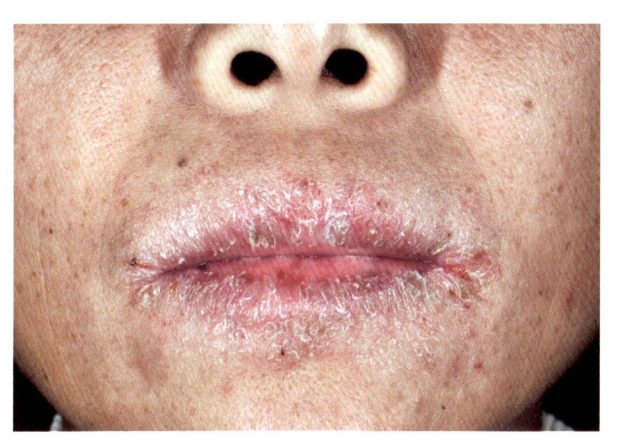

剥脱性唇炎（1）
（李文提供）

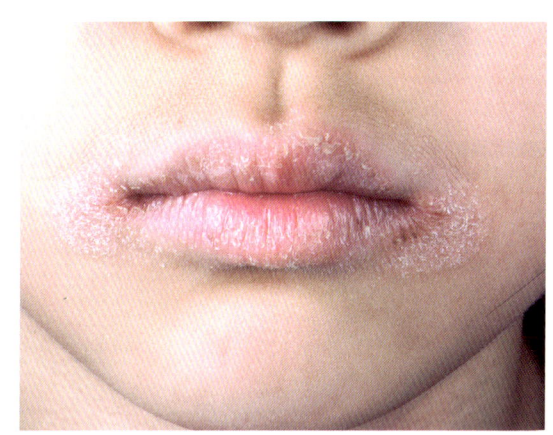

剥脱性唇炎（2）
（李文提供）

痂性损害。

2. 鉴别诊断

（1）慢性光化性唇炎：典型表现为日晒后唇部病情加重，出现红斑脱屑，无明显痒感，可癌变。

（2）念珠菌性唇炎：没有假膜红斑糜烂等特征，皮损会累及与唇红相交的皮肤，嘴唇周围皮肤也表现为红斑、干燥、脱屑，真菌检查阳性可帮助确诊。

四、治疗

（1）避免刺激因素，改正不良习惯。

（2）局部治疗：甘油、凡士林、糖皮质激素等。

（3）慢性顽固久治不愈者可使用X线或氦氖激光照射。

编者的话

剥脱性唇炎常被用来描述原因不明的脱屑性轻度炎症性唇部改变，与慢性接触性唇炎和光化性唇炎常有重叠。在治疗时应注意寻找是否有外界诱因。轻症者可外用甘油、凡士林等，较重者可以用糖皮质激素霜剂。

余秋云编　刘仲荣校

第四节 光化性唇炎
actinic cheilitis

一、发病机制

光化性唇炎是日光中紫外线长期刺激导致的唇部炎症反应，出现细胞内外水肿、胶原纤维变性等。

二、临床特征

（1）多见于长期紫外线暴露的户外工作者，发于下唇。

（2）通常表现为慢性改变，以唇红区干燥、脱屑、皲裂、萎缩为特征，出现局部白斑、糜烂时常提示癌变风险。

三、诊断与鉴别诊断

1. 诊断依据

有明确光照后加重或复发史，结合临床表现可做出诊断。

2. 鉴别诊断

（1）唇扁平苔藓：紫红色或暗红色斑，表面可见网状白色条纹，无明显光敏史。

（2）盘状红斑狼疮：典型皮损为面部蝴蝶斑，唇部表现为盘状萎缩性红斑，中心可糜烂萎缩。

四、治疗

（1）注意避光、防晒。

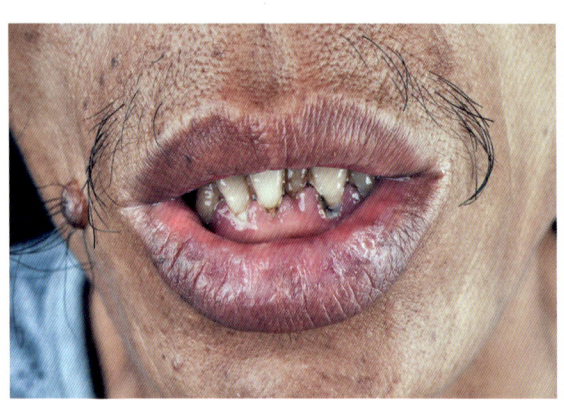

光化性唇炎
（李文提供）

（2）局部使用糖皮质激素软膏、咪喹莫特等治疗。

（3）如果有癌变倾向或者已经癌变者应及时手术治疗。

编者的话

光化性唇炎是日光中紫外线长期暴露所致，多表现为慢性病程，以唇红部位区域性干燥、糠秕样鳞屑为主要特征。由于本病有可能转变为鳞癌，需积极处理。局部严格避光防晒，对于有癌变倾向或者已经癌变者，应及时手术治疗。

佘秋云编　刘仲荣校

第五节　腺性唇炎
cheilitis glandularis

一、发病机制

腺性唇炎病因目前尚不明确，可能与常染色体显性遗传有关。后天性的可能因素包括使用具有致敏物质的牙膏、吸烟、口腔卫生不良等。有研究认为此病为克罗恩病的一种表现。

二、临床特征

（1）好发于中年，下唇较多见。

（2）主要表现为唇部肿胀，上覆一层黏液薄膜。在下唇唇红缘及齿面部有多数界线清楚的黏液腺管口，像筛孔似的散布在黏膜表面。

（3）根据临床表现可分为3型，即单纯型、浅表化脓型和深部化脓型。

三、诊断与鉴别诊断

1. 诊断依据

一般根据病史和典型临床表现可确诊。

2. 鉴别诊断

（1）肉芽肿性唇炎：青壮年多见，通常表现为唇部弥漫性反复肿胀，按压有垫褥的感觉，不凹陷，唇周围皮肤潮红或暗红。

（2）唇部黏液腺囊肿：黏膜下囊肿，约黄豆大小，呈半透明无痛小疱，破裂后可流出黏液，肿胀消退，有复发倾向。多次复发后，囊肿表面可形成灰白色瘢痕。

四、治疗

（1）消除可能诱因，避免使用具有致敏物质的清洁用品、药品、食品、保健品等，尽

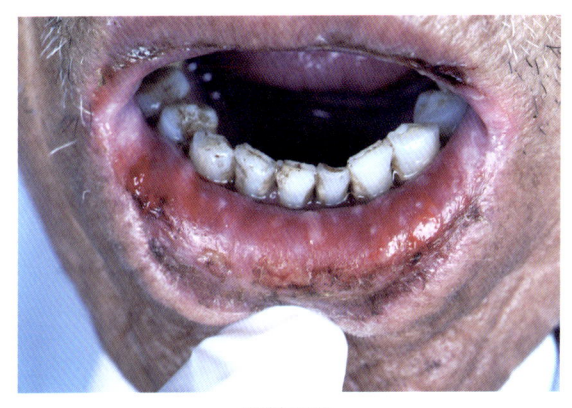

腺性唇炎
（李文提供）

早戒烟，注意口腔卫生。

（2）局部治疗：外用糖皮质激素软膏、抗生素软膏。局部注射泼尼松龙混悬液、曲安奈德注射液等，或放射性同位素32P贴敷。

（3）系统治疗：口服10%碘化钾溶液（碘过敏者禁用）；继发感染时使用抗生素治疗。

（4）肿胀明显，分泌物黏性较强者，可行手术治疗。

编者的话

腺性唇炎病因不明，通常以唇部肿胀肥厚糜烂为特征，常伴有黏液腺导管口扩张。患者应尽早消除可能诱因，并注意口腔卫生。本病由于病因不明，难以治愈，可以局部注射泼尼松龙混悬液，或放射性同位素32P贴敷；合并感染者予抗感染治疗；对于肿胀明显、分泌物黏性较强者，可行手术治疗。

佘秋云编　刘仲荣校

第六节　浆细胞唇炎
plasma cell cheilitis

一、发病机制

浆细胞唇炎病因尚不清楚，局部长期机械刺激，如义齿的刺激或光线刺激也可能是本病的诱因。

二、临床特征

（1）多见于中老年人，以侵犯下唇为主，亦可累及上唇。

（2）唇黏膜界线清楚的暗红色水肿性斑块，表面有涂漆样光泽，可表面糜烂结痂。

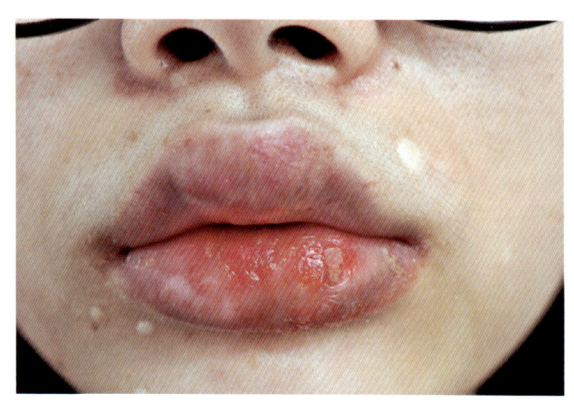

浆细胞唇炎
（李文提供）

三、诊断与鉴别诊断

1. 诊断依据

根据临床表现很难诊断，容易与其他唇部疾病混淆，须通过组织病理学检查确诊。

2. 鉴别诊断

（1）鳞癌：组织学可见明确上皮癌变。

（2）唇扁平苔藓：唇部红斑、糜烂、结痂，常伴有颊黏膜灰白色环网状或树枝条纹。组织病理学见真皮浅层带状淋巴细胞浸润为主。

四、治疗

（1）有糜烂者可用2%碳酸氢钠液或

0.1%依沙吖啶溶液等湿敷。

（2）无糜烂者可局部外用皮质类固醇软膏。

（3）严重者可用X线或放射性同位素局部敷贴治疗。

— 编者的话 —

本病病因尚不清楚，临床上也比较少见，缺乏特征性临床表现，容易与其他唇部疾病混淆，须通过组织病理学检查确诊。本病目前尚无特效疗法，主要是避免长期刺激因素存在，减少疼痛，积极促进愈合。

佘秋云编　刘仲荣校

第七节　肉芽肿性唇炎
cheilitis granulomatosa

一、发病机制

肉芽肿性唇炎发病机制不明，为唇部的肉芽肿改变。可能与感染、自身免疫、超敏反应、遗传等因素有关。

二、临床特征

（1）多见于中青年，上下唇均可发病。

（2）主要表现为唇部肥厚肿胀，压之无凹陷，有橡皮感。

（3）肉芽肿性唇炎合并面瘫、裂纹舌三联征时，称为Melkersson-Rosenthal综合征。

三、诊断与鉴别诊断

1. 诊断依据

唇部反复出现弥漫性肿胀，肿胀不能完全消退。

2. 鉴别诊断

（1）唇部血管神经性水肿：急性起病，肿胀迅速，触之无垫褥感，肿胀可迅速完全消退，一般不留痕迹。

（2）口唇克罗恩病：肉芽肿唇炎改变，伴有反复发作的腹胀、腹痛、腹泻、脓血便等胃肠道克罗恩病史。

四、治疗

（1）针对可能的发病因素治疗：去除口腔内牙源性感染灶、可能的过敏原等。

（2）局部治疗：糖皮质激素外用或局部注射。

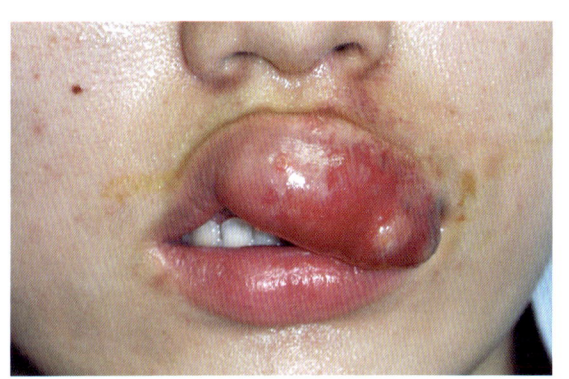

肉芽肿性唇炎（1）
（刘仲荣提供）

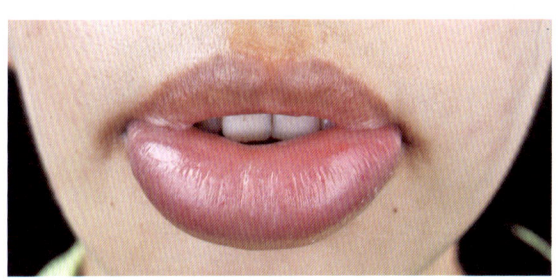

肉芽肿性唇炎（2）
（李文提供）

（3）系统治疗：应用糖皮质激素、氯法齐明、免疫调节剂、抗生素等。

—— 编者的话

肉芽肿性唇炎主要表现为唇部肥厚肿胀，疾病初期肿胀可以完全消退，但多次复发后则持续不消退。本病目前尚无有效的疗法，主要采用糖皮质激素局部注射，以及糖皮质激素、免疫调节剂、抗生素等口服进行治疗，但很难取得满意的效果。必要时可进行唇部外科整形手术，恢复唇部的功能和外观。

佘秋云编　刘仲荣校

第八节 皮脂腺异位症
Fordyce's disease

一、发病机制

皮脂腺异位症为皮脂腺的生理性变异，可能与青春期激素水平变化有关，也可能与创伤和局部刺激有关。

二、临床特征

（1）常发生于青春期后，好发于嘴唇和口腔黏膜。

（2）表现为针尖大小的丘疹，球形或扁平状，淡黄色或黄白色，一般无自觉症状。

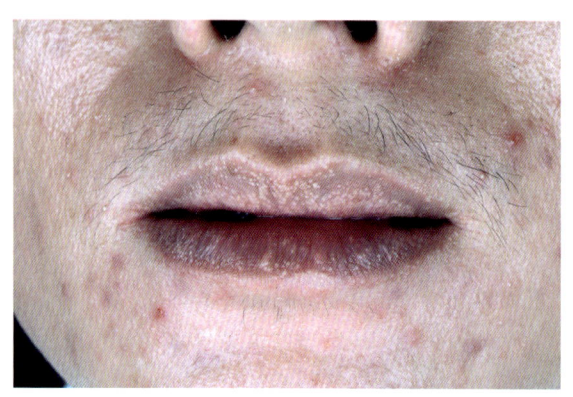

皮脂腺异位症
（李文提供）

三、诊断与鉴别诊断

1. 诊断依据

根据典型临床表现可诊断。

2. 鉴别诊断

（1）黏膜扁平苔藓：皮疹颜色较白，常呈网状或花纹状排列，组织病理学检查可进一步鉴别。

（2）尖锐湿疣：尖锐湿疣多为高于皮面的菜花状损害，皮损可在短时间内增大，醋酸白试验阳性。

四、治疗

（1）本病不影响身体健康，一般无须治疗。

（2）局部治疗：电凝固法、冷冻疗法、激光治疗。

编者的话

皮脂腺异位症为皮脂腺的生理性变异，不影响健康，无须治疗，若患者坚持治疗，可使用冷冻、激光等进行治疗，但容易出现色素沉着，甚至形成瘢痕，治疗前应与患者充分沟通。

佘秋云编　刘仲荣校

第九节　牙源性皮瘘
odontogenic cutaneous draining sinus tract

一、发病机制

牙源性皮瘘又称牙齿窦道（dental sinus）。是由于牙齿慢性化脓性感染，脓液经由邻近皮肤排出，形成的开口于皮肤的感染性窦道。

二、临床特征

最常见于颏部和下颌部。早期表现为红色丘疹或者疖肿，破溃流脓，逐渐形成感染性肉芽肿外观；后期局部凹陷，中心可见瘘口排出脓液。

三、诊断与鉴别诊断

1. 诊断依据

根据发病部位、临床表现，结合牙齿慢性化脓性炎症可诊断。

2. 鉴别诊断

需要与化脓性肉芽肿、慢性局部皮肤感染鉴别，本病局部持续慢性排脓、探针探及窦道可资鉴别。

四、治疗

去除病牙，治疗牙齿感染。

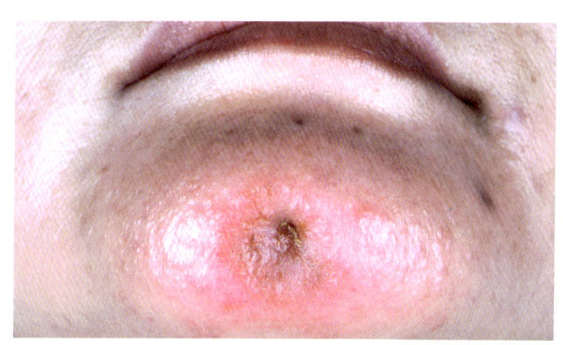

牙源性皮瘘（2）
（李文提供）

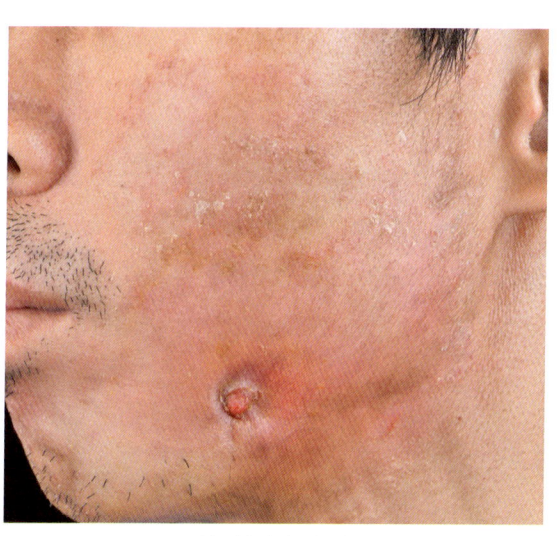

牙源性皮瘘（3）
（李文提供）

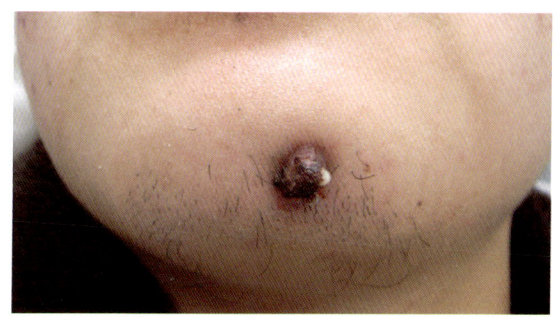

牙源性皮瘘（1）
（陆原提供）

—— 编者的话 ——

本病继发于牙齿的慢性化脓性感染，但很多患者发生皮肤症状和早期牙齿感染之间的间隔时间可长达数年，在皮肤科就诊时常常并无明显牙痛，因此极易被误诊。颏部和下颌部反复出现感染性肉芽肿或者皮肤排脓窦道应考虑到本病的可能，及时协同口腔科会诊。

韩永智编　陆原校

第十九章
CHAPTER 19
角化性皮肤病

第一节　毛囊角化病
keratosis follicularis

一、发病机制

毛囊角化病是一种少见的常染色体显性遗传性疾病，是*ATP2A2*基因突变导致表皮细胞连接受损和表皮细胞凋亡。另外，机械摩擦、环境潮湿、高温、感染可以诱发及加重本病。

二、临床特征

（1）本病好发于皮脂溢出部位，发际部、面部、侧颈部较为常见。

（2）典型皮疹为针尖至绿豆大小的黄褐色或棕色角化性丘疹，表面有油腻性结痂。部分丘疹可以融合成乳头瘤样斑块。

（3）掌跖部位常见角化过度小丘疹，或过度角化。甲板受累常表现为红白色纵纹和游离缘V形破损。

（4）本病青春期高发，夏季加重，为慢性病程。

三、诊断与鉴别诊断

1. 诊断依据

典型临床特征：褐色油腻性角化性丘疹，多见于皮脂溢出部位。有家族遗传病史。

典型病理改变：棘层松解伴角化不良。

2. 鉴别诊断

毛囊角化病需与脂溢性皮炎、融合性网状乳头瘤病、黑棘皮病、慢性良性家族性天疱疮、疣状痣等鉴别。

四、治疗

本病的治疗主要是对症处理，目标是缓解症状。

1. 药物治疗

（1）外用治疗。

·皮肤保湿剂、润滑剂：减轻皮肤角化和干燥的症状。常使用维生素E软膏或者其他具有保湿功效的医学护肤品。

·维A酸类药物：如他扎罗汀、阿达帕林

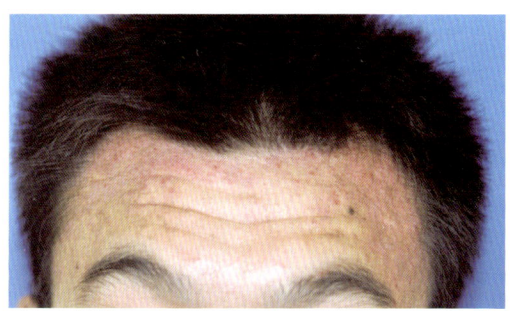

毛囊角化病（1）
（刘仲荣提供）

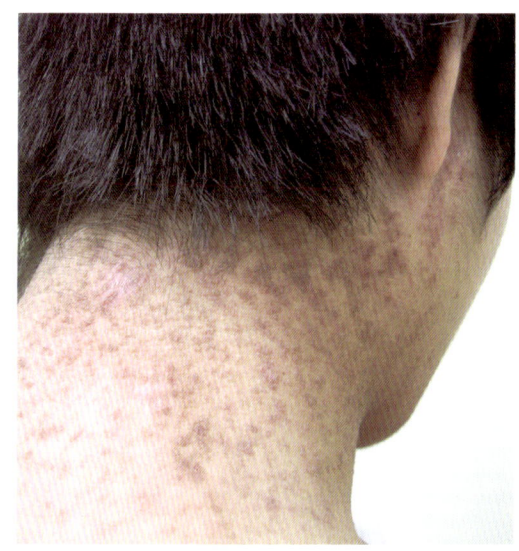

毛囊角化病（2）
（韩永智提供）

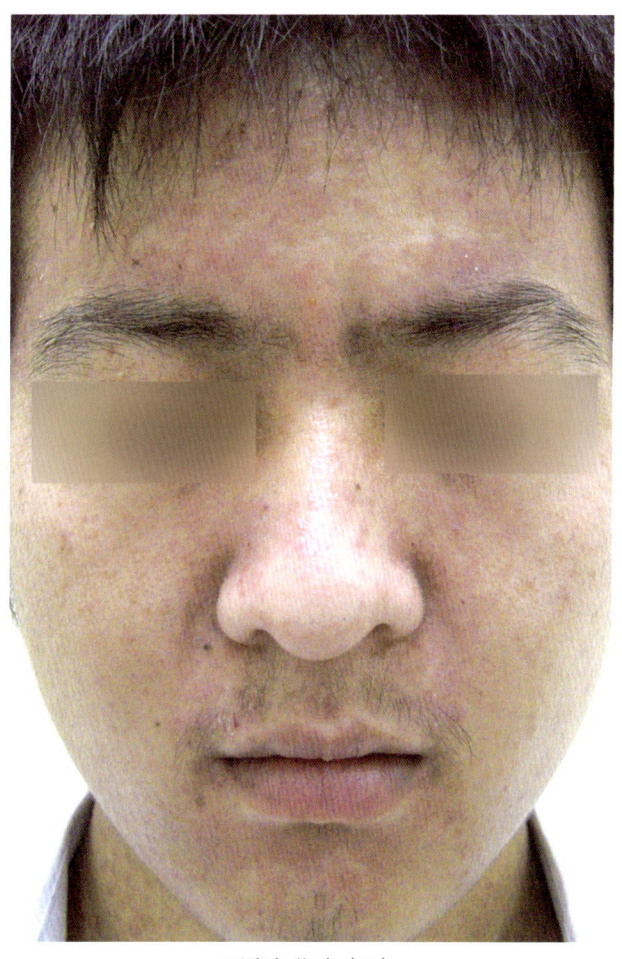

毛囊角化病（3）
（韩永智提供）

等，需关注药物的局部刺激反应。

（2）口服药物：维A酸类药物，适用于严重的毛囊角化病患者，包括异维A酸、阿维A、阿力维A酸等。

2. 手术治疗

肥厚性小范围的皮损患者可行磨削术，或行手术切除及植皮治疗。

3. 其他治疗

物理治疗包括冷冻、激光，可用于肥厚性皮损的患者。

编者的话

本病为常染色体显性遗传疾病，好发于皮脂溢出部位，以头面部、颈肩部多发。典型皮疹为质地坚实的角化性丘疹，表面有油腻性污褐色痂皮，病理有特征性改变。本病无特殊治疗手段，可以选用维A酸类药物外用或者口服治疗，局限性皮疹可以酌情考虑激光、外科手术等治疗手段。

王红燕编　韩永智校

第二节　汗孔角化病
porokeratosis of mibelli

一、发病机制

汗孔角化病是角质形成细胞克隆异常扩增引起的角化异常性疾病，确切病因尚不清楚。大多病例表现为一种常染色体显性遗传病的特征，可在同一家族成员中发病。少数病例散发。

二、临床特征

（1）典型皮疹为角化性的丘疹或者斑块，有特征性的堤状或线状隆起的边缘。

（2）临床分为Mibelli型、浅表播散型、线状型、掌跖播散型、疣状型、斑点状、播散性浅表光线性汗孔角化病等多种类型。好发部位多为四肢、躯干。

（3）本病面部皮损常表现为环形或不规则形、边界清楚的斑疹或斑片，多发，直径3～10 mm，边缘线状隆起，表面角化，中心色素沉着或轻度萎缩。

三、诊断与鉴别诊断

1. 诊断依据

角化性丘疹、斑片或斑块，堤状或线状角化性隆起的边缘。病理可见特征性角化不全柱。

2. 鉴别诊断

面部汗孔角化病需与光线性角化病、扁平疣、疣状表皮发育不良、着色干皮病、基底细胞癌等鉴别。

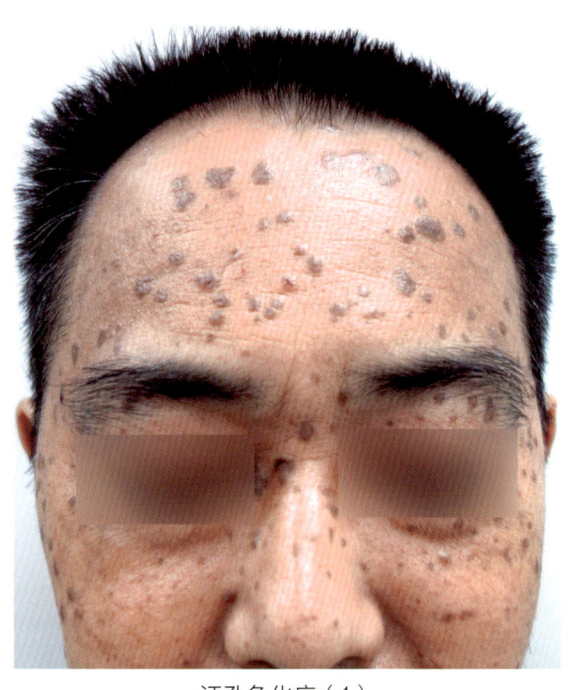

汗孔角化病（1）
（韩永智提供）

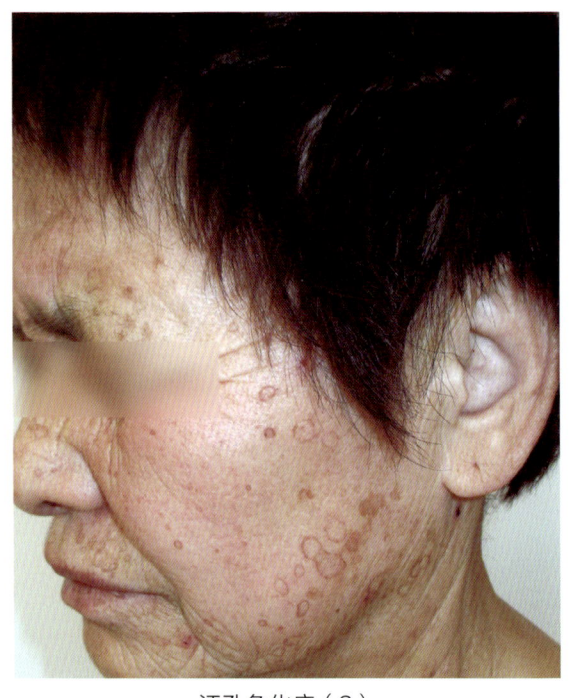

汗孔角化病（2）
（王霞提供）

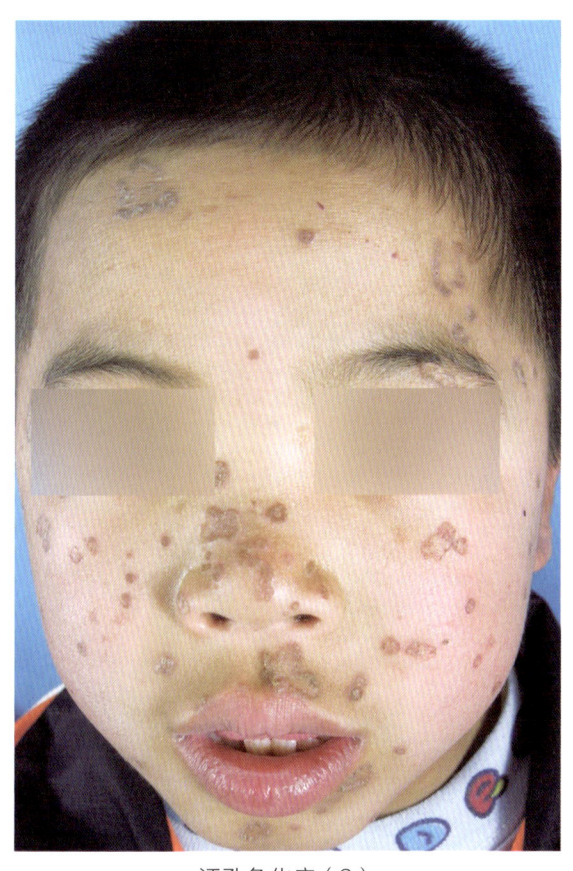

汗孔角化病（3）
（刘仲荣提供）

四、治疗

（1）外用药物：5-氟尿嘧啶乳膏、维A酸、咪喹莫特等。

（2）物理治疗：冷冻、激光、光动力治疗、皮肤磨削术等。

（3）口服阿维A可用于泛发性皮损。

— 编者的话 —

本病好发于四肢、躯干，部分患者可见于面部，家族人员可聚集发病。面部皮疹的特征性表现为堤状隆起的环状或不规则状斑疹斑片，边界清楚，表面干燥角化，线状边缘伴有沟槽，病理切片见到角化不全柱具有诊断意义。本病缺乏特殊治疗手段，皮损较光线性角化病和脂溢性角化病更难清除。主要以外用剥脱性药物或者物理手段磨除皮疹为主，可有不同程度的效果。

王红燕编　韩永智校

第二十章

CHAPTER 20

真皮胶原及弹力纤维性疾病

第一节 回状颅皮
cutis verticis gyrata

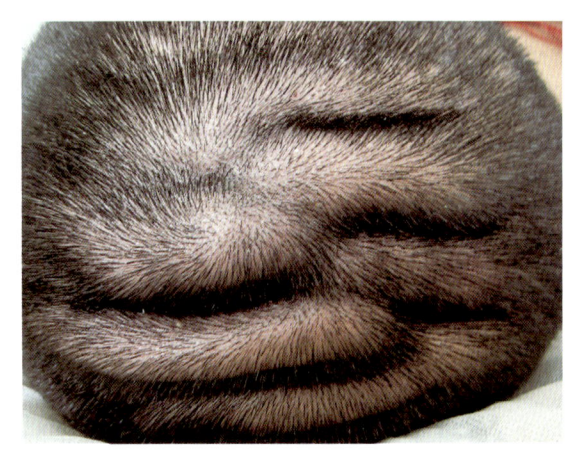

回状颅皮
（陆原提供）

回状颅皮表现为头皮肥厚，皱褶呈脑回状，常沿前后方向走形。原发性回状颅皮见于男性，在青春期前后发病，可伴有神经系统或眼部异常。继发性回状颅皮通常是其他疾病或综合征的表现之一，如肢端肥大症、黏液水肿等。本病无特殊治疗手段。

—— 编者的话 ——

本病属于症状性诊断，表现为典型的头皮脑回状皱褶，易诊断，但临床需要寻找伴发和继发疾病的可能。原发性占多数，男性青春期发病。治疗主要针对伴发或者继发的疾病和症状。

韩永智编　陆原校

第二节 面部偏侧萎缩
facial hemiatrophy

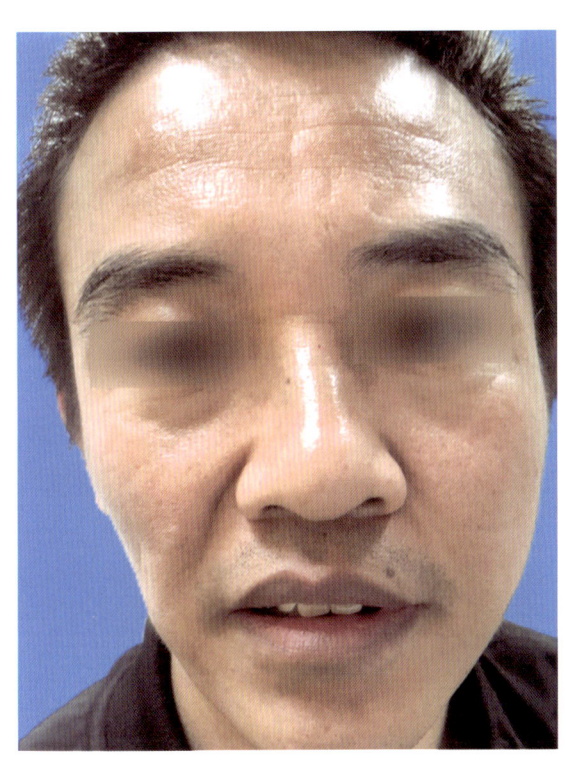

面部偏侧萎缩
（施为提供）

面部偏侧萎缩是指单侧面部皮肤、皮下组织，甚至肌肉、骨骼的进行性萎缩，表现为边界清楚的凹陷和变形，可局限于三叉神经一个分支区域，也可以是整个单侧颜面。本病病因不清，可能与神经血管功能异常、外伤、感染等有关。

—— 编者的话 ——

本病表现为单侧颜面部萎缩性凹陷和变形，依临床表现即可确诊，但本病病因尚不明确。对于存在伴发症状和可疑原因者，以明确和去除病因为主；对于单纯存在的面部偏侧萎缩，以美容矫正治疗为主，可考虑手术、填充剂等。

韩永智编　陆原校

第三节　结节性类弹力纤维病
nodular elastoidosis

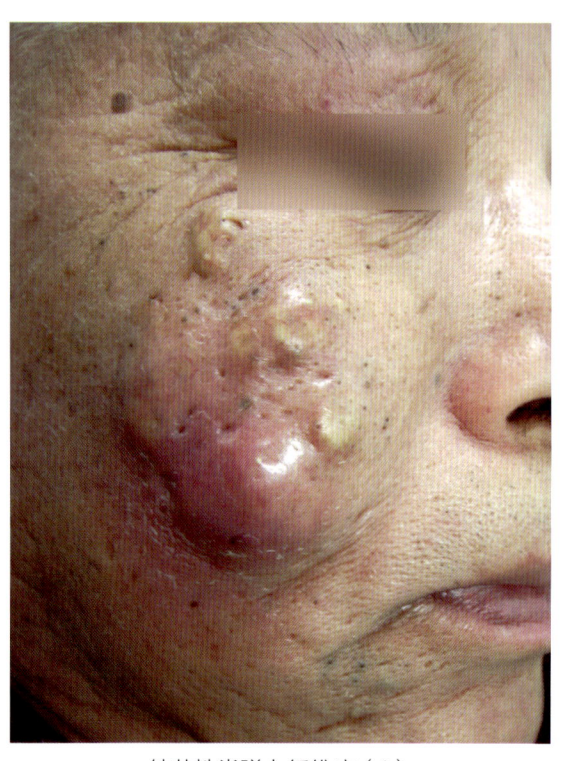

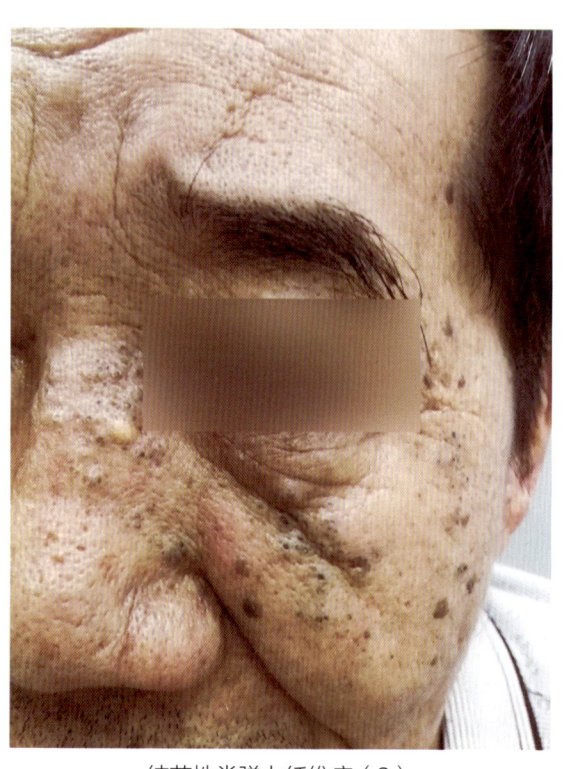

结节性类弹力纤维病（1）
（陆原提供）

结节性类弹力纤维病（2）
（韩永智提供）

　　结节性类弹力纤维病又称Favre-Racouchot综合征，为一种慢性光老化性疾病，由于长期日光暴露，局部弹力纤维变性所致。

　　常见于中老年男性，表现为眶周外侧和下方多个大的黑头粉刺，局部皮肤增厚呈淡黄色、橘皮样外观，可见黄白色结节或表皮囊肿。常伴有其他光老化表现，比如项部菱形皮肤等。皮肤病理可见黑头粉刺、弹力纤维变性。

── 编者的话 ────

　　本病为典型光老化改变，以眶周皮肤黄色橘皮样增厚，伴黑头粉刺和（或）表皮囊肿为特征，病理改变可见弹力纤维变性。本病以减少日晒、预防为主，尚无特殊治疗手段，外用维A酸、囊肿外科手术切除等可酌情选择。

韩永智编　陆原校

第二十章 真皮胶原及弹力纤维性疾病

第四节　萎缩性毛发角化病
keratosis pilaris atrophicans

一、发病机制

萎缩性毛发角化病发病机制不明，可能为毛囊异常角化过度，毛干阻塞并发慢性炎症，最终导致阻塞部位以下瘢痕形成，属于遗传相关性皮肤病。

二、临床特征

早期常表现为毛囊角化性丘疹，伴炎性红斑，逐渐毛囊萎缩，在毛囊口形成酒窝状凹陷。

（1）面部萎缩性毛发角化病：又称眉部瘢痕性红斑，主要分布于眉毛，尤其在眉毛外侧1/3，表现为毛囊角化性丘疹和红斑，最终毛囊萎缩，眉毛瘢痕性脱失。

（2）虫蚀状皮肤萎缩：主要分布于面颊部，于儿童期发病，表现为对称性毛囊炎性丘疹，逐渐发展为凹陷性瘢痕，呈网状或蜂窝状分布。

三、诊断与鉴别诊断

1. 诊断依据

临床诊断主要依赖于典型临床表现和病史。

2. 鉴别诊断

（1）痤疮瘢痕：青春期发病，痤疮后遗留瘢痕。

（2）皮肤痘疮样斑状萎缩：鉴别困难，但本病早期无炎性丘疹，表现为痘疮样、线状排列的瘢痕样凹陷。

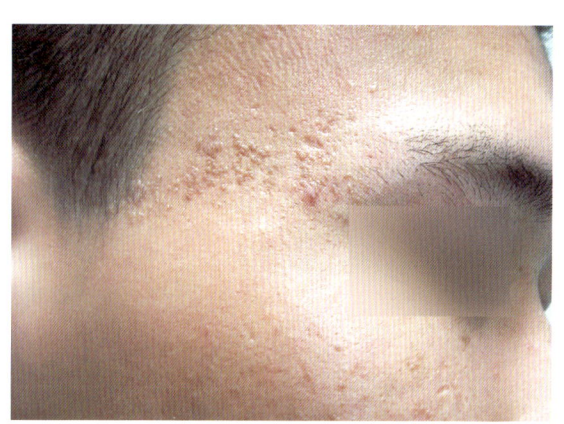

萎缩性毛发角化病（1）
（陆原提供）

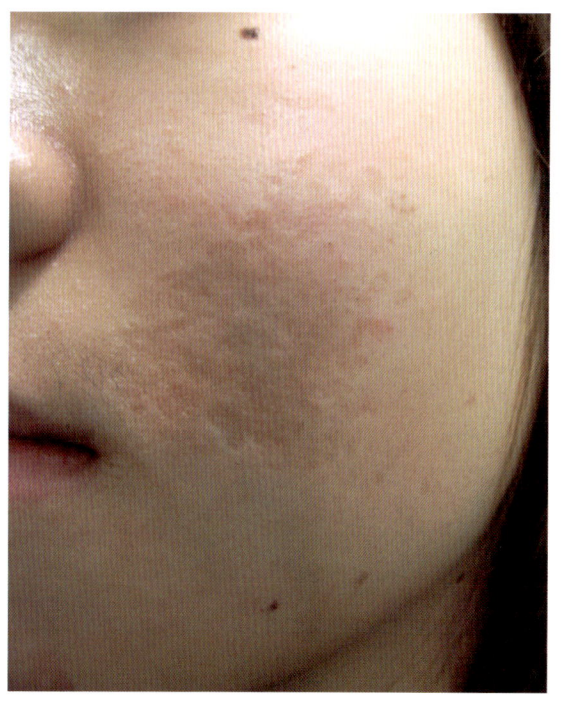

萎缩性毛发角化病（2）
（陆原提供）

四、治疗

（1）润肤剂、维A酸、糖皮质激素外用

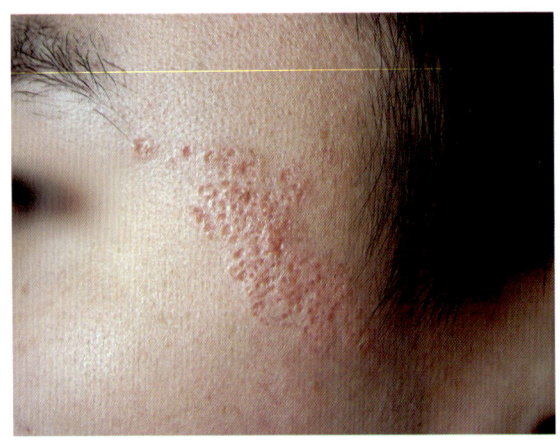

萎缩性毛发角化病（3）
（陆原提供）

可缓解毛囊角化，或异维A酸口服能阻止疾病进展。

（2）皮肤磨削、激光治疗及局部填充可以改善瘢痕外观。

── 编者的话 ──

本病包括一组毛囊角化异常伴发萎缩和瘢痕性脱发的疾病，毛囊瘢痕形成可能是最终出现萎缩的原因。本病主要影响美容，按疾病不同阶段选择局部对症处理为主。

韩永智编 陆原校

第五节 皮肤痘疮样斑状萎缩
atrophia maculosa varioliformis cutis

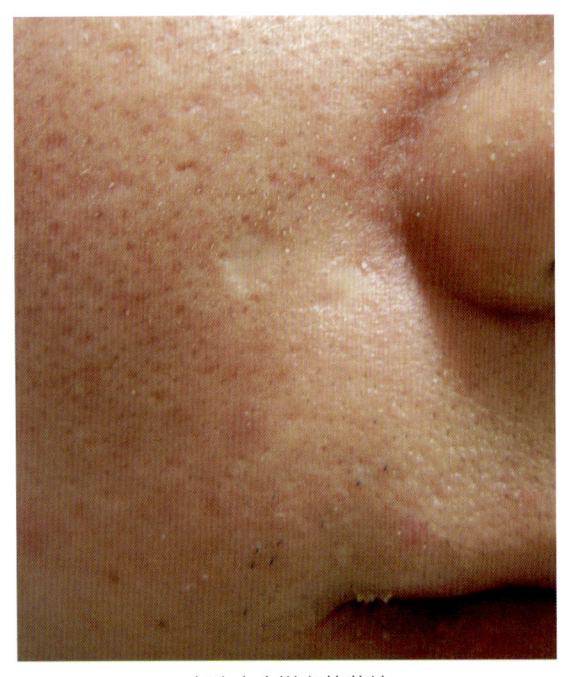

皮肤痘疮样斑状萎缩
（陆原提供）

皮肤痘疮样斑状萎缩发病机制不明，临床表现为面颊部小的圆形凹陷，痘疮样或者线状排列。局部无创伤或炎症皮损史。使用激光、射频或者填充剂可以改善外观。

── 编者的话 ──

本病并不罕见，但机制不明，尚未发现明确的遗传相关证据。主要表现为面颊部原发性痘疮样或线状排列的凹陷。需要与单纯性瘢痕和虫蚀状皮肤萎缩鉴别。

韩永智编 陆原校

第六节　丘疹性弹力纤维离解症
Papular elastorrhexis

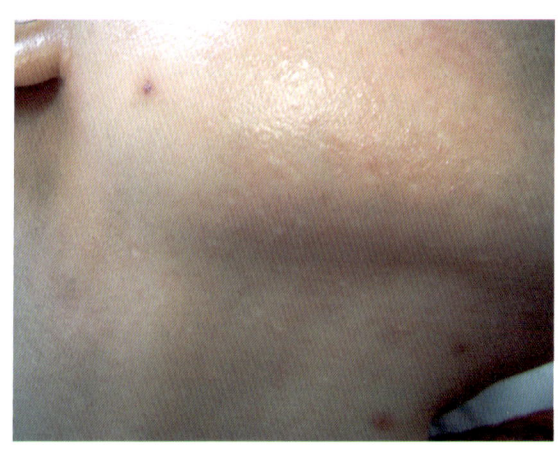

丘疹性弹力纤维离解症
（陆原提供）

丘疹性弹力纤维离解症病因不明，局部无前驱外伤、炎症、感染或痤疮史。好发于儿童和青少年，表现为无自觉症状的非毛囊性卵圆形丘疹，肤色或白色，直径1～10 mm，形态单一，轻度隆起，质软。目前尚缺乏可靠的治疗方法。

—— 编者的话 ——

本病是一种好发于儿童、青少年的罕见弹力纤维性皮肤病，临床表现为白色圆形丘疹，病理特征具有诊断意义，弹力纤维染色显示丘疹处真皮浅中层局限性弹力纤维消失及离解。无须特殊治疗，预后良好。

韩永智编　陆原校

第二十一章

皮肤肿瘤——表皮肿瘤

第一节　脂溢性角化病
seborrheic keratosis

一、发病机制

　　脂溢性角化病是一种良性的表皮增生。病因不明，其发病与年龄、日晒、遗传因素等有关。成人突然出现大量脂溢性角化可能与内在恶性肿瘤相关，称为Leser-Trélat征。

二、临床特征

　　（1）多发生于老年人，也可见于青年人，好发于面部、头皮，也可累及躯干、四肢、生殖器部位等，但不累及掌跖、黏膜。

　　（2）早期损害为淡褐色至黑色的斑疹，边界清楚，后可逐渐增大、隆起，表面呈乳头瘤状。表面油腻性结痂和毛囊角栓是其重要特征。

三、诊断与鉴别诊断

1. 诊断依据

　　根据典型临床表现，结合皮肤镜、病理检查可明确诊断。

2. 鉴别诊断

　　（1）扁平疣：早期损害需要鉴别，扁平

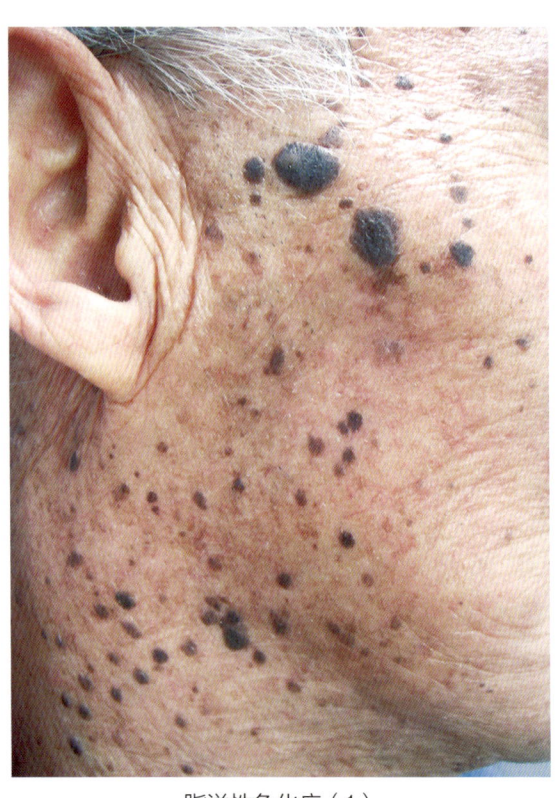

脂溢性角化病（1）
（陆原提供）

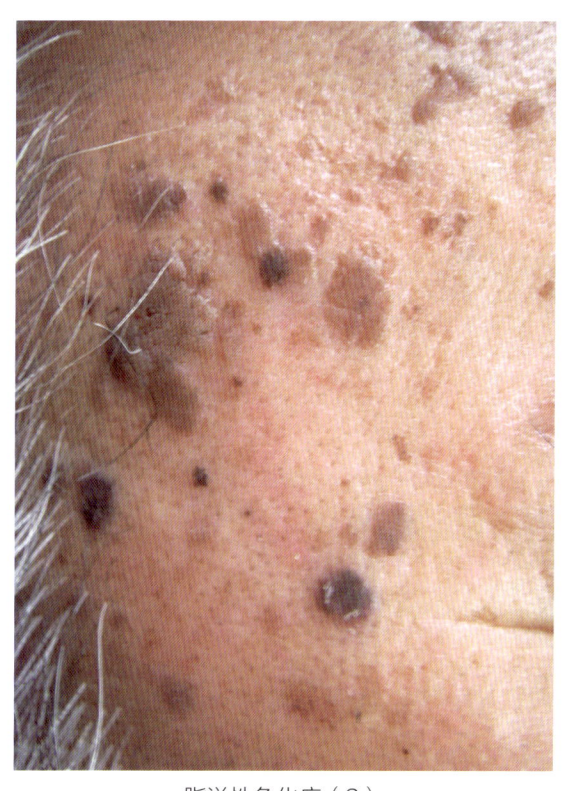

脂溢性角化病（2）
（陆原提供）

疣表面无油腻性结痂，可有同型反应，病理见挖空细胞。

（2）光线性角化病：中老年人多见，好发于日光暴露部位，皮疹稍隆起皮肤或平于表皮，皮肤可有萎缩，色素改变常不明显。

（3）寻常疣：儿童和成人均可发生，呈疣状或乳头瘤状，可有出血点，必要时行病理检查鉴别。

四、治疗

手术切除或激光、冷冻治疗。

—— 编者的话

脂溢性角化病是一种常见的良性皮肤肿瘤，面部是其好发部位，需要与扁平疣、寻常疣、光线性角化病、黑素细胞肿瘤等疾病鉴别。鉴别诊断对于该良性病变来说更为重要。治疗上如有症状或出于美容等需求可予以冷冻、光电、手术等治疗手段。

陈燕清编　马寒校

第二节 表皮痣
epidermal nevus

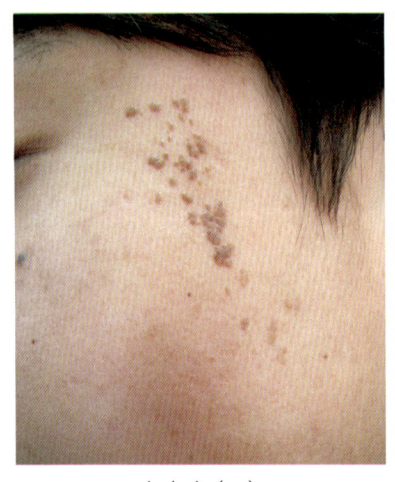 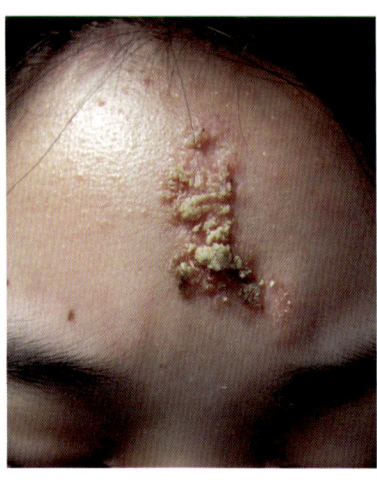 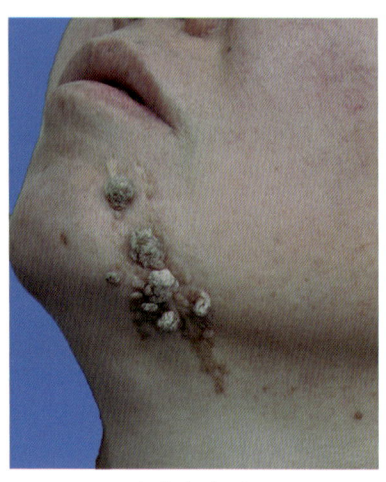

表皮痣（1）   表皮痣（2）   表皮痣（3）
（陆原提供）   （陆原提供）   （刘仲荣提供）

一、发病机制

表皮痣又称疣状痣或疣状表皮痣（verrucous nevus），是一组先天性的良性的皮肤错构瘤，起源于外胚层，可能是体细胞突变引起的遗传镶嵌。

二、临床特征

常幼时发病，典型皮损为黄色至棕褐色的疣状丘疹或斑块，沿Blaschko线分布。

三、诊断与鉴别诊断

1. 诊断依据

根据早年发病、典型皮损特点，可明确诊断。

2. 鉴别诊断

（1）线状苔藓：好发于儿童，皮损进展较快，开始为小丘疹，迅速增多，相互可融合，呈连续线状或断续的线状排列，常累及肢体一侧，也可累及面部，数年内可自愈。

（2）黏蛋白痣：是一种罕见的错构瘤，皮疹多位于躯干，典型损害为局限或单侧线状分布的褐色丘疹、结节、斑块，外观与表皮痣相似，无自觉症状。病理检查见表皮正常或有角化过度、表皮突延长，真皮层有黏蛋白沉积。

四、治疗

表皮痣治疗比较困难，外用药物治疗可能有一定疗效，激光、冷冻等治疗常为暂时缓解，但疾病多会复发，治疗后可能遗留瘢痕和色素沉着；也可选择全皮层厚度手术切除。

编者的话

表皮痣是先天性良性皮肤错构瘤，发生于头面部时对美容影响大，且治疗困难。早期识别，在皮损局限阶段行手术治疗可能有意义。

陈燕清编　马寒校

第三节 皮角
cutaneous horn

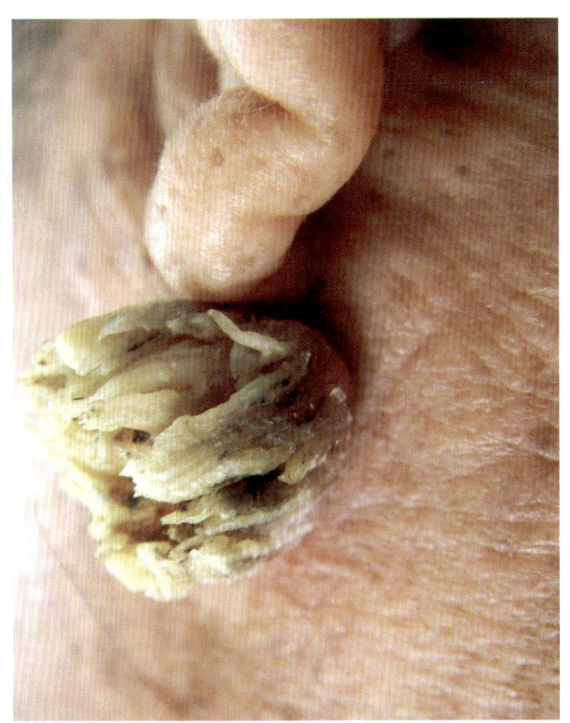

皮角（1）
（陆原提供）

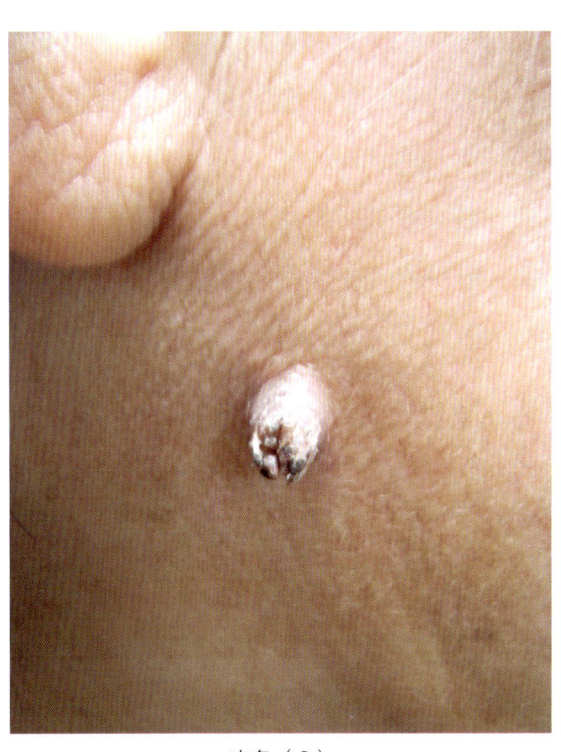

皮角（3）
（陆原提供）

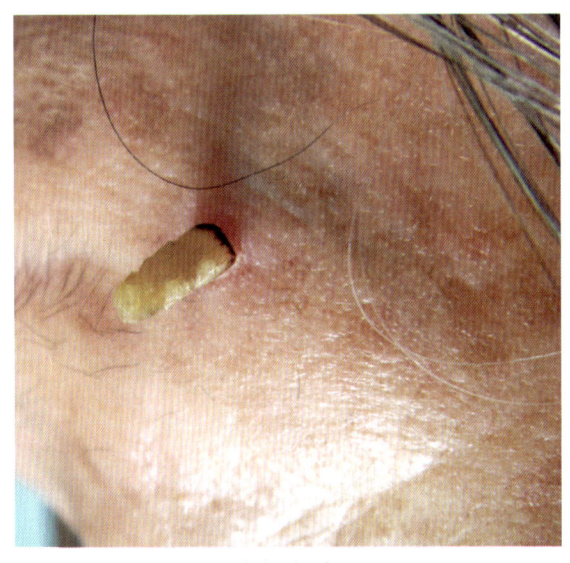

皮角（2）
（陆原提供）

皮角是一个临床症状性名词，表现为圆锥状角化性突起性皮损，因外形类似动物羚角而得名。组织学上表现为角质层的局限性柱状增厚，常见于老年人。本病约20%发生于原位癌或侵袭性皮肤鳞状细胞癌。

—— 编者的话 ——

皮角是由于各种原因导致的圆锥形、致密、角化过度的突出物，建议手术切除皮损，以方便病理评估皮角下方的表、真皮组织中是否存在肿瘤。

陈燕清编　马寒校

第四节 角化棘皮瘤
keratoacanthoma

一、发病机制

角化棘皮瘤起源于毛囊皮脂腺单位，与紫外线辐射、HPV感染、化学致癌物暴露、创伤、遗传易感性（如$p53$或H-Ras基因突变）、免疫抑制等相关。

二、临床特征

（1）典型表现为数周内快速生长的火山口样皮肤结节，中央有角质栓。数月后可自行消退，一般不发生溃疡。

（2）多见于头、面、颈部及四肢曝光部位，皮疹常为单发，少数多发。

三、诊断与鉴别诊断

1. 诊断依据

需要同时结合临床表现和病理检查结果进行诊断。

2. 鉴别诊断

当临床和病理特征难以与鳞状细胞癌鉴别，或不能排除鳞状细胞癌时，多倾向于考虑为鳞状细胞癌。此外，还需要与皮肤转移瘤、

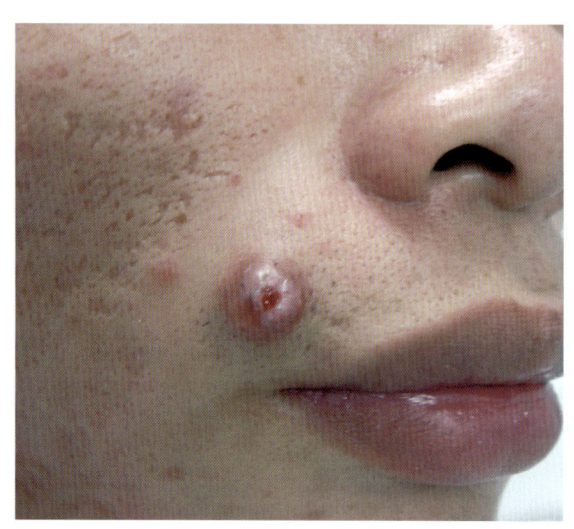

角化棘皮瘤（2）
（陆原提供）

传染性软疣、结节型基底细胞癌、寻常疣等鉴别。

四、治疗

（1）手术切除常预后良好。

（2）非手术治疗有局部外用5%咪喹莫特乳膏，局部注射甲氨蝶呤、5-氟尿嘧啶乳膏、博来霉素等。

—— 编者的话 ——

本病的确切疾病分类仍有争议，有学者认为本病是皮肤鳞状细胞癌的变异型，也有学者认为是良性肿瘤。由于其与鳞状细胞癌在组织学上不易区分，临床上常推荐更积极的治疗。尤其对于长时间未消退者，建议进行手术治疗，包括切缘4 mm的手术切除或Mohs显微手术。

陈燕清编 马寒校

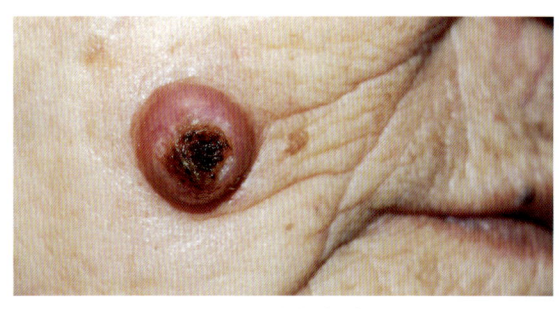

角化棘皮瘤（1）
（李文提供）

第五节　光线性角化病
actinic keratosis，AK

一、发病机制

光线性角化病是一种癌前病变，与紫外线暴露密切相关，还可能与种族、辐射、化学物刺激、免疫异常等有关，可能进展为鳞状细胞癌。

二、临床特征

（1）多发生于老年人，皮损多位于曝光部位，如头面、颈部、前臂、手背等。

（2）可单发或多发，表现为正常肤色或淡红色的斑疹、丘疹、斑块，常边界不清，伴角化，可有痂皮、周围炎症，一般无明显症状或有瘙痒。

（3）有色素性AK、萎缩性AK、光线性唇炎等亚型。

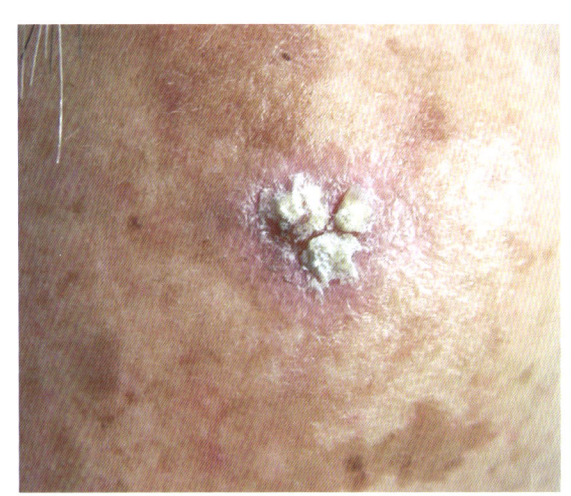

光线性角化病（1）
（陆原提供）

三、诊断与鉴别诊断

1. 诊断依据

根据中老年人，尤其是老年患者，曝光部位的慢性皮疹，结合病理检查显示局限于表皮下层的不典型角质形成细胞可诊断。

2. 鉴别诊断

（1）扁平疣：发生于任何年龄阶段，为淡褐色扁平斑丘疹，边界较清楚，无萎缩，可有同型反应。

（2）鳞状细胞癌：本病与原位鳞状细胞癌临床上常不易鉴别，需要结合病理检查。侵袭性鳞状细胞癌可表现为丘疹结节、斑块，呈乳头状或外生性，可能有淋巴结受累或骨质破坏等。

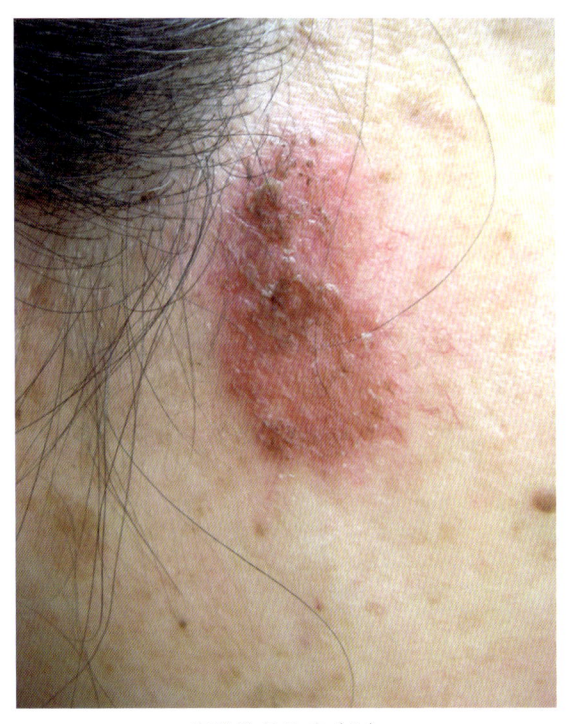

光线性角化病（2）
（陆原提供）

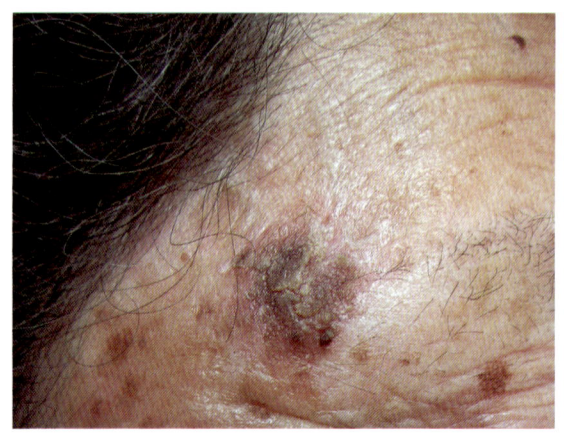

光线性角化病（3）
（陆原提供）

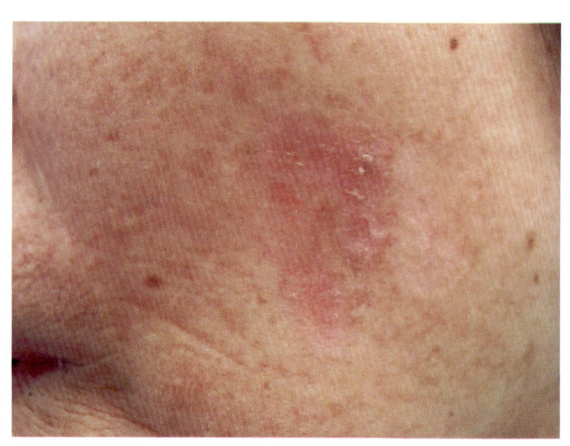

光线性角化病（4）
（陆原提供）

（3）脂溢性角化病：二者临床有时难以鉴别，需要借助病理检查。脂溢性角化病多表现为边界清楚的斑疹、斑块等，表面油腻性痂皮和角囊肿多见，红斑少见。

四、治疗

根据皮疹面积、数量、范围，以及患者的免疫情况、美容需求、耐受性等，可选择手术、冷冻、激光、光动力治疗，还可局部应用咪喹莫特乳膏，局部或系统应用维A酸类药物等。

— **编者的话** —

光线性角化病是一种常见的慢性日光损害相关的皮肤癌前病变，有发展为浸润性鳞状细胞癌的风险。面部是其好发部位之一，目前有多种治疗手段，应综合考虑选择个体化治疗方案。

陈燕清编　马寒校

第六节 鲍温病
Bowen disease

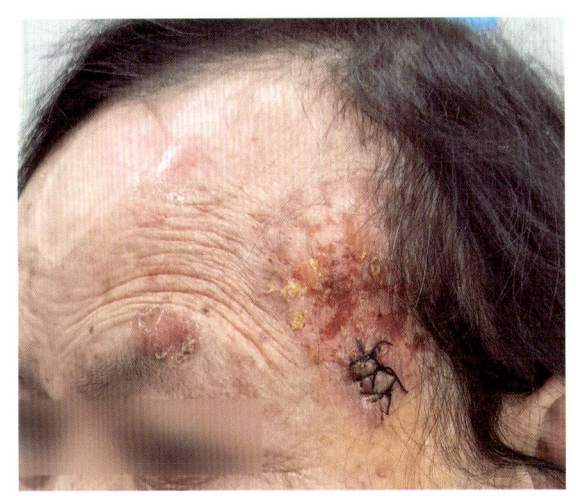

鲍温病
（韩永智提供）

鲍温病又称原位皮肤鳞状细胞癌，定义为表皮全层细胞异型，但不累及真皮。临床表现为暗红色丘疹，逐渐增大为斑片或者斑块，边界清楚，触诊可有浸润感，多见于老年人头面部、四肢，也可累及外阴黏膜等部位。建议手术切除，也有报道局部放疗、光动力治疗、外用咪喹莫特或5-氟尿嘧啶乳膏等治疗成功的案例。

—— 编者的话 ——

本病为原位皮肤鳞状细胞癌，有较高风险发展为侵袭性鳞状细胞癌，因此推荐早期手术切除。确诊有赖于皮肤病理检查。

韩永智编　陆原校

第七节 皮肤鳞状细胞癌
skin squamous cell carcinoma，SCC

一、发病机制

皮肤鳞状细胞癌为表皮角质形成细胞发生恶性转化所致。常见危险因素包括紫外线照射、慢性光损伤、遗传因素、免疫抑制、放射治疗、砷接触、HPV感染、吸烟、服用光敏药等。多基因突变与之相关，如*TP53*、*CDKN2A*、*eGFR*、*PD-1*，机制尚不清楚。

二、临床特征

（1）临床表现为丘疹结节、斑块或乳头瘤状，可继发糜烂和溃疡。

（2）常发生在曝光部位，头面部常见，原有瘢痕、慢性溃疡处好发。

（3）皮损直径大于2cm或浸润深度超过2mm，发生于耳、唇、黏膜部位时，转移风

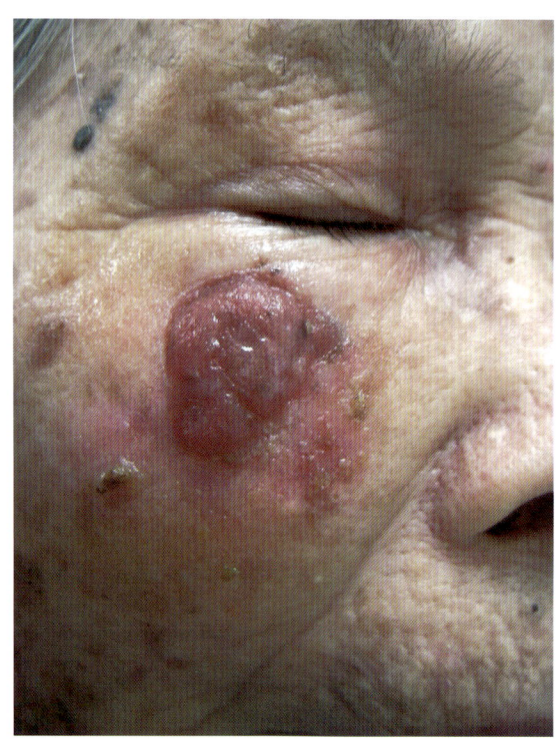

皮肤鳞状细胞癌（1）
（陆原提供）

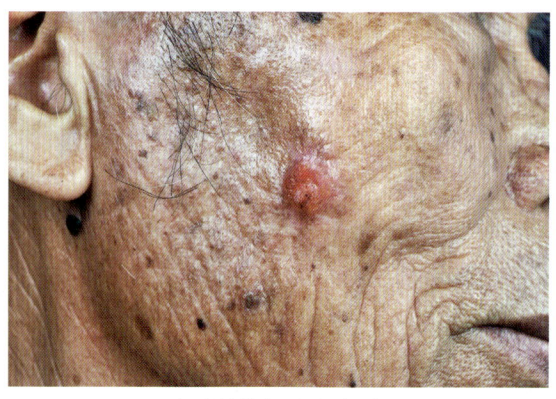

皮肤鳞状细胞癌（2）
（李文提供）

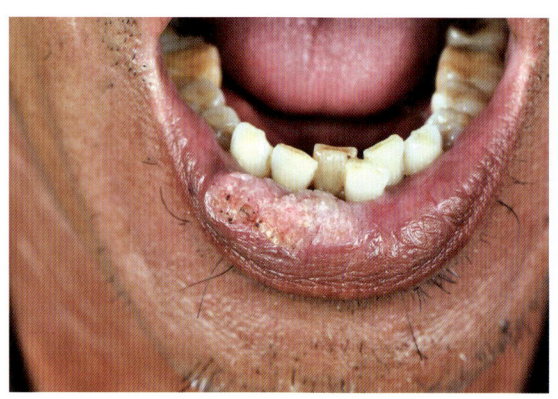

皮肤鳞状细胞癌（3）
（李文提供）

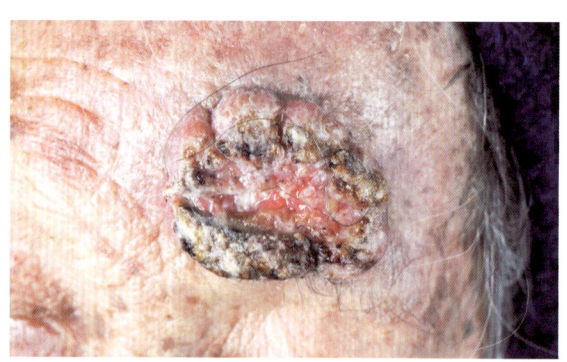

皮肤鳞状细胞癌（4）
（李文提供）

险更高。

三、诊断与鉴别诊断

1. 诊断依据

结合临床特点和病理检查可明确诊断。

2. 鉴别诊断

鉴别基底细胞癌、脂溢性角化病、光线性角化病、寻常疣等，常需依赖于组织病理学检查。

四、治疗

（1）首选手术治疗，虽然面部皮损增加了手术治疗的接受难度。

（2）高风险者还需要结合放疗、化疗、靶向治疗等。对于晚期病例，靶向和免疫治疗是当前的治疗方向，如使用表皮生长因子受体（EGFR）、程序性死亡受体（PD-1）抑制剂等。

--- 编者的话 ---

皮肤鳞状细胞癌是第二常见的皮肤恶性肿瘤，有复发、转移和导致死亡的风险。肿瘤的部位、分化、浸润程度、转移等与其分期、治疗和临床预后密切相关。耳、唇和外阴的SCC死亡风险更高。因此，除了对皮损性质进行诊断，还应进一步明确其TNM分期。治疗推荐手术治疗。

陈燕清编 马寒校

第八节　基底细胞癌
basal cell carcinoma，BCC

一、发病机制

　　基底细胞癌是基底细胞源性或毛源性的皮肤肿瘤，与紫外线照射、电离辐射、化学致癌物质接触（尤其是砷）、长期免疫抑制、创伤、遗传因素等相关。肿瘤发生与Hedgehog（Hh）信号通路激活有关，最常见的突变基因是*PTCH1*和*TP53*。

二、临床特征

　　（1）常发生在曝光部位，面部多见。

　　（2）特征性皮损包括：珍珠状丘疹或结节、周围毛细血管扩张，侵蚀性溃疡周边隆起卷曲的边缘。也可表现为红色斑片或硬化性瘢痕样斑块等。

　　（3）皮肤镜有特征性表现：蓝灰色卵圆巢、多发蓝灰色小球、树枝状血管、枫叶样区域、轮辐状结构。

三、诊断与鉴别诊断

1. 诊断依据

　　根据临床特点，结合皮肤镜表现，主要依据病理检查确诊。

2. 鉴别诊断

　　临床与鳞状细胞癌、黑色素瘤、光线性角化病等鉴别，有赖于皮肤病理检查。

四、治疗

　　对于局限皮损，手术切除治疗效果较好，复发率较低。特殊部位或多发肿瘤、浸润达骨

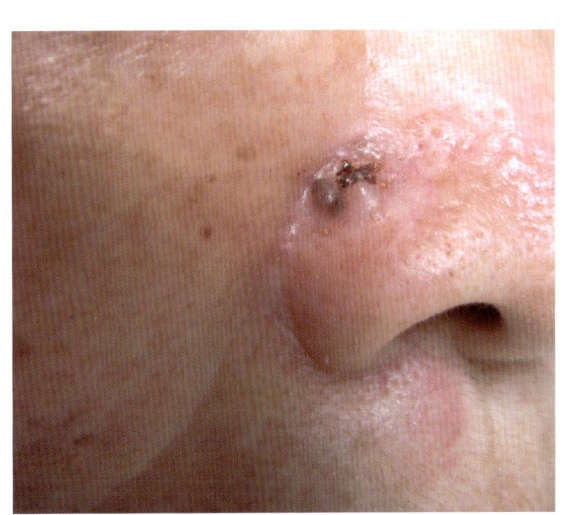

基底细胞癌（1）
（陆原提供）

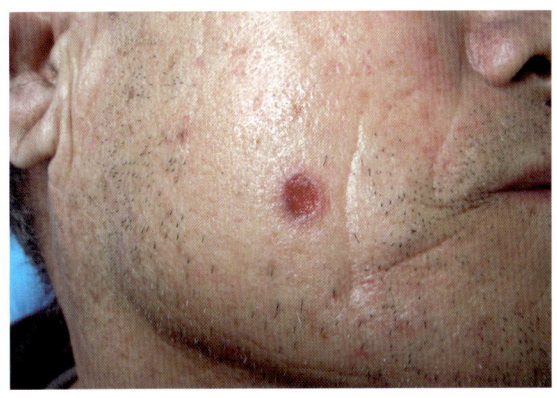

基底细胞癌（2）
（陆原提供）

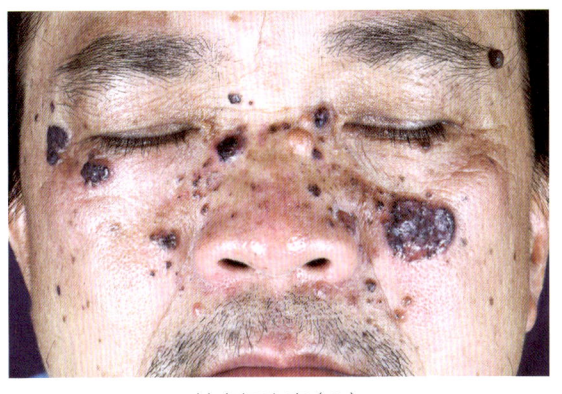

基底细胞癌（3）
（李文提供）

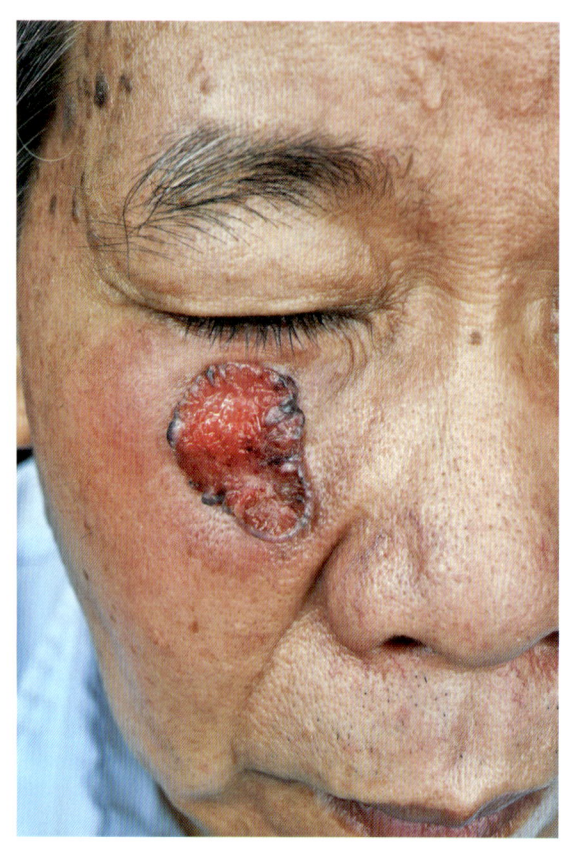

基底细胞癌（4）

（李文提供）

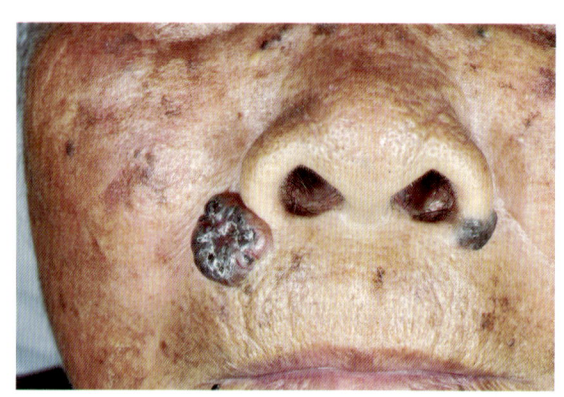

基底细胞癌（5）

（李文提供）

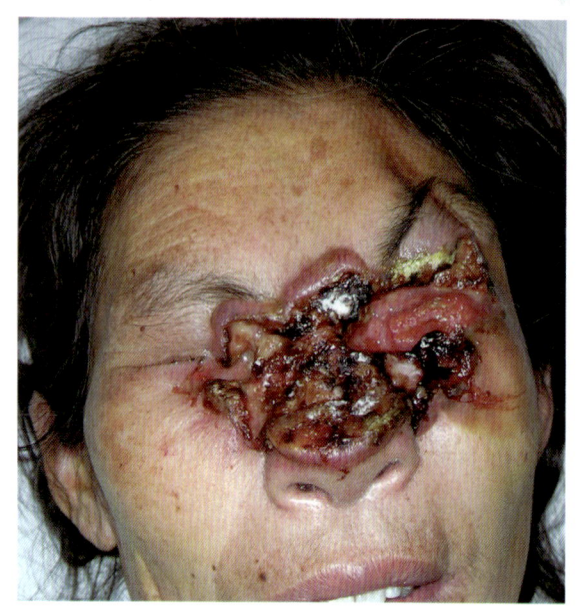

基底细胞癌（6）

（刘仲荣提供）

质等不适合手术的情况，可应用放疗、咪喹莫特乳膏、光动力治疗，还可选用靶向药物Hh通路抑制剂治疗。

编者的话

　　基底细胞癌是最常见的皮肤恶性肿瘤，死亡罕见，及时治疗预后良好。转移常见于某些侵袭性组织类型，比如硬斑病型、浸润型、基底鳞癌等。因此组织学检查对该病的诊断和治疗都具有重要意义。

陈燕清编　马寒校

第二十二章
CHAPTER 22
皮肤肿瘤——附属器肿瘤

第一节　黑头粉刺痣
nevus comedonicus

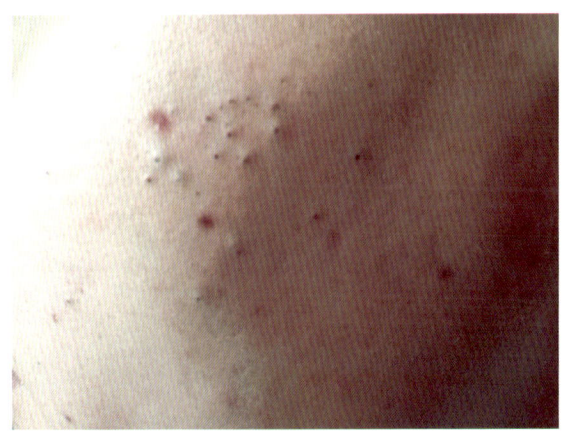

黑头粉刺痣（1）
（陆原提供）

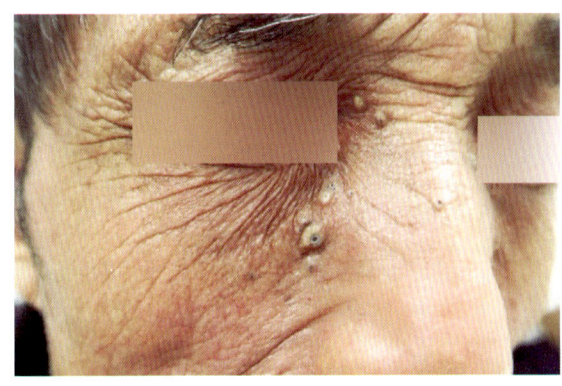

黑头粉刺痣（2）
（陈燕清提供）

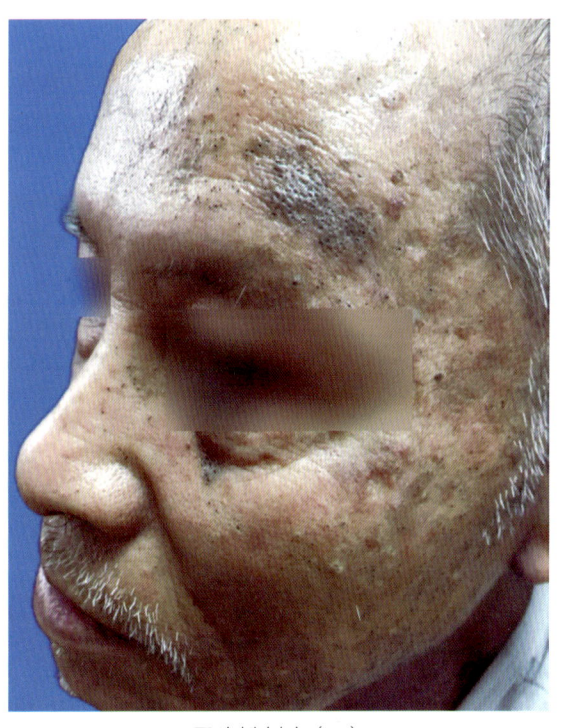

黑头粉刺痣（3）
（薛汝增提供）

黑头粉刺痣是一种毛囊皮脂腺的错构瘤。多出生即有，好发于面、颈、胸部，表现为聚集性或线状排列的扩张的毛囊开口，内含角栓，似黑头。局限性皮损可手术切除，化学剥脱、磨削术可暂时缓解。

—— 编者的话 ——

　　黑头粉刺痣是一组先天性的皮肤错构瘤，发生于头、面部，对美容影响大。本病先天发病，损害持久，分布局限，注意与外源性痤疮鉴别。

陈燕清编　马寒校

第二节　毛发上皮瘤
trichoepithelioma

一、发病机制

　　毛发上皮瘤属于一种向毛囊生发部分化的良性肿瘤，可分为单发性及多发性两型。多发性与遗传有关，多为常染色体显性遗传，目前已知的基因突变位点位于染色体9p21和16q12-13。

二、临床特征

1. 多发性

　　常有家族史。自幼发生，女性多见，主要累及面部，特别是鼻唇沟、鼻子、前额和眼睑周围。表现为圆形、半透明的丘疹或结节。

2. 单发性

　　无家族史，主要发生在面部，常单发，偶有数个皮疹。

三、诊断与鉴别诊断

1. 诊断依据

　　结合典型临床表现、家族史和病理检查确诊。

2. 鉴别诊断

　　（1）结节性硬化症：面中部多个圆顶状

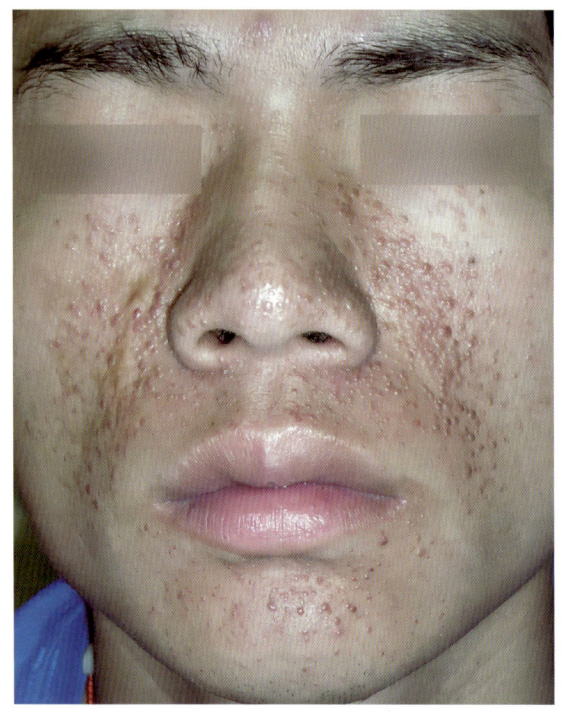

毛发上皮瘤（1）
（韩永智提供）

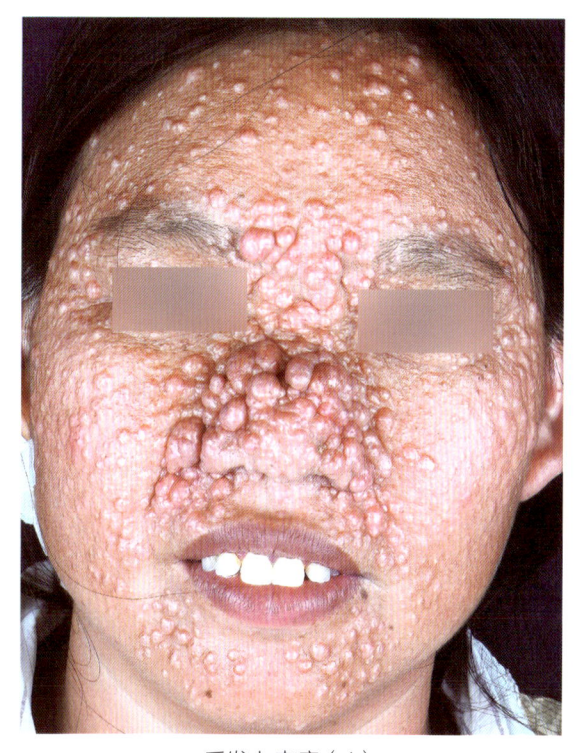

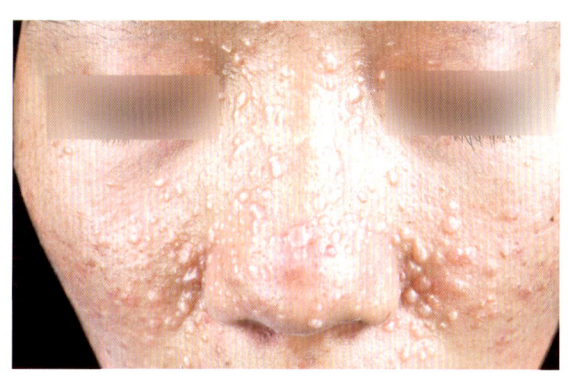

毛发上皮瘤（2）
（陆原提供）

毛发上皮瘤（4）
（李文提供）

毛发上皮瘤（3）
（李文提供）

乏满意的治疗方法，可试行皮肤磨削、激光等治疗。

编者的话

毛发上皮瘤是一种毛源性的良性肿瘤，面部是最常见和最具特征性的皮疹部位。结合病史、临床表现和病理检查确诊。基于美容顾虑，患者常常希望消除皮疹。单发者可通过手术切除，但多发者缺乏理想方法，皮肤磨削和激光治疗有一定效果，但需平衡治疗后的瘢痕与复发。

麦思恩编　马寒校

血管纤维瘤，可见皮肤浅色斑、鲨鱼皮斑、甲周纤维瘤等，可有癫痫、智力障碍等多个系统疾病。

（2）汗管瘤：面部病灶多见于睑下，表现为扁平小丘疹，呈肤色或者黄褐色。

四、治疗

单发者可手术切除，多发性毛发上皮瘤缺

第三节 毛母质瘤
pilomatricoma

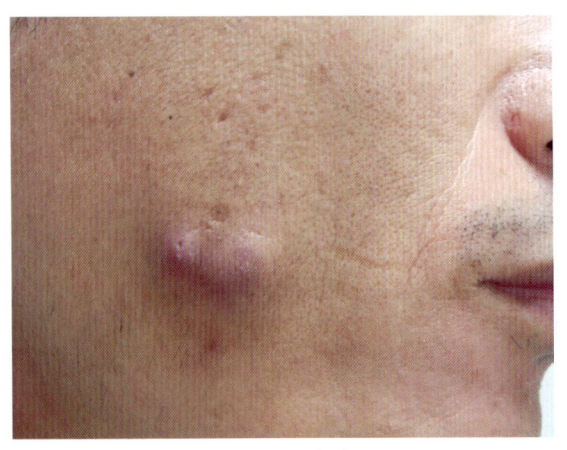

毛母质瘤（1）
（陆原提供）

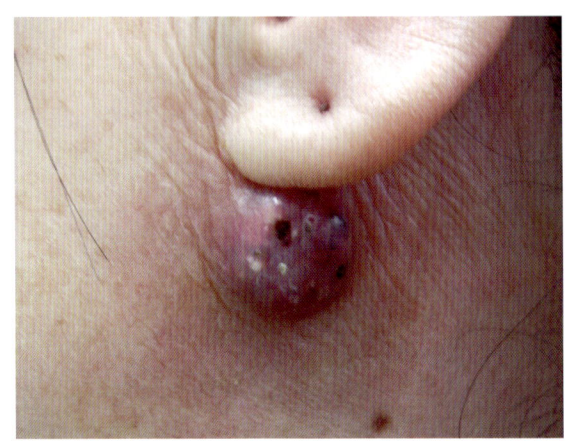

毛母质瘤（2）
（陆原提供）

　　毛母质瘤又称钙化上皮瘤，是源自向毛母质细胞分化的原始上皮胚芽细胞的良性肿瘤。

　　女性多见，通常在儿童期或青年期发病。多发于头皮和面、颈部，躯干、四肢也可发生。肿物位于皮内或皮下，通常单发，表现为坚实的、深在的结节，基底可推动，表面皮肤外观正常。少数因位置较深而呈蓝红色，或因位置表浅呈突出表面、界线清楚的暗红色结节。组织病理可确诊。

　　疾病早期行手术切除，预后较好。亦可通过小切口锐匙刮除囊内容物。少数可恶变。

　　—— 编者的话 ——

　　本病好发于头皮、面部、颈部等处。10～20岁为发病高峰期，好发于青少年女性。皮损为单发性坚实的皮内或皮下结节，触之硬如坚石，表面淡蓝色和钙化后的"白垩"样外观可以作为临床的特征表现，需病理检查确诊。

　　　　　　　陆原编　韩永智校

第四节　毛囊痣
nevus follicularis

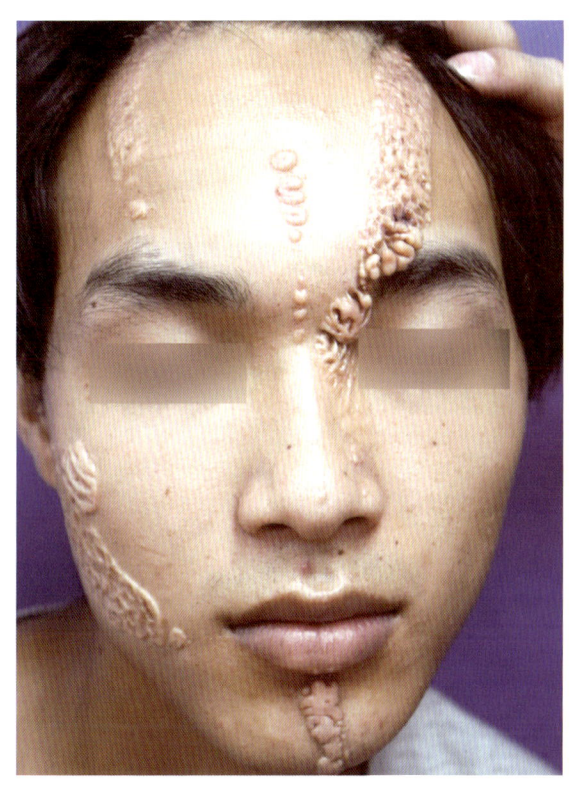

毛囊痣（1）
（阳芳提供）

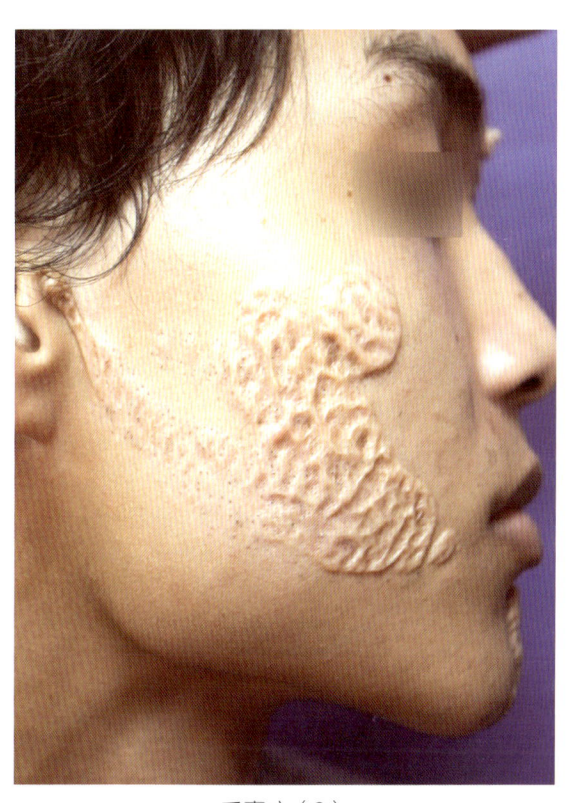

毛囊痣（2）
（阳芳提供）

　　毛囊痣又称为先天性毳毛错构瘤，发病机制不明。

　　本病多见于面部，多为单发的圆顶或圆柱形小丘疹，常发生在耳附近，偶有多发性损害，皮损沿着Blaschko线排列，或呈表皮痣样损害，皮损上有细毛。组织病理学表现为真皮浅层成熟的毳毛毛囊增生、集中分布，多数毛囊处于同一分化阶段，毛周纤维鞘增厚，还可以见到小的皮脂腺结构。

　　多发及大面积皮损尚无理想治疗手段。必要时可选择CO_2激光或手术切除。

── 编者的话 ──

　　本病临床少见，须行组织病理检查确诊，尤其对于多发、大面积皮损，更应确诊后再制订治疗方案。

　　　　　　　　　　陆原编　韩永智校

第五节　皮脂腺痣
nevus sebaceous

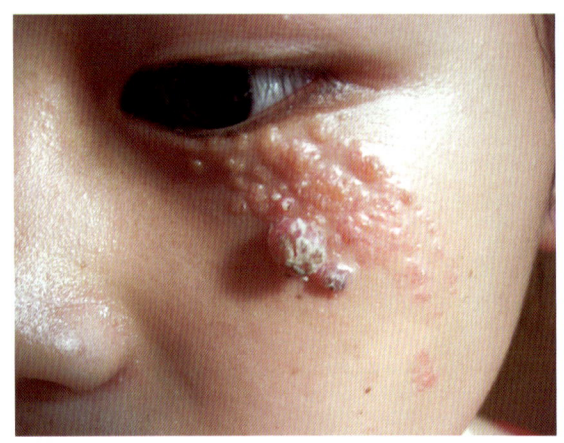

皮脂腺痣（1）
（刘仲荣提供）

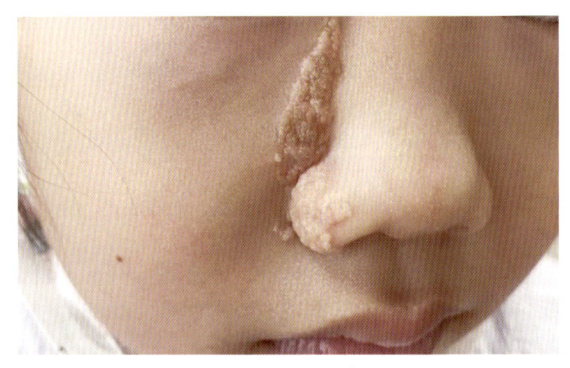

皮脂腺痣（2）
（黄丹仪提供）

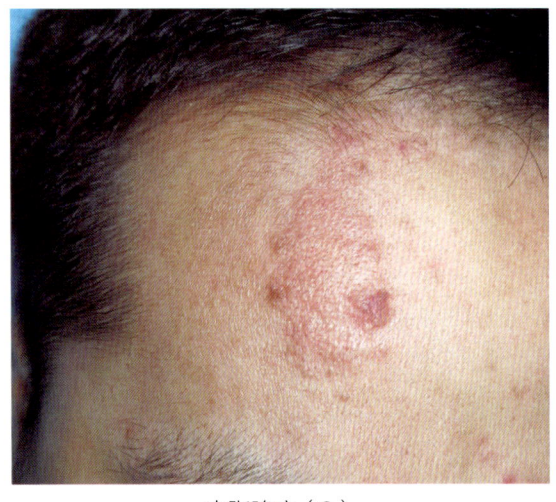

皮脂腺痣（3）
（王霞提供）

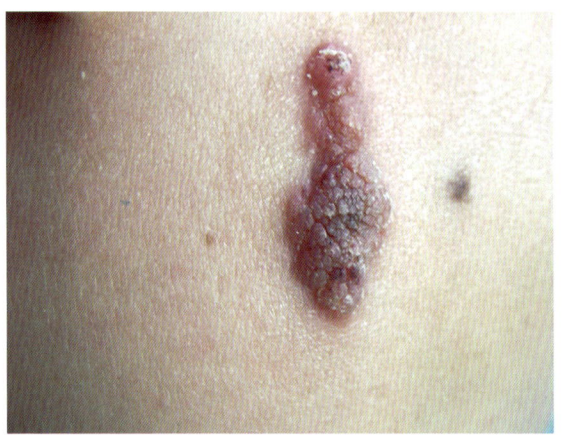

皮脂腺痣（4）
（陆原提供）

　　皮脂腺痣是先天性的皮脂腺、毛囊、汗腺畸形，伴有表皮增生，患者体细胞*HRAS*及*KRAS*基因位点存在突变。

　　常见于头、面部。出生时或生后不久即存在，为无毛发的橙黄色斑块，易被忽略。青春期明显增生，表现为黄色疣状斑块，表面无毛发。

　　推荐手术切除，削除法或者激光烧灼通常难以达到理想效果。

―――　编者的话　―――

　　皮脂腺痣是一种先天性畸形，并非肿瘤。本病可继发多种附属器肿瘤，多为良性，以毛母细胞瘤和乳头状汗管囊腺瘤最多见，少数为恶性。由于好发于头、面部，且青春期后皮损容易迅速增大，影响美观，因此建议在青春期前行手术切除，并且此阶段皮损尚未充分发展，彻底切除手术范围小，美容效果好。

黄丹仪编　马寒校

第六节　皮脂腺瘤
sebaceous adenoma

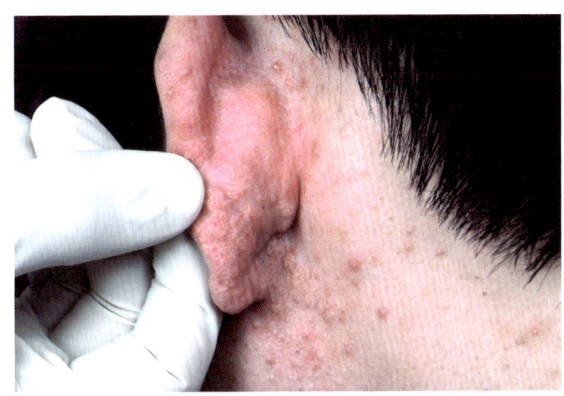

皮脂腺瘤（1）
（李文提供）

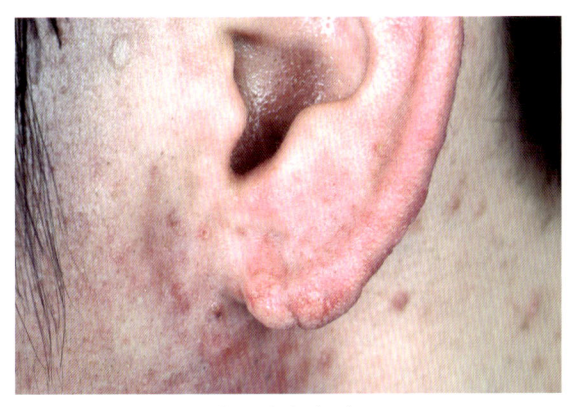

皮脂腺瘤（2）
（李文提供）

皮脂腺瘤是一种罕见的具有皮脂腺分化的皮肤良性肿瘤，由分化不全的皮脂腺增大引起，多见于60岁以上女性，也有生后不久即发生者。

肿瘤多见于面部和头皮，表现为一个直径1～3 mm的黄色至橙色丘疹，类似较大的皮脂腺增生；也可以表现为深在的结节。皮脂腺瘤多发，尤其是囊性表现的皮脂腺瘤，可能是缪尔-托尔（Muir-Torre）综合征的一种表现。

—— 编者的话 ——

本病临床相对少见，除了皮疹呈淡黄色外，其他临床特征不明显，诊断需要依赖病理检查。如影响美观，可选择手术切除或激光治疗。

陆原编　韩永智校

第七节　皮脂腺癌
sebaceous carcinoma

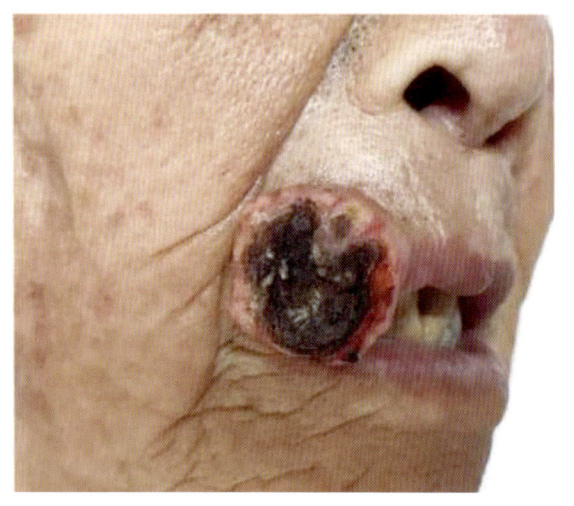

皮脂腺癌（1）
（李建建提供）

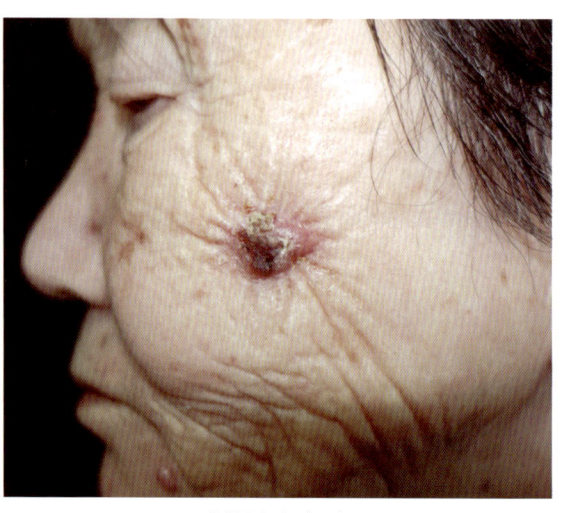

皮脂腺癌（2）
（黄长征提供）

　　皮脂腺癌为起源于皮脂腺的恶性肿瘤。50岁以上男性多见。好发于头、面部，特别是眼睑。表现为单个黄色结节，中心形成溃疡。治疗首选手术切除，复发转移者可考虑放疗及化疗。

——　编者的话　——

　　皮脂腺癌罕见。我国常见类型为睑板腺癌，其起源于睑腺小叶，好发于上眼睑，转移率较高。彻底切除并进行区域淋巴结清扫预后良好，但因发病部位限制手术范围，复发较常见。

罗娟编　马寒校

第八节　汗管瘤
syringoma

一、发病机制

　　汗管瘤是向汗管分化的良性肿瘤，病因不明。家族型病例通常遵循常染色体显性遗传模式（染色体16q22杂合性丢失）。约40%的唐

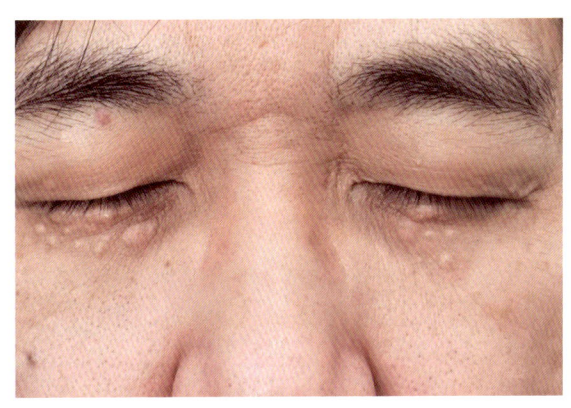

汗管瘤（1）
（陆原提供）

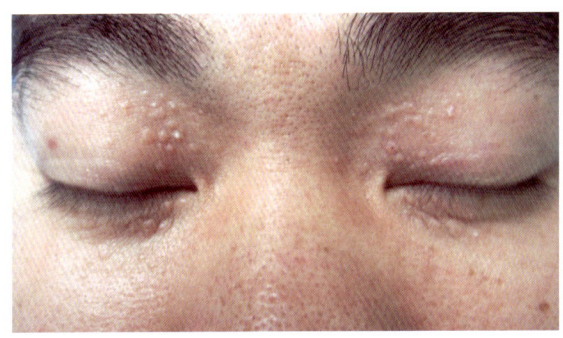

汗管瘤（2）
（陆原提供）

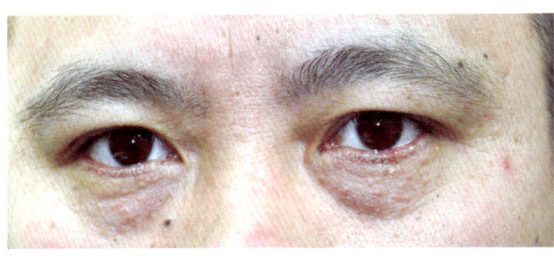

汗管瘤（3）
（刘仲荣提供）

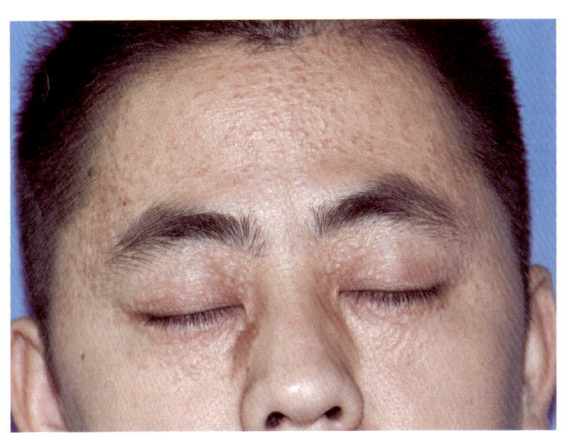

汗管瘤（4）
（刘仲荣提供）

氏综合征患者（尤其是女性）患有汗管瘤。

二、临床特征

汗管瘤表现为肤色或棕褐色的坚实扁平丘疹，表面有蜡样光泽，直径为1～3 mm，呈多发对称分布，多见于女性。

（1）局限型：最常累及眶周，尤其是下眼睑，也发于额部、外阴、阴茎和腹股沟等部位。

（2）发疹型：皮疹泛发，多累及颈部、躯干和四肢区域。

三、诊断与鉴别诊断

1. 诊断依据

根据典型临床表现即可确诊，必要时结合病理检查。

2. 鉴别诊断

（1）扁平疣：二者皮疹可类似，但扁平疣缺乏眶周分布特点，有局部接种现象。必要时结合病理检查可明确鉴别。

（2）粟丘疹：常见于面部、眼周，表现为浅色半圆形丘疹，可挑出囊内容物。

四、治疗

本病治疗方法可选择激光、化学剥脱和手术切除，药物治疗的有效性仍未明确。

 编者的话

面部汗管瘤好发于眶周，尤其是下眼睑，需要根据病灶大小、数目、分布特点和质感等与其他疾病鉴别。目前尚缺乏满意的治疗手段，激光等烧灼治疗可能是目前最好的选择，但需关注瘢痕和复发。

麦思恩编　马寒校

第九节 小汗腺汗囊瘤
eccrine hidrocystoma

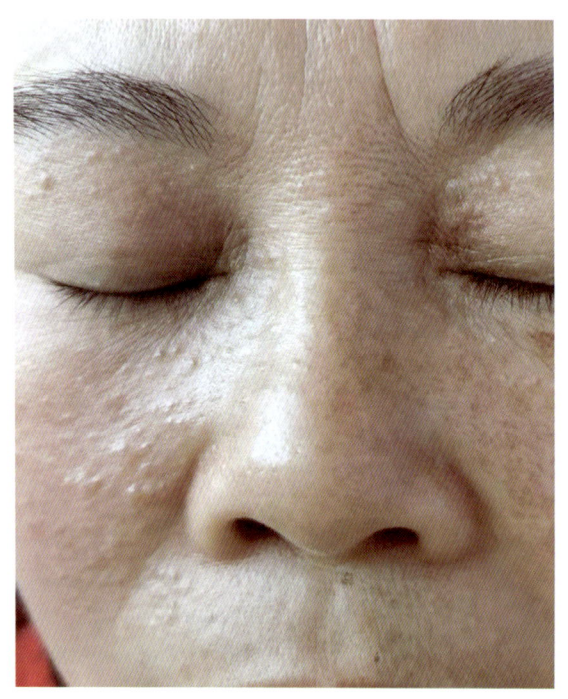

小汗腺汗囊瘤（1）
（陆原提供）

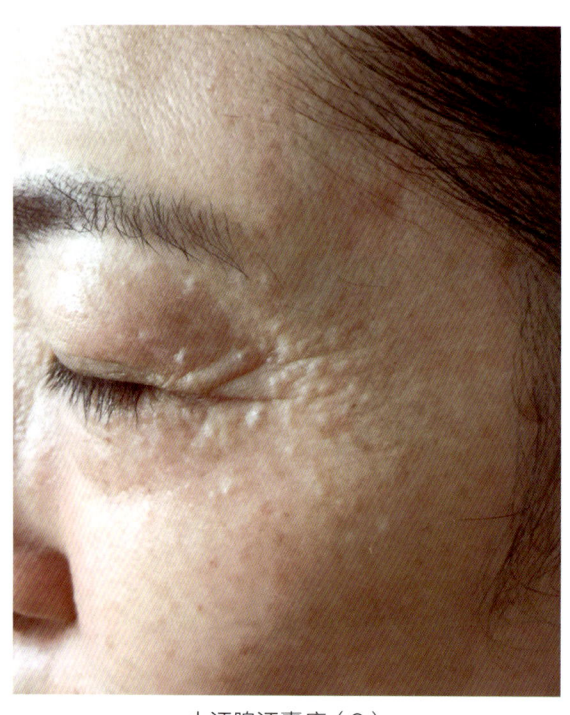

小汗腺汗囊瘤（3）
（陆原提供）

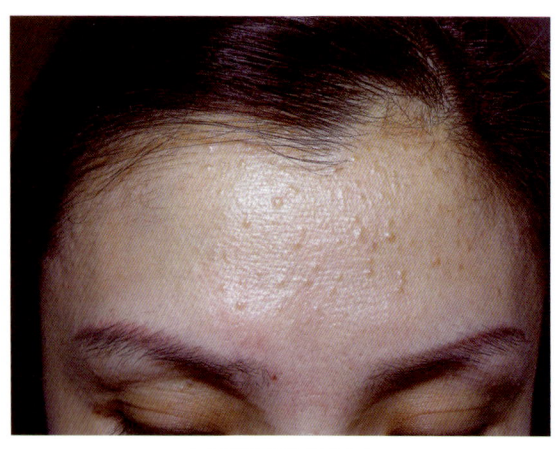

小汗腺汗囊瘤（2）
（关杨提供）

小汗腺汗囊瘤又称外泌汗腺汗囊瘤，为汗液潴留导致汗腺导管囊性扩张所致。典型表现为面部半透明、肤色或者淡蓝色的小囊肿，

多发，也可单发。遇热或夏季时囊肿变大，气温凉爽时则变小。组织学检查结果具有诊断意义，表现为单房囊肿，囊壁为双层汗腺导管组成，囊内容物清亮。

影响美观时，可考虑电灼术或者激光去除。多发性皮疹外用阿托品溶液或者肉毒素注射可能会变平。

—— 编者的话 ——

汗囊瘤包括顶泌汗腺汗囊瘤和外泌汗腺汗囊瘤，前者通常单发，后者单发或者多发，二者组织学上有明显区别。

韩永智编　陆原校

第十节　小汗腺汗孔瘤
eccrine poroma

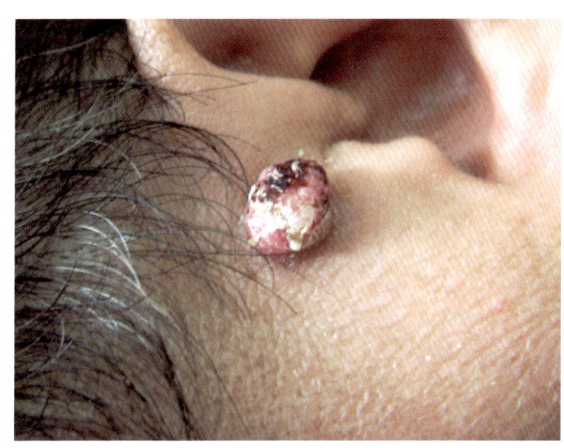

小汗腺汗孔瘤
（陆原提供）

小汗腺汗孔瘤是一种起源于表皮内汗腺导管的良性肿瘤。

一般为单发。好发于掌跖，呈圆顶状隆起的结节，部分有蒂，正常皮色、红色或紫红色。通常表面光滑，受压迫部位的皮损可发生破溃、结痂或糜烂，去痂后易出血。无压痛或有自发痛。

—— 编者的话 ——

本病临床少见，面部尤其少发。因其可结痂或糜烂，需行组织病理学检查明确是否存在恶性变化。

陆原编　韩永智校

第十一节 微囊肿附属器癌
microcytic adnexal carcinoma

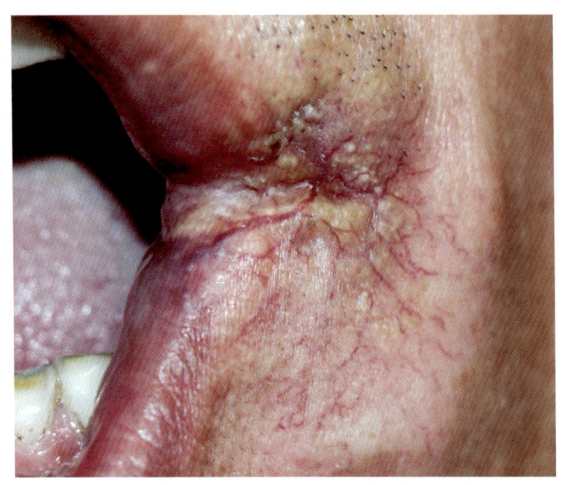

微囊肿附属器癌（1）
（巴伟提供）

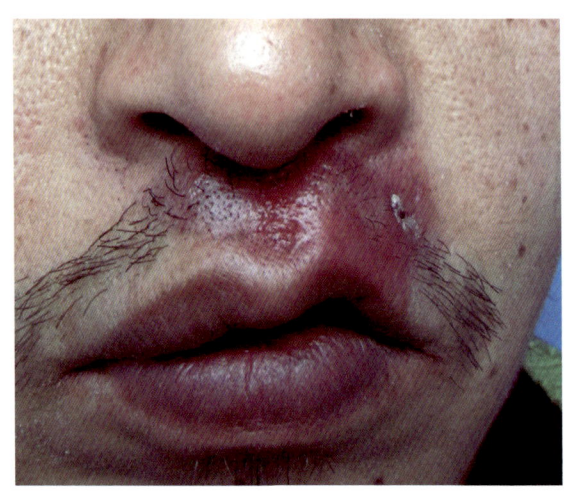

微囊肿附属器癌（2）
（陈浩提供）

微囊肿附属器癌又称为硬化性汗腺导管癌，来源于向小汗腺结构和毛囊分化的多能细胞。本病好发于中老年人的口鼻周围，典型表现为缓慢生长的结节或瘢痕样斑块，肿瘤的边界通常不清晰。临床需要与硬化性基底细胞癌等疾病鉴别，组织病理学检查可以明确诊断。手术切除是主要的治疗手段。

—— 编者的话 ——

本病是一种少见的浸润性皮肤肿瘤，虽然罕见转移和死亡，但是由于肿瘤浸润的深度和范围常常较大，造成明显的组织破坏，应尽早行手术切除，优先推荐Mohs显微手术。

韩永智编 陆原校

第二十三章
CHAPTER 23
皮肤肿瘤——皮肤囊肿

第一节　表皮囊肿
epidermal cyst

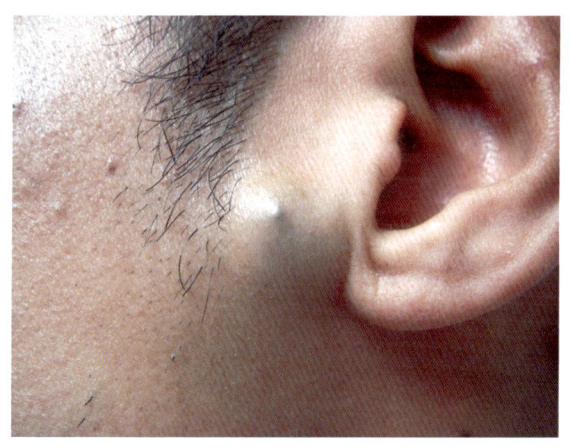

表皮囊肿
（陆原提供）

表皮囊肿的常见原因是原发性毛囊损伤，使角化物堵塞形成皮肤内囊肿。外伤性植入也可能导致创伤性表皮囊肿。

皮损为界线清楚的真皮内囊性结节，可见一个黑色孔样结构，可挤出气味难闻的囊内容物。发生炎症时，皮损外会红肿疼痛。组织病理学检查见具有复层鳞状上皮的囊肿，充满角质物。

影响美观或者有感染风险的表皮囊肿，首选手术治疗。

—— 编者的话 ——

表皮囊肿是最常见的皮肤囊肿，大多单发，囊肿表面的"黑头"是本病特点。多发者常继发于痤疮，或者服用BRAF抑制剂、加德纳（Gardner）综合征等患者。治疗首选手术切除，应追求去除完整的囊壁，否则容易复发。

缪永锐编　马寒校

第二节 粟丘疹
milia

粟丘疹表现为1～2 mm大小的白色或黄白色的坚实小丘疹。

原发性粟丘疹多见于面部，尤其好发于眼睑、脸颊及额部。继发性粟丘疹常见于创伤、烧伤后，或大疱性类天疱疮、大疱性表皮松解症等疾病，因皮肤反复损伤、修复而引起。

本病可用针刺破其上方表皮并挤出粟丘疹而去除。新生儿原发性粟丘疹通常在生后4周内自然消退。

—— 编者的话

粟丘疹是浅表的微小表皮囊肿，好发于面部，挑除囊内容物即可治愈。继发性粟丘疹通常是外伤或者皮肤的反复损伤所致。

罗娟编　马寒校

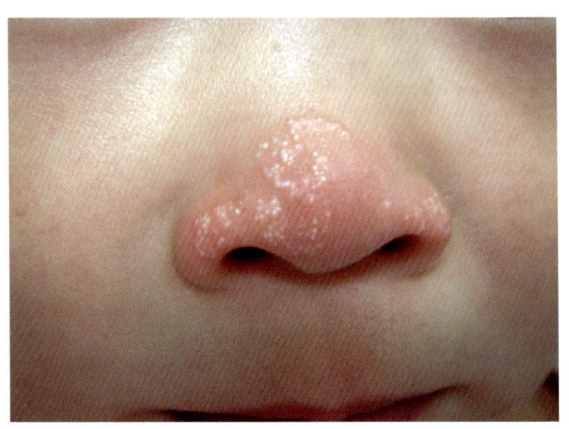

粟丘疹（2）
（陆原提供）

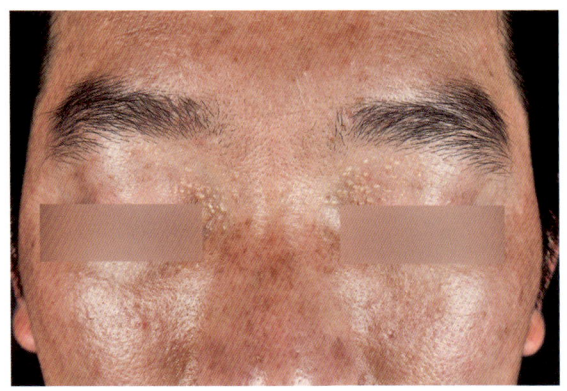

粟丘疹（3）
（李文提供）

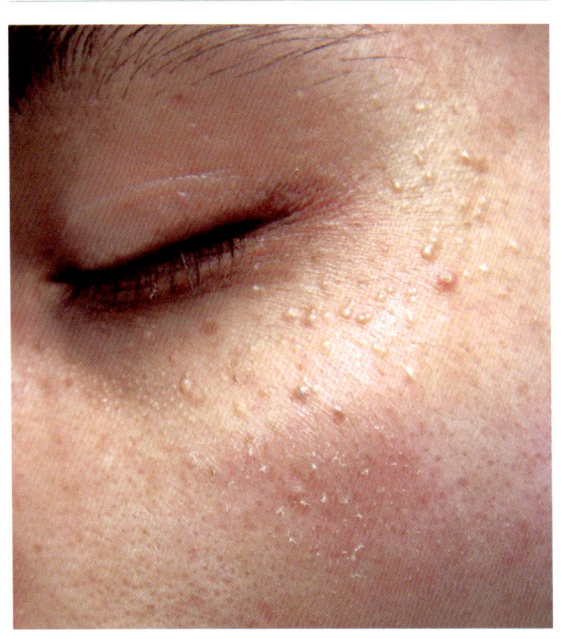

粟丘疹（1）
（陆原提供）

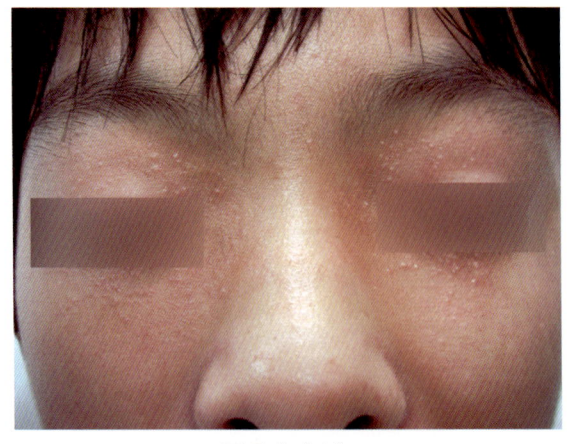

粟丘疹（4）
（陆原提供）

第三节 扩张孔
dilated pore

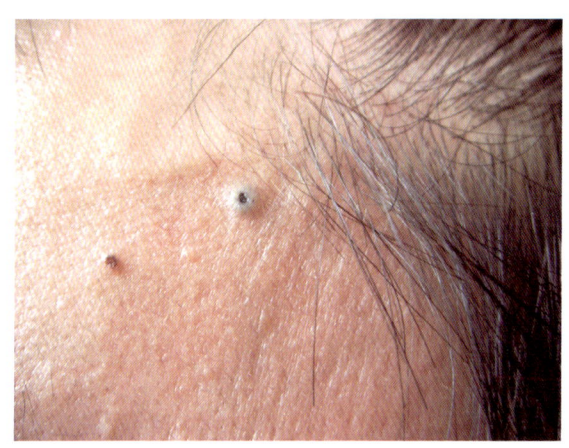

扩张孔
（陆原提供）

　　扩张孔是毛囊漏斗部扩大呈囊状的一种疾病，类似大的黑头粉刺，可能是炎症反应间接引起囊肿破裂而形成，或者由毛囊漏斗囊肿发展而成。好发于中年男性的面部。皮损类似巨大的黑头粉刺，无压痛。皮损常单发，也有多发。一般无须治疗，也可行手术切除或电灼治疗。

—— 编者的话 ——

　　本病好发于面部，影响容貌，患者常有治疗愿望，明确诊断后可用物理方法去除皮损。

陆原编　韩永智校

第二十四章

CHAPTER 24

皮肤肿瘤——黑素细胞肿瘤

第一节　色素痣
melanocytic nevi

　　色素痣，又称痣细胞痣，为人类最常见的良性皮肤肿瘤。通常在幼儿早期首次出现，在11～30岁时皮损数目达到最多。组织病理学上可分为交界痣、混合痣和皮内痣3种类型。临床表现为边界清楚的圆形或卵圆形斑疹、丘疹，棕色、黑色或皮色。

　　色素痣常规无须治疗，但若出现颜色、形态的非典型性变化时，建议手术切除。

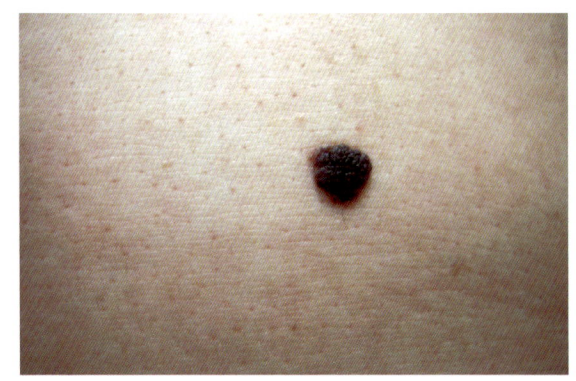

皮内痣（1）
（陆原提供）

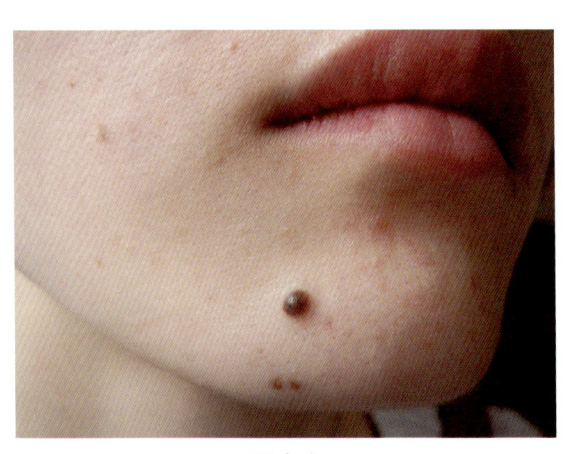

混合痣
（陆原提供）

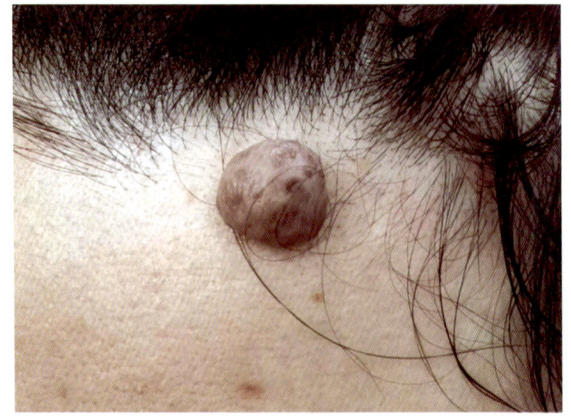

皮内痣（2）
（陆原提供）

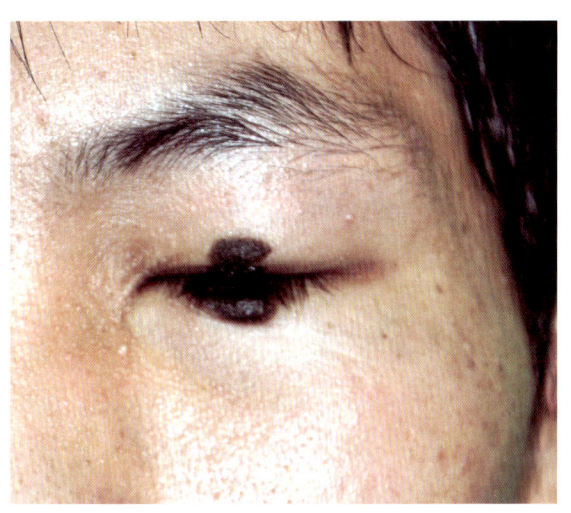

睑裂痣
（刘仲荣提供）

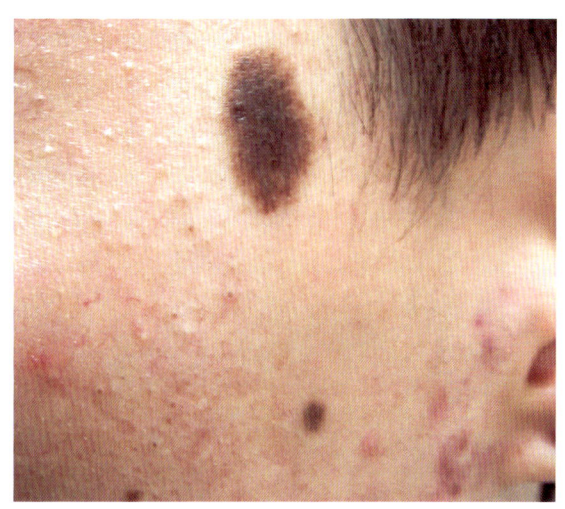

交界痣
（陆原提供）

—— 编者的话 ╲

　　大约不到1/3的黑色素瘤发生于色素痣基础之上，痣的数量增加是黑色素瘤的危险因素。色素痣发生的不典型性变化包括：近期增大、不对称、边缘不规则或不清晰、颜色改变或呈斑驳样（特别是红色、白色或蓝色）、出现糜烂溃疡等。对于出现以上征兆、直径大于5 mm、肢端痣，以及易摩擦部位的痣，应考虑手术切除。

何泰龙编　马寒校

第二节　先天性色素痣
congenital melanocytic nevus

　　先天性色素痣是指出生即有的黑素细胞痣。根据其最大直径可分为小型（<1.5 cm）、中型（1.5～20 cm）、大型（20～40 cm）和巨型（>40 cm）。大型和巨型先天性色素痣出现黑色素瘤的风险较高。

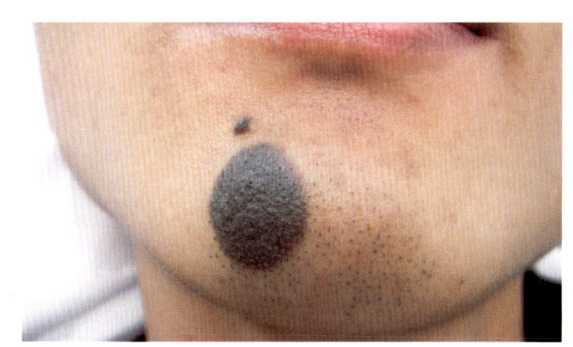

先天性色素痣
（陆原提供）

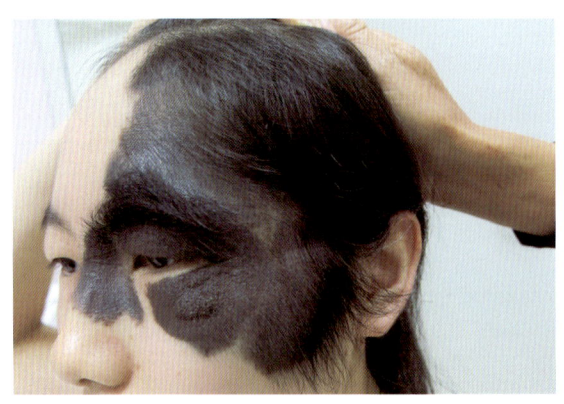

先天性巨型色素痣
（黄长征提供）

—— 编者的话 ——

先天性色素痣的诊断不难，治疗需要综合评估黑色素瘤风险和美容顾虑。队列研究发现，中小型色素痣出现黑色素瘤的风险没有明显升高，但大型和巨型的恶变风险有所升高。此外，患有大型和巨型先天性色素痣及多个卫星痣，或者大量中型先天性色素痣的新生儿，建议筛查神经皮肤黑变病的可能性。

韩永智编　陆原校

第三节　色素性毛表皮痣
pigmented hairy epidermal nevus

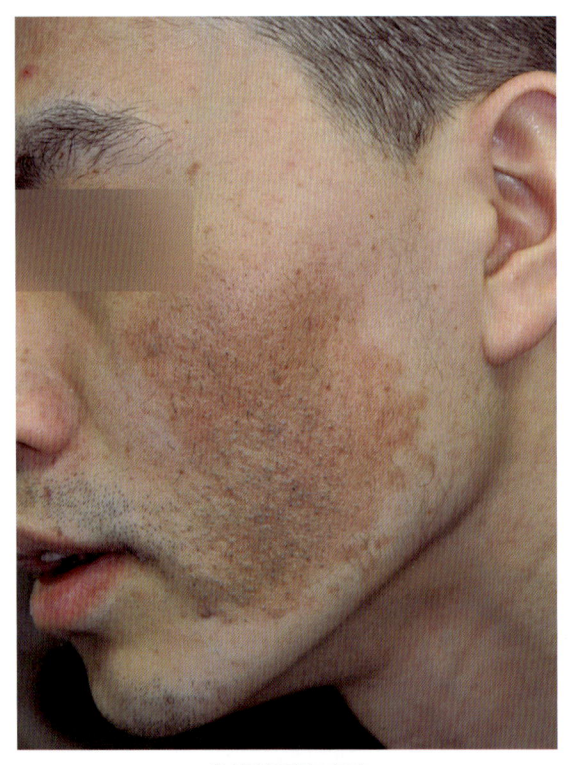

色素性毛表皮痣
（刘仲荣提供）

色素性毛表皮痣又名Becker痣，确切机制不明，多发生于10～30岁，单侧性，为数厘米至数十厘米大小的褐色斑片，表面毛发增多、增粗、变黑。斑片中心可增厚或出现散在毛周丘疹。Becker痣为良性病变，一般无须特殊治疗。因美容原因可酌情考虑手术切除或者激光治疗。

—— 编者的话 ——

本病可能属于一种外胚层和中胚层错构瘤，有学者认为本病与先天性平滑肌错构瘤属于一个病谱性疾病。本病偶会合并某些先天性软组织或者骨骼的发育异常。治疗尚无理想方法，多毛可激光脱毛，色素斑可采用Q开关红、绿宝石激光及Nd：YAG激光等。

韩永智编　陆原校

第四节　Spitz痣
Spitz nevus

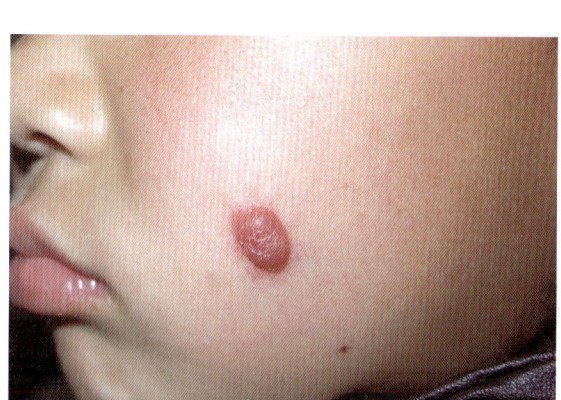

Spitz痣
（黄长征提供）

斯皮茨（Spitz）痣又称良性幼年黑色素瘤，好发于儿童和青少年，头颈部、下肢最为常见。大多数在短期内发病，表现为边界清楚的半球形丘疹或结节，红色、肤色或者黑褐色。皮疹可以单发或者多发，散在或者聚集分布。皮肤组织病理学检查具有诊断价值，由上皮样或者梭形黑素细胞组成。治疗建议手术切除并进行组织学评估。

── 编者的话 ──

Spitz痣属于一种具有特征性组织病理学改变的良性黑素细胞肿瘤。临床诊断较为困难，需要与色素痣、化脓性肉芽肿、皮肤纤维瘤、附属器肿瘤等多种皮肤肿瘤鉴别。确诊依赖于组织病理学，需要和皮肤黑色素瘤仔细鉴别。虽然组织学表现特殊，但本病生物学行为与普通色素痣类似。

韩永智编　陆原校

第五节　蓝痣
blue nevus

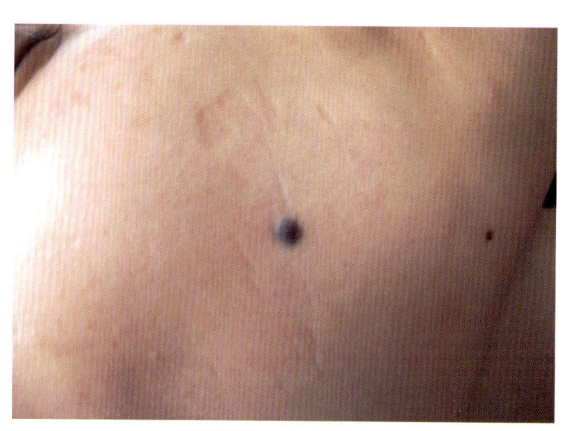

蓝痣
（陆原提供）

蓝痣系由蓝痣细胞组成的一种良性肿瘤。蓝痣分为3型：普通蓝痣、细胞蓝痣和联合型蓝痣。在细胞蓝痣的基础上发生的恶性黑色素瘤称为恶性蓝痣。

本病女性多见，常自幼发生，好发于面部、四肢伸面，特别是手足背面及腰、臀部等，偶见于结膜、口腔黏膜等处。损害常为单个，也可多发，为蓝色、灰蓝色、蓝黑色的丘疹、结节或斑片，直径数毫米至数厘米。

── 编者的话 ──

蓝痣的发生率较低，发于面部的相对更少见。一般蓝痣直径小于1 cm，稳定多年无变化者，通常无须治疗。对直径大于1 cm，近期突然出现蓝色结节，或原有蓝色结节扩大，或出现破溃、出血者，应予手术切除并行组织病理学检查。

陆原编　韩永智校

第六节　恶性黑色素瘤
malignant melanoma

一、发病机制

　　恶性黑色素瘤是一种高度恶性的肿瘤，多发生于皮肤，占皮肤恶性肿瘤的第三位。它可以由黑素细胞痣演变而成，也可以由黑素细胞在多种危险因素的作用下转化而来。危险因素主要包括：种族与遗传、紫外线辐射、自体免疫等。

二、临床特征

　　（1）好发于成年人，小于20岁的恶性黑色素瘤患者仅占约2%。

　　（2）原发性恶性黑色素瘤的临床主要包括4种类型：浅表扩散型、恶性雀斑样痣型、结节型、肢端型。分别表现为棕褐色至黑色的斑片、丘疹或结节，后期可破溃。

　　（3）恶性黑色素瘤皮疹的重要特征为"ABCDE"，A（asymmetry）：皮损不对称；B（border irregularity）：边缘不规则，呈锯齿状或扇形；C（color variation）：色素不均一；D（diameter）：直径大于5 mm；E（elevation）：皮损进展。

三、诊断与鉴别诊断

1. 诊断依据

　　组织病理学检查是恶性黑色素瘤确诊的最主要手段。原发病变、受累部位和区域淋巴结

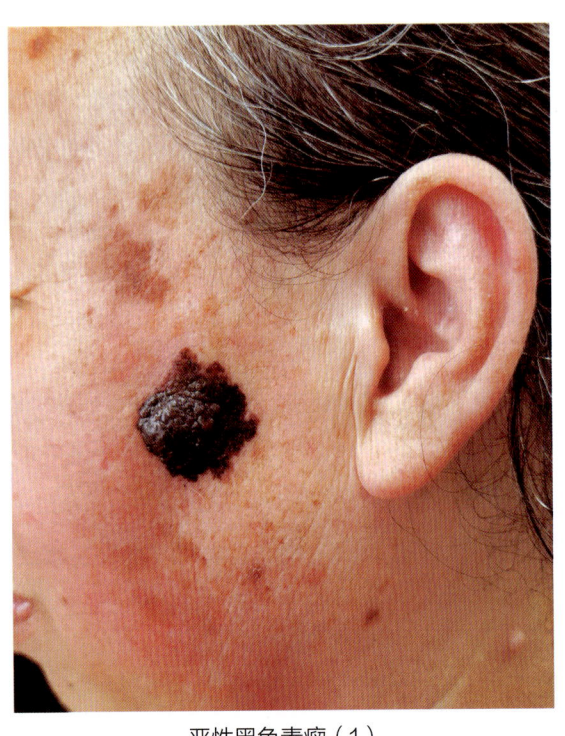

恶性黑色素瘤（1）
（郑松提供）

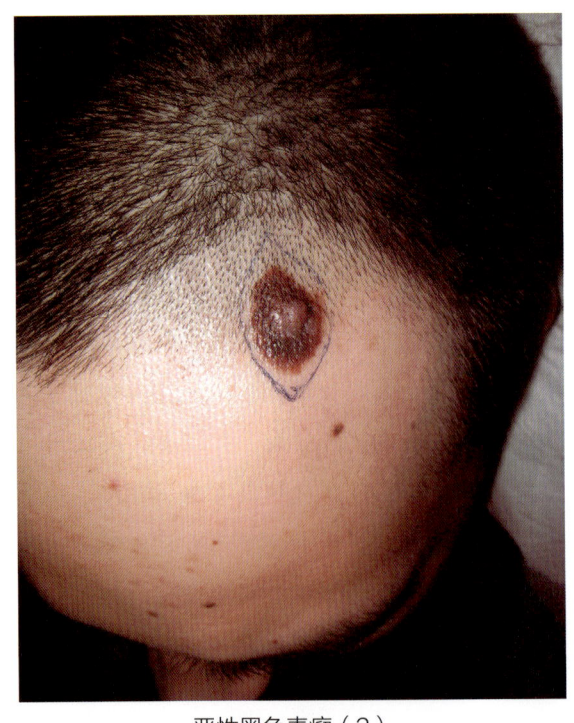

恶性黑色素瘤（2）
（黄长征提供）

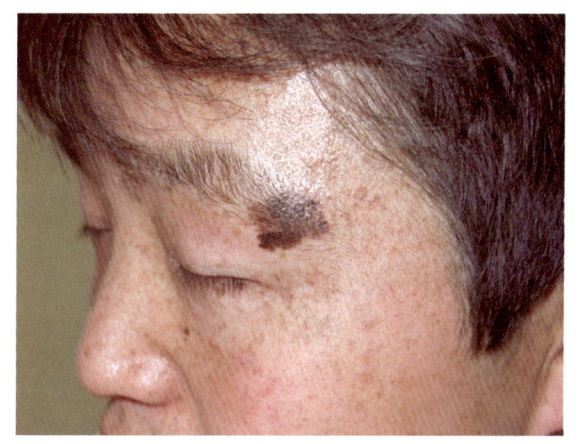

恶性雀斑样痣型恶性黑色素瘤
（黄长征提供）

的视诊和触诊是恶性黑色素瘤初步诊断的常用手段。

2. 鉴别诊断

恶性黑色素瘤在临床上需要与不同的疾病鉴别，比如色素痣、日光性黑子、基底细胞癌，常常需要借助组织病理学检查进行鉴别。

四、治疗

（1）手术治疗。

（2）术后辅助治疗：大剂量干扰素α-2b，BRAF抑制剂±MEK抑制剂（*BRAF*突变）、PD-1单抗、免疫治疗等。

（3）放射治疗。

— 编者的话 —

恶性黑色素瘤是一种高度恶性的黑素细胞肿瘤，是第一位致死性皮肤肿瘤，多发生于皮肤黏膜。早期恶性黑色素瘤手术切除的治愈率高达90%以上，但转移性恶性黑色素瘤预后很差，因此早诊断、早治疗极其重要。恶性黑色素瘤的临床诊断准确率不足70%，对临床有所怀疑的皮损建议应尽早进行组织病理学检查。肢端恶性黑色素瘤是我国最常见的恶性黑色素瘤亚型，但恶性雀斑样痣型恶性黑色素瘤则好发于面部等曝光部位，需要与日光性黑子鉴别。

于雅洁编 马寒校

第二十五章
CHAPTER 25
皮肤肿瘤——皮肤软组织肿瘤

第一节 增生性瘢痕与瘢痕疙瘩
hypertrophic scar and keloid

增生性瘢痕属于伤口异常愈合现象，是真皮纤维组织的良性过度增生，通常发生于局部皮肤创伤之后数周到数月，表现为坚实的局部增生，表面光滑，红色或肤色，局限于损伤部位，可伴有瘙痒或疼痛。

瘢痕疙瘩多见于3岁以上儿童、青少年，发病前有或者无明显外伤史，好发于胸背部和面颈部，表现为质硬的隆起性斑块，多为暗紫色，边缘向正常皮肤侵袭，所以斑块会超出损伤部位，呈蟹足样扩展，一般无自然消退趋势。

病理性瘢痕暂无普遍公认的治疗方法，增生性瘢痕可采用压迫疗法、使用硅凝胶敷料、皮损内注射曲安奈德或者5-氟尿嘧啶乳膏等治疗手段。近年来，脉冲燃料激光、肉毒素注射、手术修复等新的方法也已在临床应用。瘢痕疙瘩的治疗更为困难，需要采取综合治疗方案，除了上述治疗方法之外，可结合局部放射治疗。

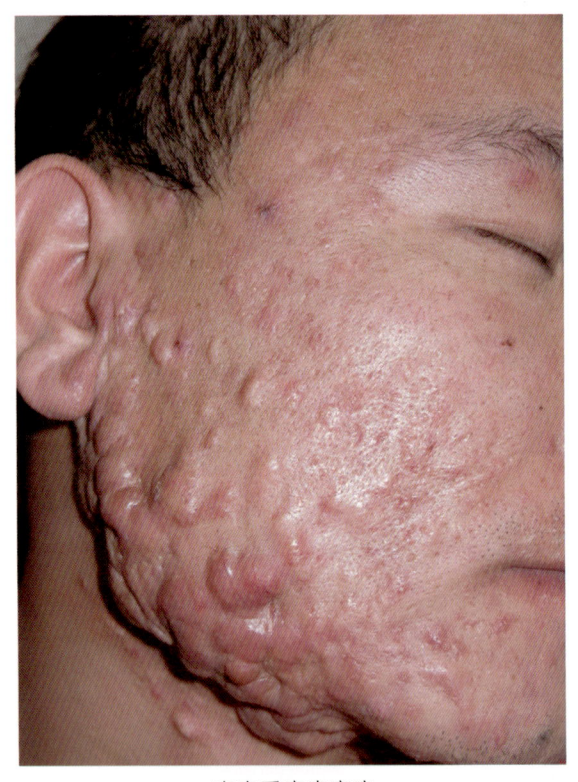

痤疮后瘢痕疙瘩
（黄长征提供）

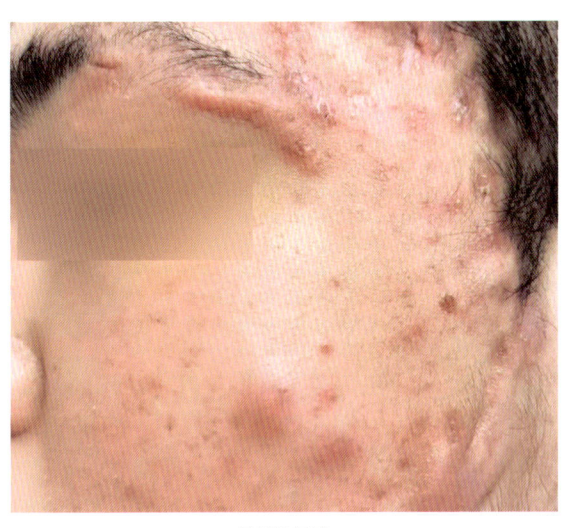

瘢痕疙瘩
（陆原提供）

面部瘢痕最多见于痤疮后，尤其多发于严重痤疮后的下颌部位，显著影响患者容貌。可联合使用皮损内注射和激光治疗、压迫疗法等。手术应综合考虑瘢痕部位、手术损伤程度和术后复发等因素。

韩永智编　陆原校

第二节　软纤维瘤
soft fibroma

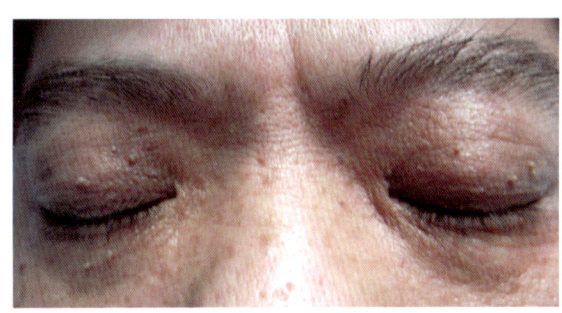

软纤维瘤（1）
（陆原提供）

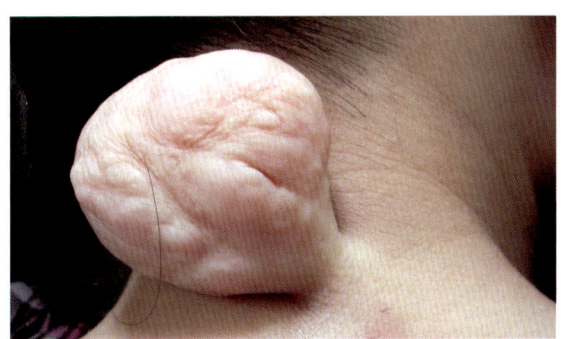

软纤维瘤（2）
（陆原提供）

软纤维瘤，又称皮赘，表现为质地柔软的息肉状丘疹，带蒂或无明显蒂状结构，肤色或褐色，最常见于皮肤松软部位，包括颈部、腋下、腹股沟，发于面部时，常见于眼周。本病发病机制不明，组织病理学显示由松软的胶原性基质组成。治疗常出于美容需求，可剪除或者激光灼除。

编者的话

皮赘临床常见，但常被误诊为丝状疣。本病常多发、质软、无角化。

韩永智编　陆原校

第三节 化脓性肉芽肿
pyogenic granuloma

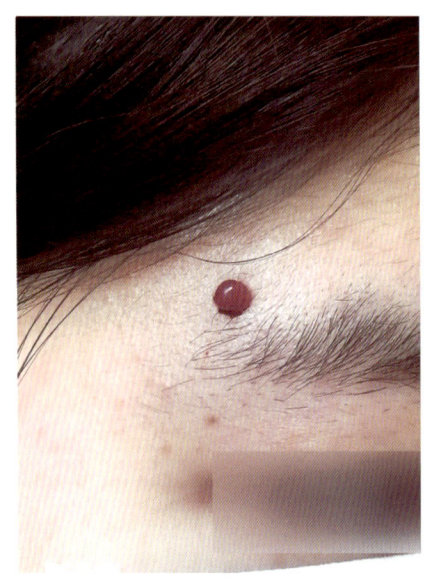

化脓性肉芽肿（1）
（陆原提供）

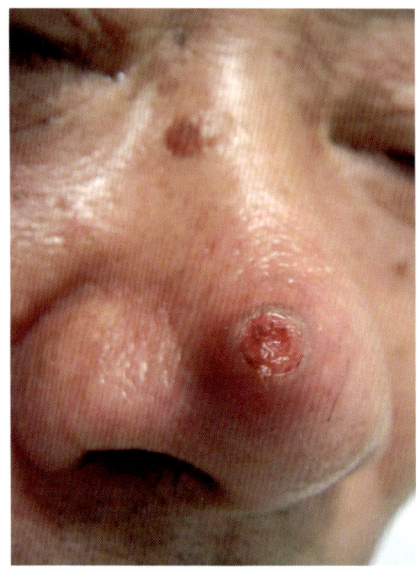

化脓性肉芽肿（2）
（陆原提供）

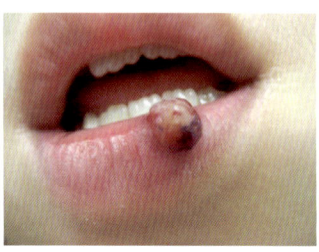

化脓性肉芽肿（3）
（陆原提供）

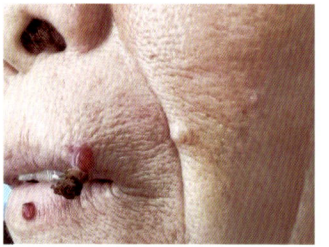

化脓性肉芽肿（4）
（李建建提供）

一、发病机制

化脓性肉芽肿属于皮肤脉管组织肿瘤，又称分叶状毛细血管瘤、血管瘤性肉芽肿，是一种后天形成的良性结节状增生物，其确切发病机制尚不明确，多认为是皮肤外伤后机体的反应性增生，导致毛细血管过度增殖。

二、临床特征

（1）可发生于任何年龄。好发于身体外伤部位，如面部、头皮、手指、足等；新生儿易发生于脐部；孕妇可能因性激素影响好发于牙龈或口腔黏膜（也称妊娠肉芽肿）。

（2）典型皮损：早期为鲜红色或棕红色半球形丘疹，因不当刺激会迅速增大，形成有蒂或无蒂结节，表面光滑或呈菜花样，界清质软，一般无自觉症状。易出血，可伴发坏死、溃疡、感染或结痂。

三、诊断与鉴别诊断

1. 诊断依据

根据典型病史、临床表现大多可以做出临床诊断，组织病理学检查可以确诊。

2. 鉴别诊断

（1）HPV疣：为乳头瘤样增生物，多为皮色，表面常角化过度，不易出血。

（2）Spitz痣、无色素黑色素瘤：常无明确外伤史，碰触后出血不明显。皮肤活检可鉴别。

（3）毛细血管瘤：为鲜红色或紫红色斑块，指压试验可褪色，放开后颜色恢复。

四、治疗

1. 手术治疗

首选手术切除送病理检查，这是目前疗效最确切的方案。

2. 非手术治疗

（1）冷冻、激光、电凝等治疗，操作简便，有复发和出现瘢痕可能。

（2）硬化剂注射：创伤小，有效率相对较高，但有复发及异位栓塞风险。

（3）光动力治疗：可为难治性或复发性化脓性肉芽肿的替代治疗方案。

（4）局部放疗：少用，为部分难治性或复发性化脓性肉芽肿的替代治疗方案。

──── 编者的话 ────

本病是一种反应性血管增生，不属于肿瘤。临床特征性表现为外伤后迅速出现的红色隆起增生物，触碰易出血。本病好发于颜面、四肢等易受外伤的部位，妊娠妇女常见于牙龈。本病短期内生长迅速，此后即保持静止，但多难以自行消退。部分病例在原发皮损经治疗或刺激后可伴发多发性卫星状损害，类似同形反应，损害常见于躯干、肩胛部位。典型皮损通常容易诊断，不典型皮损可借助皮肤镜及皮肤病理明确诊断。手术切除或电凝治疗是目前最常用的治疗方法。

杨丽编　马寒校

第四节　血管淋巴样增生伴嗜酸细胞增多
angiolymphoid hyperplasia with eosinophilia，ALHE

一、发病机制

血管淋巴样增生伴嗜酸细胞增多又被称为上皮样血管瘤，或假性化脓性肉芽肿，早期曾认为本病与木村病为同一疾病。

本病病因不明，可能是对外伤或者动静脉畸形等损伤的一种反应性增生。

二、临床特征

典型临床表现为暗红色孤立的丘疹或者结节，单发或者多发，常见于头皮、前额部位，无自觉症状。

三、诊断与鉴别诊断

1. 诊断依据

根据典型的临床表现和组织学检查结果可诊断。

2. 鉴别诊断

临床常需要与淋巴瘤、化脓性肉芽肿、多种血管瘤鉴别。本病好发于头颈部位，罕见于其他部位，结合组织病理学检查可以鉴别。

四、治疗

尚无理想治疗手段。推荐手术切除，但容

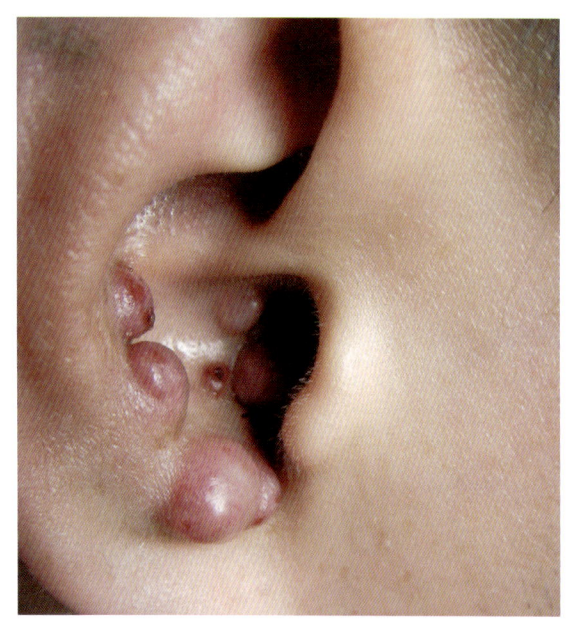

血管淋巴样增生伴嗜酸细胞增多（1）
（陆原提供）

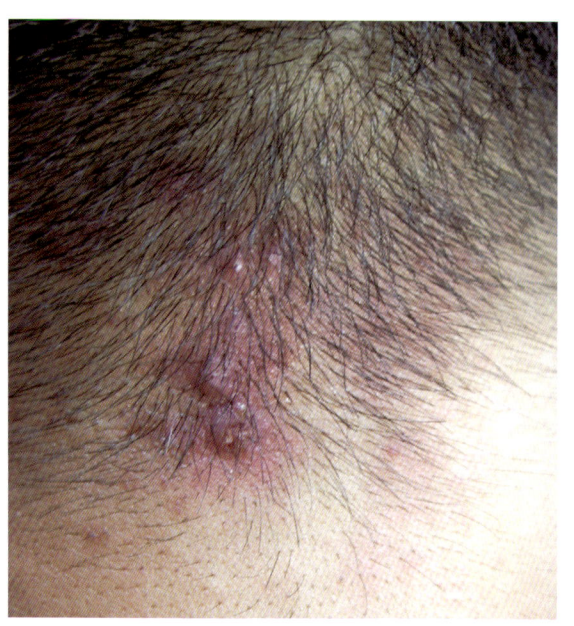

血管淋巴样增生伴嗜酸细胞增多（2）
（陆原提供）

易复发且术中易出血。使用多种激光设备治疗也有一定疗效。

—— 编者的话 ——

本病可能也是一种反应性增生，而不是

真正的血管瘤，目前认为和木村病分属不同疾病。临床表现为血管瘤样的丘疹或结节，多见于头、颈部，常多发成簇，结合组织病理学检查可以诊断。

韩永智编　陆原校

第五节　鲜红斑痣
nevus flammeus

一、发病机制

鲜红斑痣是一种良性的先天性皮肤浅层毛细血管畸形，确切病因尚不清楚，主要与遗传因素、神经异常、血管因素、获得性因素（创伤）有关。

二、临床特征

（1）常在出生时出现，主要表现为1个或数个红色至紫色的斑片，表面光滑，不高出皮肤，压之部分或完全褪色，边界清楚，边缘不整。面部上、下颌部位的病灶会逐渐增厚或形成结节。

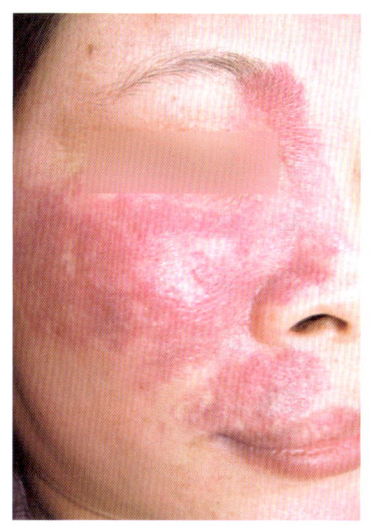
鲜红斑痣（1）
（陆原提供）

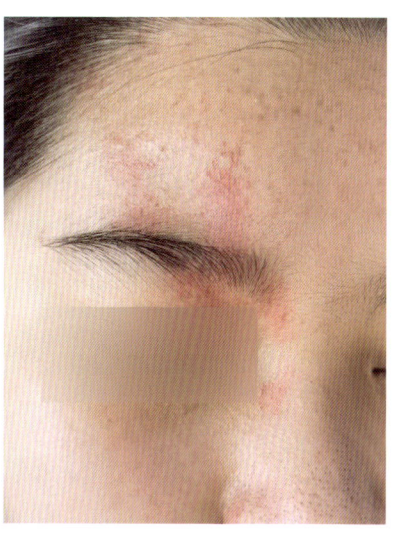
鲜红斑痣（2）
（陆原提供）

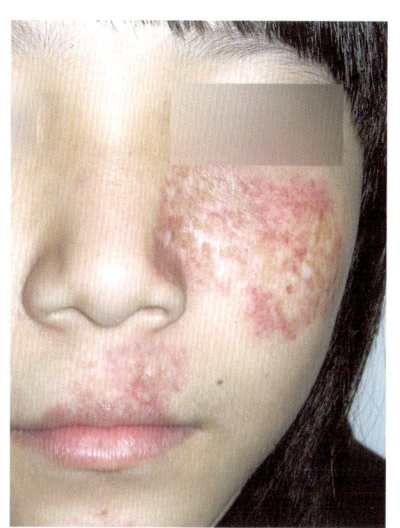
鲜红斑痣放射治疗后
（刘仲荣提供）

（2）好发于头、面、颈部，常为单侧。

（3）可伴发其他综合征，如斯特奇-韦伯（Sturge-Weber）综合征（脑面血管瘤病）。

三、诊断与鉴别诊断

1. 诊断依据

常在出生时出现，表现为红色至紫色的斑片，压之部分或完全褪色，边界清楚，边缘不整。

2. 鉴别诊断

（1）草莓状血管瘤：有逐渐增生的过程，隆起成红色颗粒状，1岁后可缓慢退化。

（2）海绵状血管瘤：隆起的皮下肿物，压之可缩小，去压后又恢复原状。

四、治疗

根据病情（皮损发生部位、皮损面积、皮损厚薄等）选择治疗方法。

1. 激光治疗

（1）585 nm、595 nm脉冲染料激光（最常用）。

（2）脉冲倍频Nd：YAG激光，或长脉冲Nd：YAG激光。

（3）激光联合抗血管生成药物：脉冲染料激光联合西罗莫司或咪喹莫特。

2. 光动力疗法

如海姆泊芬光动力疗法。

编者的话

鲜红斑痣是一种良性先天性皮肤浅层毛细血管畸形，常出生即有，好发于头面、颈部，主要表现为红色至紫色边界清楚的斑片。需与草莓状血管瘤、海绵状血管瘤等鉴别，部分患者可伴有其他综合征或发育畸形。本病不会自行消退，目前常用脉冲染料激光、海姆泊芬光动力疗法治疗。

杨璐编　马寒校

第六节 单纯性血管瘤
hemangioma simplex

一、发病机制

单纯性血管瘤又称草莓状血管瘤或毛细血管瘤，是一种由血管内皮细胞异常增殖导致的血管源性肿瘤，发病机制不明，有家族遗传倾向。可以自行生长和消失。

二、临床特征

早期病变可表现为擦伤样或瘀伤样毛细血管扩张性斑片，逐渐增殖为隆起皮肤表面的鲜红色草莓样斑块，界线清楚。深部血管瘤可呈深蓝色或肤色。

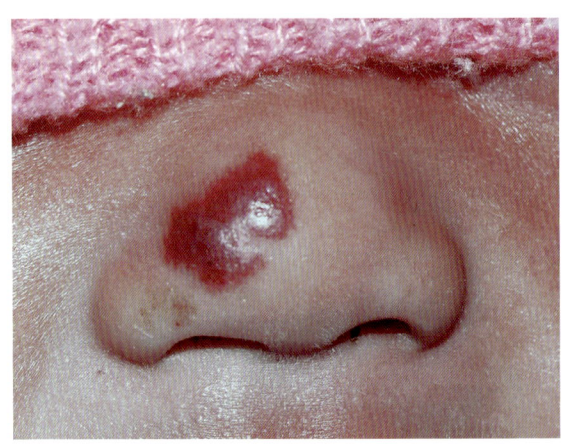

单纯性血管瘤（1）
（李文提供）

三、诊断与鉴别诊断

1. 诊断依据

根据典型临床表现和增殖史，结合病理显示小叶状血管内皮细胞增生可诊断。

2. 鉴别诊断

（1）鲜红斑痣：出生即有，微红色或略带紫色，不高出皮肤表面。

（2）静脉畸形：静脉壁异常肿大，呈蓝色或皮肤色的皮下柔软肿块。

四、治疗

1. 外用药物治疗

适用于浅表型，常用β受体阻滞剂。

2. 激光治疗

脉冲染料激光、Nd：YAG激光等。

3. 系统药物治疗

（1）β受体阻滞剂：普萘洛尔。

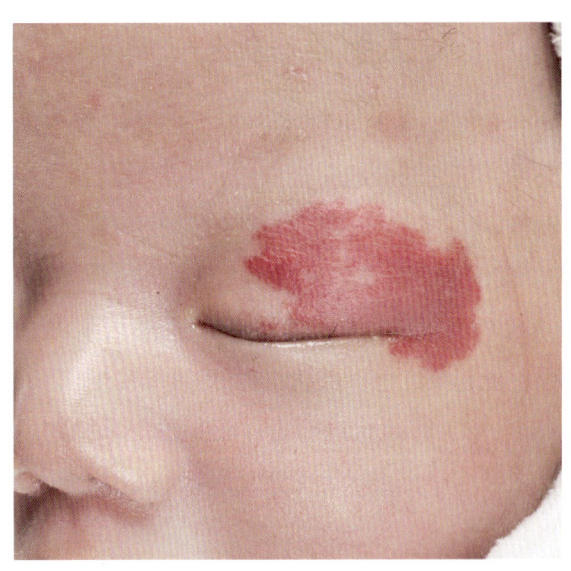

单纯性血管瘤（2）
（李文提供）

（2）糖皮质激素。

4. 局部注射硬化剂、栓塞治疗

5. 手术治疗

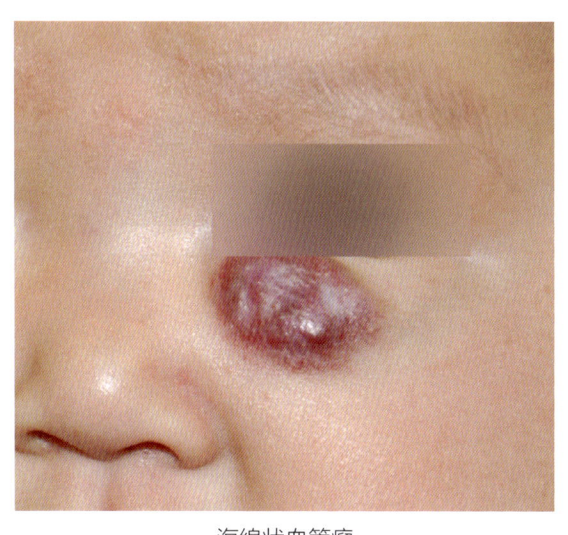

单纯性血管瘤（3）
（刘仲荣提供）

编者的话

本病是一种由血管内皮细胞异常增殖导致的血管源性肿瘤，临床表现为隆起皮肤表面的草莓样斑块或深在的深蓝色皮肤肿物。治疗目标是预防危及生命或生理功能的并发症，防止毁形性损害。应根据血管瘤特点和严重程度个性化选择治疗方法：小面积瘤体常可自行消退，可以采取"积极不干预"策略；浅表型可用脉冲染料激光治疗；生长期可考虑外用或口服 β 受体阻滞剂类药物；若经药物治疗效果不好，可选择手术切除等。

陆艳琨编　马寒校

第七节　海绵状血管瘤
cavernous hemangioma

一、发病机制

海绵状血管瘤是一种由薄壁血管组成的异常血管团，大部分病例为先天性，主要是由于出生时血管内皮细胞快速增殖和畸形所致。有研究表明生长因子和激素导致异常细胞增殖。

二、临床特征

（1）本病可以发生于所有血管部位，最常见于大脑，还可累及皮肤、皮下组织、肝脏、脊髓和视网膜等。

（2）皮肤海绵状血管瘤表现为红色或紫

海绵状血管瘤
（刘仲荣提供）

色的隆起包块，表面光滑，触之柔软，界线
不清。

三、诊断与鉴别诊断

1. 诊断依据

皮肤见红色或紫色软包块，出生时或儿童
早期就存在。B超、病理等检查有助诊断。

2. 鉴别诊断

（1）婴儿血管瘤：通常在出生后2周到2
个月之间生长，并可在几年内自行消退。

（2）淋巴管畸形：淋巴管畸形不可压
缩，超声检查显示低或无回声囊肿。

（3）皮肤血管肉瘤：常见于成年或老年
男性头、颈部，表现为弥漫的瘀斑、斑点状或
结节状病变，具有快速膨胀生长和溃疡倾向。

四、治疗

（1）手术切除。

（2）组织内注射硬化剂治疗。

（3）光电等物理治疗：脉冲染料激光、
射频、CO_2激光、光动力治疗等可酌情选用。

编者的话

海绵状血管瘤的本质仍有争议，目前多认
为是静脉畸形，但既往临床也将部分深在性毛细
血管瘤归入本病。本病可以发生于所有血管部
位。位置较深而不波及皮肤者，表现为质软的包
块；位置较表浅累及皮肤者，可称为皮肤海绵状
血管瘤，表现为红色或紫色的隆起包块，表面光
滑，触之柔软，界线不清。B超、MRI检查有助
于明确诊断、确定瘤体范围、选择治疗方法。目
前尚缺乏特别有效的治疗手段，应根据血管瘤特
点和严重程度个性化选择。手术切除、注射硬化
剂是常用的治疗手段。

陆艳琨编　马寒校

第八节 单纯性淋巴管瘤
simple lymphangioma

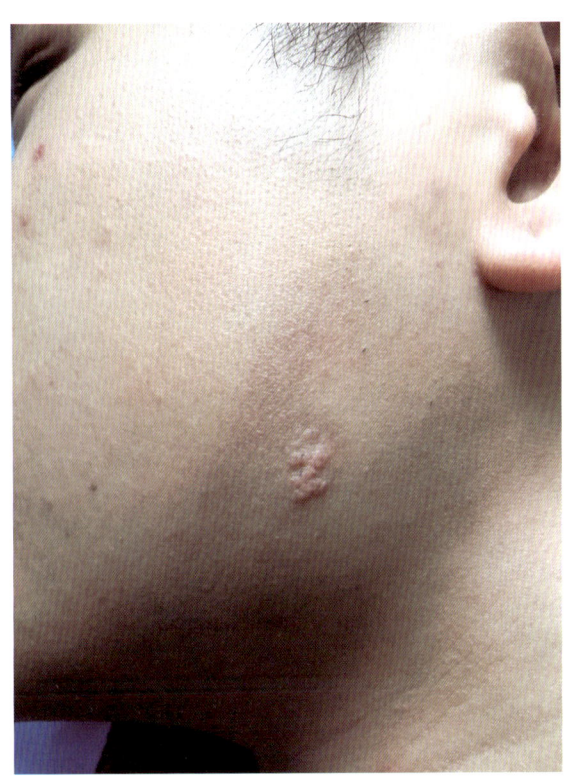

单纯性淋巴管瘤（1）
（陆原提供）

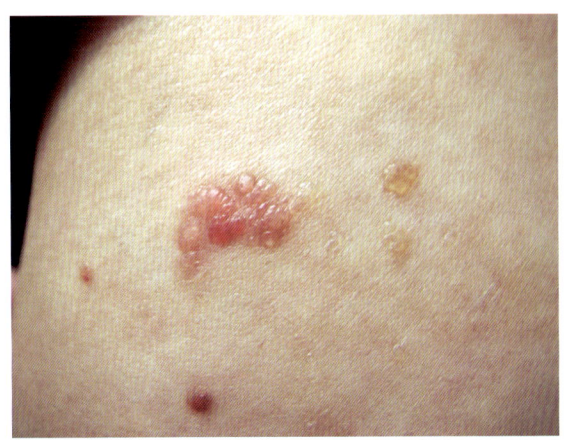

单纯性淋巴管瘤（2）
（陆原提供）

　　单纯性淋巴管瘤又称毛细淋巴管瘤，多发于皮肤和口腔，属于淋巴管畸形。临床表现为透明或出血性小水疱，成群聚集分布。本病大多范围局限，可用电灼、冷冻或激光治疗。

── 编者的话 ──

　　淋巴管瘤本质上属于淋巴管畸形，临床常分为毛细淋巴管瘤、海绵状淋巴管瘤和囊性淋巴管瘤。皮肤常见类型为毛细淋巴管瘤，临床表现为聚集分布的紧张性小水疱。治疗主要是去除皮损，大多采取电灼或激光治疗。

韩永智编　陆原校

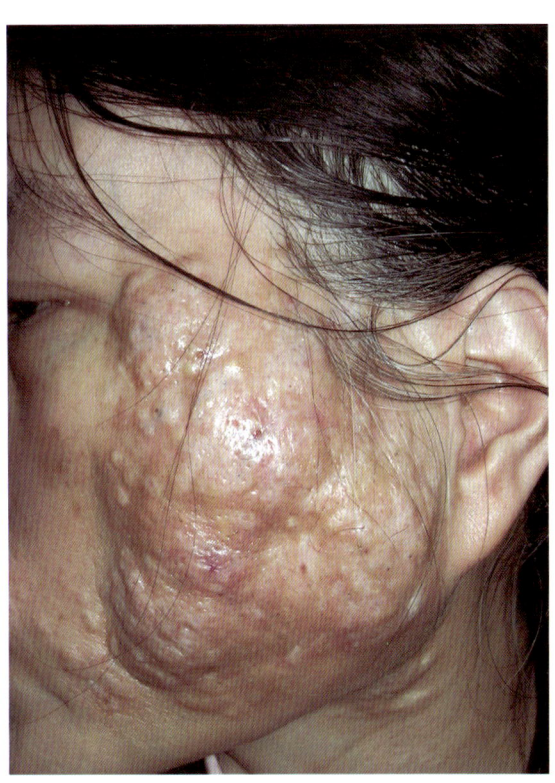

海绵状淋巴管瘤
（刘仲荣提供）

第九节　血管肉瘤
hemangiosarcoma

一、发病机制

血管肉瘤为向内皮分化的恶性肿瘤，包括淋巴管内皮和血管内皮。其发病机制不明，放射治疗、慢性淋巴水肿及某些化学物质暴露是发病的危险因素。

二、临床特征

（1）本病常见于老年人，好发于头、面部。最初表现为撞伤样斑片，继而表面出现紫红色结节、斑块和溃疡。

（2）慢性淋巴水肿相关血管肉瘤常见于乳腺癌切除术后和淋巴结清扫术后；放射后血管肉瘤常见于放射治疗部位。表现为局部浸润型的斑块和结节。

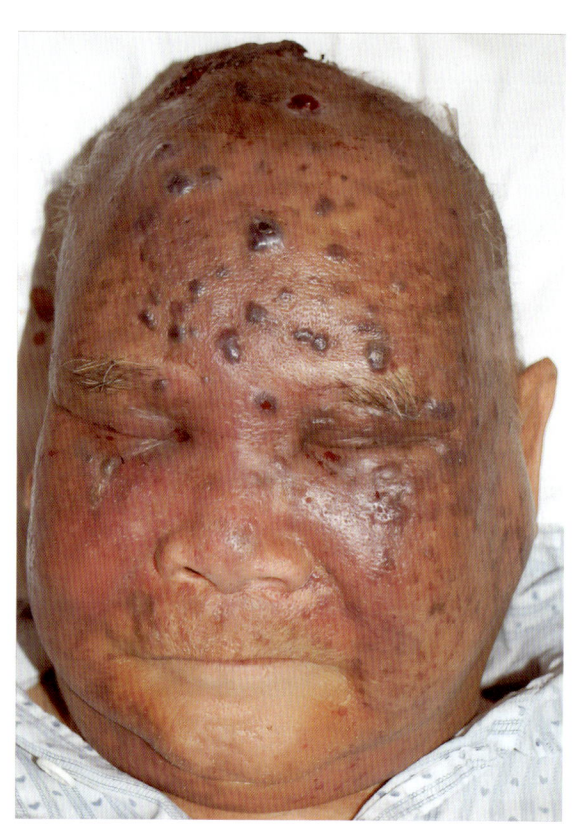

血管肉瘤（2）
（韩永智提供）

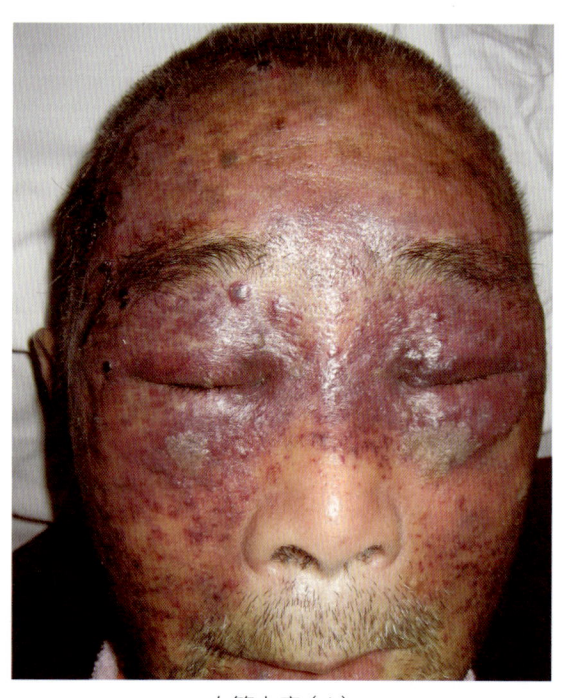

血管肉瘤（1）
（黄长征提供）

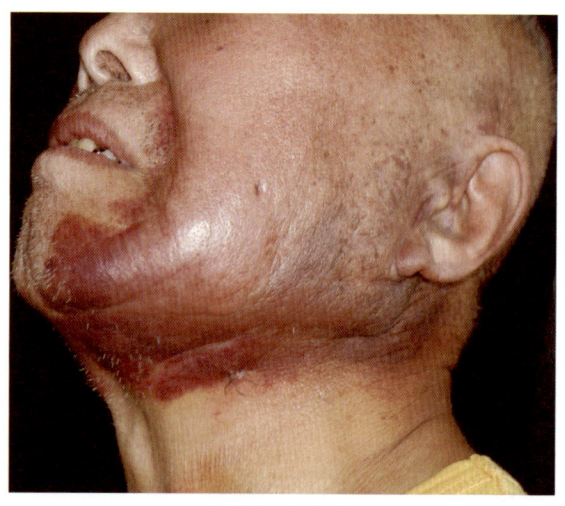

血管肉瘤（3）
（黄长征提供）

三、诊断与鉴别诊断

1. 诊断依据

根据典型临床表现、病史和组织病理学检查可作出诊断。

2. 鉴别诊断

主要与其他非典型血管病变鉴别，比如Kaposi肉瘤、上皮样血管内皮瘤、丛状血管瘤等，需要依赖组织病理学检查。

四、治疗

手术扩大切除联合放化疗。靶向作用于VEGF/VEFGR的药物也有一定疗效。

— 编者的话 —

本病是一种少见的来源于内皮的恶性肿瘤，预后极差，大多原发于皮肤，因此皮肤科医生的早期识别和组织病理学诊断对本病的治疗至关重要。老年人头、面部，以及乳腺癌切除术后的皮肤上出现血管性结节斑块应警惕本病可能。扩大切除是本病首选治疗方案。

韩永智编 陆原校

第十节　神经纤维瘤
neurofibroma

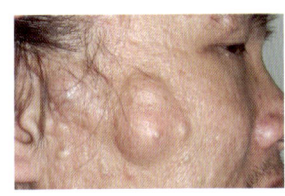

神经纤维瘤（1）
（刘仲荣提供）

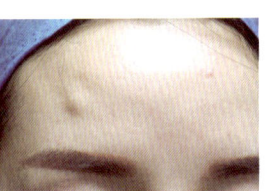

神经纤维瘤（2）
（薛汝增提供）

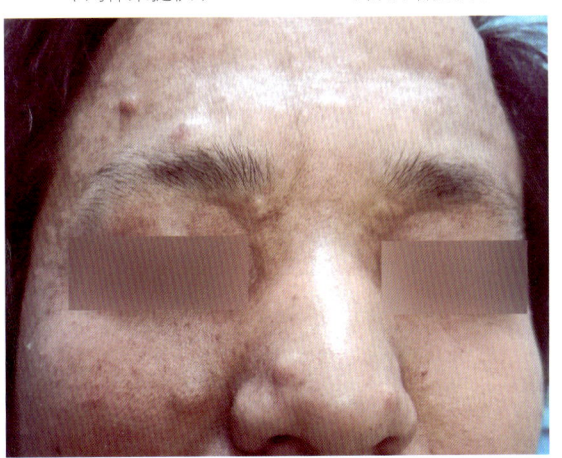

神经纤维瘤（3）
（陆原提供）

神经纤维瘤为神经外胚层来源的良性肿瘤，可分为孤立型、多发型和丛状型，后二者常为神经纤维瘤病的临床表现（见第十五章第三节）。孤立型神经纤维瘤相当常见，通常单发，表现为肤色的柔软性丘疹或结节，可呈蒂状，多见"纽扣征"。

— 编者的话 —

孤立型神经纤维瘤临床很常见，表现为单发、质软的肤色结节，蒂状结构和"纽扣征"为其特征性表现。需要和退行性皮内痣、软纤维瘤等鉴别，鉴别常需借助组织病理学检查。治疗一般选择手术切除，较小皮疹也可激光灼除。多发型和丛状型常提示神经纤维瘤病。

韩永智编 陆原校

第十一节　皮肤平滑肌瘤
leiomyoma cutis

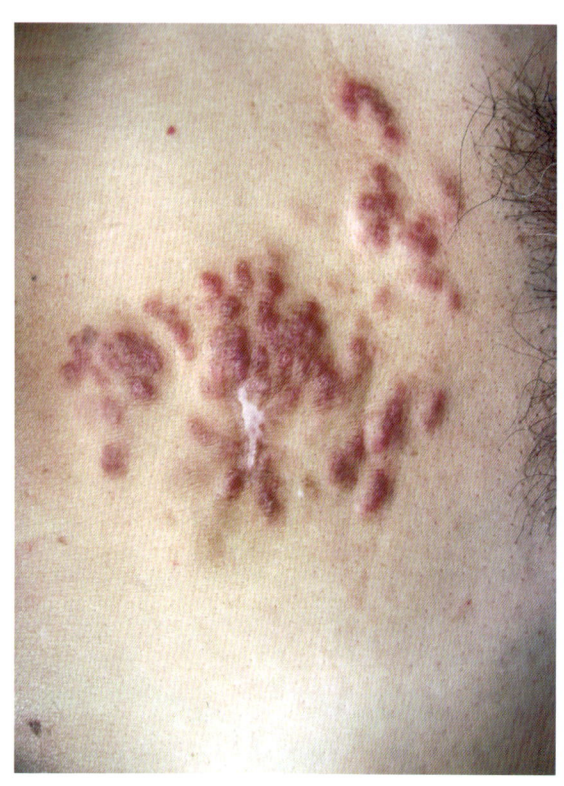

皮肤平滑肌瘤（1）
（陆原提供）

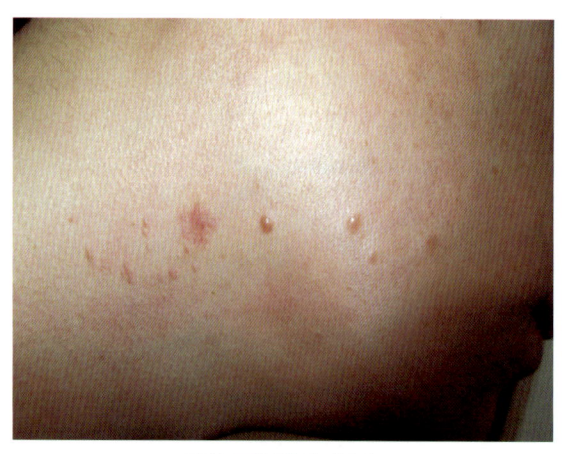

皮肤平滑肌瘤（2）
（陆原提供）

　　皮肤平滑肌瘤不常见，发病机制不明。根据肿瘤来源可分为3型。

　　（1）血管平滑肌瘤：最常见，好发于下肢，通常表现为孤立的皮下结节，自觉疼痛。

　　（2）毛发平滑肌瘤：单发或者多发，为红棕色或皮色的丘疹或者结节，多发，皮疹群集成簇或者呈线状分布，常有自发痛或者诱导痛。

　　（3）生殖器平滑肌瘤：最少见，常为单发结节，位于外阴或乳头乳晕部位，无疼痛。

──── 编者的话 ────

　　本病的诊断有赖于病理检查，单发皮疹临床不具有特异性，但伴有疼痛的群集性红色丘疹常有助于皮肤平滑肌瘤的临床诊断。治疗建议手术切除，但范围较大或不适合切除的肿瘤则治疗困难，可尝试使用多巴喷丁或者硝苯地平等药物以缓解疼痛。

韩永智编　陆原校

第二十六章
CHAPTER 26
皮肤肿瘤——淋巴网状系统肿瘤和白血病

第一节 Jessner淋巴细胞浸润症
Jessner lymphocytic infiltrate

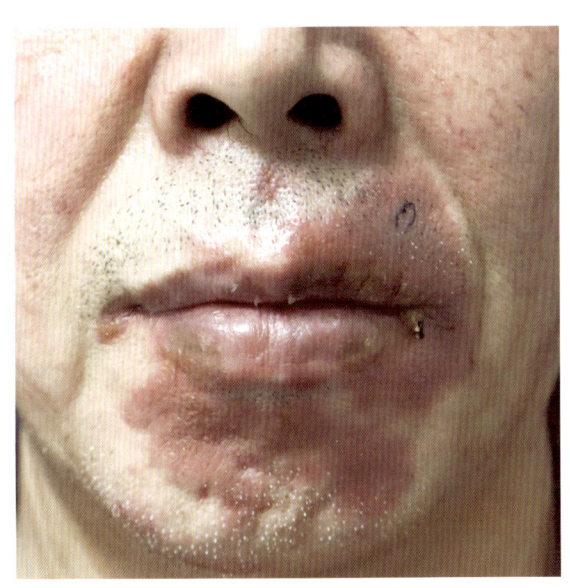

Jessner淋巴细胞浸润症
（牛旭平提供）

Jessner淋巴细胞浸润症为一种良性淋巴细胞浸润性疾病，主要见于成年人，好发于头部、颈部和上背部，最常见临床表现为环状红色斑块，其次为单个或多个无症状的红色丘疹或斑块，无系统受累。皮疹可持续数周或数月而自行消退，但常常复发。羟氯喹、沙利度胺等治疗有效。

编者的话

Jessner淋巴细胞浸润症是一种有争议的疾病，有学者认为本病应该属于红斑狼疮或者为多形性日光疹的一个亚型，但也有报道螺旋体感染、药物等可诱发本病。临床皮疹需要和亚急性环状红斑狼疮、肿胀性红斑狼疮、斑块型日光性皮炎、麻风病等鉴别，病理表现为真皮内CD8$^+$淋巴细胞为主的T细胞浸润，需借助免疫组化与皮肤淋巴瘤鉴别。

韩永智编　陆原校

第二节　皮肤淋巴样增生
cutaneous lymphoid hyperplasia

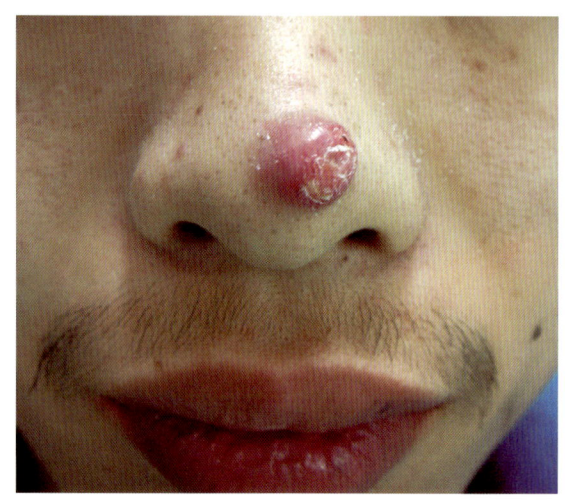

皮肤淋巴样增生（1）

（陆原提供）

　　皮肤淋巴样增生又称为皮肤假性淋巴瘤，可能并不是一种单一疾病，而是对多种未知刺激的良性免疫反应，包括节肢动物叮咬、变应原、药物、异物刺激等都可能引起本病。临床常表现为单发的坚实的红紫色斑块或结节，头、面部多见。少数表现为多发丘疹。组织病理类似皮肤淋巴瘤，但病程良性，应以保守治疗为主。

── 编者的话 ──

　　本病最常表现为头、面部单发皮损，组织病理为多克隆炎症细胞浸润，但常难以与皮肤淋巴瘤鉴别。虽然克隆重排有助于良、恶性质的区分，但长期的临床随访才是最关键的鉴别手段，因此最终确定诊断可能需要较长时间。为了减少临床困扰，建议使用"皮肤淋巴样增生"这个命名，减少皮肤假性淋巴瘤的使用。

韩永智编　陆原校

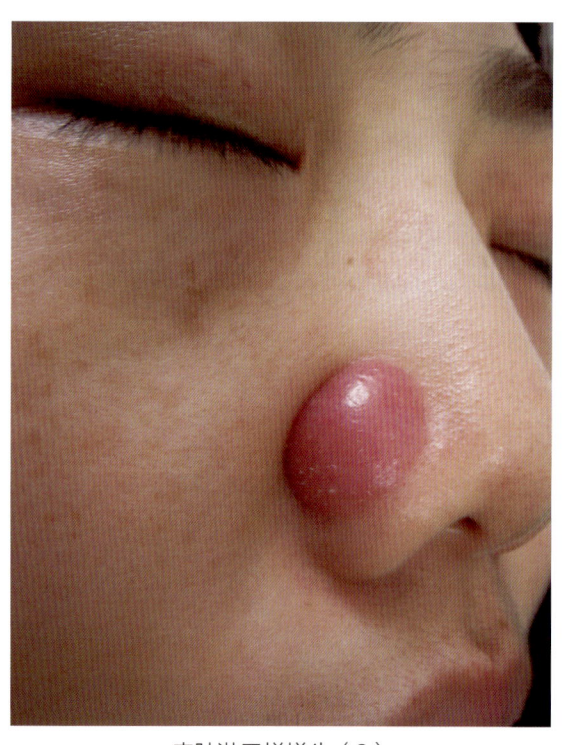

皮肤淋巴样增生（2）

（陆原提供）

第三节　蕈样肉芽肿
mycosis fungoides，MF

一、发病机制

蕈样肉芽肿是最常见的皮肤T细胞淋巴瘤，占比约50%，但对其发病机制仍不清楚，可能与遗传变异的逐步累积、环境抗原的持续刺激，还有机体免疫功能的异常等多种因素有关。

二、临床特征

1. 经典型MF

分为3期：斑片期、斑块期和肿瘤期，各期之间演变历时不等。皮损表现为大小不一的瘙痒性红斑、斑块、肿瘤，多首发于躯干、四肢。

2. 亲毛囊性MF

好发于头、颈部，表现为簇集性的毛囊性丘疹、斑块，局部脱发。最常见眉部浸润型斑块伴眉毛脱落。

3. 其他变异型MF

包括Paget样MF、肉芽肿性皮肤松弛症、红皮病型MF等。

三、诊断与鉴别诊断

1. 诊断依据

诊断需要结合临床症状、病程发展、组织病理、免疫组化等特征综合判断。

2. 鉴别诊断

（1）湿疹、银屑病、斑块型副银屑病等：斑片期和斑块期MF临床需要与之鉴别，病理检查见脑回状异型细胞和浸润细胞特征性

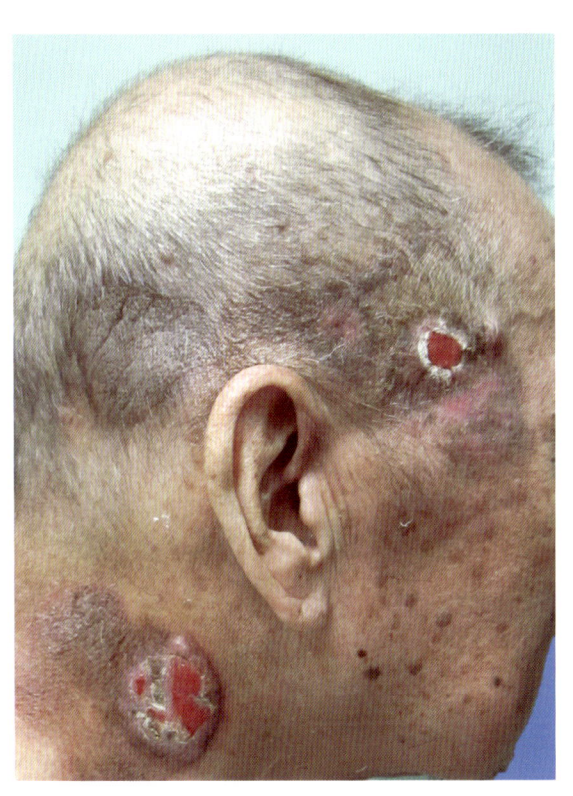

MF肿瘤期
（关杨提供）

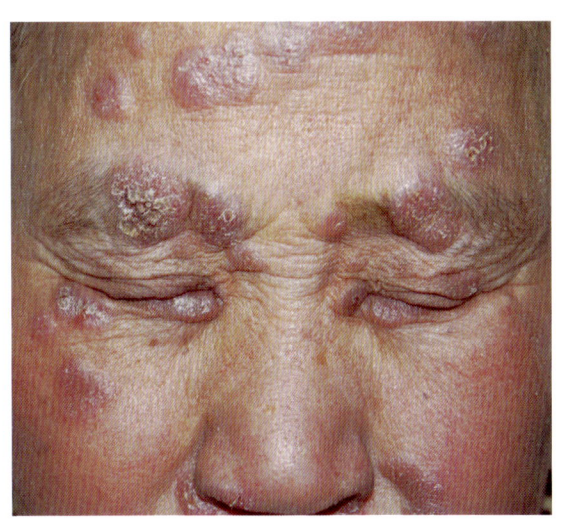

亲毛囊性MF
（陈浩提供）

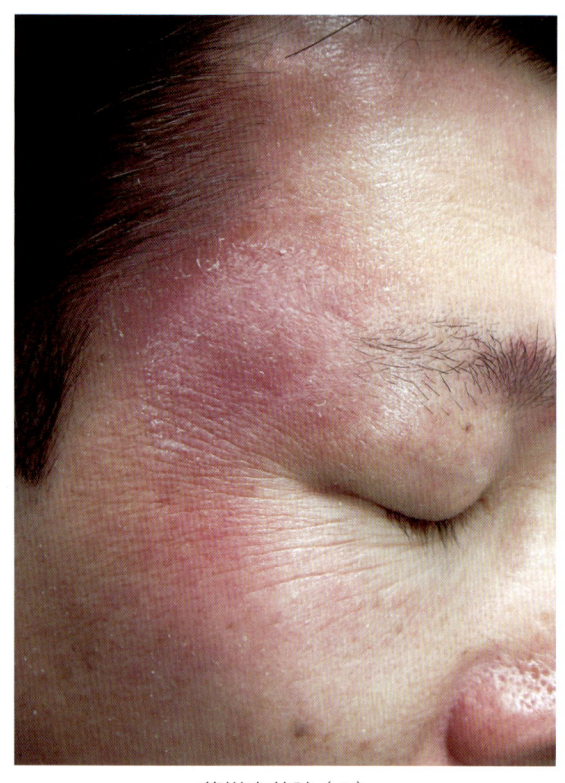

蕈样肉芽肿（1）
（陆原提供）

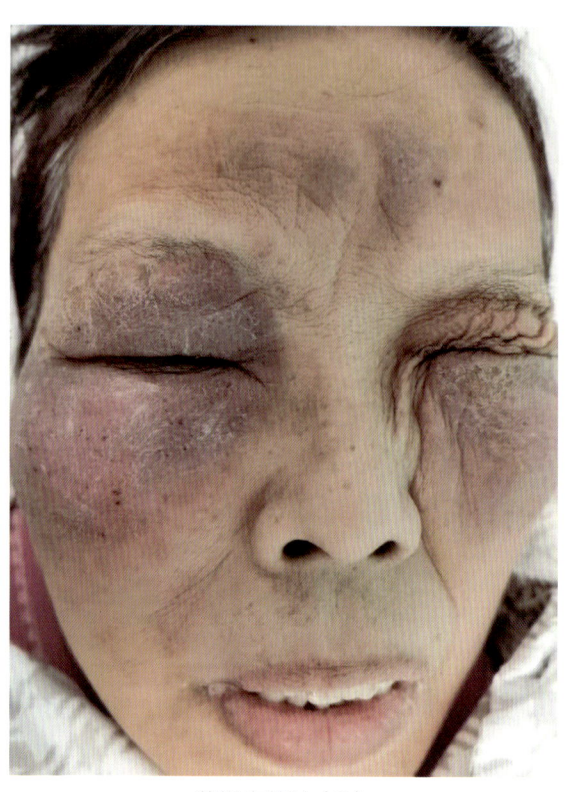

蕈样肉芽肿（2）
（陆原提供）

免疫表型可资鉴别。

（2）红斑狼疮：亚急性和肿胀性红斑狼疮的面部皮损可类似于亲毛囊性MF，鉴别可借助组织病理学和自体免疫学检测指标。

四、治疗

根据分期、全身情况和年龄等因素确定治疗方案，治疗目的应为改善症状的同时尽可能避免毒副反应。

（1）局部外用糖皮质激素、氮芥等。

（2）PUVA、窄谱中波紫外线（NUVB）、电子束照射、浅层X线照射等。

（3）系统治疗：适用于泛发性、治疗抵抗或者进展性MF，包括干扰素α、维A酸、地

尼白介素-2等。

（4）系统性化疗：适用于明确淋巴结或内脏受累的患者，常用CHOP方案（治疗淋巴瘤的1种标准联合方案）。

— **编者的话** —

MF是皮肤科最常见的淋巴瘤，原发于皮肤T淋巴细胞。临床上经典型MF最多见，皮疹多形，但面部最常见的是亲毛囊性MF。MF病程惰性，反复发作，5年生存率85%以上，因此不建议过于积极地使用放化疗手段，局部治疗和光疗可使大多数患者的症状缓解。

韩永智编　陆原校

第四节 Sézary综合征
Sézary syndrome

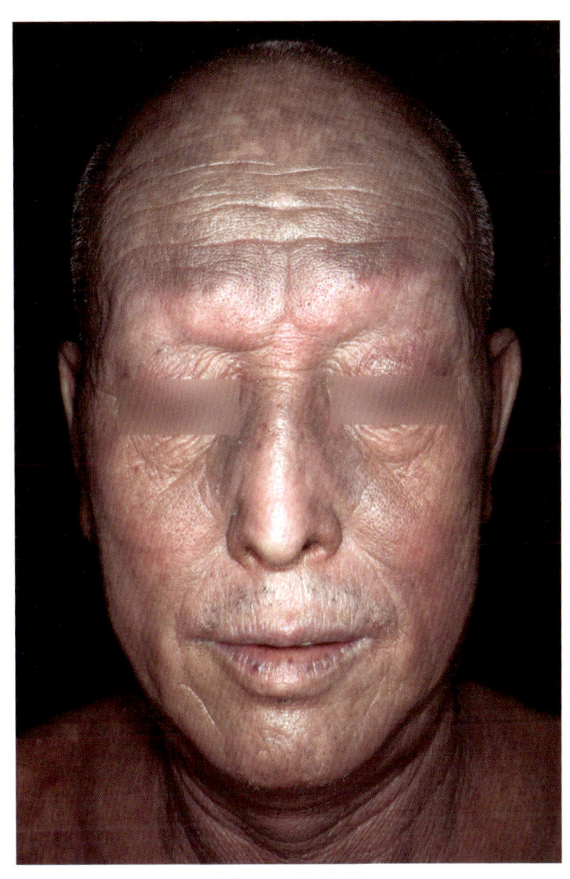

Sézary综合征
（陈浩提供）

Sézary综合征发生于成年人，临床表现包括三联征：①红皮病；②泛发性淋巴结病；③皮肤、淋巴结、外周血中发现Sézary细胞。本病属于侵袭性皮肤淋巴瘤，须进行系统治疗，但多种化疗方案均缺乏随机对照研究，CHOP方案疗效好但缓解期短，新的药物如地尼白介素-2、组蛋白脱乙酰酶抑制剂等被报道有效。

—— 编者的话

本病在皮肤表现方面与其他原因引起的红皮病很难鉴别，约1/3患者的组织病理表现也缺乏特异性，因此及时的外周血、淋巴结检查对诊断十分重要。本病预后差，5年生存率低，但是否属于MF的白血病型还缺乏证据支持。诊断后应当及时给予系统性治疗。异体基因造血干细胞移植有治愈本病的可能。

韩永智编　陆原校

第五节 种痘水疱病样淋巴瘤
hydroa vacciniforme-like lymphoma

种痘水疱病样淋巴瘤是由EB病毒感染导致NK/T细胞克隆性增殖所致，遗传、环境等因素也参与致病。光照和蚊虫叮咬可诱发或加重病情。

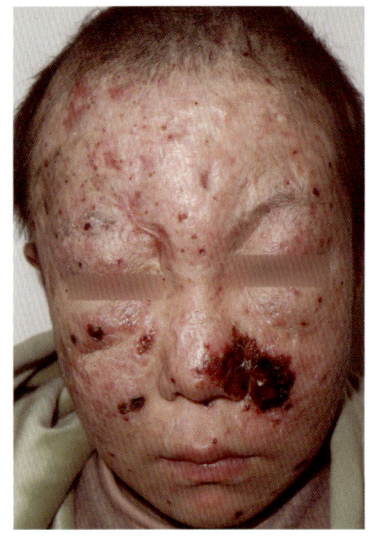

种痘水疱病样淋巴瘤（1）
（王小坡提供）

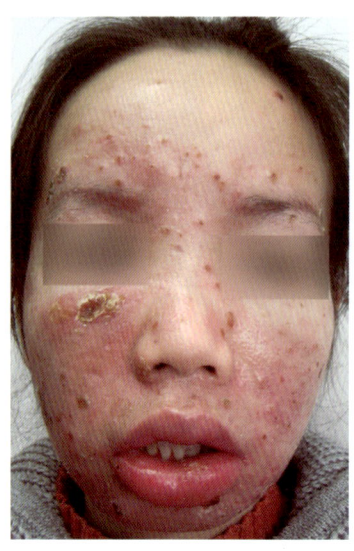

种痘水疱病样淋巴瘤（2）
（孙建方提供）

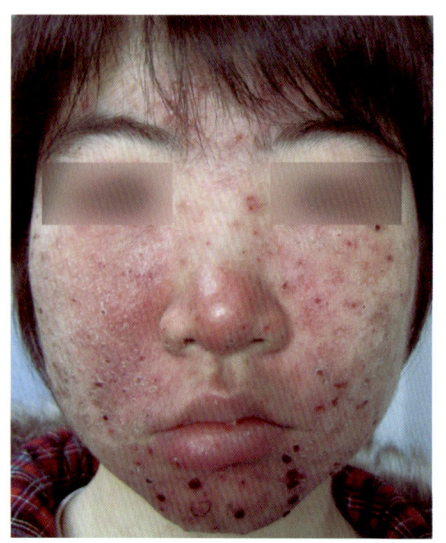

种痘水疱病样淋巴瘤（3）
（孙建方提供）

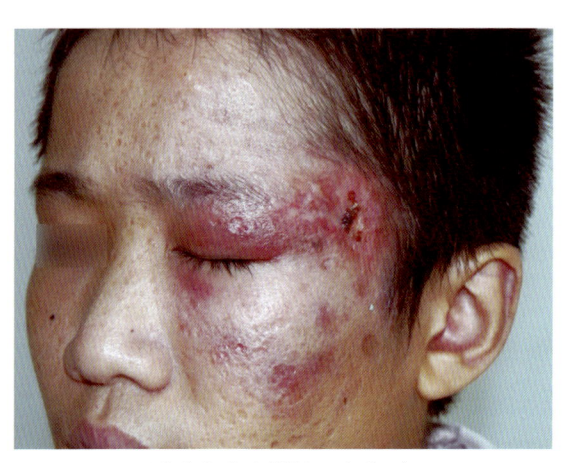

种痘水疱病样淋巴瘤（4）
（陈浩提供）

本病多见于东亚和美洲的儿童和青少年，表现为光暴露部位反复出现的丘疹、水疱、溃疡，愈合后遗留种痘样瘢痕。光照后加重，常伴有蚊虫叮咬过敏现象。全身症状包括发热、肝脾淋巴结肿大、嗜血综合征等。皮肤病理见不典型淋巴样细胞浸润。

—— 编者的话 ——

本病和种痘样水疱病都属于EB病毒感染相关的疾病，二者可能代表了这一谱系疾病的不同阶段。种痘样水疱病的部分患者在青春期后逐渐缓解或痊愈，但也有部分患者会逐渐加重，累及系统，或进展为NK/T细胞淋巴瘤。目前对于如何界定种痘样水疱病和种痘水疱病样淋巴瘤尚无定论，临床应密切随访。

韩永智编　陆原校

第六节 结外NK/T细胞淋巴瘤
extranodal NK/T-cell lymphoma

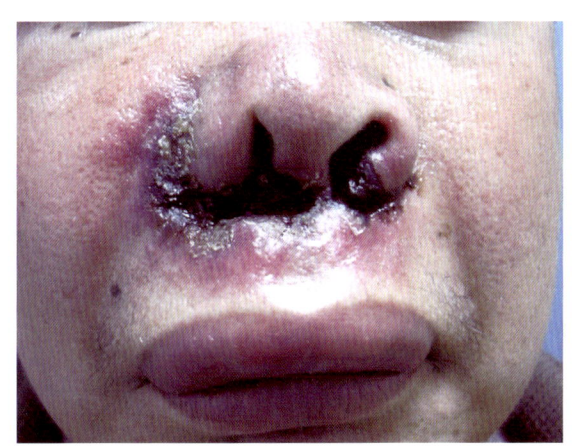

结外NK/T细胞淋巴瘤（1）
（陆原提供）

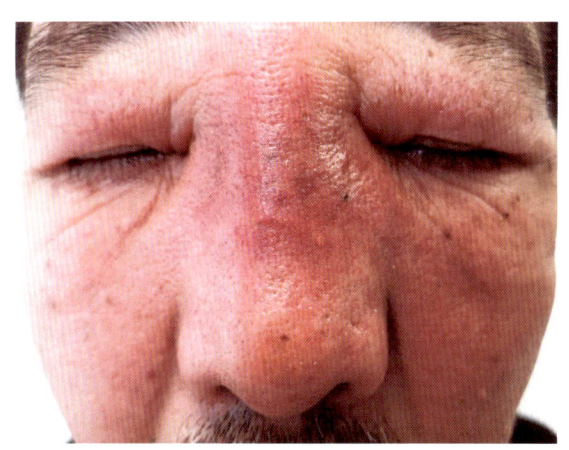

结外NK/T细胞淋巴瘤（3）
（郑松提供）

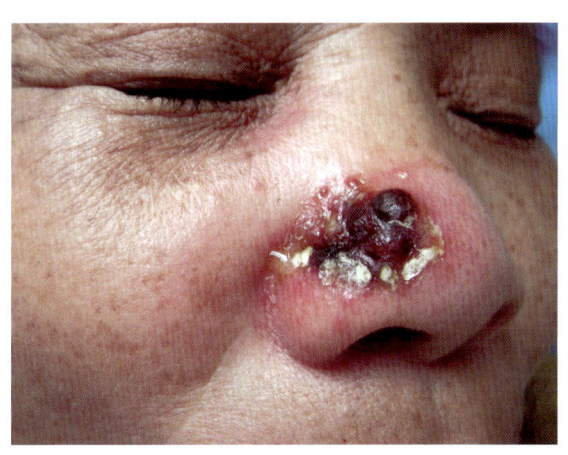

结外NK/T细胞淋巴瘤（2）
（陆原提供）

结外NK/T细胞淋巴瘤曾称为致死性中线肉芽肿，是起源于NK细胞的恶性肿瘤，少数来源于细胞毒T细胞，几乎均存在EB病毒感染。本病多见于亚洲成年人，表现为面中部斑块、结节、溃疡，也可发生于躯干四肢。中线部位破坏是突出的面部特征，如鼻中隔穿孔、硬腭穿孔等。局部病变首选放疗，复发或晚期病变可使用SMILE等强化化疗方案或免疫治疗。

◤ 编者的话 ◢

本病多见于亚洲成年人群，而欧美人少见，属于结外非霍奇金淋巴瘤的一种少见特殊类型，恶性度高，对常规化疗敏感度相对较低，预后不佳。早期局部病变以放射治疗为主，中、晚期及复发患者常对化疗抵抗。目前多推荐采用含左旋门冬酰胺酶（L-ASP）的化疗方案。

韩永智编 陆原校

第七节 皮肤浆细胞增多症
cutaneous plasmacytosis

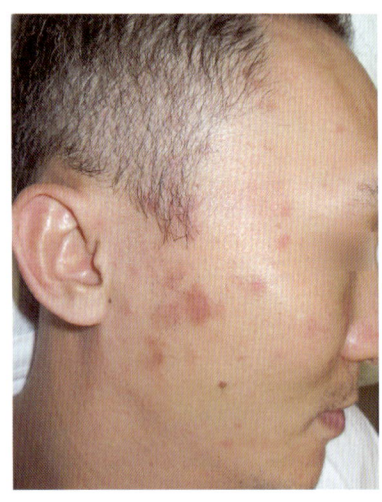
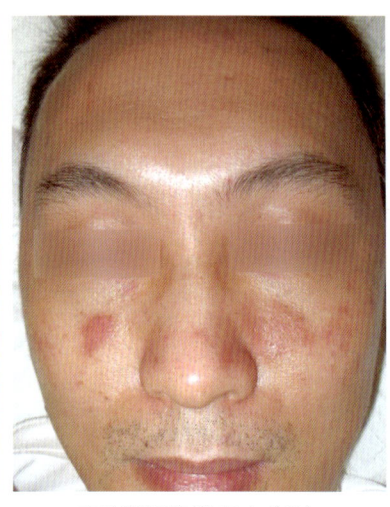
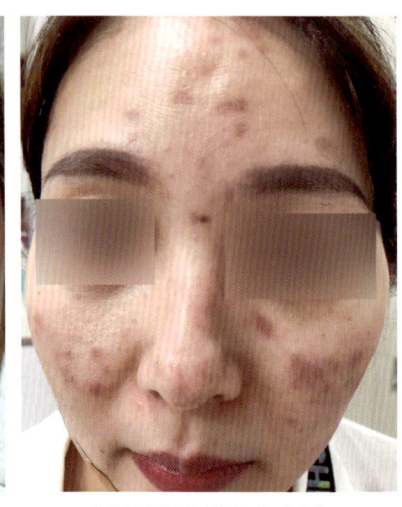

皮肤浆细胞增多症（1）
（陆原提供）

皮肤浆细胞增多症（2）
（陆原提供）

皮肤浆细胞增多症（3）
（施为提供）

皮肤浆细胞增多症是一种少见的皮肤多克隆浆细胞增生的慢性疾病，临床表现多为红褐色的斑块、斑片或结节，多见于面部、颈部、躯干、腋下、腹股沟等部位，肢端及掌跖很少累及。病程缓慢，很少自行消退。本病多伴有高γ-球蛋白血症，病理表现为真皮层大量多克隆性浆细胞浸润。目前尚无标准治疗方案，临床有使用糖皮质激素、紫外线照射治疗等多种治疗方法，但疗效不一。

> —— 编者的话 ———
>
> 本病可能属于一种浆细胞反应性增生的疾病，仅累及皮肤时诊断为皮肤浆细胞增多症，如存在2个及以上器官受累（比如皮肤＋淋巴结等）则为系统性浆细胞增多症，但二者之间常常难以截然区分，通常需要借助于积极的诊断性检查和追踪随访。
>
> 韩永智编 陆原校

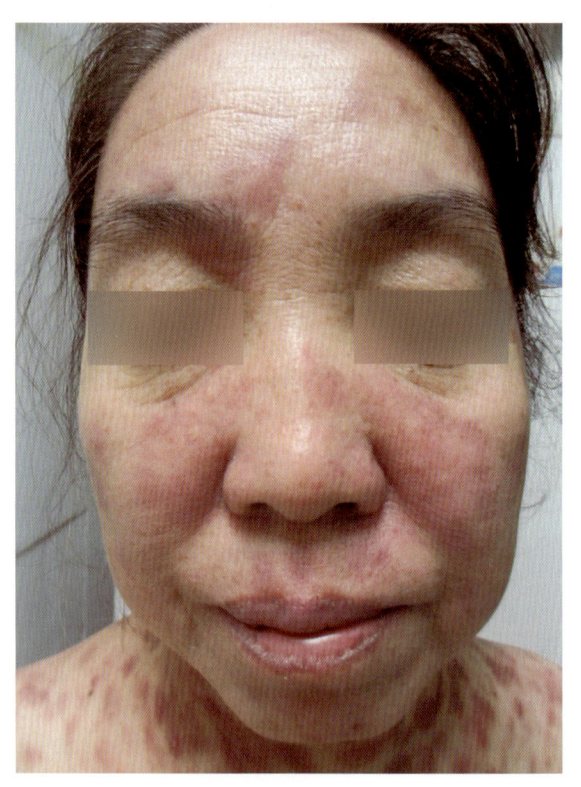

皮肤浆细胞增多症（4）
（施为提供）

第八节 皮肤白血病
leukemia cutis

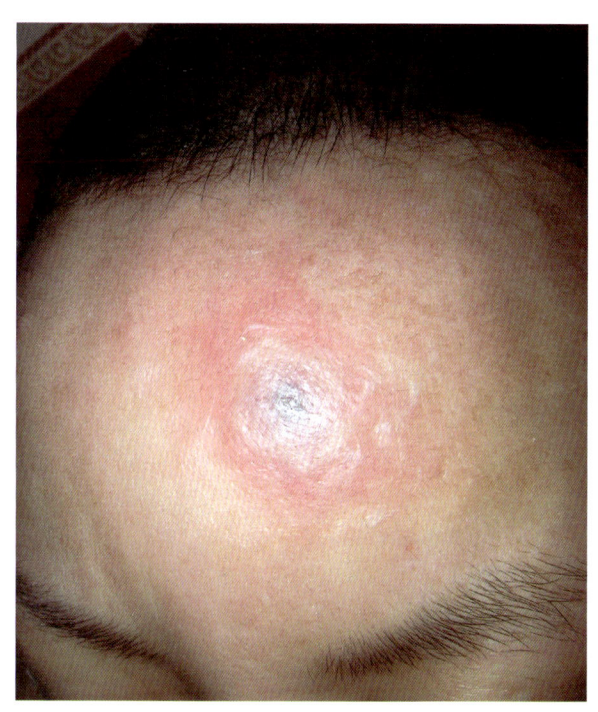

急性髓细胞性白血病皮肤损害
（陆原提供）

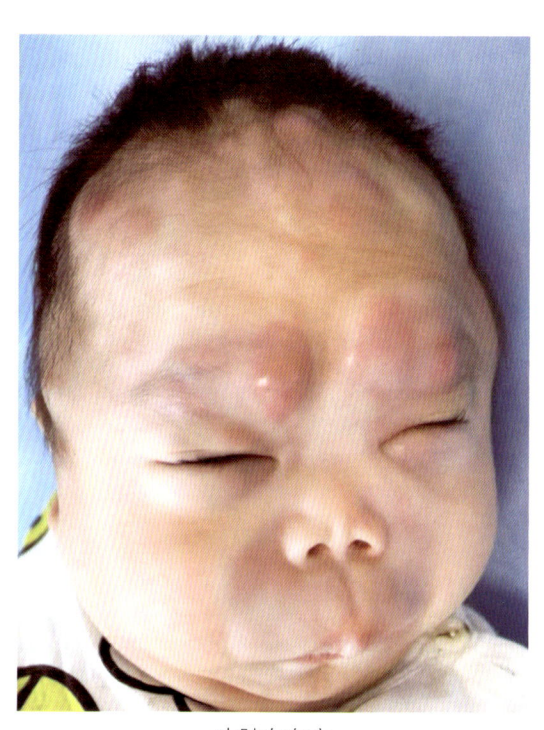

皮肤白血病
（关杨提供）

白血病的皮肤表现称为皮肤白血病，最常见于慢性淋巴细胞白血病和急性髓细胞性白血病（急性粒-单核细胞白血病、急性单核细胞白血病）的患者。

临床表现包括特异性损害和非特异性损害：特异性皮损中含有与周围血液中相同的肿瘤细胞，表现为丘疹、斑丘疹、结节、斑块或肿块等，有的皮损可类似药物或病毒性发疹；非特异性皮损中无白血病细胞浸润，表现为多形性皮疹。

— 编者的话 —

皮肤白血病常常在白血病发病数月后发生，但有时也会在血液系统出现症状之前发生，皮疹表现缺乏特征性，临床应高度警惕。皮肤白血病特异性损害的出现，常常提示着疾病的转化或进展。

韩永智编　陆原校

第九节 郎格汉斯细胞组织细胞增生症
Langerhans cell histiocytosis，LCH

一、发病机制

郎格汉斯细胞组织细胞增生症原被称为组织细胞增生症X，是一种朗格汉斯细胞克隆性增生的肿瘤。细胞表达S100、CD1a、CD207，细胞微结构可见Birbeck颗粒。

发病机制仍不清楚。病毒和免疫学异常可能是其病因，组织中存在 *BRAF* V600E突变。

二、临床特征

1. 勒雪病（Letterer-Siwe disease）

本病的急性弥漫型。常于2岁前发病，1岁内儿童最多见头颈部、腋窝、腹股沟等皱褶部位出现粉色或肤色的细小丘疹、水疱，出血、紫癜，融合成片，表面有鳞屑或痂皮。可逐渐累及多种器官。

2. 汉-许-克病（Hand-Schüller-Christian disease）

有骨损害、尿崩症和突眼三联征，多于2～6岁发病。颅骨最易受累，突眼症常于后期出现。皮疹不多见，表现为斑疹、紫癜或者结节。

3. 嗜酸细胞肉芽肿

本病的局限型。见于年龄较大儿童，临床表现为无症状的骨肉芽肿损害，以颅骨最多见。

三、诊断与鉴别诊断

1. 诊断依据

临床表现可提示本病可能，确诊需要组织

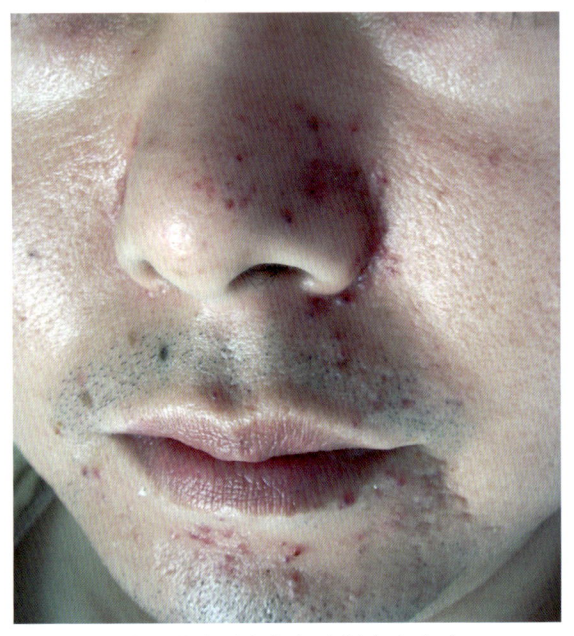

郎格汉斯细胞组织细胞增生症（1）
（陆原提供）

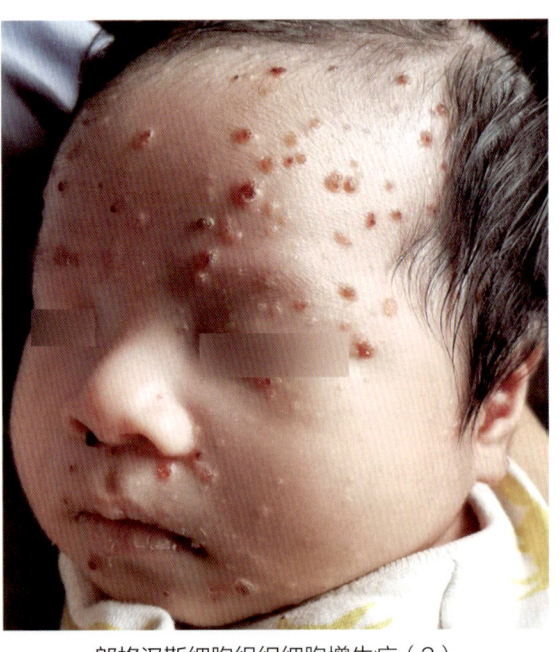

郎格汉斯细胞组织细胞增生症（2）
（陆原提供）

病理学和免疫组化检查。

2. 鉴别诊断

（1）脂溢性皮炎：与勒雪病的皮疹表现类似，但本病不出现水疱、出血和紫癜类皮疹，无器官受累的症状。组织病理学检查可明确鉴别。

（2）间擦疹：LCH发生于皱褶部位的皮疹，临床表现类似间擦疹。系统性症状和组织病理学检查可助鉴别。

四、治疗

应先评估血液、呼吸、神经系统及肝肾、骨骼受累情况，根据严重程度确定治疗方案。长春新碱联合糖皮质激素是多系统累及患者的一线治疗方案。其他化疗方案、造血干细胞移植、选择性 *BRAF* V600E 抑制剂等治疗尚需更多验证。

编者的话

本病是典型的朗格汉斯细胞肿瘤，可能代表着一个疾病谱，包括勒雪病、汉-许-克病、嗜酸细胞肉芽肿和先天性自愈性网状组织细胞增生症。常见于1～3岁儿童，勒雪病皮疹最多见，常伴有内脏系统损伤或者骨受损。皮疹需要与脂溢性皮炎、间擦疹、湿疹等鉴别，确诊需要依赖组织病理和免疫组化。

韩永智编　陆原校

第十节　幼年黄色肉芽肿
juvenile xanthogranuloma

一、发病机制

幼年黄色肉芽肿是最常见的组织细胞增生症，为非朗格汉斯细胞表型，细胞表达CD68、HAM56和XⅢa因子。病因不清，可能是组织细胞对于创伤或者感染的一种反应性改变，但组织细胞内发生脂质化的机制不明。

二、临床特征

（1）多见于婴幼儿，皮疹通常会自行消退。

（2）典型临床表现包括两种类型，两种类型可同时存在。

·小结节型：多发的红棕色圆顶状丘疹，直径2～5 mm，散在分布，身体上半部分多见，尤其是头颈部。

·大结节型：黄红色圆形结节，1～2 cm大小，常常1个或者数个。

三、诊断与鉴别诊断

1. 诊断依据

典型临床表现结合组织病理学和免疫组化可诊断。

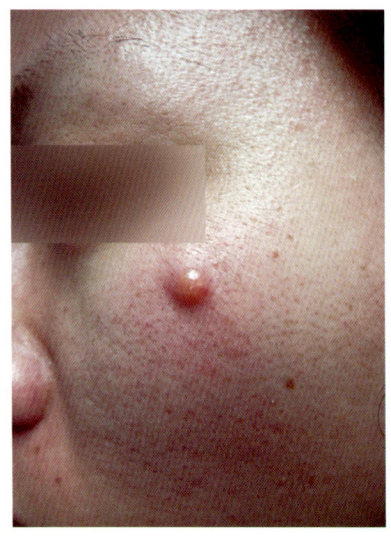

幼年黄色肉芽肿（1）
（陆原提供）

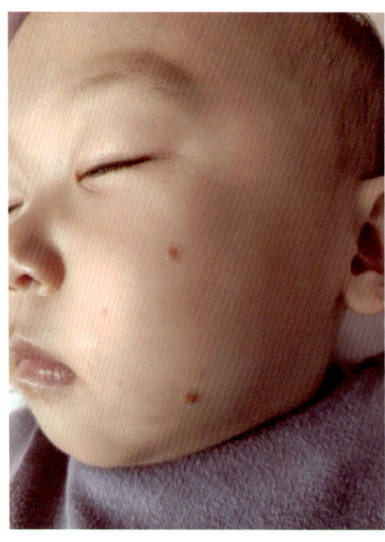

幼年黄色肉芽肿（2）
（陆原提供）

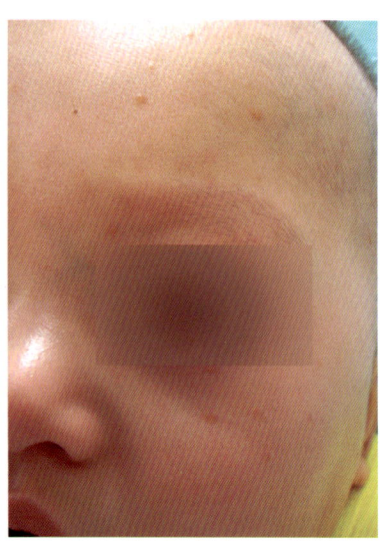

幼年黄色肉芽肿（3）
（陆原提供）

2. 鉴别诊断

临床鉴别需要考虑到多种疾病，但鉴别难点其实在于组织学，需要和其他组织细胞增生性疾病鉴别。

四、治疗

本病皮疹大多可自行消退，通常无须治疗。但应关注少数患者的眼部病变和系统受累。

— 编者的话 ⎯

本病为临床最常见的非朗格汉斯细胞组织细胞增生症，以婴幼儿头颈部发生黄红色圆形结节最为多见。有学者认为本病与良性头部组织细胞增生症、泛发性发疹性组织细胞瘤为同一谱系。本病大多患者病程良性，皮疹可自行消退，但极少数患者会出现眼部病变，或者合并Ⅰ型神经纤维瘤病或幼年髓单核细胞白血病。

韩永智编　陆原校

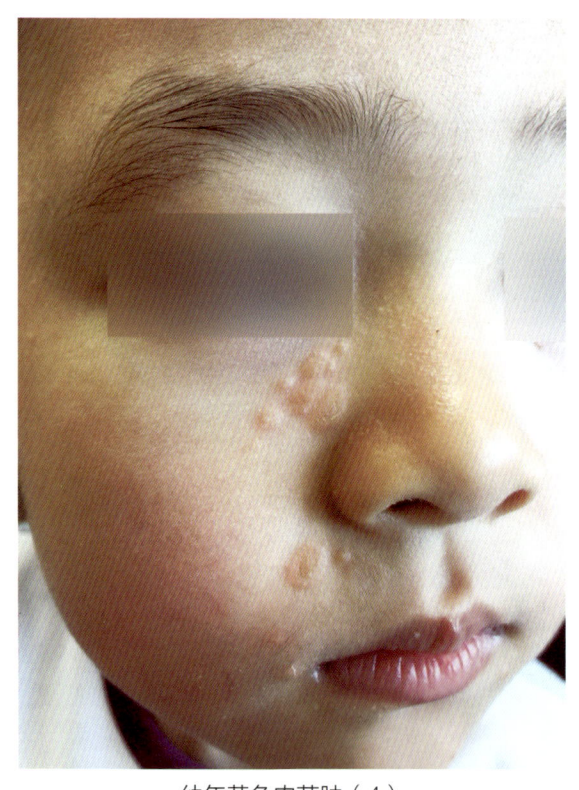

幼年黄色肉芽肿（4）
（关杨提供）

第十一节 良性头部组织细胞增生症
benign cephalic histiocytosis

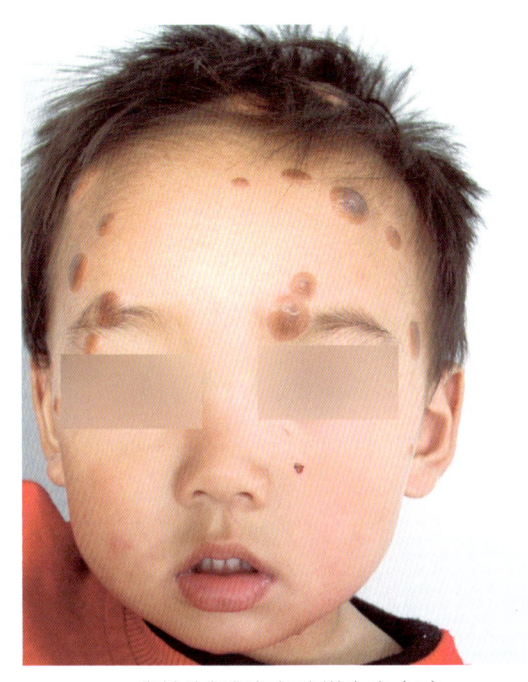

良性头部组织细胞增生症（1）
（陈浩提供）

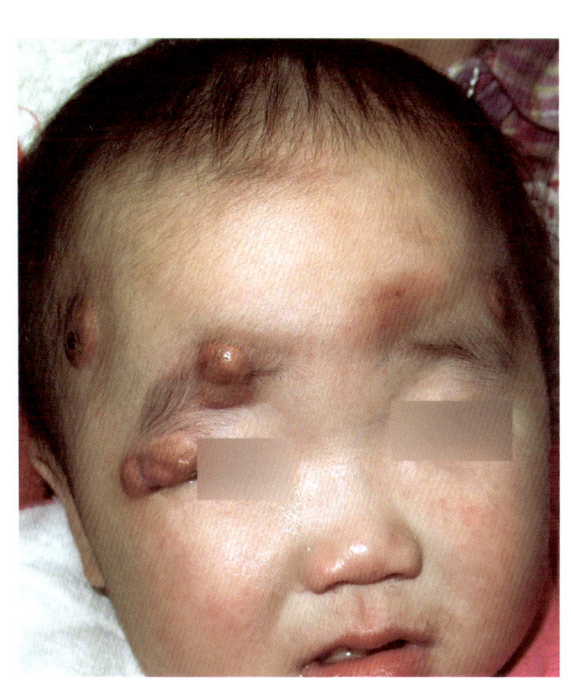

良性头部组织细胞增生症（2）
（黄长征提供）

良性头部组织细胞增生症罕见，多于3岁前发病，数月至数年后自行消退，留有短暂的色素沉着。典型皮疹为轻度高起的淡红色或棕黄色丘疹结节或斑块，数目不等，最常见于面部，逐渐累及头部、耳后、颈部，少数也可发生于肩部和臂部。患儿一般情况良好。组织病理表现为非朗格汉斯细胞组织细胞增生。

— 编者的话

本病为一种少见的发生于儿童的良性非朗格汉斯细胞组织细胞增生症，组织病理学、免疫组织化学与幼年黄色肉芽肿、泛发性发疹性组织细胞瘤非常相似。本病可自愈，不必特殊治疗。

韩永智编　陆原校

第十二节 泛发性发疹性组织细胞瘤
generalized eruptive histiocytoma

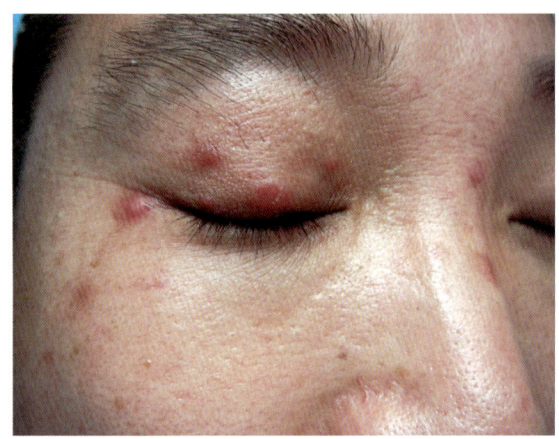

泛发性发疹性组织细胞瘤（1）
（陆原提供）

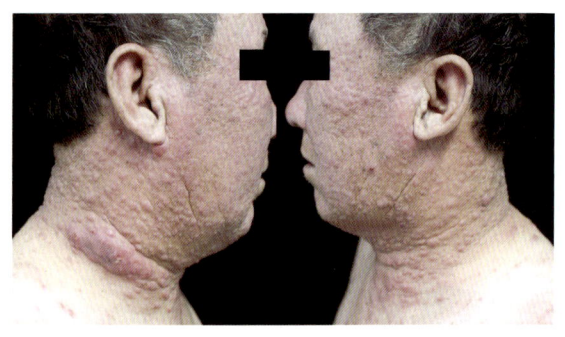

泛发性发疹性组织细胞瘤（2）
（巴伟提供）

泛发性发疹性组织细胞瘤又称发疹性组织细胞瘤，罕见。常于幼儿时发病，表现为数百个红棕色小丘疹，躯干四肢多见，面部偶有发生。皮疹持续数月可消退，但反复发作。

编者的话

本病临床上常需与发疹性汗管瘤、丘疹性环状肉芽肿、朗格汉斯细胞组织细胞增生症等鉴别；组织学上要与多种非朗格汉斯细胞组织细胞增生症鉴别。虽然本病为自限性，且没有系统症状，但建议临床仍应密切随访，因为曾有本病发生播散性黄瘤、白血病的个案报道。

韩永智编　陆原校

第十三节 渐进坏死性黄色肉芽肿
necrobiotic xanthogranuloma，NXG

一、发病机制

渐进坏死性黄色肉芽肿又称伴副球蛋白血症的渐进坏死性黄色肉芽肿，病因不明。虽然本病多伴有单克隆丙种球蛋白病，但在皮损中并没有发现浆细胞克隆性增殖的证据。

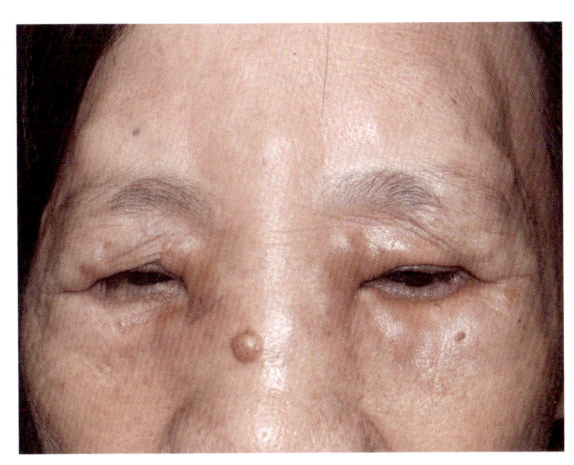

渐进坏死性黄色肉芽肿
（黄长征提供）

二、临床特征

（1）典型皮疹：质硬的黄瘤样丘疹、结节和斑块，最常见于眼周，也可累及其他部位。

（2）副球蛋白血症：见于70%以上病例，是一种IgG的单克隆丙种球蛋白病，常合并或发展为浆细胞异常或淋巴增生性疾病。

三、诊断与鉴别诊断

1. 诊断依据

典型的临床表现可高度提示本病，结合实验室检查和组织病理学检查可确诊。

2. 鉴别诊断

（1）类脂质渐进性坏死：表现为质硬的黄色斑块，但常见于胫前，不伴有副球蛋白血症，组织病理学检查可助鉴别。

（2）扁平黄瘤：皮疹类似，但不伴有副球蛋白血症，可伴有血脂升高。组织病理无渐进坏死区。

四、治疗

低剂量类固醇激素联合苯丁酸氮芥对本病有效。手术切除皮损复发率高。多发性骨髓瘤的新疗法有待尝试。

编者的话

本病罕见，多见于中老年人，眶周黄瘤样皮疹伴副球蛋白血症是其特征性表现，可伴有肝脾肿大和眼部病变等多系统症状。浆细胞异常或淋巴增生性疾病可能引起了本病的副球蛋白血症，应予关注。本病长期预后良好，少数患者死于多发性骨髓瘤。

韩永智编　陆原校

第十四节 播散性黄瘤
xanthoma disseminatum

播散性黄瘤罕见，典型表现为皮肤黄瘤、黏膜黄瘤和尿崩症三联征。皮肤黄瘤表现为黄红色、黄棕色的丘疹，对称分布于面部、肢体屈侧和间擦部位，大量丘疹呈簇状或融合成疣状。黏膜黄瘤常见于口咽部、气管黏膜。组织病理为真皮内组织细胞和泡沫细胞浸润。脂蛋白代谢正常。

—— 编者的话 ——

本病罕见，大多患者皮疹持续不退，也有少数患者的皮疹可自行消退，也有累及中枢神经系统甚至死亡的病例报道。放疗、环孢素A、环磷酰胺等多种方法曾被尝试用于治疗，但至今尚无有效手段。

韩永智编 陆原校

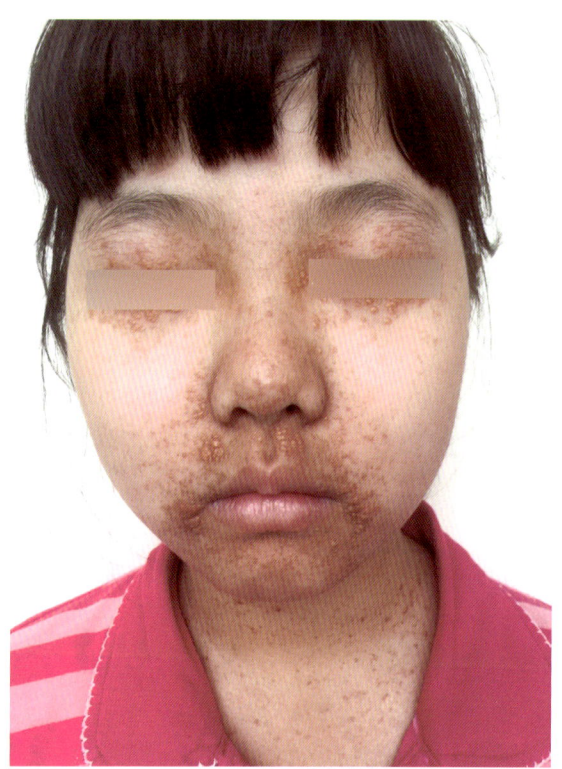

播散性黄瘤（1）
（关杨提供）

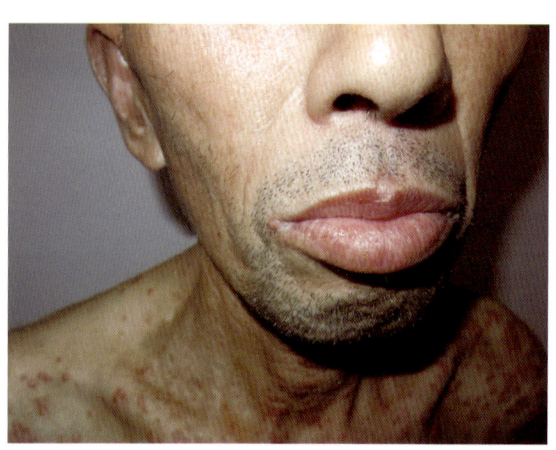

播散性黄瘤（2）
（黄长征提供）

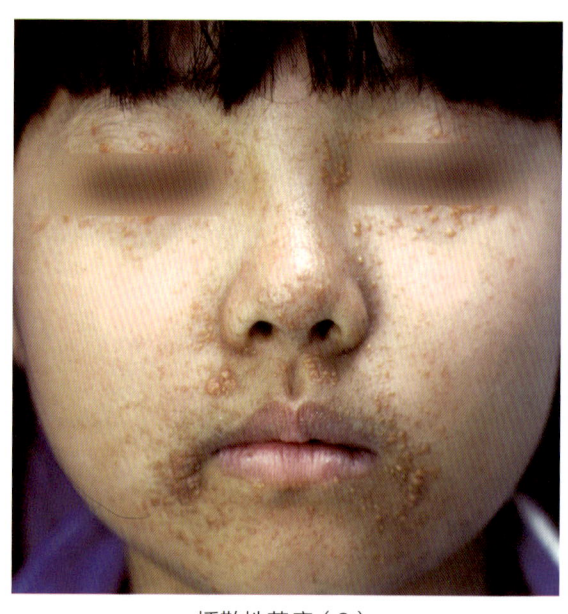

播散性黄瘤（3）
（李建红提供）

第十五节　窦性组织细胞增生症
Rosai-Dorfman disease

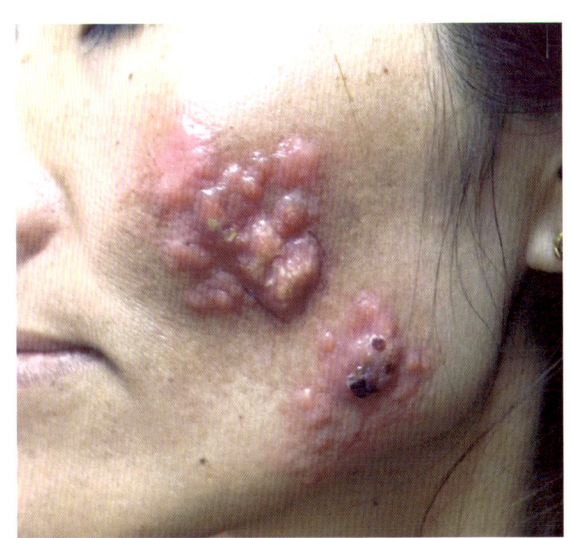

Rosai-Dorfman病（1）
（关杨提供）

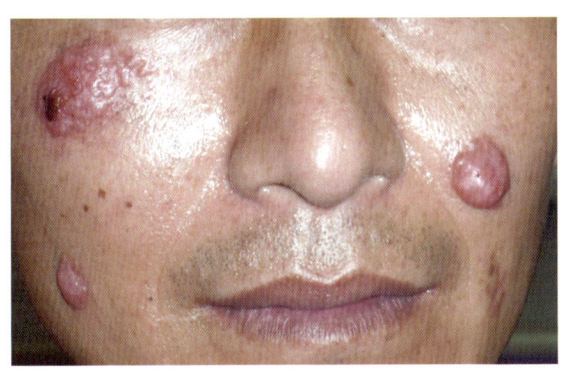

Rosai-Dorfman病（2）
（韩永智提供）

窦性组织细胞增生症又称罗萨伊-多尔夫曼病（Rosai-Dorfman）病，临床常见以下2型。

（1）系统型：又称窦组织细胞增生伴巨大淋巴结病。多见于儿童和青年，表现为无痛性双侧颈部淋巴结肿大、发热，多克隆丙种球蛋白血症等，可伴有淋巴瘤、免疫性疾病等。皮疹少见且无特异性。

（2）皮肤型：多发于成人，为单发或多发的红棕色或黄棕色斑丘疹、结节或斑块，常位于眼睑和面颊部，无系统症状。

淋巴结或皮肤组织病理有诊断意义，组织细胞表达S100、CD68、CD163等，但不表达CD1a和CD207。

—— 编者的话 ——

本病是一种少见的组织细胞增生性疾病，通常表现为慢性、惰性的自限性病程，减轻和加剧交替迁延。皮肤型仅有皮损表现，特异性不强，诊断有赖于组织病理学和免疫组化检查。因皮损无症状、可自愈，不需要特殊处理，毁容性皮损可行手术切除。

韩永智编　陆原校

第十六节　网状组织细胞增生症
reticulohistiocytosis

一、发病机制

网状组织细胞增生症发病机制不明。有学者认为分枝杆菌可能是本病诱因，但皮损中未发现分枝杆菌的证据。也有研究认为是对潜在免疫性疾病或恶性肿瘤的免疫反应。

二、临床特征

成人好发，疾病呈以下谱系性表现。

1. 单发性网状组织细胞瘤

孤立无症状的黄红色结节，好发于头部，可自行消退，不伴有系统性疾病。

2. 多中心网状组织细胞增生症

多见于中年女性。

（1）皮肤损害：几乎100%的患者出现皮疹，表现为红棕色或黄色的丘疹和结节，质地坚实。指关节部位最多见，肘膝关节多表现为结节，头面及躯干多见小丘疹，类似毛发红糠疹样。

（2）黏膜损害：半数有黏膜皮疹，最常见唇、舌黏膜，为大小不等的丘疹或结节。

（3）对称性多关节炎：临床类似类风湿关节炎，常累及末端指间关节、膝腕关节等，可引起关节损毁畸形。

（4）其他系统损害：可伴有高脂血症、血管炎、恶性肿瘤、贫血、发热、体重减轻等。

三、诊断与鉴别诊断

1. 诊断依据

根据临床表现，结合病理显示非朗格汉斯

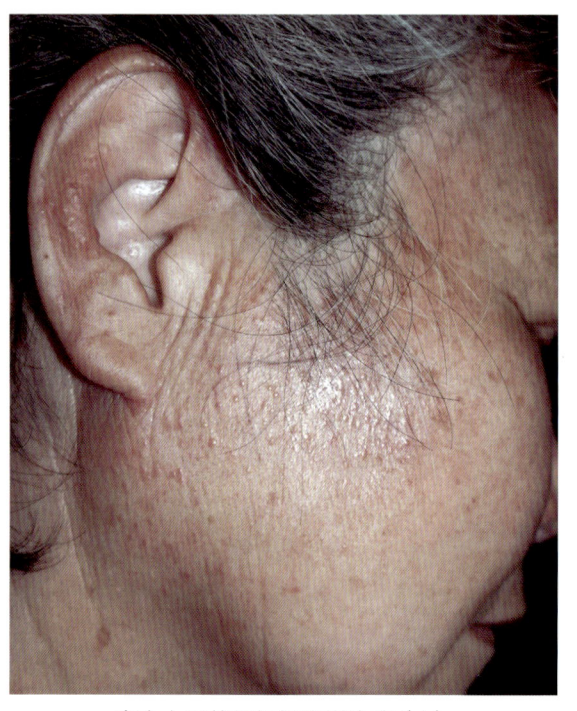

多中心网状组织细胞增生症（1）
（黄长征提供）

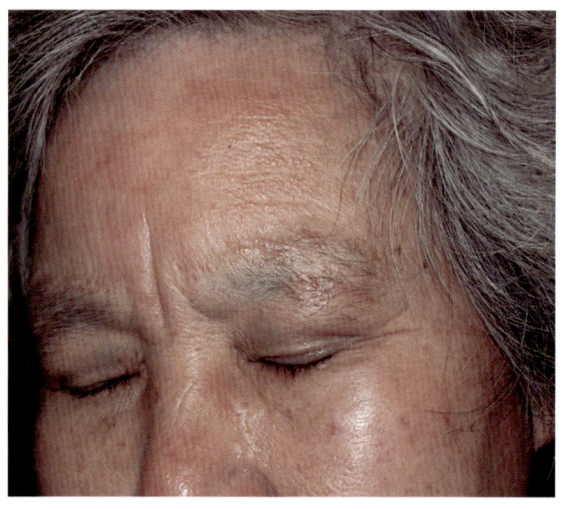

多中心网状组织细胞增生症（2）
（黄长征提供）

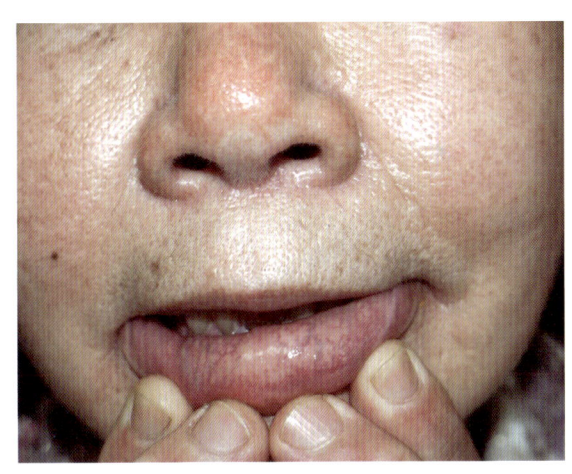

多中心网状组织细胞增生症（3）
（黄长征提供）

细胞组织细胞肉芽肿，可见"毛玻璃样"组织细胞可诊断。

2. 鉴别诊断

（1）类风湿关节炎：少有广泛皮疹，组织学无典型组织细胞肉芽肿改变。

（2）其他组织细胞增生性疾病：鉴别有赖于结合临床和组织病理表现。

四、治疗

（1）单发结节可行手术切除。

（2）多中心网状组织细胞增生症可尝试使用非甾体抗炎药、皮质类固醇、甲氨蝶呤、TNF抑制剂，以及环孢素A、来氟米特等免疫抑制剂。

编者的话

本病罕见，见于成人，是一种非朗格汉斯细胞组织细胞增生性疾病。疾病呈谱系性表现，从单发结节到累及系统的多中心网状组织细胞增生症。诊断常有赖于典型的组织学改变和免疫组化检查。皮损和关节症状同时发生者较少，若首先出现关节症状，经数年方才发生皮疹。多数患者5～10年可自行缓解消退，但会遗留明显残疾，本病罕见系统广泛受累的死亡病例。治疗缺乏有效手段，仅能缓解症状，难以改变疾病进程。

韩永智编　陆原校

第二十七章
CHAPTER 27
皮肤肿瘤——皮肤转移癌

皮肤转移癌
metastatic carcinoma of the skin

皮肤转移癌是指恶性肿瘤脱离原部位而在皮肤上出现的肿瘤病灶，包括邻近部位转移和远端转移。据国外统计，女性皮肤转移癌最常见于乳腺癌、黑色素瘤和卵巢癌等，而男性

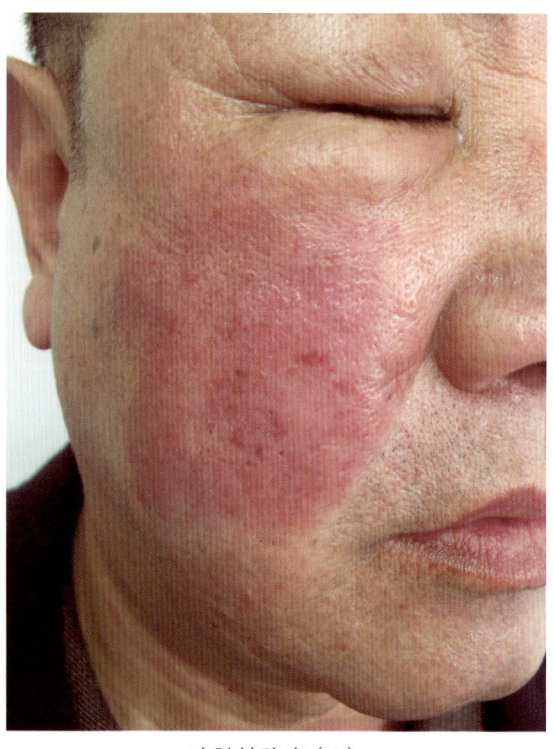

皮肤转移癌（1）
（孙建方提供）

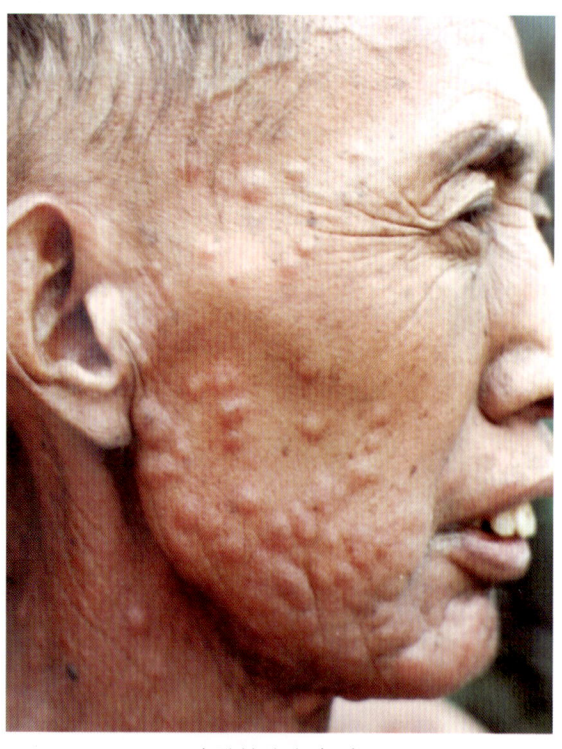

皮肤转移癌（2）
（孙建方提供）

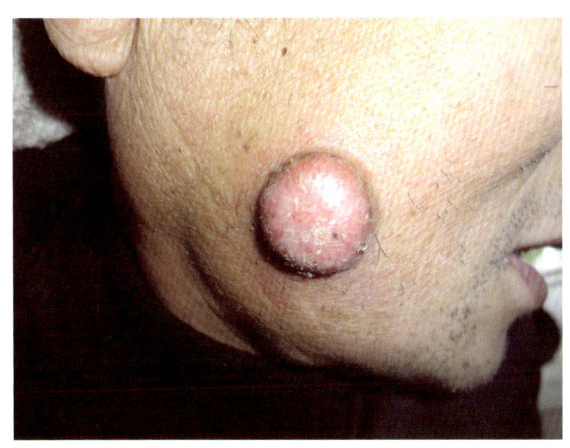

食管鳞癌皮肤转移
（黄长征提供）

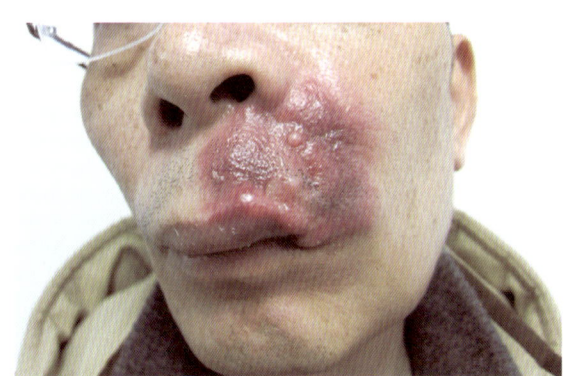

食管癌皮肤转移
（王小坡提供）

最常见于黑色素瘤、头颈部癌和肺癌、结肠癌等。

皮肤转移癌因原发肿瘤和转移部位的差异而有不同表现，其中最常见的皮损表现为坚实、迅速生长的结节。乳腺癌还可表现为胸部丹毒样红斑（炎性癌）或硬斑病样斑片（铠甲癌）。诊断需要结合临床表现、组织病理学、免疫组化和明确原发肿瘤。

—— 编者的话 ——

皮肤转移癌临床并不常见，但常常是肿瘤晚期或进展期的征兆，预示着不良的疾病预后，需要多学科合作，明确原发肿瘤，确定治疗方案。大多数情况下需要考虑系统性治疗，局部治疗作为功能性或者姑息性措施。

韩永智编　陆原校

第二十八章

CHAPTER 28

某些综合征的面部表现

第一节 Ascher综合征
Ascher syndrome

一、发病机制

Ascher综合征是一种罕见的良性疾病，其确切病因仍不清楚。目前未发现证据表明该病有性别、种族偏向或遗传倾向。由于许多报道的病例多发生于青春期，故一些学者推测该类患者可能是由于内分泌功能紊乱引起的本病。

二、临床特征

（1）第一个典型临床特征是超过80%的患者有眼睑松弛，通常涉及双侧上眼睑，其形成分为3个阶段：第一阶段又称为水肿阶段，表现为反复、无痛性眼睑浮肿；第二阶段由于上睑提肌腱膜裂开、松薄的皮肤下降导致上睑下垂；第三阶段出现眼睑下垂内侧脂肪垫萎缩，眶脂及泪腺脱垂。

（2）第二个典型临床特征是重唇表现：初发时可有反复性，之后转为持续性上唇肿大，偶尔累及下唇或上下唇同时发病。

（3）第三个典型临床特征是甲状腺病

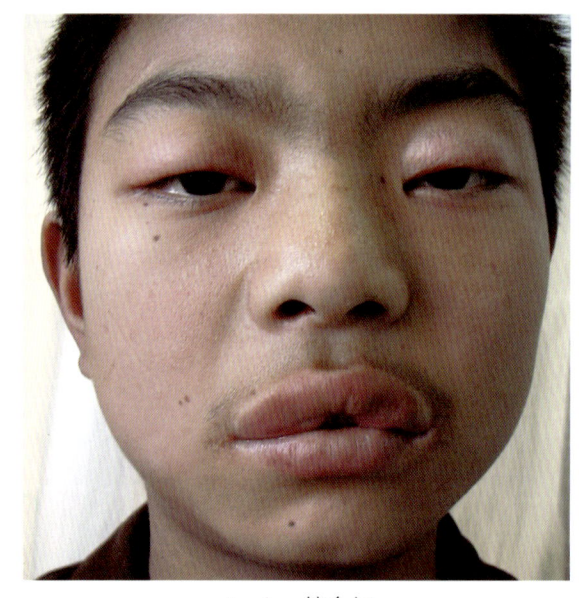

Ascher综合征
（黄长征提供）

变，出现较晚或不出现。仅10%～50%的Ascher综合征患者可出现甲状腺肿大，有学者认为该症状并不是本病诊断所必需的。

三、诊断与鉴别诊断

1. 诊断依据

根据临床症状进行诊断。本病多发于青春期，眼睑反复水肿常作为第一个症状或与口唇肥厚同时发生，眼睑的水肿可呈进行性发展。还可合并非毒性甲状腺肿大，但较少见。

2. 鉴别诊断

（1）上睑松弛应与眼睑下垂、眼睑松弛症及格雷夫斯（Graves）病的突眼进行鉴别：眼睑下垂者皮肤正常，无松弛和皱褶；眼睑松弛症是一种先天性发育缺陷或老年退行性改变，上唇黏膜不增厚；Graves病的突眼没有皮肤松弛萎缩。

（2）重唇又称为双唇黏膜畸形，需与慢性唇炎、唇部肉芽肿性唇炎、唇淋巴管瘤、唇血管神经性水肿等鉴别。其中最主要的是先天性的重唇与继发性的重唇的鉴别。

四、治疗

（1）眼睑松弛前出现水肿：可使用糖皮质激素治疗。

（2）眼睑松弛及上唇肥厚引起功能障碍时，可行整形外科手术治疗。

（3）甲状腺肿大：可服用碘剂进行治疗。

编者的话

Ascher综合征，包括眼睑松弛、重唇及非中毒性甲状腺肿大，3个体征均出现为Ascher综合征完全型，无甲状腺增大者称不完全型。本病临床少见，多为散发，少有家族史报道，临床上常被漏诊或误诊。本病病因尚不明确，可能与先天因素有关，多见于青少年，80%以上的患者20岁前发病。诊断主要依据典型的临床表现。该病目前无特异性治疗，当眼睑松弛、双唇肿大影响美观或引起功能障碍时，可行外科手术治疗。

王明编　陆原校

第二节　Bloom综合征
Bloom syndrome

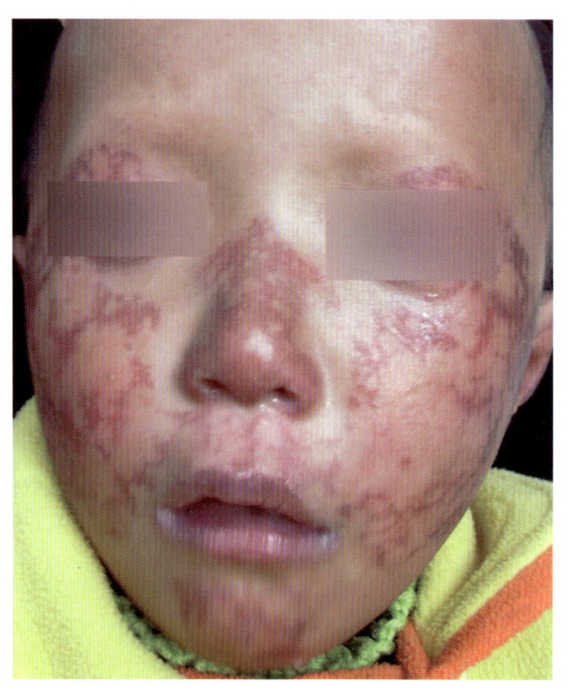

Bloom综合征
（黄长征提供）

布卢姆（Bloom）综合征罕见，是由*BLM*基因突变引起的一种常染色体隐性遗传病，本病患者身材矮小，皮肤出现光敏感，毛细血管扩张、色素沉着和色素脱失等皮肤异色病样表现，并可伴发各种恶性肿瘤，如淋巴瘤、白血病、消化道肿瘤、皮肤肿瘤，以及生殖器和泌尿道肿瘤等。

编者的话

本病是常染色体隐性遗传病，我国罕见，本病特点是光敏感、身材矮小，伴发恶性肿瘤。皮肤需终身防晒，治疗上应对症治疗及长期随访。

冉艺编　陆原校

第三节　Cowden综合征
Cowden syndrome

考登（Cowden）综合征又称多发性错构瘤综合征，是一种少见的遗传性疾病。临床表现为面部小丘疹、肢端角化病和口腔黏膜乳突样病变，伴胃肠道多发性息肉及神经系统异常。本病合并恶性肿瘤的发生率高，主要合并乳腺癌、甲状腺癌等。本病需要与单纯消化系统息肉鉴别。消化系统息肉可在胃肠镜下进行摘除或者套扎，皮疹可对症处理。

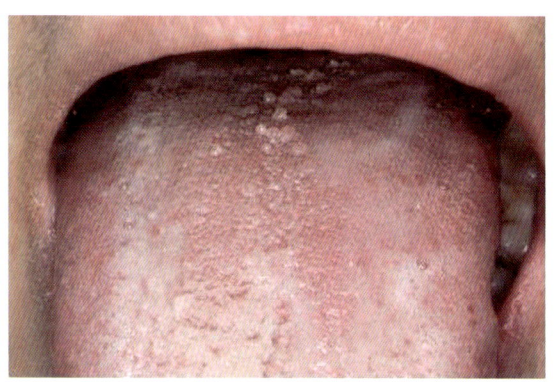

Cowden综合征（1）
（关杨提供）

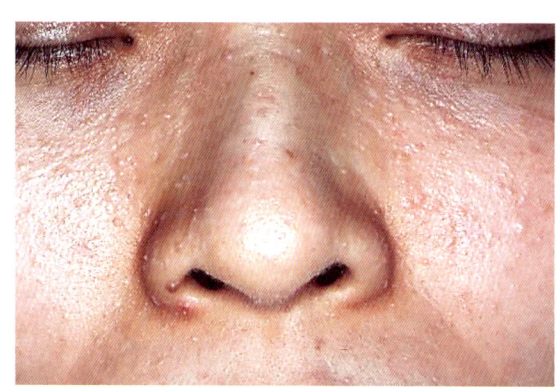

Cowden综合征（2）
（关杨提供）

编者的话

本病是一种全身各脏器多发化生性和错构瘤性改变的疾病，1983年Salem建议的诊断标准包括主要临床标准（①皮肤表面丘疹；②口腔黏膜乳头状瘤）和次要临床标准（①肢端角化病；②掌跖角化病；③有Cowden综合征的家族史）。2013年进行了修订，增加了多条新的标准。此外本病仍需与各种单纯消化系统息肉进行鉴别，目前治疗以在内镜下摘除或者套扎息肉为主。

王翠彦编　陆原校

第四节　Ehlers-Danlos综合征
Ehlers-Danlos syndrome，EDS

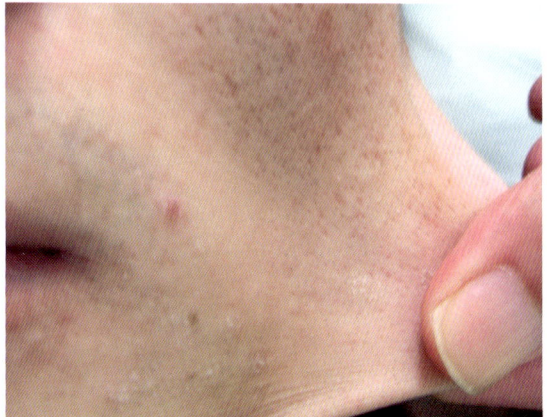

Ehlers-Danlos综合征
（陆原提供）

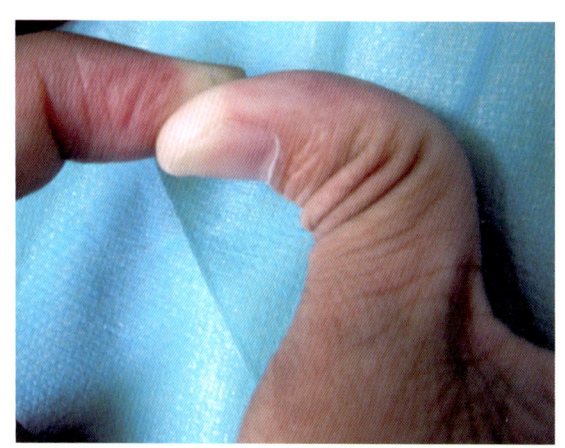

指关节伸展过度
（陆原提供）

埃勒斯–当洛斯（Ehlers-Danlos）综合征又称皮肤弹性过度，是一种罕见的遗传性疾病。患者会出现皮肤弹性过度、脆性增加，关节活动度异常增高，以及运动发育迟缓、步态异常等运动障碍表现。根据临床差异及分子学改变本病分为6种亚型，其中经典型最常见。

— 编者的话 —

本病是一种罕见遗传性疾病，其中皮肤弹性过度、关节活动度异常增高及反复血肿被称为EDS三联征。具体分型需结合临床表现及基因检测结果。临床需与马方综合征、勒斯–迪茨（Loeys-Dietz）综合征和动脉变形综合征进行鉴别。目前无特效疗法，以预防皮肤外伤为主，累及多系统需多学科联合治疗。

王翠彦编　陆原校

第五节　KID综合征
KID syndrome

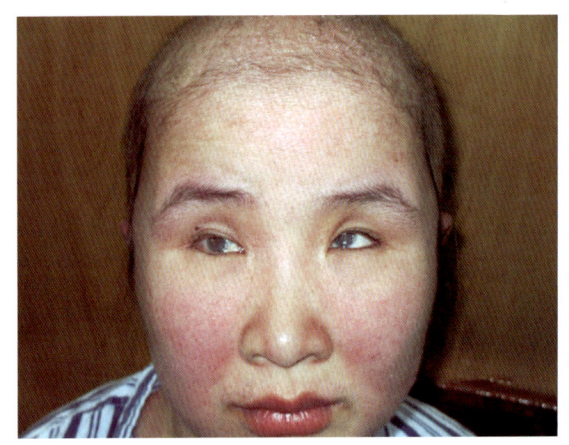

KID综合征
（黄长征提供）

KID综合征又称角膜炎–鱼鳞病–耳聋综合征，是由位于13q12染色体上的 *GJB2* 或 *GJB6* 基因突变导致间隙连接蛋白26或30功能缺陷所致。三大临床特征为出生即发生的鱼鳞病、神经性耳聋和角膜炎，可伴有毛发、指甲、牙齿的异常。后期会继发皮肤感染、肿瘤等，预后不佳。

— 编者的话 —

本病罕见，治疗主要是加强皮肤护理和对症治疗。维A酸类药物口服可改善皮肤角化。

韩永智编　陆原校

第六节　Laugie-Hunziker综合征
Laugie-Hunziker syndrome

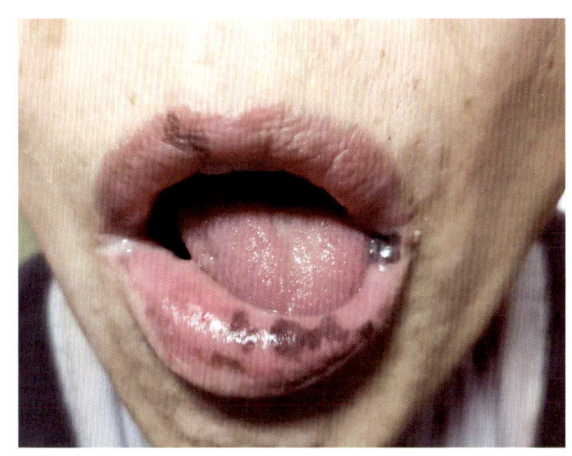

Laugie-Hunziker综合征
（陆原提供）

劳吉尔-亨齐克尔（Laugie-Hunziker）综合征是一种唇、口腔黏膜和指（趾）甲获得性色素沉着性疾病，病因不明，可能是黑素细胞合成黑素小体的活性增加所致。

本病多散发，成年发病，表现为唇、颊黏膜的色素沉着斑，可单发、群集或融合成片。60%的患者有指（趾）甲的色素沉着。本病无恶变潜能，无须治疗。为美容目的，色素沉着斑可用Q开关紫翠宝石等激光治疗，但易复发。

编者的话

本病主要应与波伊茨-耶格（Peutz-Jeghers）综合征鉴别，后者为常染色体显性遗传，在出生时或出生后不久发生，除口腔黏膜色素斑外，多伴有肠息肉。

韩永智编　陆原校

第七节　Melkersson-Rosenthal综合征
Melkersson-Rosenthal syndrome

一、发病机制

Melkersson-Rosenthal综合征又名巨唇-面部轻瘫-阴囊舌综合征，病因和发病机制尚不清楚，可能与感染、变态反应、自主神经系统调节的血管舒缩紊乱、遗传因素、局部感染病灶等诸多因素有关。

二、临床特征

特征性病变包括三联征肉芽肿性唇炎、面部神经麻痹和皱襞舌。面瘫的发生率为1/3～1/2，皱襞舌最不常见。

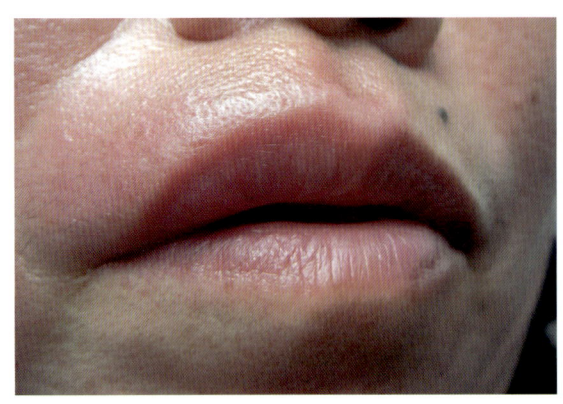

Melkersson-Rosenthal综合征（1）
（陆原提供）

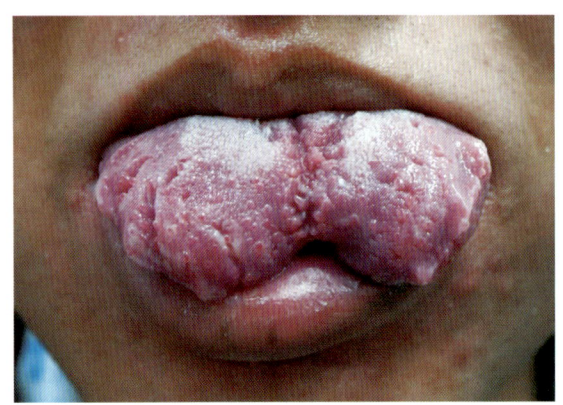

Melkersson-Rosenthal综合征（2）
（巴伟提供）

三、诊断与鉴别诊断

1. 诊断依据

具备典型三联征为完全型，仅一或两种主要症状加上病理见肉芽肿改变者为不完全型。

2. 鉴别诊断

（1）Ascher综合征：除唇部肿胀，还有眼睑松弛水肿、非毒性甲状腺肿大等临床表现，具有遗传性。

（2）还需与获得性及遗传性血管性水肿、麻风病、淋巴瘤、结节病及肺结核等疾病鉴别。

四、治疗

（1）局部或者全身使用糖皮质激素仍是目前最常用、最有效的方法。

（2）氯法齐明可用于对糖皮质激素疗效不佳或有不良反应的患者。

（3）硫唑嘌呤、氨苯砜、磺胺嘧啶或柳氮磺吡啶可能有效。

（4）持续性巨唇患者，推荐唇成形术。

—— 编者的话 ——

本病是一种少见的、病因未明性疾病。最常出现的症状为唇面肿胀，其次为面瘫，皱襞舌、裂隙舌最少出现，只有25%的患者同时出现三联征。目前尚缺乏特异性治疗，糖皮质激素是治疗本病最有效的药物。

王明编　陆原校

第八节　Netherton综合征
Netherton syndrome，NS

一、发病机制

内瑟顿（Netherton）综合征是一种罕见的隐性遗传性鱼鳞病，目前多认为是由*SPINK5*基因突变或其表达产物 LEKTI 活性降低所致。

二、临床特征

（1）鱼鳞病：新生儿患者常表现为先天性鱼鳞病样红皮病，许多患者在2岁以后逐渐出现迂回性线状鱼鳞病。

（2）竹节发：毛发干燥、无光泽、稀疏、易折断，镜下呈竹节状改变。

（3）特应性表现：常有严重的特应性皮炎，IgE升高，嗜酸性粒细胞升高，食物过敏。

（4）部分患儿出现发育迟缓、身材矮小、皮肤和全身反复感染等。

三、诊断与鉴别诊断

1. 诊断依据

三联征结合基因检测可以确诊。

2. 鉴别诊断

（1）鱼鳞病：Netherton综合征需要和多种原因引起的红皮病，尤其是红皮病样鱼鳞病鉴别。竹节发和特应性表现，以及特征性的迂回性线状鱼鳞病可助鉴别。

（2）特应性皮炎：没有特征性的竹节发和迂回性线状鱼鳞病。

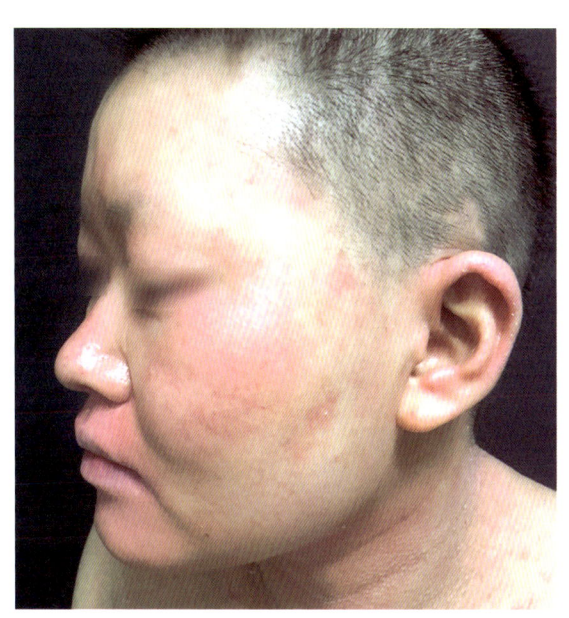

Netherton综合征（1）
（施为提供）

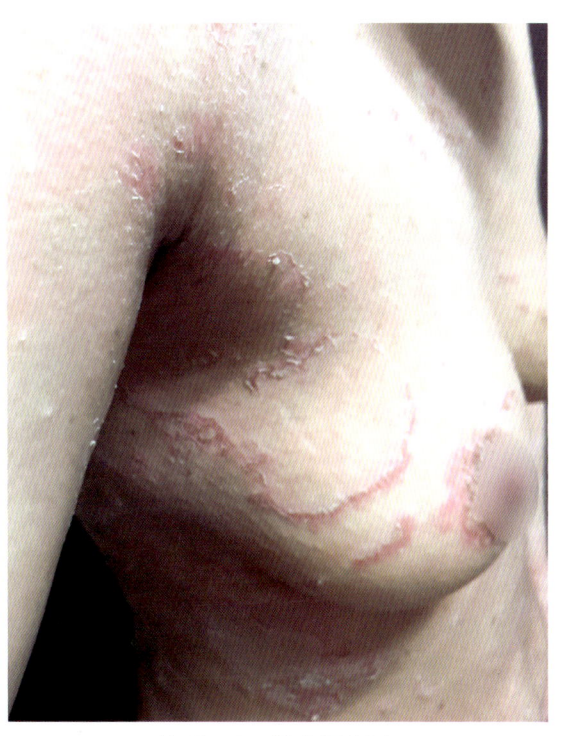

Netherton综合征（2）
（施为提供）

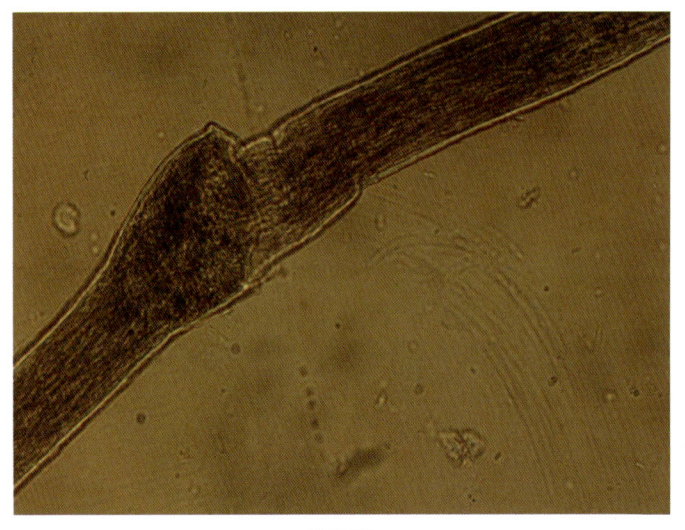

竹节发
（朱恩虹提供）

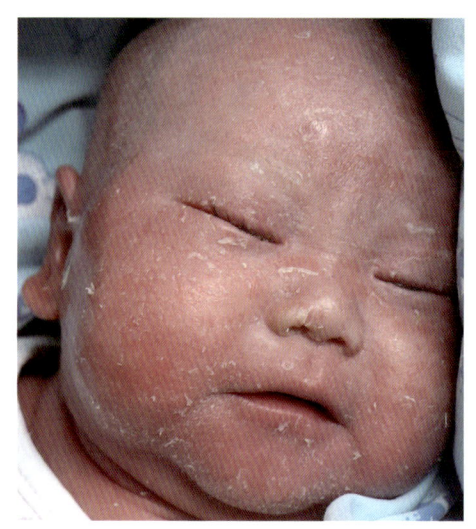

Netherton综合征（3）
（朱恩虹提供）

四、治疗

目前尚无特异性治疗手段。应根据全身NS严重程度制订个体化治疗方案，年龄较大的儿童和成人患者主要是对症治疗。皮肤的治疗主要包括以下措施。

（1）皮肤护理：包括温和洗浴和强化保湿等。

（2）外用治疗：糖皮质激素、钙调磷酸酶抑制剂等。

（3）系统药物治疗：IVIg、生物制剂（TNF-α抑制剂、IL-17抑制剂等）均有报道。

编者的话

本病是一种罕见的常染色体隐性遗传性角化病，新生儿患者通常表现为重度鳞屑性红皮病，出现危及生命的并发症的风险较高。随着年龄增长，大多数患者的皮肤表现逐渐变轻，表现为类似于特应性皮炎的红斑和鳞屑，许多患者会出现特征性的迂回性线状鱼鳞病。本病目前主要是对症治疗，但由于严重的皮肤屏障功能障碍，一些患者对外用药物的吸收增加，因此对于皮肤广泛受累的患者，使用外用的皮质类固醇和钙调磷酸酶抑制剂应非常谨慎，且疗程不能过长。

张晶编　陆原校

第九节　Olmsted综合征
Olmsted syndrome

一、发病机制

可能是突变后的TRPV3通道持续开放，导致胞内Ca^{2+}浓度升高，进而诱导角质形成细胞凋亡，从而促进了本病的发生。

二、临床特征

（1）典型表现：对称性、残毁性、越线性掌跖角化过度；口周见角化过度性斑块；重度瘙痒。可伴有脱发、甲营养不良、反复感染及角化区域肿瘤。

（2）面部表现：口周黄褐色角化性斑块，呈放射状深在性皲裂，周边绕以红晕。

三、诊断与鉴别诊断

1. 诊断依据

主要依靠特征性的临床表现和基因检测进行诊断。

2. 鉴别诊断

需与多种掌跖角化性疾病鉴别，如Vohwinkel综合征（残毁性掌跖角化病）、进行性遗传性手足角化病（Meleda病）、弥漫性非表皮松解性掌跖角化病和弥漫性表皮松解性掌跖角化病等。典型的掌跖角化改变、口周角

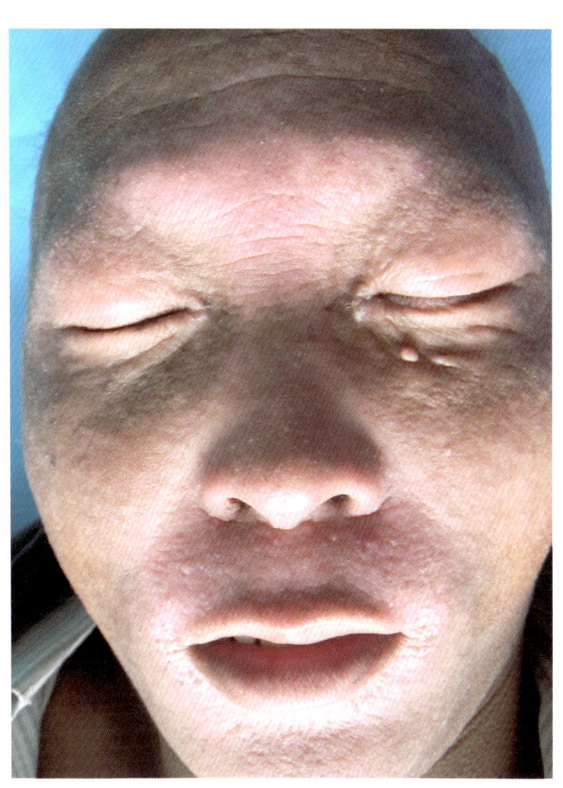

Olmsted综合征（2）
（陆原提供）

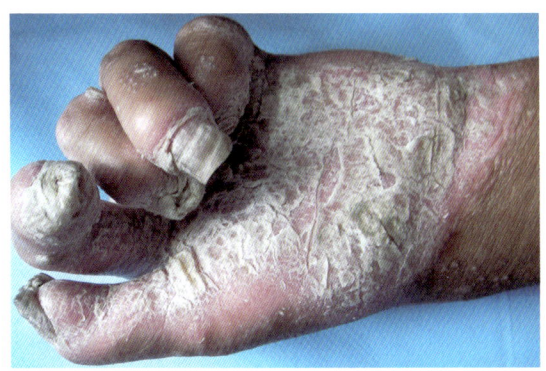

Olmsted综合征（1）
（陆原提供）

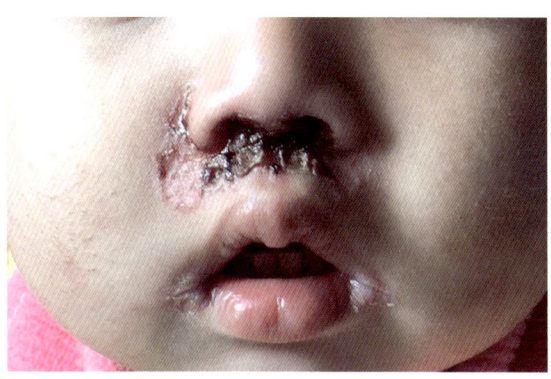

Olmsted综合征（3）
（薛汝增提供）

化和剧烈瘙痒，再结合基因检测可助鉴别。

四、治疗

本病治疗困难，外用润肤剂、角质剥脱剂、糖皮质激素、维A酸乳膏等，或口服维A酸类药物可能有效。

编者的话

Olmsted综合征是一种罕见的先天性掌跖角化病，大多数为散发病例，少数为家族性聚集发病，遗传方式尚不清楚，男性多于女性。本病治疗困难，目前维A酸类药物可作为一线药物。

王明编 陆原校

第十节　PASH综合征
PASH syndrome

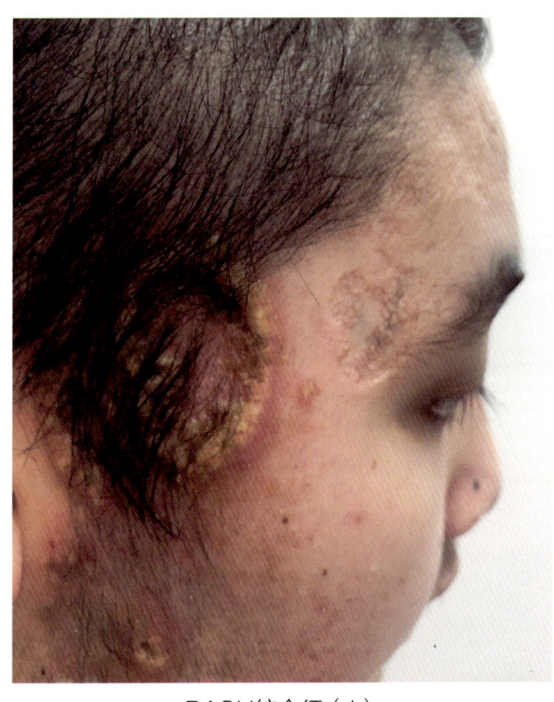

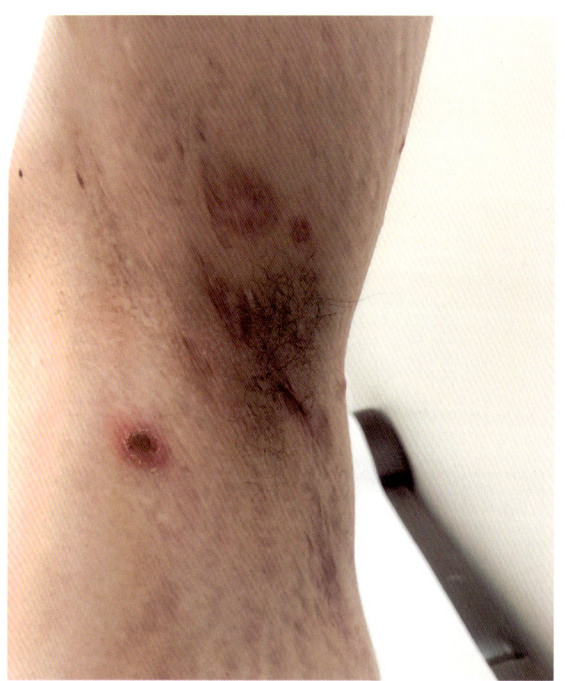

PASH综合征（1）
（施为提供）

PASH综合征（2）
（施为提供）

PASH综合征又名坏疽性脓皮病—痤疮—化脓性汗腺炎综合征。患者在青春期出现严重的囊肿型痤疮及化脓性汗腺炎；成年后出现坏疽性脓皮病。在病变组织中IL-1和TNF-α升高。治疗主要针对皮肤病变，有报道TNF-α拮抗剂，如英夫利西单抗和阿达木单抗，能显著缓解坏疽性脓皮病和痤疮病变。

为特征，TNF-α拮抗剂有治疗效果。临床需要与PAPASH综合征（临床特征为化脓性关节炎、坏疽性脓皮症、痤疮、化脓性汗腺炎的一组炎症性综合征）、毛囊闭锁三联征鉴别，但它们也可能属于异质性的同类疾病。

编者的话

本病是一种罕见的疾病，以严重囊肿型痤疮、化脓性汗腺炎及坏疽性脓皮病的三联征

赵云编 陆原校

第十一节 Peutz-Jeghers综合征
Peutz-Jeghers syndrome

一、发病机制

Peutz-Jeghers综合征又名色素沉着息肉综合征，属常染色体显性遗传性疾病，大部分存在STK11（LKB1）基因突变。

二、临床特征

（1）皮肤黏膜色素斑：多在出生时或幼儿期发病，表现为多个1~5 mm左右的黑褐色斑，分布于口唇和颊黏膜、手足掌，其中口唇黏膜最多见。

（2）肠道息肉：较色素斑出现迟，常在10~30岁时出现。临床无症状，或者出现腹痛、轻度腹泻、便血，以及肠套叠、肠梗阻等。

三、诊断与鉴别诊断

1. 诊断依据

根据典型的皮肤黏膜色素斑、肠道息肉、家族史，结合基因检测可以确诊。

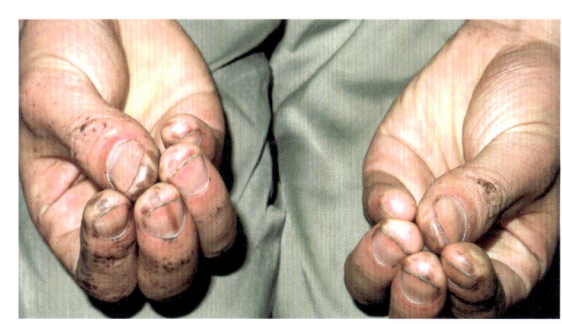

Peutz-Jeghers综合征（1）
（黄长征提供）

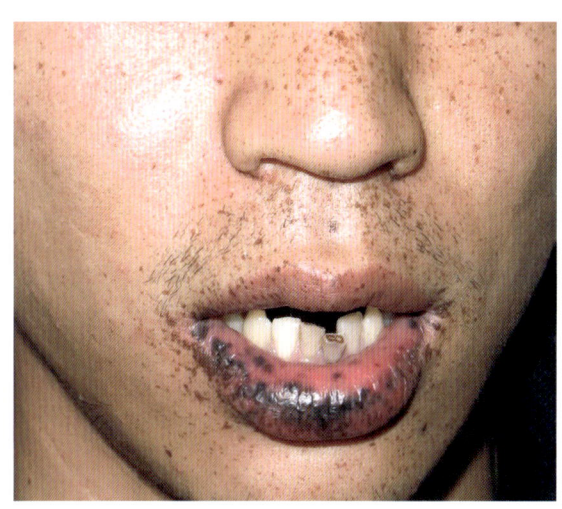

Peutz-Jeghers综合征（2）
（黄长征提供）

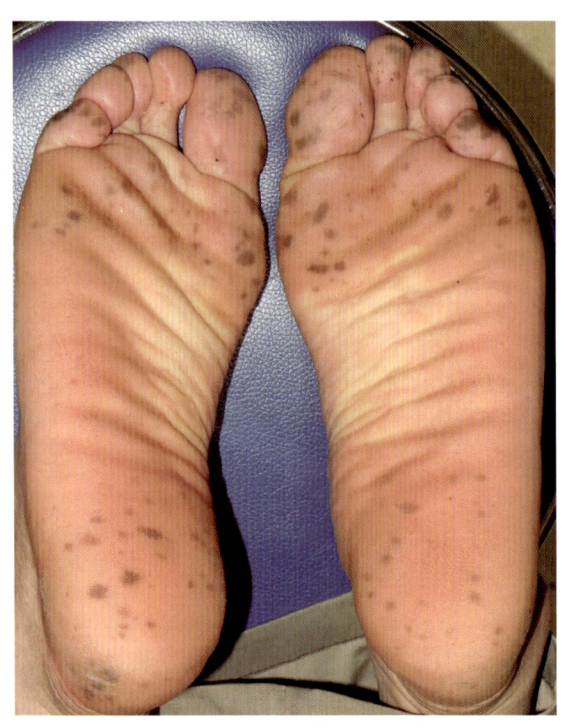

Peutz-Jeghers综合征（3）
（黄长征提供）

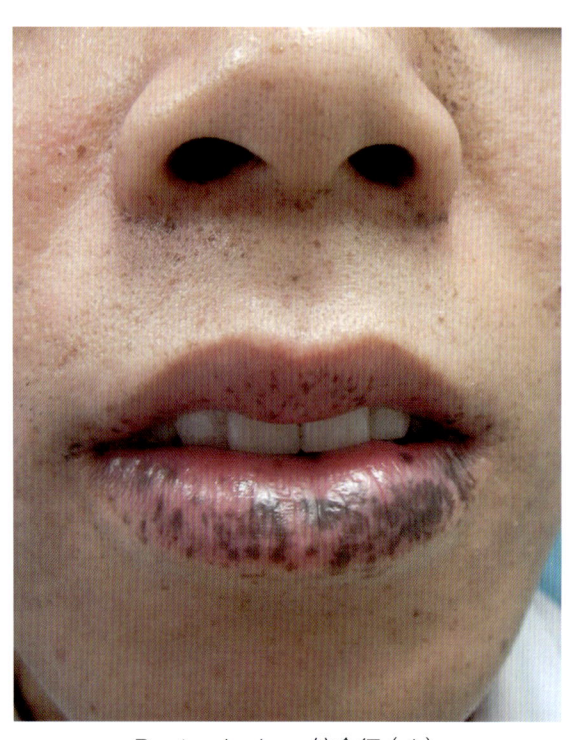

Peutz-Jeghers综合征（4）
（陆原提供）

2. 鉴别诊断

Laugie-Hunziker综合征：无家族史，皮肤黏膜色素斑在成年期出现，常有指甲色素沉着而无肠道息肉。

四、治疗

可不治疗黏膜色素斑，必要时可用激光治疗。息肉的处理视症状而定。

—— 编者的话 ——

本病患者发生胃肠道和肠道外肿瘤的风险显著增加，诊断癌症的平均年龄为42岁，建议患者应每年进行一次肿瘤筛查。

赵云编　陆原校

第十二节　Rothmund-Thomson综合征
Rothmund-Thomson syndrome，RTS

一、发病机制

Rothmund-Thomson综合征又称先天性血管萎缩性皮肤异色病、白内障-毛细血管扩张色素沉着综合征，是一种罕见的常染色体隐性

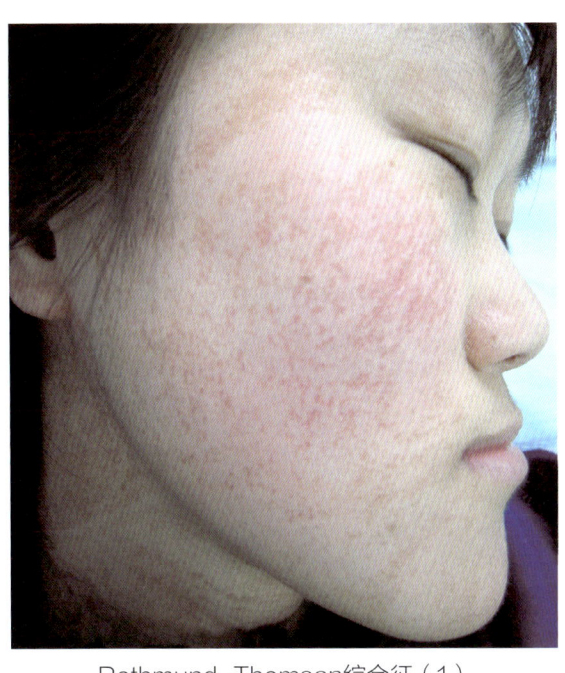

Rothmund-Thomson综合征（1）
（陆原提供）

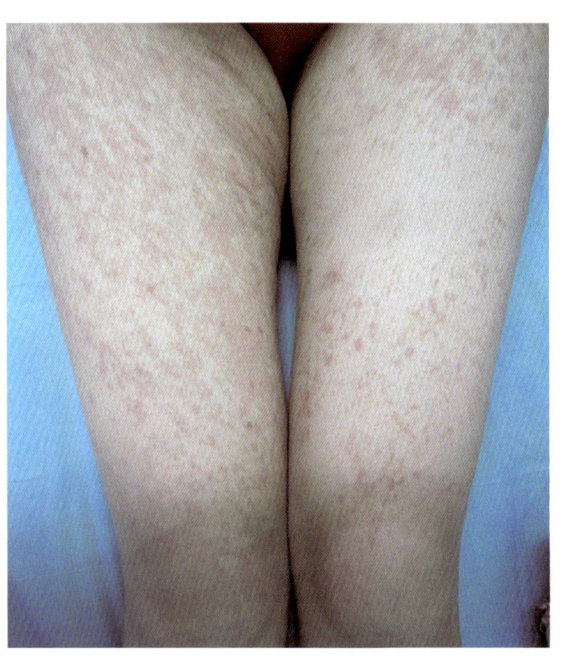

Rothmund-Thomson综合征（2）
（陆原提供）

遗传病，目前研究认为本病与*RecQL4*基因突变有关，部分患儿有染色体镶嵌现象及8号染色体三体现象。

二、临床特征

（1）婴儿期面部出现红斑、肿胀，后期在肢体伸侧出现皮肤异色病样改变：毛细血管扩张、皮肤萎缩、网状色素沉着及色素减退。

（2）可伴有或无光敏感，白内障，身材矮小伴小手、小足，毛发可以缺如或稀少。

三、诊断与鉴别诊断

1. 诊断依据

自幼出现皮肤异色症，伴身材矮小、毛发稀疏、青少年白内障、骨骼异常、早衰倾向，并易发生肿瘤，特别是骨肉瘤。可以行基因检测辅助诊断。

2. 鉴别诊断

（1）Bloom综合征：表现为长头畸形、面部蝶形红斑等，易发生感染，对光高度敏感。

（2）Cockayne综合征：除面部蝶形红斑外，伴早老现象，可有凸颌、眼凹、皮下脂肪消失及鼻萎缩。

（3）着色性干皮病：曝光部位可见雀斑样黑褐色及白色斑点，同时伴有水疱、瘢痕、毛细血管扩张及小血管瘤、皮肤萎缩、疣状角化等。

四、治疗

本病暂无特效治疗药物，通常采取预防性治疗与对症处理，比如使用润肤剂，防晒。

—— 编者的话 ——

RTS的诊断需要结合临床表现和基因检测。患者皮肤以血管萎缩性皮肤异色病为特征，皮疹可以发生于面部、双耳、臀部及四肢等部位。本病尚无特效治疗药物。

张晶编 陆原校

第十三节　Rowell综合征
Rowell syndrome，RS

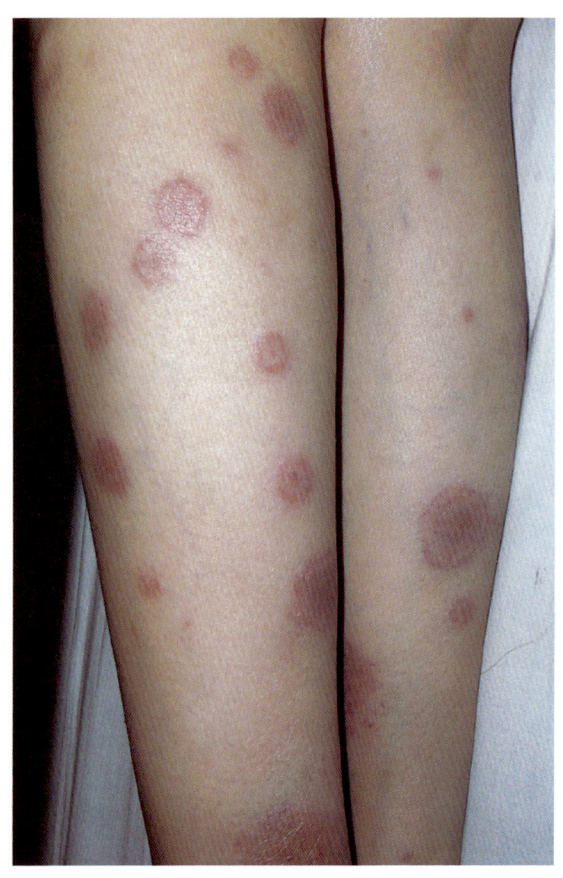

Rowell综合征（1）
（黄长征提供）

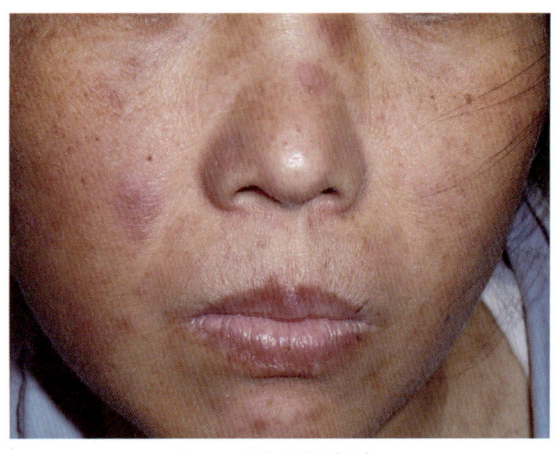

Rowell综合征（2）
（黄长征提供）

Rowell综合征是一种表现为多形红斑样皮疹，并伴有红斑狼疮血清学特征的少见疾病。

2012年Torchia等对诊断标准进行了修订。

主要标准包括：①慢性皮肤型红斑狼疮（CCLE）；②多形红斑样皮疹；③至少1条免疫学指标阳性［斑点型抗核抗体（ANA）、抗Ro/SSA抗体、抗La/SSB抗体］；④靶形皮损直接免疫荧光（DIF）阴性。

次要标准包括：①缺乏感染或药物诱因；②非典型多形红斑部位；③除外盘状皮损、ANA阳性、光敏性、颧部皮损和口腔溃疡，至少有1条其他美国风湿病学会SLE诊断标准。

同时满足4条主要标准及1条次要标准即可诊断。

文献报道RS预后良好，与SLE的治疗方案相似。

—— 编者的话 ——

本病是不是一种独立性疾病仍然存在争议，很多学者认为，本病的多形红斑皮疹属于红斑狼疮的少见皮肤表现，应属于亚急性皮肤型红斑狼疮范畴。

赵云编　陆原校

第十四节　SAHA综合征
SAHA syndrome

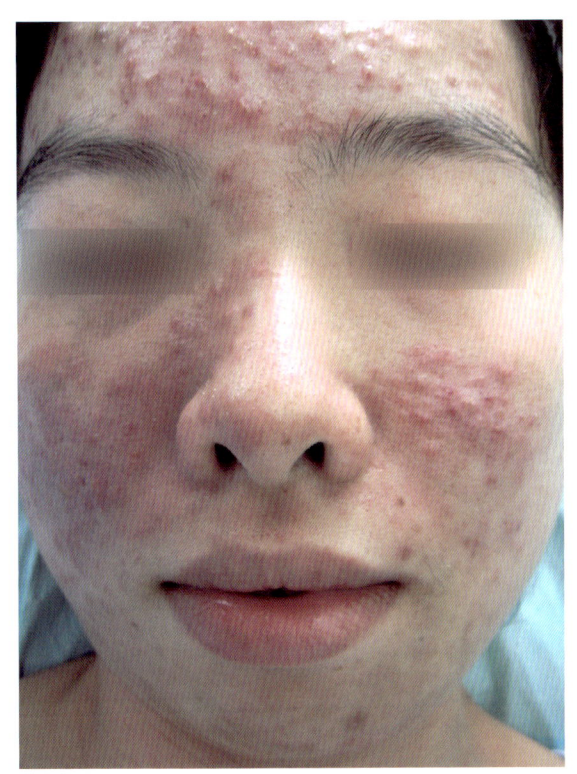

SAHA综合征
（陆原提供）

SAHA综合征是女性患者雄激素过强而引起的一组皮肤综合征，可由于某些疾病导致外周雄激素水平增高引起，也可以是毛囊皮脂腺对正常雄激素水平的高敏感所致。主要临床表现为皮脂溢出、痤疮、多毛及雄激素脱发。其中多毛症表现为女性终毛过多，呈男性型分布，常晚于痤疮出现。临床分为特发型、卵巢型、肾上腺型、高催乳素型和高雄激素-胰岛素抵抗-黑棘皮型。在明确病因和临床类型的基础上进行个体化治疗。

编者的话

SAHA综合征见于女性患者，表现为先后出现的皮脂溢出、痤疮、多毛及雄激素脱发四联征。临床中常常因为没有综合评估，只针对患者首发或主要症状进行治疗，造成漏诊。应在明确病因的基础上进行个体化治疗。

王翠彦编　陆原校

第十五节　SAPHO综合征
SAPHO syndrome

SAPHO综合征，即滑膜炎（synovitis）、痤疮（acne）、脓疱病（pustulosis）、骨肥厚（hyperostosis）和骨髓炎（osteomyelitis）综合征。

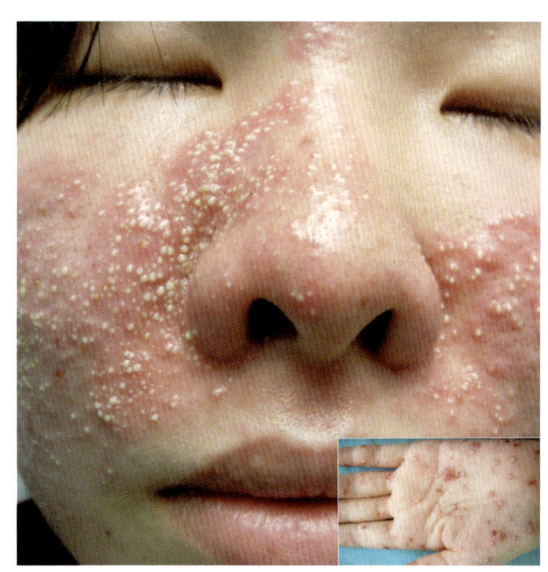

SAPHO综合征
（陆原提供）

骨关节病变是SAPHO综合征的标志，表现为炎症性关节炎和（或）骨炎，最常见的骨骼受累部位是前胸壁，其次是脊柱。

皮肤改变常见掌跖脓疱病、化脓性汗腺炎、重度痤疮等。

治疗以缓解症状，并尽量减少关节损伤为目标。根据不同皮肤改变可选择使用维A酸类、环磷酰胺、甲氨蝶呤、柳氮磺吡啶、环孢素A、TNF抑制剂等药物。

—— 编者的话 ——

骨关节疾病伴掌跖脓疱病等嗜中性皮肤病或重度痤疮时，需考虑SAPHO综合征，治疗以对症控制炎症为主。

赵云编　陆原校

第十六节　Sturge-Weber综合征
Sturge–Weber syndrome

Sturge-Weber综合征又称脑面血管瘤病、脑-三叉神经血管瘤病综合征，为先天性疾病，在胚胎发育早期*PNAQ*基因的体细胞突变导致胚胎血管畸形。

临床表现为三叉神经区域的单侧鲜红斑痣、同侧软脑膜血管畸形、眼脉络膜血管畸形，常发生癫痫发作、智力障碍、青光眼等症状。

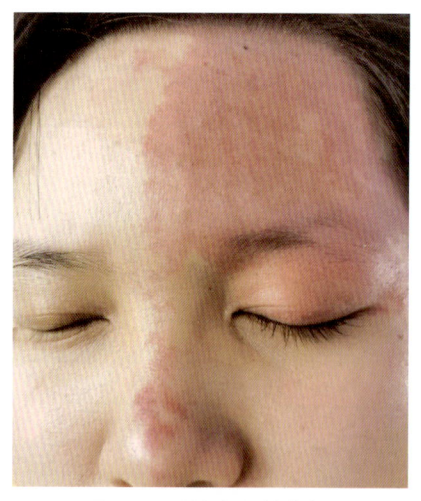

Sturgy-Weber综合征
（陆原提供）

本病较为少见，尚无确切治疗方案，主要为对症处理，预后较差。对于面部三叉神经区域的鲜红斑痣，需要进行头颅MRI检查和神经系统症状评估，以及眼睛综合评估再确定治疗方案。

王翠彦编　陆原校

第十七节　变形综合征
proteus syndrome

变形综合征又名Proteus综合征，是一种罕见的疾病，最著名的病例是英国"象人"和中国"巨趾"患者。本病由*AKT1*基因发生体细胞激活突变引起，特征为人体某些部位不对称和不成比例的过度生长。主要有7项表现：偏侧肥大、巨指（趾）、皮下团块、掌跖团块、外生骨疣、表皮痣、脊柱侧凸。脑形表皮痣主要发生于足底和手掌。如符合以上其中4项表现，同时排除骨肥大性静脉曲张综合征及多发

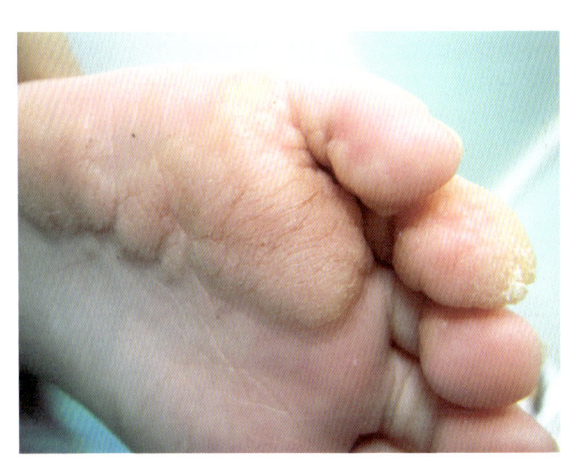

足部脑回状增生性斑块和结节
（陆原提供）

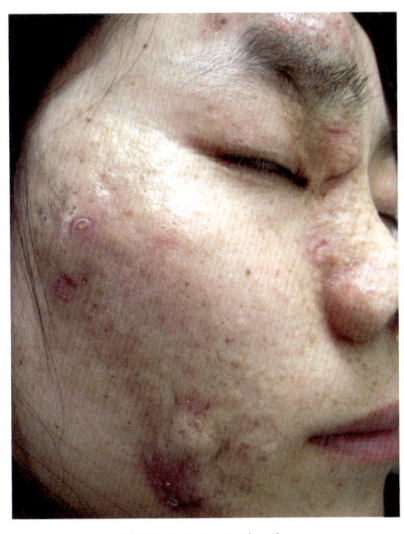

变形综合征（1）
（陆原提供）

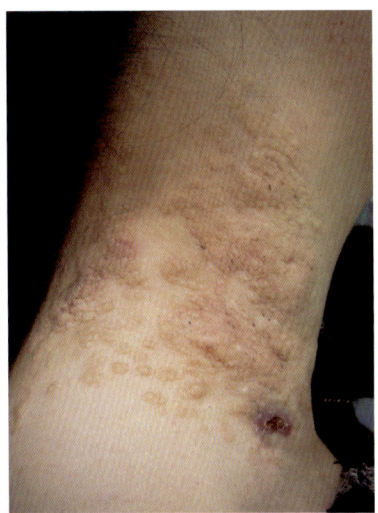

变形综合征（2）
（陆原提供）

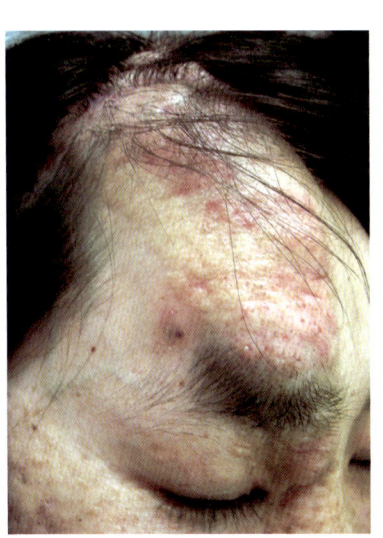

变形综合征（3）
（陆原提供）

性神经纤维瘤病者即可诊断。

本病无特殊治疗方法，手术可解决部分畸形。

—— 编者的话 ——

本病罕见，以身体某些部位不对称过度生长为特征，皮肤常见脑回状结缔组织痣或者表皮痣，无特殊治疗方法。

韩永智编　陆原校

第十八节　胰高血糖素瘤综合征
glucagonoma syndrome

一、发病机制

本病罕见，是由分泌胰高血糖素的胰岛 α 细胞肿瘤引起的一种皮肤副肿瘤性综合征。皮肤改变又名坏死松解性游走性红斑（necrolytic migratory erythema），很可能是由于营养不良和氨基酸缺乏导致。

二、临床特征

（1）多见于中老年女性，绝经期妇女尤多。

（2）皮疹好发于面部、会阴和四肢，尤其是腔口周围（口鼻、肛门和生殖器）、皱褶部位（腹股沟、臀沟）及四肢末端等间擦和易受外伤部位。

（3）初起为大小不一的红斑、丘疹、丘疱疹，1～2天内转为暗红色，逐渐扩大，中央出现薄壁水疱、糜烂、结痂、脱屑，并留下色素沉着，边缘向外扩展，形成边界清楚的环状

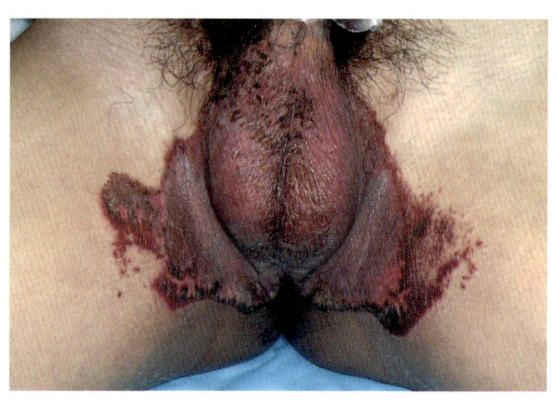

胰高血糖素瘤综合征（1）
（黄长征提供）

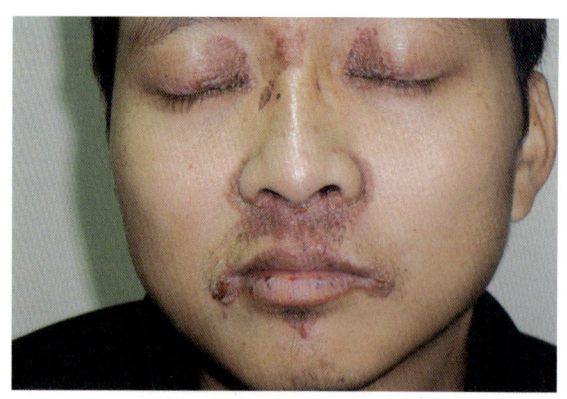

胰高血糖素瘤综合征（2）
（黄长征提供）

或多环状暗红斑。

（4）皮疹常周期性自行缓解、消退，而新疹不断出现和扩展，新旧皮疹混杂。外伤和摩擦均可诱发或加剧皮疹出现。

（5）多伴有舌炎、口角炎、口腔炎等黏膜损害。

（6）常有体重下降、贫血，约半数患者伴有血糖升高、间歇性腹泻等。

三、诊断与鉴别诊断

1. 诊断依据

表现为特征性坏死松解性游走性红斑，伴或不伴体重减轻、糖耐受不良、慢性腹泻或静脉血栓形成应怀疑本病。确诊依据是空腹血浆胰高血糖素水平升高（>500 pg/mL），影像学检查提示胰腺肿块。

2. 鉴别诊断

（1）肠病性肢端皮炎：为常染色体隐性遗传，多发生于儿童，表现为腔口部位、四肢远端的红斑、鳞屑、糜烂及结痂，可有脓疱、

水疱甚至大疱，可出现脱发和黏膜损害，如口腔炎和舌炎，多与腹泻及厌食有关。

（2）副肿瘤性天疱疮：表现为口腔黏膜部位糜烂、结痂、疼痛，可有皮肤广泛的多形性红斑、水疱。

四、治疗

首选早期手术切除。对不伴有胰高血糖素瘤的坏死松解性游走性红斑，可选用注射生长抑素及对症补充治疗。

—— 编者的话 ——

本病的皮肤表现具有特征性，但坏死松解性游走性红斑并非本病的特异性表现，在不伴胰高血糖素水平升高的某些疾病中也有报道，如乙型肝炎和肝硬化、空直肠腺癌、骨髓增生异常综合征等。另外，胰岛 α 细胞肿瘤多在皮疹发生1年至数年后才出现，因此皮肤科医生在临床容易误诊。

王明编　陆原校

第十九节　痣样基底细胞癌综合征
basal cell nevus syndrome

一、发病机制

痣样基底细胞癌综合征也称为戈林-戈尔茨（Gorlin-Goltz）综合征，是一种罕见的常染色体显性遗传病，主要是9q22.3-q31染色体上的PTCH1基因发生突变引起。

二、临床特征

（1）皮肤改变：早年即出现多发性基底细胞癌或皮肤良性囊肿和肿瘤，有掌跖点状凹陷。

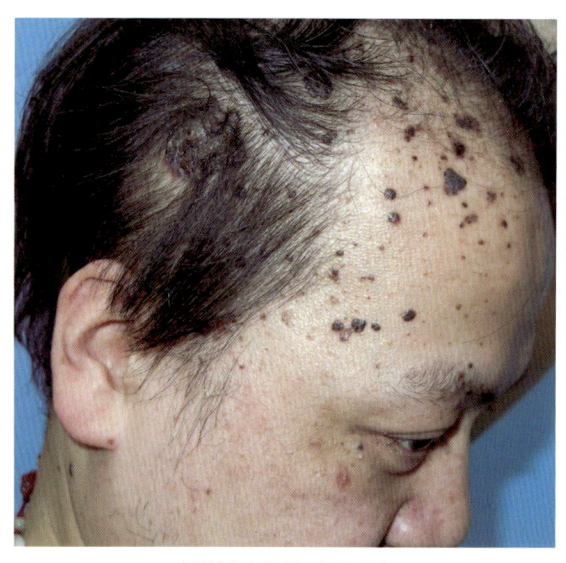

痣样基底细胞癌综合征
（王明提供）

（2）常伴有牙源性角化囊性瘤、颅内钙化及骨骼异常等多系统肿瘤或发育异常。不同族群的临床表现和发生率不尽相同。

三、诊断与鉴别诊断

1. 诊断依据

本病诊断线索为早年发生的多发基底细胞癌和家族史，再结合其他多系统肿瘤和发育不全表现、基因检测而明确诊断。

2. 鉴别诊断

着色性干皮病：有光敏感，暴露部位早发基底细胞癌、鳞状细胞癌及恶性黑色素瘤。

四、治疗

治疗主要针对各系统肿瘤。维莫德吉和索尼德吉可用于治疗局部晚期或转移性基底细胞癌患者。

—— 编者的话 ——

本病是一种罕见的常染色体显性、多系统、肿瘤易感性疾病，以肿瘤形成和发育异常为特征，主要表现包括早年发生的多发性基底细胞癌，还与其他多种良性和恶性肿瘤有关，包括颌骨牙源性肿瘤及髓母细胞瘤等。

王明编　陆原校

第二十九章

性传播疾病

第一节 梅毒
syphilis

一、发病机制

梅毒是由梅毒螺旋体感染人体所致的慢性、系统性性传播疾病。传播途径包括性接触传播、垂直传播和血液传播。梅毒螺旋体具有较强的侵袭力，可能与菌体荚膜样物质、外膜蛋白、透明质酸相关，但具体致病机制尚未明确。

二、临床特征

1. Ⅰ期梅毒

表现为无痛性硬结及溃疡，即硬下疳。多见于患者生殖部位，男性同性性行为患者可发生于唇、舌、口咽部。梅毒性硬下疳可自愈。

2. Ⅱ期梅毒

表现为皮肤的斑疹、丘疹及脓疱疹。斑疹型、丘疹型梅毒疹较为多见，好发于躯干、四肢、手掌、足底和面部。扁平湿疣为独特Ⅱ期梅毒损害，是好发于外生殖器、肛周等皮肤皱褶和潮湿部位的扁平丘疹。梅毒性脱发多见于男性，双侧颞部呈虫蚀状脱发。

3. Ⅲ期梅毒

面部可见结节性梅毒疹和皮肤树胶肿（鼻中隔和软硬腭穿孔、马鞍鼻）。

4. 胎传梅毒

新生儿面部可见梅毒性脓疱疮、鼻腭树胶肿、口腔周围皮肤放射状皲裂、马鞍鼻等。

三、诊断与鉴别诊断

1. 诊断依据

诊断依据病史、特征性临床表现和实验室检测结果。实验室检测包括暗视野显微镜检查、镀银染色检查或核酸扩增试验、非梅毒螺旋体血清学试验、梅毒螺旋体血清学试验。

2. 鉴别诊断

（1）不典型硬下疳需与软下疳、生殖器疱疹、性病性淋巴肉芽肿、糜烂性龟头炎鉴别。

（2）梅毒性斑疹需与玫瑰糠疹、银屑

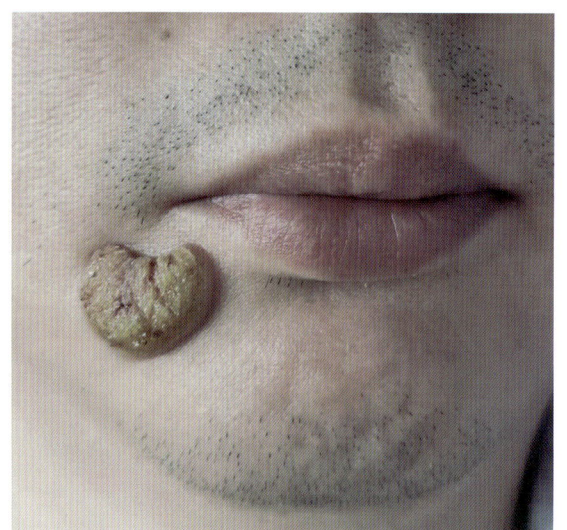

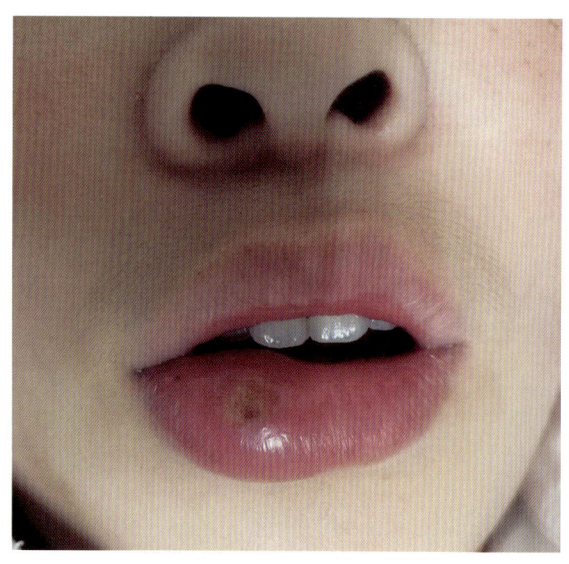

梅毒（1）
（陆原提供）

梅毒（2）
（陆原提供）

病、扁平苔藓、白癜风、花斑癣鉴别。

（3）梅毒性丘疹需与银屑病、体癣、扁平苔藓、毛发红糠疹鉴别。

（4）梅毒性脱发需与斑秃鉴别。

（5）树胶肿需与寻常狼疮、瘤型麻风、硬红斑、结节性红斑等鉴别。

四、治疗

（1）及时、足量、规则的青霉素治疗，越早治疗效果越好。

（2）性伴如有感染，应同时治疗。

（3）治疗后需经过2～3年的追踪观察。

（4）所有梅毒患者均应做HIV咨询和检测。

编者的话

梅毒是一种慢性、系统性性传播疾病，可分为Ⅰ期、Ⅱ期、Ⅲ期、隐性梅毒和胎传梅毒。硬下疳为Ⅰ期梅毒特征性临床特征，男性同性性行为患者可发生于唇、舌、口咽部。Ⅱ期梅毒患者头面部可见丘疹型梅毒疹、梅毒性脱发。Ⅲ期梅毒患者面部可见结节性梅毒疹和皮肤树胶肿（鼻中隔和软硬腭穿孔、马鞍鼻）。新生儿口腔周围皮肤呈放射状皲裂、马鞍鼻是胎传梅毒的标志性损害。及早发现、及时接受规范治疗可有较好的治疗效果。

罗权编　韩永智校

第二节　淋病
gonorrhoea

一、发病机制

淋病是由淋病奈瑟球菌（简称"淋球菌"）感染引起的性传播疾病。以侵袭泌尿生殖系统黏膜的柱状上皮和移行上皮为特点，也可导致眼、咽、直肠感染和播散性淋病奈瑟球菌感染。

二、临床特征

（1）淋病最常见为泌尿生殖系统感染，表现为淋菌性尿道炎、宫颈炎、前庭大腺炎等。此外还可导致直肠炎、咽炎等。播散性淋病较罕见。

（2）淋病的面部症状少见，可见于淋菌性眼炎，表现为眼睑红肿、眼结膜充血水肿、较多脓性分泌物、巩膜充血、角膜混浊，严重时发生角膜溃疡，引起穿孔。

三、诊断与鉴别诊断

1. 诊断依据

诊断依据病史、临床表现和辅助检查。

辅助检查包括分泌物涂片革兰染色镜检、淋球菌培养及核酸检测。

2. 鉴别诊断

非淋菌性尿道炎：症状较轻，其病原体为沙眼衣原体和支原体，淋球菌检查为阴性。

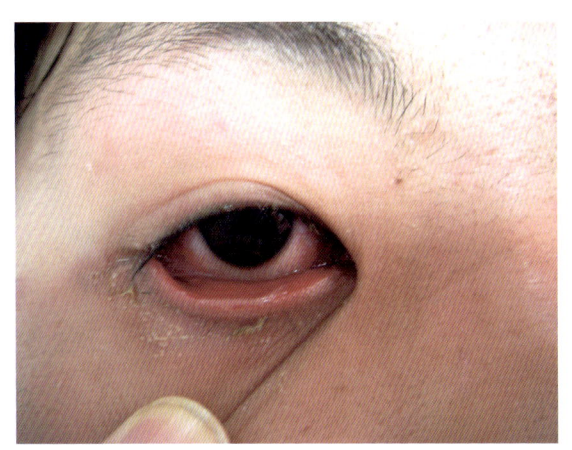

淋菌性眼炎
（陆原提供）

四、治疗

（1）及时、足量、规则用药，根据不同的病情采用相应的抗生素，如头孢曲松、大观霉素等。

（2）性伴如有感染应同时治疗。治疗后应注意随访，判断预后。

—— 编者的话 ——

淋病主要引起泌尿系统生殖道化脓性感染，面部常见表现为淋菌性眼炎，眼睑高度水肿，结膜充血，有大量脓性分泌物。无并发症淋病推荐单次大剂量给药方案；有并发症应连续每天给药，保持足够的治疗时间。

罗权编　韩永智校

第三节　艾滋病
acquired immune deficiency syndrome，AIDS

一、发病机制

艾滋病又名获得性免疫缺陷综合征，是由HIV感染所致的慢性传染病。传播途径包括性接触传播、垂直传播和血液传播。主要破坏人体CD4$^+$T细胞，使CD4$^+$T细胞数量下降。病毒同时损伤单核-巨噬细胞、破坏淋巴组织、入侵人体中枢神经系统等。

二、临床特征

1. 急性期

部分急性感染者可出现发热、头痛等类似单核细胞增多症的症状，约50%的急性感染者可伴红色丘疹，约75%的急性感染者可有全身淋巴结肿大。

2. 无症状期

平均持续9～10年，患者一般无特异症状或症状轻微。

3. 艾滋病期

患者可出现发热、盗汗、全身疲倦、慢性腹泻、体重下降、皮疹等症状。皮肤黏膜可出现Kaposi肉瘤，感染白色假丝酵母菌可致鹅口疮。

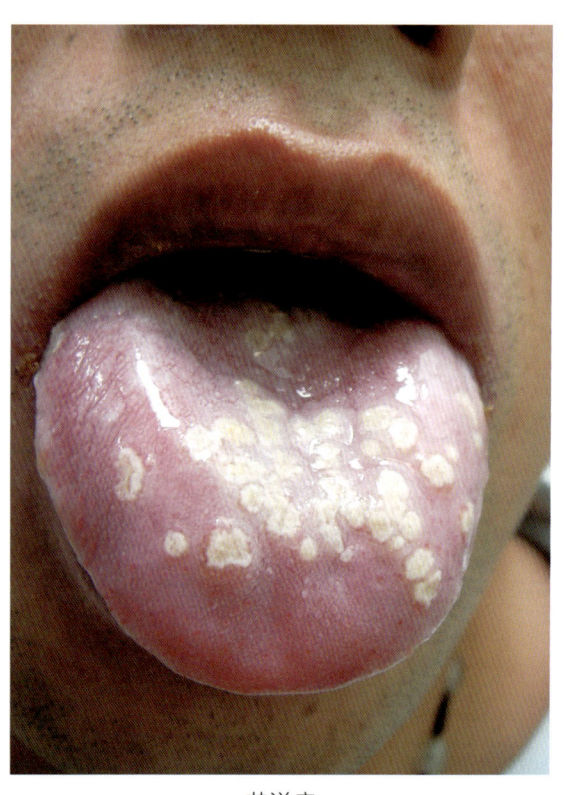

艾滋病
（陆原提供）

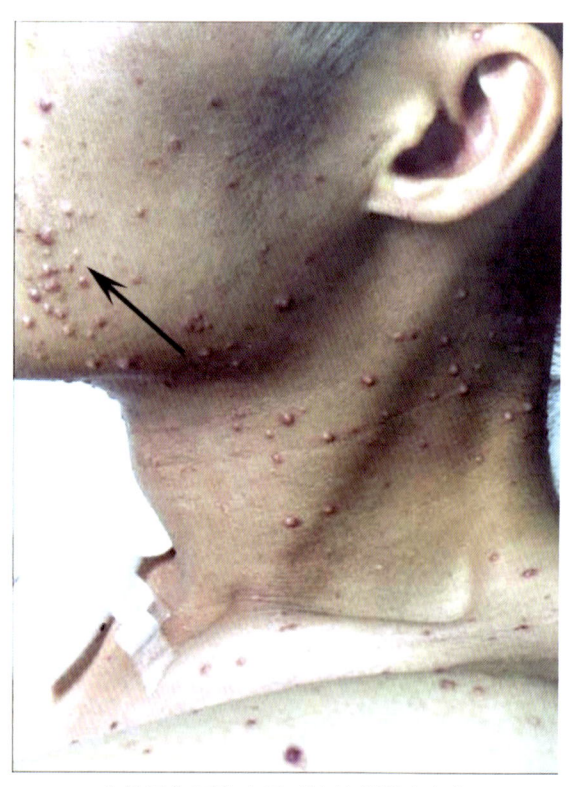

合并马尔尼菲青霉感染的艾滋病患者
（面颈部聚集性毛囊炎和传染性软疣）
（席丽艳提供）

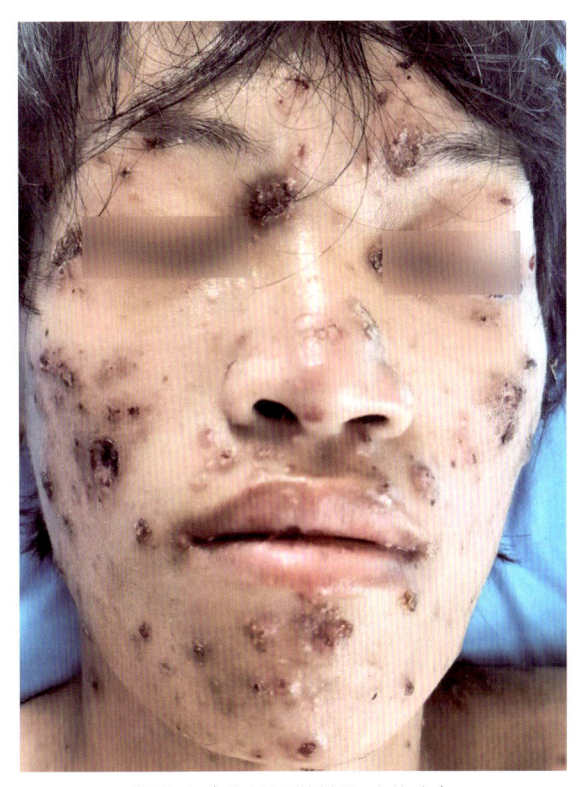

艾滋病（合并播散性隐球菌病）
（陆原提供）

三、诊断与鉴别诊断

1. 诊断依据

HIV抗体阳性是主要诊断依据，结合临床表现和流行病学史可考虑进行HIV抗体监测。

2. 鉴别诊断

（1）原发性CD4$^+$T细胞减少症（ICL），少数ICL可并发严重机会性感染与AIDS相似，但无HIV感染流行病学资料，以及HIV-Ⅰ和HIV-Ⅱ病原学检测阴性。

（2）继发性CD4$^+$T细胞减少：多见于肿瘤及自身免疫性疾病经化学或免疫抑制治疗后，根据病史常可区别。

四、治疗

（1）抗反转录病毒治疗（HAART治疗）是针对病原体的特异治疗，目的是最大限度地抑制病毒复制，重建或维持免疫功能。治疗后须经过足够时间的追踪观察。

（2）目前抗反转录病毒有6类，分为核苷类反转录酶抑制剂、非核苷类反转录酶抑制剂、蛋白酶抑制剂、融合抑制剂、整合酶抑制剂和CCR5抑制剂。

—— 编者的话 ——

HIV主要侵犯、破坏CD4$^+$T细胞，导致机体免疫细胞、免疫功能受损，最终并发各种严重机会性感染和肿瘤。具有传播迅速、发病缓慢、病死率高的特点。头面部常见表现为反复发作的口腔白念珠菌感染（鹅口疮）和皮肤黏膜Kaposi肉瘤。

罗权编　韩永智校

参 考 文 献

［1］JAMES W D, ELSTON D M, TREAT J R, et al. Andrews' diseases of the skin: clinical dermatology[M]. 13th ed. Amsterdam: Elsevier，2019.

［2］BOLOGNIA J L, SCHAFFER J V, CERRONI L. Dermatology[M]. 4th ed. Amsterdam: Elsevier, 2017.

［3］赵辨. 中国临床皮肤病学[M]. 2版. 南京：江苏凤凰科学技术出版社，2017.

［4］王侠生，徐金华，张学军. 现代皮肤病学[M]. 2版. 上海：上海大学出版社，2020.

中文名索引

英文名索引

声　明

　　医学是一门不断发展的科学，随着医学研究的深入，治疗方法和药物不断更新。本书的作者与出版者付出了巨大努力，查阅了大量可靠资料，以求将最新的知识理念完整地呈现给读者。但由于医学的飞速发展，以及我们自身的能力所限，无法保证本书的每个细节都尽善尽美。因此，我们希望读者能通过其他途径来验证本书的信息。例如，我们建议读者在应用某种药物之前，详细阅读该药的药品说明书，这对于新药和不常使用的药物尤其重要。相关从业及研究人员必须凭借自身经验和知识对书中描述的信息数据、方法策略、治疗手段等进行评估。临床诊断和给药剂量尤其需要经过独立验证。在法律允许的最大范围内，所有作者、编辑，以及出版社均不对因文字、产品责任、信息疏忽或其他操作造成的任何后果负责，亦不对本书造成的任何人身伤害和（或）财产损失承担责任。